CB122678

Doenças respiratórias em cães e gatos

Doenças respiratórias em cães e gatos

EDITORES
Alexandre Bendas
Bruno Alberigi

manole
editora

Copyright © Editora Manole Ltda., 2024, por meio de contrato com os Editores.

Editora: Patrícia Santana
Projeto gráfico: Departamento Editorial da Editora Manole
Diagramação: Formato Estúdio
Ilustrações: Ribak Imagens
Capa: Ricardo Y. Nitta Rodrigues

CIP-BRASIL. CATALOGAÇÃO NA PUBLICAÇÃO
SINDICATO NACIONAL DOS EDITORES DE LIVROS, RJ

D672
Doenças respiratórias em cães e gatos / editores Alexandre Bendas, Bruno Alberigi. – 1. ed. – Santana de Parnaíba [SP] : Manole, 2024.

Inclui bibliografia e índice
ISBN 9788520465806

1. Medicina veterinária. 2. Cães - Respiração. 3. Gatos - respiração. I. Bendas, Alexandre. II. Alberigi, Bruno.

CDD: 636.08962
23-86498 CDU: 636.09:616.24

Gabriela Faray Ferreira Lopes – Bibliotecária – CRB-7/6643

Todos os direitos reservados.
Nenhuma parte deste livro poderá ser reproduzida, por qualquer processo, sem a permissão expressa dos editores.
É proibida a reprodução por fotocópia.
A Editora Manole é filiada à ABDR – Associação Brasileira de Direitos Reprográficos.

Edição – 2024

Editora Manole Ltda.
Alameda América, 876 – Tamboré
Santana de Parnaíba – SP
06543-315 – Brasil
Fone: (11) 4196-6000
www.manole.com.br | https://atendimento.manole.com.br
Impresso no Brasil | *Printed in Brazil*

Sobre os editores

Alexandre Bendas

Graduação em Medicina Veterinária, mestrado e doutorado na Universidade Federal Fluminense (UFF). Professor de Clínica Médica de Animais de Companhia na Universidade Federal Rural do Rio de Janeiro (UFRRJ). Professor Orientador do Programa de Pós-graduação em Medicina Veterinária da UFRRJ.

Bruno Alberigi

Graduado pela Universidade Federal Fluminense (UFF). Mestre e Doutor pelo Programa de Pós-graduação em Medicina Veterinária da Universidade Federal Rural do Rio de Janeiro (UFRRJ). Professor de Clínica Médica de Animais de Companhia na UFRRJ. Professor Orientador do Programa de Pós-graduação em Medicina Veterinária da UFRRJ.

Sobre os autores

Ágatha Ferreira Xavier de Oliveira
Graduação em Medicina Veterinária, Residência em Patologia Clínica e Mestrado na Universidade Federal Rural do Rio de Janeiro (UFRRJ). Doutoranda pelo Programa de Pós-graduação em Medicina Veterinária da UFRRJ.

Aguinaldo Francisco Mendes Junior
Graduado em Medicina Veterinária pela Universidade Federal do Espírito Santo (Ufes). Residência em Clínica Médica de Pequenos Animais pela Universidade Federal Fluminense (UFF). Mestrado e doutorado em Medicina Veterinária pela UFF. Pós-graduado em Afecções Respiratórias pela Associação Nacional dos Clínicos Veterinários de Pequenos Animais do Estado de São Paulo (Anclivepa SP). Professor do curso de Medicina Veterinária da Universidade Santa Úrsula, atuando principalmente na área de Clínica Médica e Terapêutica, com ênfase em Doenças Respiratórias em Pequenos Animais, e Clínica Cirúrgica, com ênfase em síndrome braquicefálica.

Alexandre Bendas
Graduação em Medicina Veterinária, mestrado e doutorado na Universidade Federal Fluminense (UFF). Professor de Clínica Médica de Animais de Companhia na Universidade Federal Rural do Rio de Janeiro (UFRRJ).

Ana Carolina Mota Rodrigues
Graduada pela Universidade Federal Fluminense (UFF). Especialização em Diagnóstico por Imagem pelo Instituto Brasileiro de Veterinária (IBVET). Certificada no Método PennHIP pela Universidade da Pensilvânia. Coordenadora do Setor de Diagnóstico por Imagem dos Hospitais Veterinários Pet Care Animália e IEMEV.

Ana Maria Barros Soares
Graduada em Medicina Veterinária pela Universidade Federal Fluminense (UFF). Mestre e Doutora pela Universidade Estadual Paulista Júlio de Mesquita Filho (Unesp – *campus* Jaboticabal). Professora Titular do Curso de Medicina Veterinária da UFF (1990-2020). Coordenou o Projeto Narizinho da UFF – síndrome dos braquicéfalos (2013-2019). Integra a Equipe Narizinho (desde 2020).

Ariana Gayer Ferro
Graduada pela Universidade Federal de Pelotas (UFPel). Residência em Clínica Médica de Pequenos Animais pela Universidade Federal Fluminense (UFF). Mestre em Fisiopatologia

Clínica e Experimental – Medicina pela Universidade do Estado do Rio de Janeiro (UERJ). Especialização em Diagnóstico por Imagem pelo Instituto Brasileiro de Veterinária (IBVET).

Bruno Alberigi

Graduado pela Universidade Federal Fluminense (UFF). Mestre e Doutor pelo Programa de Pós-graduação em Medicina Veterinária da Universidade Federal Rural do Rio de Janeiro (UFRRJ). Professor de Clínica Médica de Animais de Companhia na UFRRJ. Professor orientador do Programa de Pós-graduação em Medicina Veterinária da UFRRJ.

Carolina do Valle Aben Athar

Professora de Clínica Médica de Pequenos Animais I e II no curso de graduação em Medicina Veterinária da Universidade Castelo Branco e em cursos de pós-graduação em Pneumologia e Cardiologia da Faculdade Qualittas.

Cristiane Divan Baldani

Graduada em Medicina Veterinária pela Universidade Federal Rural do Rio de Janeiro (UFRRJ). Mestre em Medicina Veterinária Preventiva pela Faculdade de Ciências Agrárias e Veterinárias da Universidade Estadual Paulista Júlio de Mesquita Filho (FCAV-Unesp). Doutora pela FCAV-Unesp. Professora Associada da UFRRJ (Patologia Clínica e Hematologia Veterinária).

Cristiano Chaves Pessoa da Veiga

Graduado em Medicina Veterinária pela Universidade Federal Rural do Rio de Janeiro (UFRRJ). Mestre em Medicina Veterinária (Patologia e Ciências Clínicas) pela UFRRJ. Doutor em Medicina Veterinária pela Universidade Federal Fluminense (UFF) em Clínica e Reprodução Animal. Médico-Veterinário do Hospital Veterinário da UFRRJ. Membro do Colégio Brasileiro de Radiologia Veterinária.

Daniel Carvalho Hainfellner

Graduado em Medicina Veterinária pela Universidade Federal Rural do Rio de Janeiro (UFRRJ). Residência em Cardiologia e Doenças Respiratórias pela UFRRJ. Mestre e doutorando pela UFRRJ. Professor de Clínica Médica da Universidade de Vassouras.

Daniel de Araújo Viana

Graduado pela Universidade Estadual do Ceará (UECE). Especialista em Clínica Médica e Cirurgia pela UECE. Mestre em Patologia pela Universidade Federal do Ceará (UFCE). Doutor em Biotecnologia da Saúde pela Rede Nordeste de Biotecnologia (Renorbio/UECE). Professor de Patologia do Centro Universitário Christus (Unichristus).

Denise do Vale Soares

Graduada em Medicina Veterinária pela Universidade Federal Rural do Rio de Janeiro (UFRRJ). Pós-graduada em Diagnóstico por Imagem pelo Instituto Brasileiro de Veterinária (IBVET).

Denise Saretta Schwartz

Departamento de Clínica Médica da Faculdade de Medicina Veterinária e Zootecnia da Universidade de São Paulo (FMVZ-USP).

Diana Mendonça

Graduação em Medicina Veterinária, residência em Cardiologia e Doenças Respiratórias e mestrado na Universidade Federal Rural do Rio de Janeiro (UFRRJ). Professora de Semiologia Veterinária, Farmacologia e Terapêutica Veterinária na Universidade Veiga de Almeida (UVA).

Diefrey Ribeiro Campos

Graduado pela Universidade Federal do Espírito Santo (Ufes). Pós-graduado em Medicina Clínica Médica e Cirúrgica do Gato Doméstico pelo Instituto Qualittas. Mestre pela Ufes.

Doutor pela Universidade Federal Rural do Rio de Janeiro (UFRRJ).

Eduardo Ayres e Silva Pereira

Graduado pela Universidade Estadual Paulista Júlio de Mesquita Filho (Unesp – *campus* Jaboticabal). Especialista em Diagnóstico por Imagem de Pequenos Animais pela Associação Nacional dos Clínicos Veterinários de Pequenos Animais do Estado de São Paulo (Anclivepa, SP). Coordenador da Especialização em Tomografia Computadorizada e Ressonância Magnética em Pequenos Animais da Anclivepa, SP. Sócio-fundador, Radiologista e responsável pela equipe de Tomografia da Imagem.vet Telemedicina Veterinária.

Elan Cardozo Paes de Almeida

Graduada pela Universidade Federal Fluminense (UFF). Mestre em Patologia Experimental pela UFF. Doutora em Patologia, área de concentração Anatomia Patológica Veterinária, pela UFF. Especialista em Patologia Veterinária pela Associação Brasileira de Patologia Veterinária (ABPV). Professora de Patologia Geral e Perícia Veterinária da Universidade Federal Fluminense (UFF).

Felipe Noleto de Paiva

Graduado em Medicina Veterinária pela Universidade Federal de Goiás (UFG). Residência em Oncologia de Animais de Companhia pela Universidade Federal Rural do Rio de Janeiro (UFRRJ). Mestre em Medicina Veterinária pela Universidade Estadual Paulista Júlio de Mesquita Filho (Unesp – *campus* Jaboticabal). Doutorando em Ciências Veterinárias pela Unesp. Professor nas disciplinas de Clínica Médica, Semiologia e Oncologia Veterinária no Centro Universitário Goyazes (UniGoyazes).

Flávia Silva Raja Gabaglia Toledo

Graduada em Medicina Veterinária pela Universidade Federal Fluminense (UFF). Mestre pela Universidade Federal Rural do Rio de Janeiro (UFRRJ). Tem experiência na área de Medicina Veterinária, com ênfase em Endoscopia Veterinária: Diagnóstico e Terapêutica.

Gilberto de Araújo Costa

Graduado pela Universidade Federal Rural do Rio de Janeiro (UFRRJ). Residência em Anestesiologia pela UFRRJ. Pós-graduado em Anestesiologia pelo Instituto PAV. Pós-graduado em Medicina Intensiva pelo Instituto PAV. Professor e coordenador de cursos e pós-graduações do Centro de Desenvolvimento da Medicina Veterinária (CDMV).

Heloisa Justen Moreira de Souza

Graduada em Medicina Veterinária pela Universidade Federal Fluminense (UFF). Mestre e Doutora pela UFF. Professora Titular da Universidade Federal Rural do Rio de Janeiro (UFRRJ).

Indira Ormond Machado Guimarães dos Santos

Graduada em Medicina Veterinária pela Universidade Plínio Leite. Mestre pela Universidade Federal Fluminense (UFF). Pós-graduanda em Pneumologia em Animais de Companhia pela Associação Nacional dos Clínicos Veterinários de Pequenos Animais do Estado de São Paulo (Anclivepa, SP).

Júlio Israel Fernandes

Graduado em Medicina Veterinária pela Universidade Federal Rural do Rio de Janeiro (UFRRJ). Mestre e Doutor pela UFRRJ. Professor da disciplina de Clínica Médica de Animais de Companhia da UFRRJ.

Karen Denise da Silva Macambira Barbosa

Graduada pela Universidade Estadual do Ceará (UECE). Residência em Cardiologia e Doenças Respiratórias de Animais de Companhia pela Universidade Federal Rural do Rio de Janeiro (UFRRJ). Mestre pela UFRRJ.

Professora da pós-graduação do Instituto Qualittas.

Lanna Beatriz Neves Silva Corrêa

Graduação Medicina Veterinária na Universidade Castelo Branco. Mestrado e Doutorado Clínica Médica e Reprodução Animal na Universidade Federal Fluminense. Especialização em Endoscopia e Videocirurgia em Cães e Gatos na Ufape Intercursos. Professora de Anatomia Estrutural, Embriologia Veterinária, Funcionamento dos Sistemas Orgânicos e Organização Morfofuncional na Universidade Iguaçu (UNIG). Professora de Anatomia Osteomioarticular, Visceral, Topográfica e Fisiologia Animal na Universidade Veiga de Almeida (UVA).

Mário dos Santos Filho

Graduado em Medicina Veterinária pela Universidade Federal Rural do Rio de Janeiro (UFRRJ). Residência em Cardiologia e Doenças Respiratórias pela UFRRJ. Mestre e Doutor pela UFRRJ. Professor de Clínica Médica da Universidade de Vassouras.

Matheus Daudt Matos

Graduado em Medicina Veterinária pela Universidade Estácio de Sá (Unesa-RJ). Mestre em Medicina Veterinária (Patologia e Ciências Clínicas) pela Universidade Federal Rural do Rio de Janeiro (UFRRJ). Professor da disciplina de Diagnóstico por Imagem na Unesa-RJ.

Norma Labarthe

Graduada pela Universidade Federal Fluminense (UFF). Mestre pelo Programa de Pós-Graduação em Clínica Médica da Universidade Federal do Rio Grande do Sul (UFRGS). Doutora pelo Programa de Pós-Graduação em Biologia Parasitária do Instituto Oswaldo Cruz, Fundação Oswaldo Cruz (Fiocruz). Professora orientadora do Programa de Pós-Graduação Bioética, Ética Aplicada e Saúde Coletiva da Fiocruz. Professora aposentada de Clínica Médica de Pequenos Animais da UFF.

Renata Marin Medrano Beauchamp

Graduada pela Universidade Bandeirante de São Paulo. Pós-graduação *lato sensu* em Cirurgia de Pequenos Animais pela Universidade Metodista de São Paulo. Pós-graduação *lato sensu* em Clínica Médica de Pequenos Animais pela Universidade Metodista de São Paulo. Pós-graduação *lato sensu* em Cardiologia Veterinária pela Associação Nacional dos Clínicos Veterinários de Pequenos Animais do Estado de São Paulo (Anclivepa, SP). Pós-graduação *latu sensu* em Afecções Respiratórias de Cães e Gatos pela Anclivepa, SP. Diplomada em Cardiologia Veterinária pela Sociedade Brasileira de Cardiologia Veterinária (SBCV). Naya Cardiologia Veterinária.

Ronaldo Jun Yamato

Graduado em Medicina Veterinária pela Faculdade de Medicina Veterinária e Zootecnia da Universidade de São Paulo (FMVZ-USP). Mestre em Clínica Veterinária pelo Departamento de Clínica Médica da FMVZ-USP. Doutor em Clínica Veterinária pelo Departamento de Clínica Médica da FMVZ-USP. Diplomado em Cardiologia Veterinária pela Sociedade Brasileira de Cardiologia Veterinária (SBCV). Sócio proprietário e coordenador da Naya Cardiologia Veterinária e Naya Veterinária. Coordenador da pós-graduação *lato sensu* em Cardiologia Veterinária da Associação Nacional dos Clínicos Veterinários de Pequenos Animais do Estado de São Paulo (Anclivepa, SP).

Sarah Machado Castro

Graduada em Medicina Veterinária pela Universidade Federal de Uberlândia (UFU).

Stéfani Moane Schmitt Silveira

Graduada pela Universidade de Cruz Alta (Unicruz, RS). Pós-graduação *lato sensu* em

Cardiologia pela Associação Nacional dos Clínicos Veterinários de Pequenos Animais do Estado de São Paulo (Anclivepa, SP). Naya Cardiologia Veterinária.

Tayana Tamancoldi

Graduada pela Universidade Federal Fluminense (UFF). Residência em Medicina de Emergência e Anestesiologia pela Universidade Federal Rural do Rio de Janeiro (UFRRJ). Pós-graduada em Anestesiologia pelo Instituto PAV. Professora da pós-graduação do Centro de Desenvolvimento da Medicina Veterinária (CDMV). Coordenadora Técnica do Hospital Veterinário Pet Care Animália.

Thiago Souza Costa

Graduado em Medicina Veterinária pela Universidade Federal Rural do Rio de Janeiro (UFRRJ). Residência em Dermatologia e Oncologia Veterinária pela UFRRJ. Mestre e Doutor pela UFRRJ. Pós-graduado em Oncologia de Pequenos Animais pelo Instituto Bioethicus – Botucatu-SP. Médico-veterinário do Hospital Veterinário da UFRRJ.

Durante o processo de edição desta obra, foram tomados todos os cuidados para assegurar a publicação de informações técnicas, precisas e atualizadas conforme lei, normas e regras de órgãos de classe aplicáveis à matéria, incluindo códigos de ética, bem como sobre práticas geralmente aceitas pela comunidade acadêmica e/ou técnica, segundo a experiência do autor da obra, pesquisa científica e dados existentes até a data da publicação. As linhas de pesquisa ou de argumentação do autor, assim como suas opiniões, não são necessariamente as da Editora, de modo que esta não pode ser responsabilizada por quaisquer erros ou omissões desta obra que sirvam de apoio à prática profissional do leitor.
Do mesmo modo, foram empregados todos os esforços para garantir a proteção dos direitos de autor envolvidos na obra, inclusive quanto às obras de terceiros e imagens e ilustrações aqui reproduzidas. Caso algum autor se sinta prejudicado, favor entrar em contato com a Editora.
Finalmente, cabe orientar o leitor que a citação de passagens da obra com o objetivo de debate ou exemplificação ou ainda a reprodução de pequenos trechos da obra para uso privado, sem intuito comercial e desde que não prejudique a normal exploração da obra, são, por um lado, permitidas pela Lei de Direitos Autorais, art. 46, incisos II e III. Por outro, a mesma Lei de Direitos Autorais, no art. 29, incisos I, VI e VII, proíbe a reprodução parcial ou integral desta obra, sem prévia autorização, para uso coletivo, bem como o compartilhamento indiscriminado de cópias não autorizadas, inclusive em grupos de grande audiência em redes sociais e aplicativos de mensagens instantâneas. Essa prática prejudica a normal exploração da obra pelo seu autor, ameaçando a edição técnica e universitária de livros científicos e didáticos e a produção de novas obras de qualquer autor.

Sumário

Prefácio

Sintomas respiratórios são desafiadores, porque podem ser oriundos de alterações primárias do sistema respiratório ou ser manifestações secundárias a enfermidades de origem cardíaca, metabólica, neurológica ou gastrointestinal.

Dessa forma, a abordagem do paciente com sintomas respiratórios requer não só o conhecimento das doenças do trato respiratório, mas também a capacidade de diferenciação de outras doenças que afetam ou causam manifestações respiratórias secundárias. Isso começa com um exame clínico completo muito bem-feito, passa pela escolha dos exames complementares e pela interpretação dos achados com a finalidade de diferenciar possíveis causas, até a tomada da decisão sobre a abordagem terapêutica.

O livro *Doenças respiratórias em cães e gatos* é a realização de um sonho de um amigo muito querido, Jonimar Pereira Paiva, que conheci quando ele foi realizar o estágio curricular supervisionado comigo, na época em que eu ainda estava fazendo o mestrado, em Botucatu. Tornamo-nos muito amigos, com um grande amor pela medicina veterinária e uma paixão e um interesse comum pelos sistemas cardiovascular e respiratório.

Ele se tornou professor, trocamos experiências sobre muitos casos atendidos, participamos juntos de cursos e bancas e sonhamos juntos em escrever um livro, mas a vida dele aqui entre nós foi interrompida repentinamente, em dezembro de 2018.

Conheci vários de seus orientados, que também se tornaram queridos amigos. Então, quando recebi o convite para contribuir para esta primeira edição do tão sonhado livro sobre doenças respiratórias de cães e gatos, fiquei muito honrada, feliz e emocionada.

É com imenso prazer, honra e gratidão que escrevo o prefácio deste livro, inédito no Brasil, em parceria com admirados amigos e colegas de profissão, liderados por Alexandre Bendas e Bruno Alberigi, para realizar um sonho do grande amigo em comum.

O livro tem tudo para ser uma referência para os médicos-veterinários no diagnóstico e tratamento de doenças respiratórias de cães e gatos. Apresentando uma trilha pedagógica que abrange anatomia, fisiologia, exame clínico, exames laboratoriais e de imagem, além da abordagem das principais doenças desse sistema encontradas no Brasil, é também uma ótima referência para alunos de medicina veterinária e residentes de clínica de cães e gatos.

Tenho certeza de que será uma valiosa contribuição à medicina veterinária no Brasil.

Com muita gratidão e emoção,

Denise Saretta Schwartz

CAPÍTULO 1

Anatomia e histologia do sistema respiratório de cães e gatos

Lanna Beatriz Neves Silva Corrêa

ANATOMIA DO SISTEMA RESPIRATÓRIO

Introdução à anatomia respiratória

Na constituição morfológica do sistema respiratório, a respiração é evento importante para troca gasosa, quando há a utilização do oxigênio com a eliminação de dióxido de carbono. Na organização anatômica, o sistema respiratório apresenta vias aéreas (tratos respiratórios) relevantes para a passagem do ar e a troca gasosa. São elas:

- Vias aéreas superiores: conduzem o ar da narina pela cavidade nasal até a faringe.
- Vias aéreas inferiores: locais com funções específicas para a fonação e a troca gasosa.

Anatomia respiratória: narinas

Na organização das vias aéreas superiores, as narinas são aberturas externas simétricas que permitem a passagem do ar para a cavidade nasal. São formadas por estruturas cartilaginosas denominadas cartilagem alar, inseridas na área óssea nasal entre os ossos nasal e incisivo.

As narinas são estruturas formadas por parte do esqueleto do crânio e estruturas cartilaginosas, as cartilagens nasais. São pares presentes no nariz, limitados pelas asas medial e lateral. Nos cães e gatos, a pele próxima às narinas na região do plano nasal é pigmentada e apresenta pelos periorbiculares, um sulco mediano, denominado filtro nasal, e as aberturas do nariz, que permitem a entrada do ar. No felino, o plano nasal é reduzido, tem formato triangular nítido e o filtro nasal é contínuo, seguindo para o lábio superior (Figura 1). A região da narina tem como características a flexibilidade e a capacidade de dilatação, em especial quando há necessidade de obtenção de aumento do padrão respiratório.

Nas narinas, o vestíbulo nasal marca a entrada da cavidade nasal, com a presença de uma abertura (óstio) para a comunicação com a glândula lacrimal, através do ducto nasolacrimal, assim como para a glândula nasal lateral localizada no interior do recesso maxilar, que libera secreções para a umidificação do plano nasal dos carnívoros.

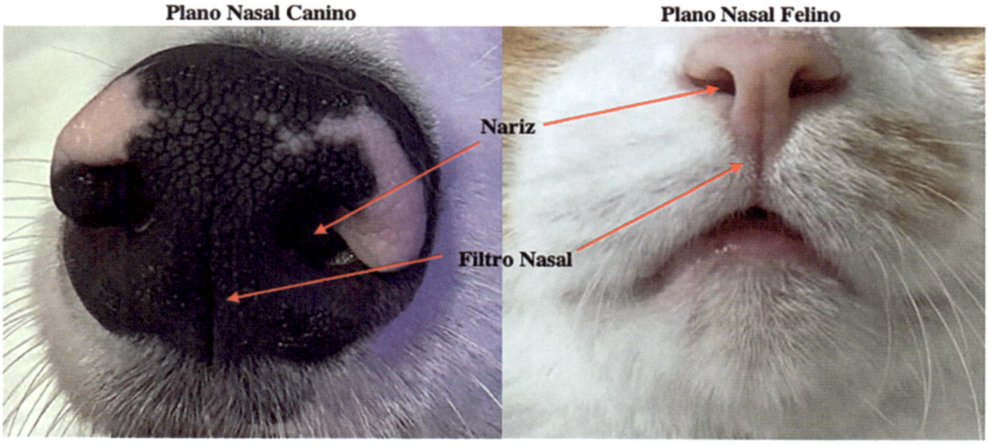

FIGURA 1 Apresentação da organização rostral da narina de cão e gato.
Fonte: Lanna Beatriz N. S. Corrêa e Luciany Crevelário de Carvalho.

Anatomia respiratória: cavidade nasal

As cavidades nasais são câmaras separadas (lados direito e esquerdo) por uma estrutura cartilaginosa sustentada pelo osso vômer, presente no assoalho da cavidade, conhecida como septo nasal mediano. Delimitada por ossos cranianos, a cavidade nasal se estende desde a abertura nasal óssea correspondente à narina até a lâmina cribriforme, presente no osso etmoide. Ventralmente se observa a presença do palato duro, formado pelos ossos incisivo e maxilar, e um prolongamento, o palato mole. Ambos separam as cavidades nasais da região da cavidade oral.

No assoalho da cavidade nasal, encontra-se presente uma estrutura em forma de tubo que se estende na região, o ducto para o órgão vomeronasal. A estrutura está conectada ao ducto incisivo, presente no teto da cavidade oral pela papila incisiva. O órgão vomeronasal parece estar relacionado à detecção de odores, à interpretação de feromônios nos cães e gatos, a características de comportamento sexual de ambos os sexos, de comportamento materno, e à interação fetal, quando presente na cavidade amniótica. Quando substâncias (inaladas ou digeridas na cavidade oral) atingem o ducto incisivo, são destinadas ao órgão vomeronasal.

A cavidade nasal apresenta fibras nervosas comunicadas ao órgão olfativo e vomeronasal que enviam informação através do nervo olfatório. Esse nervo passa através dos forames da placa cribiforme do osso etmoide para o bulbo olfatório do telencéfalo.

Conchas e meatos nasais

O interior da cavidade nasal é organizado por ossos turbinados, as conchas nasais. Estas são projetadas lateralmente na cavidade e separadas por espaços conhecidos por meatos nasais (Figura 2). Pelos meatos, a passagem do ar é possível, e a mucosa das conchas favorece o aquecimento e a umidificação do ar.

Na organização da cavidade nasal dos carnívoros são visualizadas as conchas nasais dorsal e ventral, com os meatos nasais dorsal (meato olfatório) e ventral (meato

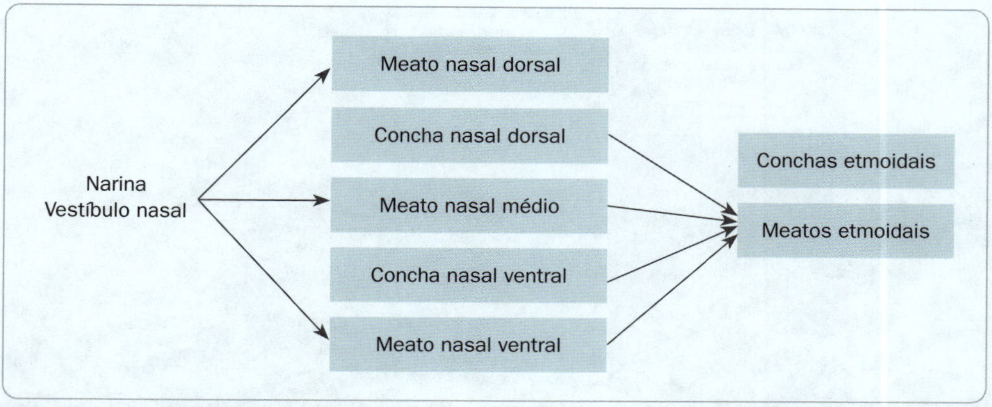

FIGURA 2 Esquema da topografia anatômica das conchas e dos meatos nasais presentes na cavidade nasal. As setas sinalizam o percurso do ar nos meatos nasais.

respiratório). A concha nasal média insere-se entre as demais conchas, com a presença do meato nasal médio, que pode ser chamado meato sinusal, por se comunicar com o seio paranasal maxilar (recesso maxilar). Na região dorsocaudal, as conchas e meatos etmoidais estão presentes.

O meato nasal ventral é mais extenso e apresenta comunicação livre com a nasofaringe. Os demais meatos são pequenos e possuem espaço cego nos carnívoros. Os meatos nasais dorsal, médio e ventral se fundem medialmente formando o meato nasal comum, presente entre as conchas e meatos e o septo nasal. A organização da cavidade nasal é demonstrada na Figura 3.

Seios paranasais

Próximo à cavidade nasal existem ossos cranianos com espaços preenchidos por ar, conhecidos como seios paranasais. Os seios paranasais são regiões que apresentam uma topografia relacionada a alguns ossos cranianos com o objetivo de aumentar as áreas de inserção muscular e de fornecer proteção às estruturas adjacentes, como a órbita e a cavidade nasal. Essas regiões são propensas a infecções microbiológicas.

Nos cães são observados os seios frontal (medial, lateral e rostral), que se comunicam com a cavidade nasal nos meatos etmoidais, maxilar e esfenoide, que são preenchidos por etmoturbinados. Nos gatos, os seios frontal, esfenoidal e maxilar estão presentes. O frontal é o mais importante e não é dividido como nos cães.

O seio maxilar nos cães e gatos apresenta livre comunicação com a cavidade nasal, no meato nasal médio, sendo denominado recesso nasal (maxilar).

Anatomia respiratória: nasofaringe

A faringe é o compartimento que permite passagem comum para o ar e o alimento, sendo dividida em nasofaringe e orofaringe. No sistema respiratório, a nasofaringe apresenta-se como continuação caudoventral da cavidade nasal. No sistema respiratório, a faringe é organizada em nasofaringe, uma vez que o palato mole (véu palatino) separa-o do sistema digestório (orofaringe). Nas laterais da nasofaringe é possível observar a presença de uma abertura faríngea para a tuba de Eustáquio, que comunica a nasofaringe com a região auditiva.

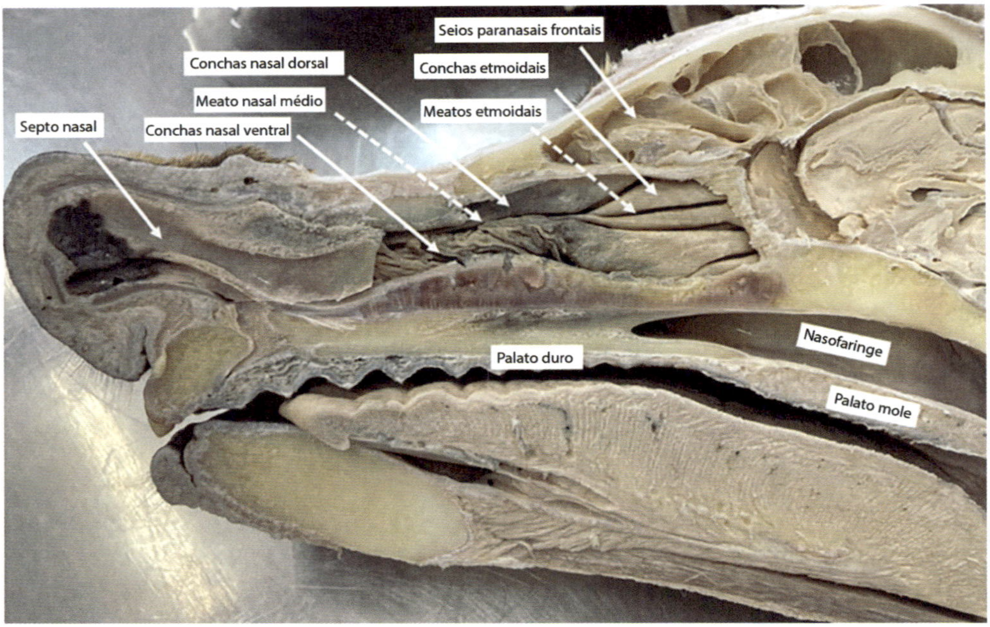

FIGURA 3 Hemiface do canino com as estruturas anatômicas do sistema respiratório na cavidade nasal.

Fonte: Anelise Bonilla Trindade Gerardi, do Departamento de Medicina Animal da Universidade Federal do Rio Grande do Sul.

Anatomia respiratória: laringe

A laringe é a parte do sistema que permite a continuação para a passagem respiratória da nasofaringe. Essa região mantém a condução do ar em direção à traqueia. A laringe é responsável pela fonação (som) em cães e gatos e pela parte protetora da via respiratória. É constituída por cartilagens unidas por articulações, fixadas por ligamentos laríngeos e movimentadas por musculaturas durante a deglutição, a respiração e a fonação. São elas: epiglote, aritenoide, tireoide e cricoide. O aparato da laringe é sustentado pelo aparelho hioide, fixado no processo mastoide próximo ao osso temporal do crânio.

- A cartilagem epiglote tem formato de folha com uma ponta proeminente. Ela apresenta um ápice, duas faces, duas bordas e uma base espessa, denominada pecíolo. No cão, o pecíolo é estreito; no gato, ausente.
- A cartilagem aritenoide é pareada e tem formato irregular. Anatomicamente, apresenta uma borda dorsal contendo os processos corniculados (caudodorsalmente) e cuneiformes (rostrodorsalmente). No cão, os processos estão presentes; no gato, ausentes.
- A cartilagem tireoide apresenta aspecto semelhante à letra U, sendo organizada por um corpo ventral e lâminas direita e esquerda. Anatomicamente, protege e envolve as demais partes da laringe e permite a articulação com o aparelho hióideo.
- A cartilagem cricoide posiciona-se imediatamente rostral à primeira cartilagem traqueal. Sua organização anatô-

mica apresenta uma lâmina dorsal e um arco ventral, além de uma crista mediana dorsal e um processo muscular.

O interior da laringe é formado por uma cavidade, que pode ser dividida nas seguintes regiões: ádito (ou vestíbulo) da laringe, glote e cavidade infraglótica. O ádito da laringe compõe a entrada, seguida da glote, que é estreitada no lúmen pelas pregas vocais. A cavidade infraglótica é a projeção caudal em comunicação com a traqueia. Nos cães existem estruturas de invaginação nas paredes laríngeas, conhecidas como ventrículos laríngeos laterais (formando os sáculos laríngeos), que se apresentam entre as pregas vestibulares e as vocais. Nos gatos não existem os ventrículos laterais da laringe, mas apenas uma depressão, denominada fossas laterais, situadas entre as pregas vestibulares e as pregas vocais.

As pregas vocais são estruturas formadas por estruturas membranosas, alojadas na cavidade laríngea e delimitadas pelas cartilagens epiglote e aritenoide, presentes na região da glote. Na passagem controlada de ar nas cordas vocais, o som é produzido e emitido. Pela glote, o interior da laringe é alcançado pelo tubo endotraqueal quando há necessidade de ventilação mecânica para a administração de fármacos inalatórios. É delimitada rostralmente pela cartilagem da epiglote, que, por sua vez, inclina-se passivamente sobre a laringe no ato da deglutição, evitando, assim, a entrada de alimentos para a traqueia e possivelmente para os pulmões.

Anatomia respiratória: traqueia

Sendo a primeira via de acesso direto do ar para os pulmões, a traqueia é um órgão tubular que se projeta caudalmente à cartilagem cricoide, finalizando na bifurcação com os brônquios principais (direito e esquerdo).

A traqueia está presente na região cervical, sendo denominada traqueia cervical, segue ventral ao esôfago na posição da segunda vértebra cervical, relacionada aos músculos esternotireóideo e esternocefálico, presentes ventralmente, e ao quarto e quinto espaços intercostais, até se bifurcar nos brônquios principais. Ao longo do trajeto cervical, a traqueia apresenta, nas posições dorsolaterais: artéria carótida comum, veia jugular interna, tronco vagossimpático e nervo laríngeo recorrente. Ainda, as glândulas tireoide e paratireoide estão relacionadas à traqueia nas posições lateralizadas. Na cavidade torácica, a traqueia torácica ocupa a posição mediana, passando pelo mediastino cranial e médio da cavidade e apresentando relação ventral com as veias braquiocefálicas, veia cava cranial, artéria pulmonar direita e o nervo laríngeo recorrente esquerdo e dorsalmente com as musculaturas de pescoço e esôfago.

Na composição anatômica, a parede traqueal apresenta os anéis cartilaginosos (42 a 46 no cão e 38 a 43 no gato), o ligamento anelar e o músculo liso traqueal.

Anéis traqueais

São anéis cartilaginosos incompletos dorsalmente que apresentam variação de diâmetro regulada pela musculatura traqueal, de acordo com a necessidade ventilatória.

Ligamento anelar

Estrutura ligamentar que acompanha os anéis traqueais, conectando-os.

Músculo traqueal

Constituído de músculo liso, o músculo traqueal está localizado dorsalmente aos anéis traqueais e permite a conexão adjacente com o esôfago cervical.

Anatomia respiratória: árvore brônquica e subdivisões brônquicas (direito e esquerdo)

A composição cartilaginosa que adentra o parênquima pulmonar constitui a árvore brônquica. Os ramos partem sequenciados, após a ramificação da traqueia, para o interior da cavidade torácica, em brônquios principais, projetando-se para a cavidade torácica. Topograficamente, a árvore brônquica apresenta projeção dorsal ao coração e ventral ao esôfago, passando pela base cardíaca, e se bifurca nos brônquios principais (direito e esquerdo). Nos ruminantes e nos suínos, existe uma ramificação adicional, cranial aos brônquios principais, chamada de brônquio traqueal, direcionado ao hilo do lobo pulmonar cranial direito.

Os brônquios permanecem se ramificando em subdivisões menores (bronquíolos) por toda a via, adentrando o parênquima pulmonar, até formar os alvéolos (sacos alveolares) para a hematose, formando uma árvore brônquica (Figura 4). Nas ramificações da árvore é comum observar a presença de nódulos linfáticos.

Anatomia respiratória: pulmão

Os pulmões são os principais órgãos do sistema respiratório, estando conectados anatomicamente pelos brônquios principais através do hilo pulmonar. São estruturas pareadas, sendo nitidamente assimétricos nos cães, e estão presentes na cavidade torácica. Esta é revestida por pleuras que possibilitam o movimento respiratório livre (expiração e inspiração), através de um espaço pleural (presente entre as pleuras) que contém uma fina película de líquido, o que permite a redução do atrito. A presença do líquido favorece o deslizamento facilitado dos pulmões dentro da cavidade torácica quando a dimensão se altera no ato ventilatório.

Na divisão da pleura, pode-se observar:

- Pleura visceral ou pulmonar: em contato direto com o parênquima pulmonar.

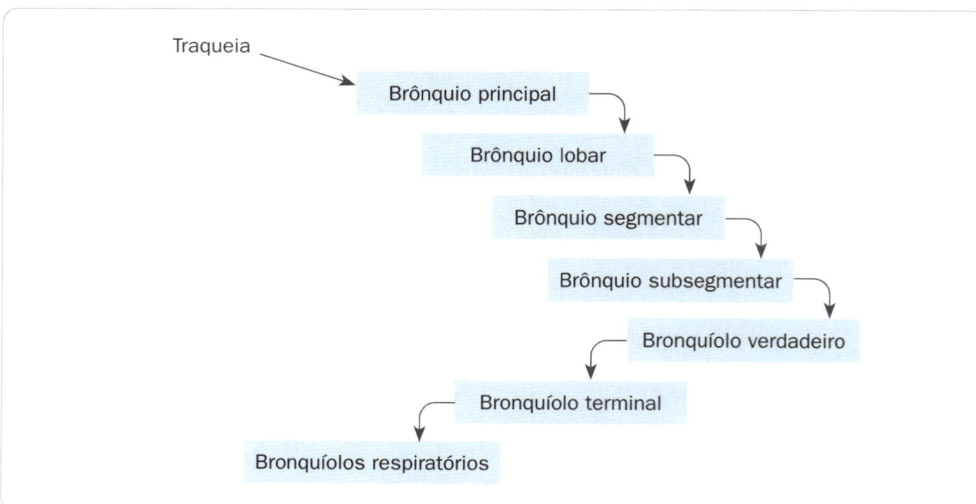

FIGURA 4 Representação da árvore brônquica.

- Pleura parietal: recobre a parede torácica internamente.

Composto de bordas dorsal, ventral, cranial e caudal, o pulmão apresenta faces costal, diafragmática e mediastínica delimitadas por essas bordas, que possuem regiões de contato (impressões) com órgãos adjacentes (Quadro 1), conforme ilustrado na Figura 5.

Sendo um órgão parenquimatoso e duplo, o pulmão é composto de lobos, divididos pelas fissuras interlobares. Nos cães e gatos, o pulmão direito possui os lobos pulmonares cranial (apical), médio (cardíaco), caudal (diafragmático) e acessório (intermediário), enquanto o pulmão esquerdo apresenta os lobos pulmonares cranial (apical) e caudal (diafragmático). O lobo pulmonar cranial esquerdo é subdividido

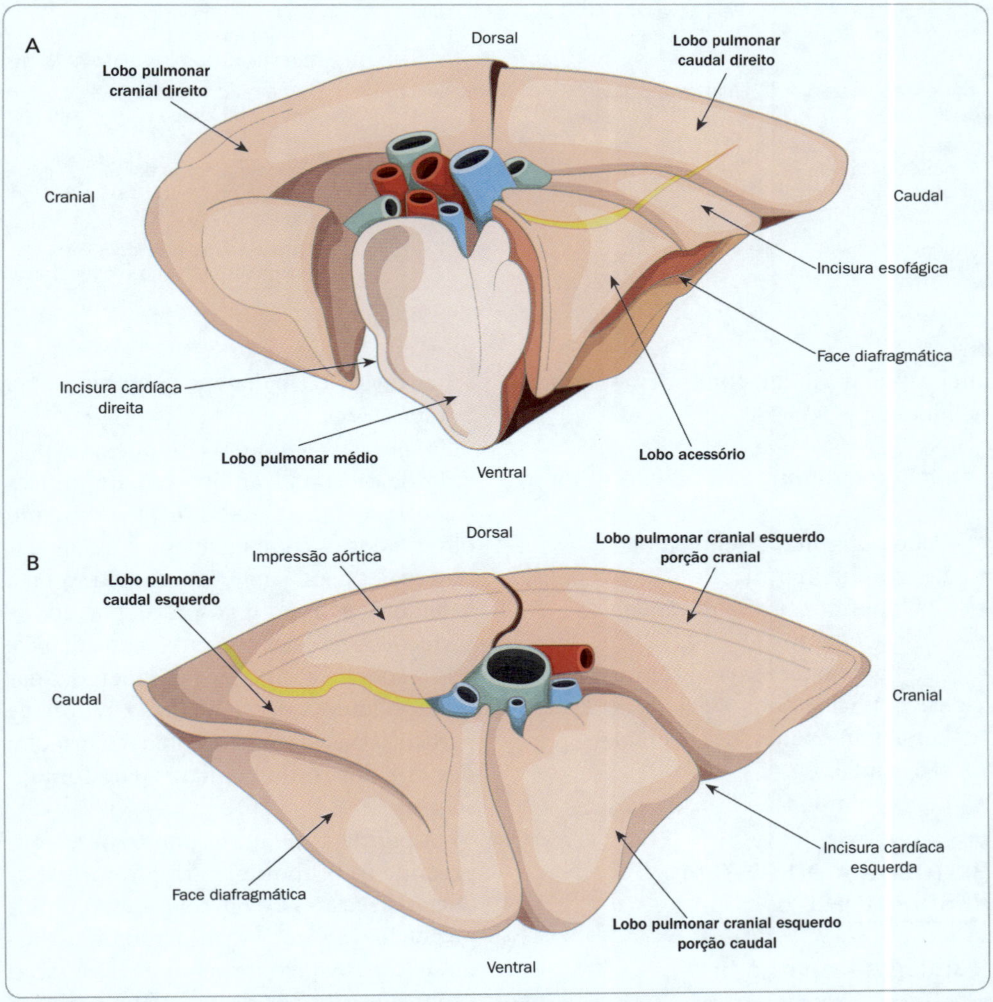

FIGURA 5 Imagem ilustrativa da vista medial dos lobos pulmonares. A: lobo pulmonar direito. B: lobo pulmonar esquerdo.

Fonte: figura original gentilemente cedida por Rafaela Aires Penedo, do curso de Medicina Veterinária da Universidade Iguaçu (UNIG).

QUADRO 1 Impressões e topografias pulmonares em cães e gatos

Impressões pulmonares	Contato com órgão adjacente	Face pulmonar	Topografia pulmonar
Impressão cardíaca	Pericárdio cardíaco	Mediastínica	Entre os lobos pulmonares direito e esquerdo
Impressão aórtica	Artéria aorta torácica	Mediastínica	Borda dorsal entre os lobos pulmonares direito e esquerdo
Impressão esofágica	Esôfago torácico	Mediastínica	Borda dorsal entre os lobos pulmonares diafragmático e acessório direito
Impressão traqueal	Traqueia	Mediastínica	Dorsalmente à impressão da veia cava cranial
Impressão da veia cava cranial	Veia cava cranial	Mediastínica	Lobos pulmonares direito cranial e médio. Fica estendido cranial a impressão cardíaca
Impressão da veia cava caudal	Veia cava caudal	Mediastínica	Entre os lobos pulmonares acessório e lobo diafragmático direito
Impressão da veia ázigos	Veia ázigos	Mediastínica	Próximo à borda dorsal do pulmão nos lobos médio e diafragmático direito
Impressão costal	Costelas	Costal	Lateralmente nos lobos pulmonares direito e esquerdo

em cranial e caudal, como demonstrado na Figura 6.

Lobação pulmonar dos cães e gatos

- Lobo pulmonar direito cranial.
- Lobo pulmonar médio.
- Lobo pulmonar direito caudal.
- Lobo acessório.
- Lobo pulmonar esquerdo cranial – porção cranial.
- Lobo pulmonar esquerdo cranial – porção caudal.
- Lobo pulmonar esquerdo caudal.

HISTOLOGIA DO SISTEMA RESPIRATÓRIO

Histologia respiratória

O sistema ou aparelho respiratório permite o transporte da oxigenação para os pulmões através de tubos comunicadores, sendo dividido em duas porções: condutora e respiratória.

A porção condutora é responsável pela entrada e saída de ar, limpeza, umidificação e aquecimento do ar inspirado, sendo observados os compartimentos da cavidade nasal, nasofaringe, laringe e traqueia, brônquios e bronquíolos nessa porção. As secreções presentes em ambientes ciliados, que recobrem a superfície das mucosas das vias condutoras, possibilitam a retenção de partículas inaladas, assim como o transporte destas e dos restos celulares para fora do sistema.

A porção respiratória, por sua vez, compreende os bronquíolos respiratórios, os ductos alveolares e os alvéolos, responsáveis por facilitar a troca de dióxido de carbono do sangue pelo oxigênio na circulação sanguínea através de uma fina barreira ar-sangue presente entre o sangue capilar pulmonar recebido do débito ventricular direito e o ar inspirado.

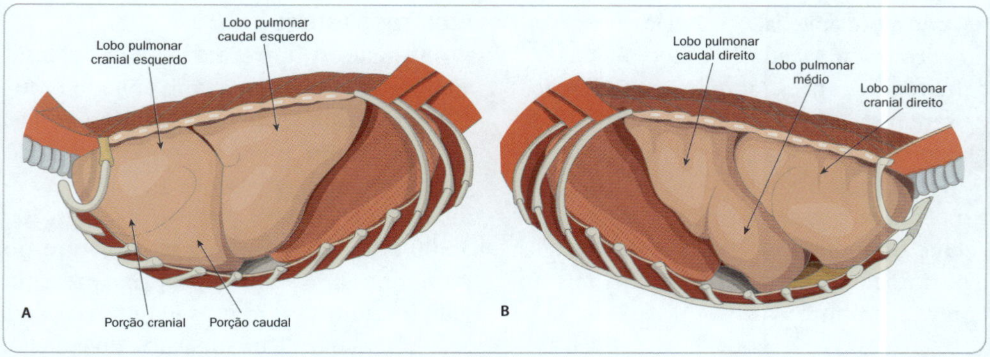

FIGURA 6 Imagem ilustrativa das vistas laterais dos lobos pulmonares do canino na cavidade torácica. A: pulmão vista direita. B: pulmão vista esquerda.

Fonte: figura original gentilmente cedida por Rafaela Aires Penedo, do curso de Medicina Veterinária da Universidade Iguaçu (UNIG).

No aspecto geral histológico, a porção condutora apresenta epitélio respiratório no revestimento da mucosa, cartilagem, tecido conjuntivo e tecido muscular liso para suporte, flexibilidade e extensibilidade. O epitélio respiratório tem essa denominação por ser constituído de tecido epitelial pseudoestratificado ciliado colunar com células caliciformes (Figura 7). É o epitélio constituinte das cavidade nasal e nasofaringe.

As células colunares são consideradas células em escova por possuírem numerosos microvilos importantes na superfície apical celular e estruturação nervosa na superfície basal dessas células, tornando-as receptoras sensoriais. As células basais do epitélio funcionam como células-tronco favorecedoras

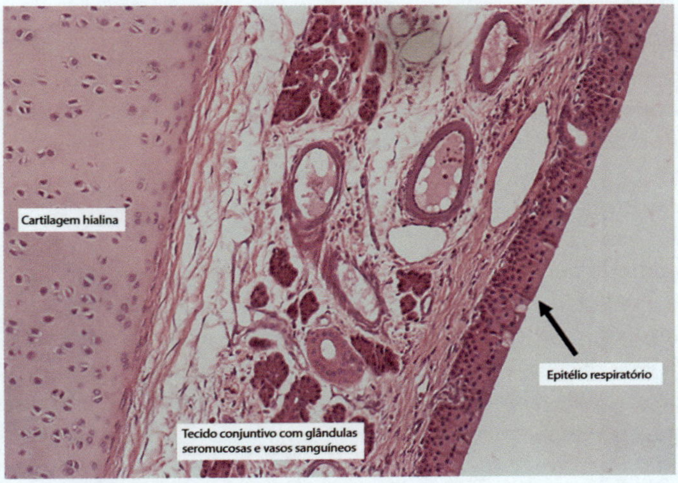

FIGURA 7 Fotomicrografia histológica do epitélio respiratório, do tecido conjuntivo e da cartilagem do nariz. Coloração HE. 20x.

Fonte: Mauricio Alves Chagas, do Departamento de Morfologia da Universidade Federal Fluminense.

de renovação epitelial continuamente quando entram em estado mitótico. As células caliciformes apresentam a característica de serem secretoras de muco composto de glicoproteínas.

Favorecendo a limpeza do ar inspirado, a mucosa do aparelho respiratório apresenta células imunológicas, como os macrófagos e os linfócitos, que protegem o organismo contra as impurezas do ar.

Histologia respiratória: cavidades nasais

As cavidades nasais são estruturas que apresentam mucosa revestida por estruturas distintas dependendo da região. As regiões presentes são:

- Vestíbulo nasal.
- Área respiratória.
- Área olfatória.

Vestíbulo nasal

O vestíbulo nasal apresenta uma região cutânea com revestimento rostral de epitélio estratificado pavimentoso queratinizado. O revestimento caudal constitui uma zona de transição através do epitélio, variando de cuboide estratificado a colunar pseudoestratificado não ciliado, com a submucosa da região cutânea se relacionando via papila com o epitélio.

As papilas contêm pequenos vasos, nervos e numerosas células imunológicas migratórias, incluindo mastócitos, plasmócitos, linfócitos, macrófagos e granulócitos. Nessa porção observam-se, também, pelos curtos e glândulas sebáceas e sudoríparas que produzem secreções com a função de formar uma barreira que impede a penetração de microrganismos.

Área respiratória

A área respiratória da cavidade nasal apresenta uma mucosa com epitélio pseudoestratificado colunar ciliado com muitas e variadas células caliciformes, incluindo células ciliadas, em escova e basais. As células ciliadas são colunares e possuem 200 a 300 cílios imóveis que se projetam no lúmen nasal. A lâmina própria apresenta glândulas mistas (serosas e mucosas) cuja secreção é lançada na superfície do epitélio, direcionada aos meatos nasais.

Essas glândulas mistas e as células caliciformes produzem um muco importante para a proteção do aparelho respiratório contra os microrganismos e partículas inertes, pois estes são direcionados para a superfície epitelial, direcionados para a faringe com o batimento ciliar.

Ao longo da cavidade nasal é possível observar a presença de estruturas irregulares chamadas de conchas nasais. Pela presença das conchas nasais, o ar é aquecido, filtrado e umedecido. Isso é possível graças à presença do plexo venoso da lâmina própria.

A área respiratória apresenta vascularização mais abundante do que as outras regiões, nervos que têm fibras aferentes das divisões olfatória, vomeronasal e maxilar dos nervos trigêmeos e fibras eferentes do sistema nervoso autônomo. É possível que nódulos linfáticos estejam presentes na cavidade nasal, próximo à coana, no meato nasofaríngeo.

Área olfatória

A área olfatória da cavidade nasal está localizada na superfície das conchas etmoidais, meato nasal dorsal e septo nasal, e é constituída pelo neuroepitélio pseudoestratificado colunar, responsável pela sensibilidade olfativa, por isso é revestida pelo epitélio, repleto de quimiorreceptores da olfação. Em sua formação, existem três tipos de células:

- Células basais pequenas e arredondadas situadas entre as células sustentaculares e as neurossensoriais. São responsáveis por favorecer a renovação epitelial, em especial das células neurossensoriais.
- Células de sustentação (sustentaculares), que são prismáticas, com microvilos cobertos pela camada de muco.
- Células olfatórias (neurossensoriais), neurônios bipolares com núcleos localizados perifericamente que se estendem atingindo o bulbo olfatório cerebral. Apresentam cílios imóveis, com quimiorreceptores excitáveis pelas substâncias odoríferas.

A lâmina própria dessa mucosa apresenta também vasos sanguíneos, nervos e as glândulas tubuloacinosas alveolares, que secretam formando uma corrente líquida para limpeza dos cílios das células olfatórias.

Presente no assoalho da cavidade nasal, o órgão vomeronasal é uma estrutura bilateral tubular que se apresenta na mucosa do septo nasal. Histologicamente, o órgão vomeronasal consiste no ducto, que é composto de epitélio de revestimento variado, sendo, na posição rostral, o epitélio cúbico estratificado com células colunares, caliciformes e basais ciliadas e não ciliadas, e, caudalmente, colunar pseudoestratificado ciliado, possuindo as células neurossensoriais, sustentaculares e basais. Na submucosa existem as glândulas vomeronasais e a cartilagem vomeronasal hialina, em formato de J.

Histologia respiratória: seios paranasais e nasofaringe

Os seios paranasais são cavidades formadas pelo epitélio do tipo respiratório com poucas células caliciformes. Nessa região, o muco produzido é drenado para as cavidades nasais pela atividade do epitélio ciliado.

A nasofaringe apresenta um epitélio do tipo respiratório com tecido conjuntivo de submucosa frouxo e contendo glândulas mistas. É possível verificar nódulos linfáticos proeminentes próximo à tonsila faríngea.

Histologia respiratória: laringe

A laringe é um tubo com formato irregular que permite a conexão da nasofaringe à traqueia. É formada por estruturas cartilaginosas, sendo a cartilagem do tipo hialina para tireoide, cricoide e aritenoide. Os processos cuneiformes e corniculados e a cartilagem epiglote são formados por uma cartilagem do tipo elástico. Nos cães e gatos, a epiglote apresenta parte cartilaginosa periférica contendo tecido adiposo, fibras elásticas e área limitada de cartilagem elástica. A presença das cartilagens facilita a formação do lúmen tubular para a livre passagem do ar. Os ligamentos laríngeos são formados pelo tecido conjuntivo do tipo fibroelástico.

O revestimento epitelial ao longo da laringe é diferenciado. Pelo desgaste do epitélio, a constituição é do tipo estratificado pavimentoso não queratinizado, compondo a epiglote, o vestíbulo da laringe e as pregas vocais. As demais regiões são do tipo respiratório com cílios direcionados à faringe. Com relação à lâmina própria, é composta de fibras elásticas, leucócitos, plasmócitos e mastócitos.

No interior da laringe as pregas vestibular e vocal têm constituição histológica distinta. A prega vestibular apresenta menor extensão de fibras elásticas comparada à prega vocal, que é formada por tecido conjuntivo elástico conectado às musculaturas laríngeas.

Histologia respiratória: traqueia

A traqueia é um tubo constituído pelo epitélio respiratório no revestimento contendo células ciliadas, em escova, secretórias, basais e neuroendócrinas. A lâmina própria é formada por tecido conjuntivo frouxo rico em fibras elásticas contendo glândulas seromucosas tubuloacinares. As glândulas produzem e secretam muco, importante para a remoção de partículas que entram com o ar inspirado, formando uma barreira (Figura 8).

Na composição da traqueia é possível observar a presença de cartilagens hialinas em formato de letra C. Os ligamentos anelares são do tipo fibroelásticos que se prendem aos pericôndrios das cartilagens e impedem a distensão excessiva do lúmen traqueal. O músculo liso traqueal presente dorsalmente aos anéis traqueais apresenta feixes musculares fixados na superfície externa da cartilagem nos carnívoros, que são importantes para a movimentação do ar inspirado e permitem a regulação luminal.

Externamente, a traqueia é revestida por um tecido conjuntivo frouxo que compõe a camada adventícia. Esse tecido permite a conexão da traqueia com os órgãos adjacentes.

Histologia respiratória: organização da árvore brônquica

Os brônquios e os bronquíolos são ramificações caudais à traqueia, que conduzem o ar para o hilo pulmonar do parênquima pulmonar.

Nos brônquios, a estrutura histológica é similar à da traqueia. Com o passar das ramificações, os brônquios se tornam parte da porção respiratória, e observa-se uma simplificação da estrutura dos tubos e uma diminuição da altura do epitélio.

As ramificações brônquicas próximas à traqueia apresentam mucosa idêntica, revestimento pelo epitélio respiratório composto de células ciliadas, secretoras e basais, enquanto nos brônquios menores o epitélio passa a ser cilíndrico ciliado simples. A lâmina própria apresenta-se rica

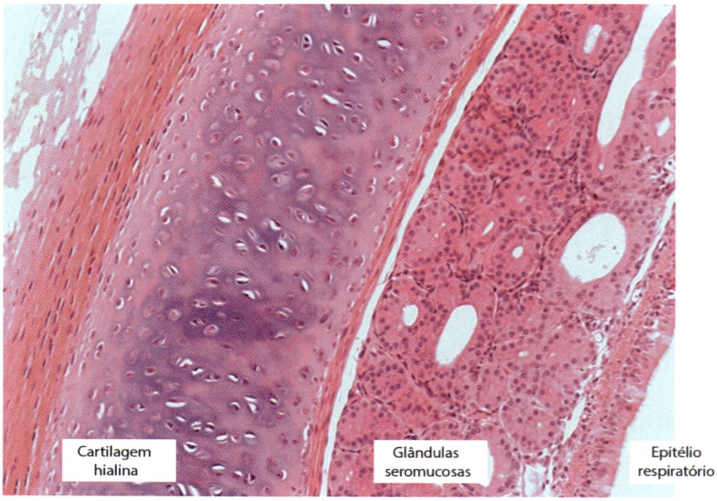

FIGURA 8 Fotomicrografia histológica da traqueia. Coloração HE. 20x.

Fonte: imagem cedida pelo Prof. Dr. Mauricio Alves Chagas, do Departamento de Morfologia da Universidade Federal Fluminense.

em fibras elásticas envolvendo a estrutura cartilaginosa, que nos brônquios proximais são cartilagens hialinas e têm o formato de placas irregulares. Subsequentemente, a camada muscular contém feixes musculares dispostos em espiral circundando o brônquio (Figura 9).

Externamente à camada muscular existem glândulas seromucosas que secretam para a luz brônquica. Em continuação, os bronquíolos são ramificações dos brônquios com diâmetro reduzido, camada muscular mais espessa e ausência de cartilagens, glândulas e nódulos linfáticos. O revestimento acontece pelo epitélio cilíndrico simples ciliado e, à medida que prossegue com as ramificações, passa a ser cúbico simples, ciliado ou não (dependendo da região final).

Nas ramificações finais, os bronquíolos terminais e respiratórios são revestidos internamente pelo epitélio colunar baixo ou cúbico, com células ciliadas e não ciliadas. Ainda, esses bronquíolos apresentam células de Clara (células bronquiolares exócrinas), comuns no epitélio dos bronquíolos terminais dos cães e gatos, que secretam proteínas que protegem o epitélio bronquiolar das contaminações da inspiração. A submucosa é constituída de tecido conjuntivo frouxo, sendo glândulas e cartilagens ausentes.

Os bronquíolos respiratórios finalizam em alvéolos, sendo denominados ductos alveolares. Epitélio de revestimento simples e plano com células delgadas compõe os ductos alveolares e os alvéolos, e a lâmina própria apresenta camada muscular lisa e fibras tanto elásticas quanto reticulares que determinam a distensão da parede e possibilitam o suporte para a vascularização, presentes próximo aos ductos e aos alvéolos (Figura 10).

Histologia respiratória: parênquima pulmonar

Os alvéolos são as últimas porções da árvore brônquica, sendo a unidade responsável pela troca gasosa no interior do

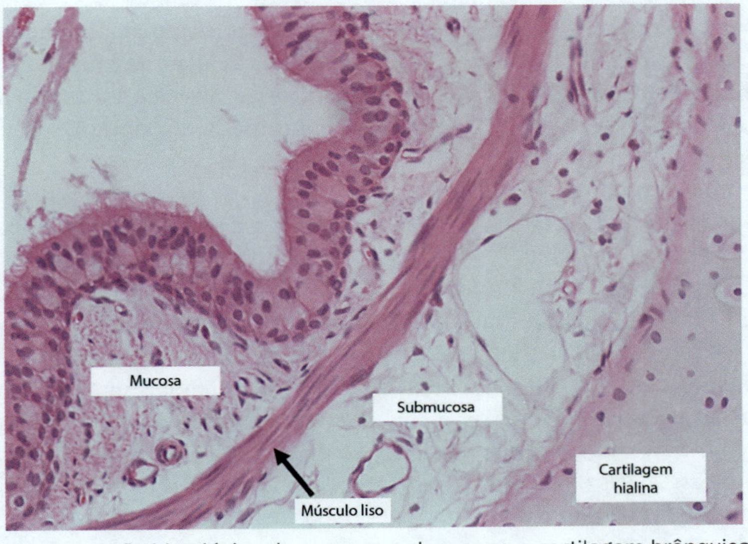

FIGURA 9 Fotomicrografia histológica da mucosa, submucosa e cartilagem brônquica. Coloração HE. 40x.

Fonte: Mauricio Alves Chagas, do Departamento de Morfologia da Universidade Federal Fluminense.

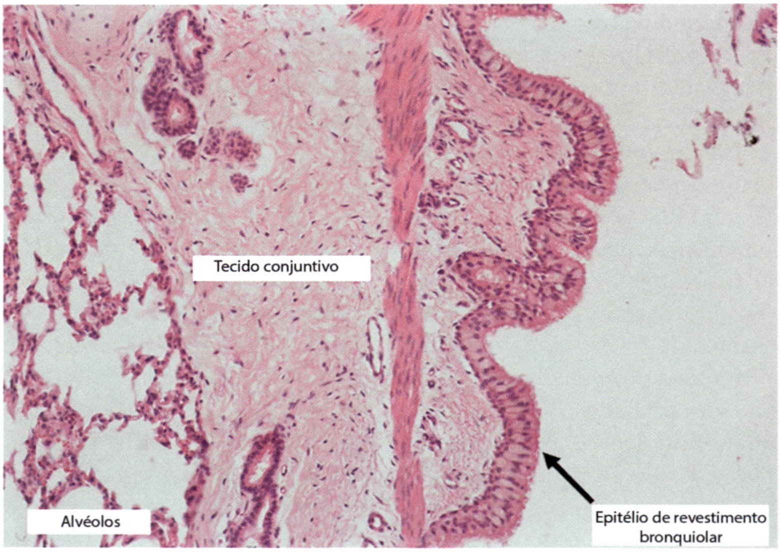

FIGURA 10 Fotomicrografia histológica dos bronquíolos e dos alvéolos. Coloração HE. 20x.
Fonte: Mauricio Alves Chagas, do Departamento de Morfologia da Universidade Federal Fluminense.

parênquima pulmonar. São espaços aéreos que acessam o saco alveolar, ducto alveolar ou bronquíolo respiratório e apresentam uma parede composta de camada epitelial fina sobre um tecido conjuntivo delicado contendo uma ampla rede de capilares sanguíneos. Essa parede alveolar é comum entre alvéolos adjacentes, sendo denominada septo interalveolar. O septo interalveolar contém dois tipos de células epiteliais, conhecidos como pneumócitos, que estão separados pelo interstício, com fibras reticulares e elásticas.

O septo interalveolar é constituído por células endoteliais dos capilares que apresentam um núcleo alongado endotélio contínuo e não fenestrado. As células epiteliais respiratórias, os pneumócitos tipo I (célula epitelial escamosa alveolar), possuem núcleo achatado, citoplasma delgado, desmossomos conectando células vizinhas e uma importante zona de oclusão que impede a transferência de fluidos intersticiais para o interior dos alvéolos. As células epiteliais alveolares tipo II ou granular, os pneumócitos tipo II, estão localizadas entre os pneumócitos tipo I e são arredondadas, com o núcleo maior e com a presença de corpos multilamelares contendo fosfolipídios, proteínas e glicosaminoglicano, que são liberados na porção apical da célula e se espalham sobre a superfície dos alvéolos, formando um material denominado surfactante pulmonar, que reveste os espaço aéreos.

Enquanto os pneumócitos tipo I apresentam a responsabilidade de barreira, que permite apenas a troca de gases e compreende 97% da superfície do septo interalveolar nas espécies domésticas, os pneumócitos tipo II, com a produção constante de substância surfactante, têm sua importância relacionada à redução da tensão superficial dos alvéolos, o que facilita a respiração, impedindo que estes entrem em colapso durante a expiração. Essas células recobrem aproximadamente 3% da superfície do septo interalveolar. É importante ressaltar que a célula alveolar tipo II é a progenitora das células tipos I e II.

Ainda, compondo o septo interalveolar, as células de macrófagos alveolares pulmonares também estão presentes. Por serem células fagocíticas ativas, fazem parte do sistema fagocitário mononuclear, distribuído por todo o corpo. Essas células têm livre passagem (assim como o ar) entre os alvéolos, pela presença de poros alveolares, estruturas epiteliais presentes nos septos interalveolares.

Histologia da pleura

Na atribuição de proteção do parênquima pulmonar, as pleuras são estruturas serosas que fazem a cobertura pulmonar, exceto no hilo e nos ligamentos pulmonares. A pleura apresenta dois folhetos, o parietal e o visceral, o que delimita para cada pulmão uma cavidade independente. Na constituição histológica pleural, esses folhetos são formados por mesotélios escamosos e cuboides e tecido conjuntivo com fibras colágenas e elásticas. Nos cães e gatos, a pleura é mais fina e o tecido conjuntivo é mínimo.

O espaço pleural presente entre os folhetos contém uma película de líquido lubrificador que, no movimento respiratório, favorece o deslizamento entre os folhetos, impedindo o atrito entre os mesotélios.

BIBLIOGRAFIA COMPLEMENTAR

1. Adams DR, Hotchkiss DK. The canine nasal mucosa. Zentralbl Veterinärmed C Anat Histol Embryol. 1983;12:109-25.
2. Adams DR, Wiekamp MD. The canine vomeronasal organ. J Anat. 1984;138(Pt 4)(Pt 4):771-87.
3. Budras KD, McCarthy PH, Ficke W, Richter R. Chapter 5: Thoracic cavity. In: Budras KD, McCarthy PH, Ficke W, Richter R. Anatomy of the dog. 5.ed. London: Schluetersche; 2007. p.38-9.
4. Budras KD, McCarthy PH, Ficke W, Richter R. Chapter 9: Head. In: Budras KD, McCarthy PH, Ficke W, Richter R. Anatomy of the dog. 5.ed. London: Schluetersche; 2007. p.100.
5. Dyce KM, Sack WO, Wensing CJG. A cabeça e a parte ventral do pescoço do cão e do gato. In: Dyce KM, Sack WO, Wensing CJG. Tratado de anatomia veterinária. 4.ed. Rio de Janeiro: Elsevier; 2010. p.757-8 (cap.11).
6. Frasca JM, Auerbach O, Parks VR, Jamieson JD. Electron microscopic observations of the bronchial epithelium of dogs. I. Control dogs. Exp Mol Pathol. 1968;9:363-79.
7. Hare WCD. Sistema respiratório do carnívoro. In: Sisson/Grossman. Anatomia dos animais domésticos. v.2. 5.ed. Rio de Janeiro: Guanabara Koogan; 1986. p.1465-80 (cap.52).
8. Junqueira LC, Carneiro J. Aparelho respiratório. In: Junqueira LC, Carneiro J. Histologia básica. 11.ed. Rio de Janeiro: Guanabara Koogan; 2013. p.339-58 (cap.17).
9. Konig HE, Liebich, HG. Sistema respiratório. In: Konig HE, Liebich, HG. Anatomia dos animais domésticos. 6.ed. Porto Alegre: Artmed; 2016. p.377-98 (cap.8).
10. Plopper CG, Adams DR. Respiratory system. In: Eurell JA, Frappier BL. Dellmann's textbook of veterinary histology. 6.ed. USA: Blackwell; 2006. p.153-69.
11. Robertson B, Van Golds LMG, Batenberg JJ (eds.). Pulmonary surfactant. Amsterdam: Elsevier Science; 1984.
12. Salazar I, Sanchez Quinteiro P, Cifuentes JM, Garcia Caballero T. The vomeronasal organ of the cat. J Anat. 1996;188(Pt 2)(Pt 2):445-54.
13. Smith BJ. Chapter 7: Respiratory system. In: Smith BJ, Hudson LC, Hamilton WP. Atlas of feline anatomy for veterinarian. 2.ed. Teton Newmedia; 2010. p.137-52.
14. Tandler B, Sherman JM, Boat TF. Surface architecture of the mucosal epithelium of the cat trachea. I. Cartilaginous portion. Am J Anat. 1983;168:119-31.

CAPÍTULO 2

Fisiologia respiratória

Renata Marin Medrano Beauchamp
Stéfani Moane Schmitt Silveira
Ronaldo Jun Yamato

FUNÇÃO RESPIRATÓRIA

Os objetivos da respiração são fornecer oxigênio aos tecidos e às células e remover de ambos o dióxido de carbono. Para realizar essas funções, a respiração tem quatro funcionalidades principais a saber:

1. Ventilação pulmonar, que representa o influxo e o efluxo de ar entre a atmosfera e os alvéolos pulmonares.
2. Difusão de oxigênio e dióxido de carbono entre os alvéolos e o sangue.
3. Transporte de oxigênio e dióxido de carbono no sangue e líquidos corporais.
4. Regulação da ventilação.

Durante a inspiração, o diafragma e os músculos intercostais se contraem, aumentando o tamanho da cavidade torácica e permitindo a entrada de ar nos pulmões. Durante a expiração, o diafragma e os músculos intercostais relaxam, diminuindo o tamanho da cavidade torácica e expulsando o ar dos pulmões. Os alvéolos são os locais onde ocorrem as trocas gasosas entre o ar inspirado e o sangue. O oxigênio é transportado pelo sangue para as células do corpo, onde é utilizado para produzir energia, e o dióxido de carbono é transportado de volta para os pulmões a fim de ser eliminado durante a expiração.

O transporte de oxigênio dos alvéolos para a hemoglobina (Hb) e desta para os tecidos ocorre por meio de gradientes de difusão. Quando o sangue pobre em oxigênio chega aos pulmões, o processo de difusão ocorre dos alvéolos para os eritrócitos; há uma inversão do processo quando o sangue rico em oxigênio chega aos tecidos.

Os gases exibem um movimento efetivo por difusão simples em resposta a diferenças de pressão, o que ocorre de forma efetiva em áreas de alta pressão para áreas de menor pressão. A difusão entre o gás alveolar e o sangue é separada pela membrana respiratória. Em geral, a membrana respiratória é composta de epitélio alveolar, membrana basal do epitélio alveolar, espaço intersticial, membrana basal do endotélio capilar e endotélio capilar. A distância para a difusão entre o gás alveolar e o sangue representa uma distância mínima. À medida que aumenta a distância de difusão, como no edema intersticial pulmonar, a taxa de difusão diminui. Nessa condição, pode-se verificar maior esforço ventilatório na tentativa de compensar a hipoxemia, condição esta que é representada pela diminuição da concentração de oxigênio no sangue arterial, e que se desenvolve em consequência da taxa diminuída de difusão do oxigênio.

FLUXO SANGUÍNEO PULMONAR

Os pulmões recebem fluxo sanguíneo de dois sistemas circulatórios: a circulação pulmonar e a circulação brônquica. A circulação pulmonar recebe o débito total do ventrículo direito, perfunde os capilares alveolares e participa na troca gasosa. A circulação brônquica, um ramo da circulação sistêmica, fornece um suprimento sanguíneo nutricional às vias aéreas e a outras estruturas dentro do pulmão.

Os alvéolos pulmonares constituem os principais locais de difusão de gás entre o ar e o sangue. O epitélio alveolar e o endotélio capilar estão intimamente associados. Nesse local, o sangue venoso das artérias pulmonares transforma-se em sangue arterial e retorna ao átrio esquerdo pelas veias pulmonares. A cor púrpura mais escura do sangue venoso transforma-se em sangue arterial vermelho vivo durante a saturação da hemoglobina com o novo oxigênio que sofreu difusão a partir dos alvéolos.

O pulmão tem duas circulações: uma circulação de baixo fluxo e alta pressão e uma circulação de alto fluxo e baixa pressão. A circulação de alta pressão e baixo fluxo supre, com sangue arterial sistêmico, a traqueia, a árvore brônquica, incluindo os bronquíolos terminais, os tecidos de sustentação do pulmão, as camadas adventícias das artérias e veias. A circulação de baixa pressão e alto fluxo leva sangue venoso de todas as partes do corpo para os capilares alveolares, onde ganha oxigênio e perde dióxido de carbono. A artéria pulmonar, que recebe sangue do ventrículo direito, e seus ramos arteriais, levam sangue para os capilares alveolares, onde ocorrem as trocas gasosas, e então o sangue retorna para o átrio esquerdo através das veias pulmonares, para então progredir para o ventrículo esquerdo e ser ejetado para toda a circulação sistêmica, conforme ilustrado na Figura 1.

Circulação pulmonar

A circulação pulmonar difere da circulação sistêmica na medida em que todo o sangue circula através de um órgão apenas: o pulmão. Quando o débito cardíaco aumenta, como ocorre durante o exercício, a circulação pulmonar deve ser capaz de acomodar esse aumento no fluxo sanguíneo sem um grande aumento no trabalho do ventrículo direito. Além disso, devem existir mecanismos de controle para regular a distribuição do sangue dentro do pulmão, de maneira que o sangue perfunda, preferencialmente, as regiões bem oxigenadas do pulmão.

Na maioria das condições, os vasos pulmonares atuam como tubos distensíveis passivos que se dilatam com o aumento da pressão e se estreitam com a diminuição desta. Para que ocorra a aeração adequada do sangue, é importante que ele seja distribuído para os segmentos pulmonares onde os alvéolos estejam oxigenados.

Quando a concentração de oxigênio nos alvéolos diminui, nas regiões lesionadas dos pulmões ou com déficit de ventilação, os vasos sanguíneos adjacentes se contraem, resultando no aumento da resistência vascular por mais de cinco vezes que o normal, diminuindo dessa forma o fluxo sanguíneo para essas áreas. Esse efeito da baixa concentração de oxigênio sobre a resistência vascular pulmonar tem a importante função de distribuir o fluxo sanguíneo para as áreas pulmonares normais, onde o fluxo sanguíneo e as trocas gasosas ocorrerão de forma mais eficiente do que nas áreas lesionadas.

Nem todos os capilares são perfundidos no animal em repouso, porém os vasos não

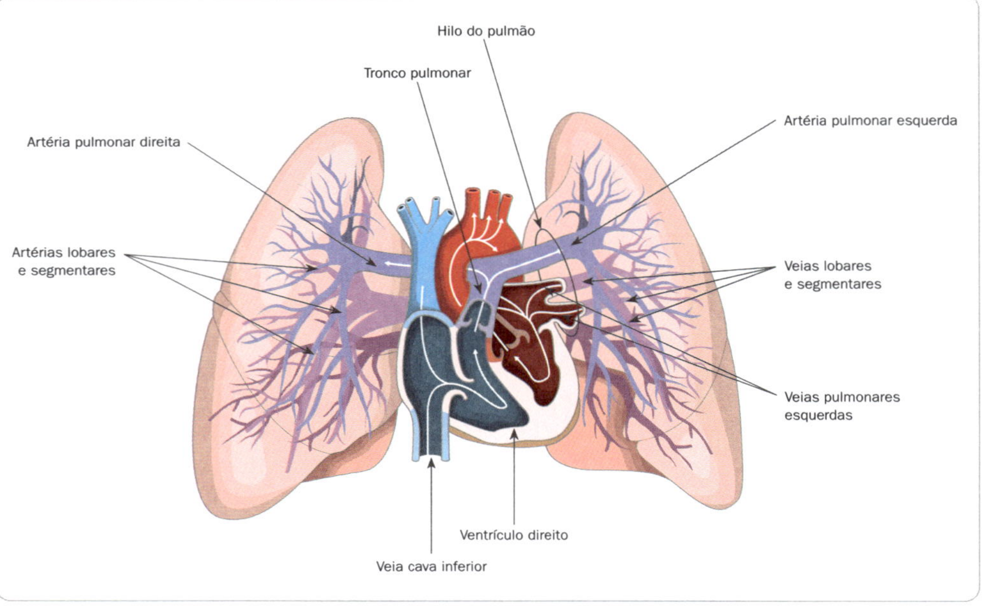

FIGURA 1 Estruturas anatômicas do sistema circulatório cardiopulmonar.
Fonte: adaptada de Guyton e Hall (2011).

perfundidos podem ser recrutados durante um exercício ou em algum momento de estresse. As veias pulmonares, com paredes finas, conduzem o sangue dos capilares para o átrio esquerdo, que constitui um reservatório de sangue para o ventrículo esquerdo. O reservatório de sangue nas veias pulmonares está disponível para mudanças repentinas no débito cardíaco, como no início súbito de um exercício. O comportamento dos vasos extra-alveolares é determinado pela mudança de pressão dentro do espaço intersticial do feixe broncovascular.

Circulação brônquica

A circulação brônquica, que recebe 2% do débito cardíaco do ventrículo esquerdo, origina-se da artéria broncoesofágica, de um ramo do tronco bicarotídeo e da artéria brônquica apical direita. A primeira supre as vias aéreas e os septos interlobulares da maior parte do pulmão; a segunda supre as vias aéreas do lobo apical direito. As artérias brônquicas seguem a árvore traqueobrônquica até os bronquíolos terminais e forma um plexo peribrônquico no tecido conjuntivo ao longo da extensão das vias aéreas. Os ramos desse plexo penetram a camada de músculo liso da parede brônquica e formam um plexo vascular subepitelial, que tem a função de aquecer o ar inalado.

Do mesmo plexo emergem ramos para formar o *vasa vasorum*, pequenos vasos sanguíneos, que têm a função de nutrir os grandes vasos pulmonares. No nível do bronquíolo terminal, os vasos brônquicos sofrem uma anastomose com a circulação pulmonar. Há poucas anastomoses entre as artérias brônquicas e pulmonares; a maioria das anastomoses está presente no nível capilar ou venular.

A extensão do suprimento sanguíneo brônquico para a pleura varia entre as espécies. Nos bois, nas ovelhas, nos porcos e nos cavalos, a artéria brônquica fornece fluxo sanguíneo para a pleura visceral; nos cães, nos gatos e nos macacos, ela não faz o mesmo. O fluxo sanguíneo brônquico para as grandes vias aéreas extrapulmonares drena para o interior da veia ázigos; a drenagem venosa da circulação brônquica intrapulmonar ocorre na circulação pulmonar.

TROCA GASOSA

Os gases envolvidos na fisiologia da respiração são o oxigênio, o dióxido de carbono, o nitrogênio e o vapor-d'água. Todas essas moléculas gasosas estão na atmosfera e em soluções nos líquidos corporais. Depois que os alvéolos são ventilados com ar atmosférico, a próxima etapa, no processo respiratório, é composta da difusão do oxigênio dos alvéolos para o sangue pulmonar e da difusão do dióxido de carbono na direção oposta, para fora do sangue (Figura 2). O processo de difusão é simplesmente o movimento aleatório de moléculas em todas as direções, através da membrana respiratória e dos líquidos adjacentes.

TRANSPORTE DE GASES NO SANGUE

Depois que os alvéolos são ventilados com ar atmosférico, a próxima etapa, no processo respiratório, é a difusão do oxigênio dos alvéolos para a circulação sanguínea pulmonar e a difusão do dióxido de carbono na direção oposta, circulação sanguínea pulmonar para os alvéolos (Figura 3). O processo de difusão é simplesmente o movimento aleatório de moléculas em todas as

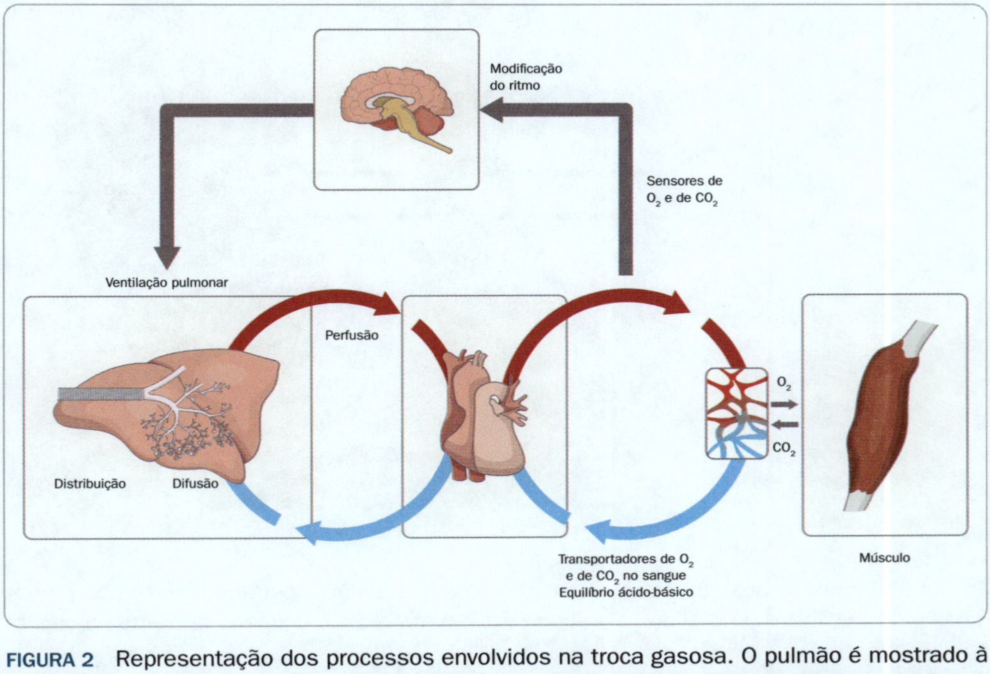

FIGURA 2 Representação dos processos envolvidos na troca gasosa. O pulmão é mostrado à esquerda; o coração, ao centro; e os tecidos, à direita. O cérebro é apresentado na parte superior da figura.

Fonte: Klein (2014).

direções, através da membrana respiratória e dos líquidos adjacentes.

Os gases encontrados na água corporal dos animais são o dióxido de carbono, o oxigênio e o nitrogênio. O dióxido de carbono é o mais solúvel desses gases, sendo cerca de 22 vezes mais solúvel do que o oxigênio. O nitrogênio é o menos solúvel, sendo aproximadamente metade menos solúvel do que o oxigênio. Quando o oxigênio se difunde dos alvéolos para a circulação sanguínea pulmonar, ele é transportado para os capilares dos tecidos periféricos, quase totalmente ligado à hemoglobina. A presença de hemoglobina nas hemácias permite que o sangue transporte de 30 a 100 vezes mais oxigênio do que seria transportado na forma de oxigênio dissolvido na água do sangue, ou seja, sem a presença da hemoglobina.

Nas células dos tecidos corporais, o oxigênio reage com diversos nutrientes, formando grande quantidade de dióxido de carbono. Esse dióxido de carbono penetra nos capilares dos tecidos e é transportado de volta aos pulmões. O dióxido de carbono, assim como o oxigênio, também se combina com substâncias químicas no sangue, que aumentam o transporte do dióxido de carbono por 15 a 20 vezes.

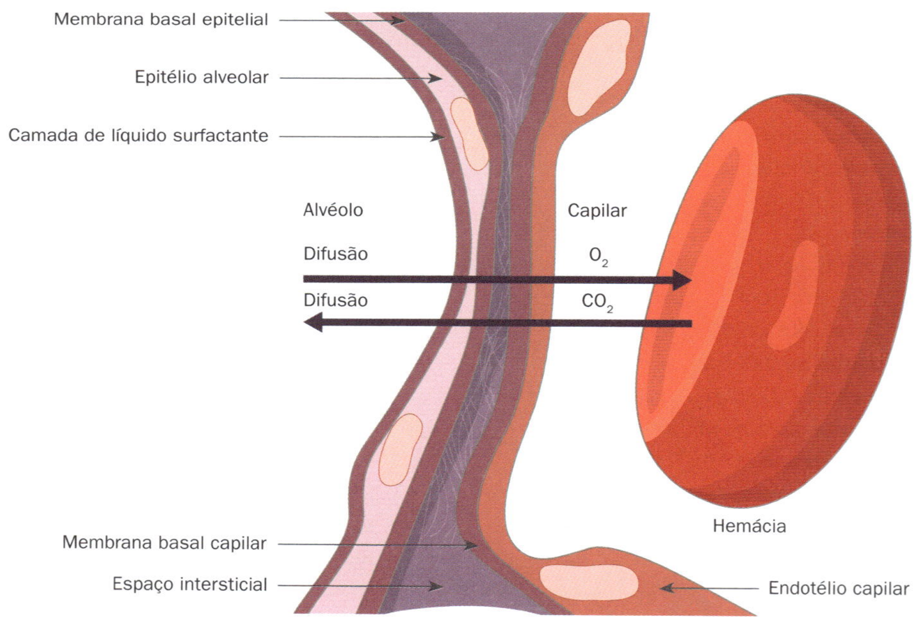

FIGURA 3 Representação da barreira hematoaérea no pulmão mostrando o caminho para a difusão do oxigênio e do dióxido de carbono entre o alvéolo e o eritrócito presente no capilar pulmonar.

Fonte: Hall JE. Transporte de oxigênio e dióxido de carbono no sangue e nos líquidos teciduais, citado por Guyton e Hall (2011).

Transporte de oxigênio dos pulmões para os tecidos corporais

O oxigênio se difunde dos alvéolos para o sangue dos capilares pulmonares porque a pressão parcial do oxigênio (PO_2) nos alvéolos é maior do que a PO_2 no sangue capilar pulmonar. Nos outros tecidos do corpo, a PO_2 maior no sangue capilar do que nos tecidos faz com que o oxigênio se difunda para as células adjacentes. Quando o oxigênio é metabolizado pelas células formando dióxido de carbono, a pressão intracelular do dióxido de carbono (PCO_2) aumenta para valores acima dos observados nos capilares teciduais, o que faz com que o dióxido de carbono se difunda para os capilares teciduais. Depois que o sangue flui para os pulmões, o dióxido de carbono se difunde para fora do sangue até os alvéolos porque a PCO_2, no sangue capilar pulmonar, é maior do que nos alvéolos (Figura 3). Assim, o transporte de oxigênio e dióxido de carbono pelo sangue depende tanto da difusão quanto do fluxo de sangue.

Curva de dissociação do oxigênio

O oxigênio forma uma combinação facilmente reversível com a hemoglobina, dando origem à oxi-hemoglobina:

$$O_2 + Hb \leftrightarrow HbO_2$$

A quantidade máxima de oxigênio que pode ser combinada com a hemoglobina é chamada capacidade de oxigênio e ocorre quando todos os locais de ligação disponíveis estão ocupados por oxigênio, podendo ser medida pela exposição do sangue à PO_2 muito alta (como 600 mmHg) e subtração do oxigênio dissolvido.

A saturação de oxigênio constitui a porcentagem dos locais de ligação disponíveis que apresentam ligação com o oxigênio e é calculada pela fórmula descrita a seguir:

$$O_2 \text{ combinado com Hb/capacidade de } O_2 \times 100$$

A saturação de oxigênio do sangue arterial com PO_2 de 100 mmHg é de cerca de 97,5%, enquanto a do sangue venoso misto com PO_2 de 40 mmHg é em torno de 75%.

O processo de captação de oxigênio pela hemoglobina ocorre quando o oxigênio passa do ar nos alvéolos para soluções subsequentes, no líquido intersticial, plasma e líquido eritrocitário e, por fim, combina-se com a hemoglobina. O processo de liberação do oxigênio para as células segue a direção inversa. A difusão do oxigênio a partir do líquido intersticial diminui a PO_2 do líquido eritrocitário, e, assim como a PO_2 elevada aumenta a saturação da hemoglobina com oxigênio, a PO_2 diminuída provoca dessaturação da hemoglobina.

A captação e a liberação do oxigênio da hemoglobina são descritas mais adequadamente pela curva de dissociação oxigênio-hemoglobina (Figura 4).

A forma da curva de dissociação de oxigênio apresenta várias vantagens fisiológicas. A porção superior mais horizontal significa que, mesmo que a PO_2 no gás alveolar sofra alguma queda, o transporte de oxigênio será pouco afetado. Além disso, à medida que os eritrócitos captam oxigênio ao longo dos capilares pulmonares, uma grande diferença de pressão parcial entre o gás alveolar e o sangue continua a existir mesmo quando grande parte do oxigênio já foi transferida. O resultado disso é a aceleração do processo de difusão. A parte inferior mais vertical da curva de dissociação significa que os tecidos periféricos podem retirar grandes quantidades de oxigênio com apenas pequena queda na PO_2 capilar. Essa manutenção da PO_2 do

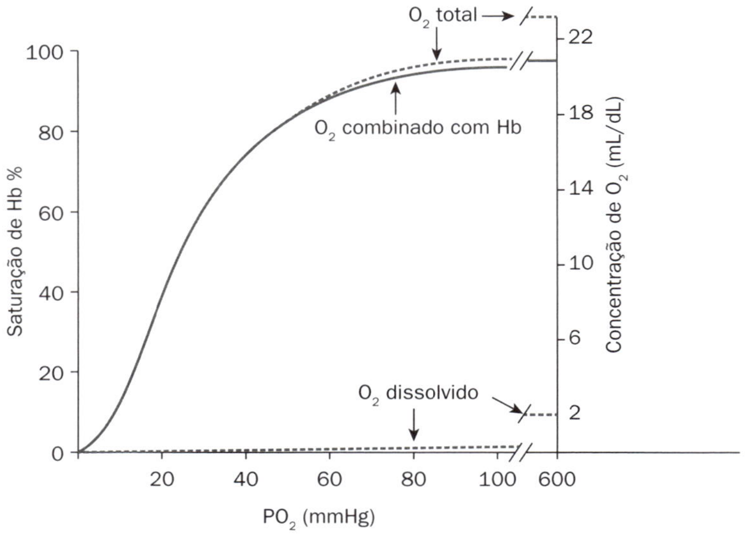

FIGURA 4 Curva de dissociação do oxigênio (linha sólida) em pH de 7,4, PCO_2 de 40 mmHg e 37°C. A concentração sanguínea total de oxigênio também é demonstrada para a concentração de hemoglobina de 15 g/dL de sangue.

Hb: hemoglobina; PO_2: pressão intracelular do oxigênio.
Fonte: West JB. Transporte de gases no sangue (2013), citado por West (2013).

sangue auxilia a difusão de oxigênio para as células teciduais.

A associação do oxigênio com a hemoglobina e sua dissociação da hemoglobina não são estáveis em todas as condições. Diferentes condições modificam o equilíbrio da reação entre a hemoglobina e o oxigênio para formar a oxi-hemoglobina. Esse equilíbrio é representado pela curva de dissociação de oxigênio-hemoglobina: quando o equilíbrio se modifica, podem ser observados desvios na curva. Vários fatores alteram a curva; quatro deles, todos deslocando a curva para a direita (Figura 5), são:

1. Aumento na concentração dos íons hidrogênio.
2. Maior concentração de dióxido de carbono.
3. Aumento da temperatura corporal.
4. Aumento do 2,3-bifosfoglicerato (BPG), composto fosfatídico metabolicamente importante presente no sangue em diferentes concentrações, sob diferentes condições metabólicas.

Quando a curva é desviada para a direita, denota uma afinidade diminuída da hemoglobina pelo oxigênio. Nessas condições, maior quantidade de oxigênio é fornecida para cada redução na PO_2.

De modo semelhante, um desvio para a esquerda denota afinidade aumentada da hemoglobina pelo oxigênio, e menos oxigênio é fornecido para cada redução na PO_2. Aumentos nos íons hidrogênio e no dióxido de carbono provocam desvio da

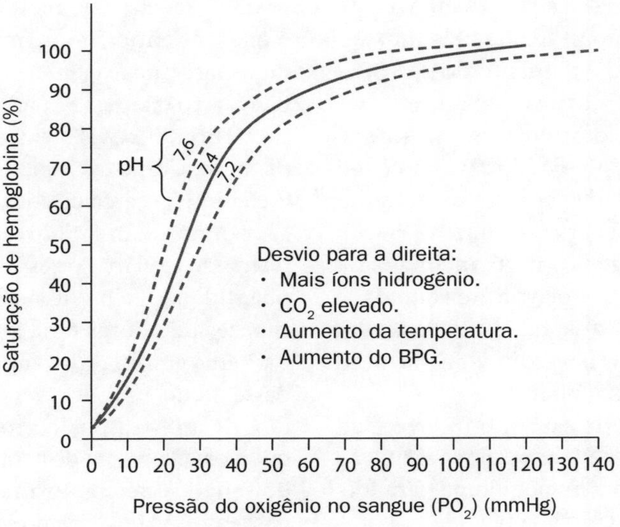

FIGURA 5 Desvio da curva de dissociação de oxigênio-hemoglobina para a direita causado por aumento na concentração de íons hidrogênio (queda no pH), BPG, aumento no dióxido de carbono e na temperatura.

BPG: 2,3-bifosfoglicerato.

Fonte: Hall JE. Transporte de oxigênio e dióxido de carbono no sangue e nos líquidos teciduais, citado por Guyton e Hall (2011).

curva para a direita (afinidade diminuída pelo oxigênio); por conseguinte, deve-se esperar um desvio para a direita no nível dos capilares teciduais, onde o sangue arterial transforma-se em sangue venoso, em razão da produção de íons hidrogênio e dióxido de carbono. Esse desvio para a direita é adequado, visto que possibilita maior fornecimento de oxigênio aos tecidos nos quais deve ser liberado, pelo consumo de oxigênio.

Quando o sangue alcança os pulmões, onde as concentrações tanto de dióxido de carbono quanto de íons hidrogênio estão reduzidas, um desvio da curva para a esquerda é apropriado, de modo que a hemoglobina passa a ter maior afinidade pelo oxigênio, e sua captação é facilitada. O efeito do dióxido de carbono e dos íons hidrogênio sobre a capacidade da hemoglobina de fornecer ou de receber oxigênio é designado como efeito de Bohr.

Existe maior necessidade de oxigênio durante a hipertermia, e, como elevações na temperatura do sangue causam desvio da curva para a direita, maiores quantidades de oxigênio são liberadas nos tecidos nessa ocasião.

O 2,3-BPG normalmente está presente no sangue, porém sua concentração varia em diferentes condições; a concentração de 2,3-BPG aumenta durante condições de hipóxia crônica. Em situações de exposição prolongada a aumento hipóxico, a curva de dissociação de oxigênio-hemoglobina é desviada para a direita (induzida pelo 2,3--BPG), promovendo a dissociação do oxigênio da hemoglobina. A resposta inicial em muitas espécies e na maioria delas consiste em um desvio para a esquerda, em virtude da hiperventilação induzida pela hipoxemia. Em seguida, o aumento do 2,3-BPG ajuda a desviar a curva para a direita, de volta a sua posição original. A magnitude do desvio causado pela hipóxia não é tão acentuada na PO_2 da captação de oxigênio (parte superior da curva) quanto na PO_2 da liberação de oxigênio (parte inclinada da curva), de modo que ocorre uma afinidade quase normal para a captação, acoplada com maior facilidade de liberação, com obtenção de uma vantagem global.

O monóxido de carbono interfere na função do sangue de transportar oxigênio ao combinar-se com a hemoglobina para formar carboxi-hemoglobina (COHb). O monóxido de carbono apresenta cerca de 240 vezes mais afinidade pela hemoglobina do que o oxigênio; isso quer dizer que o monóxido de carbono se combina com a mesma quantidade de hemoglobina que o oxigênio quando a pressão parcial de monóxido de carbono for 240 vezes menor. De fato, a curva de dissociação do monóxido de carbono é quase idêntica no formato da curva de dissociação de oxigênio, exceto pelo fato de que o eixo da pressão parcial de monóxido de carbono (PCO) é extremamente comprimido. Como exemplo, em uma PCO de 0,16 mmHg, cerca de 75% da hemoglobina se combina com monóxido de carbono na forma de COHb. Por essa razão, pequenas quantidades de monóxido de carbono são capazes de saturar uma grande proporção da hemoglobina no sangue, tornando-a, desse modo, indisponível para o transporte de oxigênio. Caso isso aconteça, é possível que a concentração de hemoglobina e a PO_2 do sangue estejam normais; no entanto, a concentração de oxigênio estará muito reduzida. A presença de COHb também desvia a curva de dissociação de oxigênio para a esquerda (Figura 6), interferindo, assim, na liberação de oxigênio, o que constitui outra característica da toxicidade do monóxido de carbono.

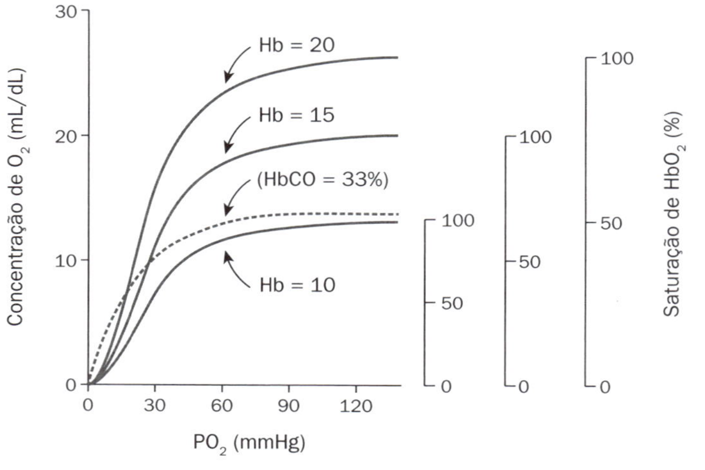

FIGURA 6 Representação da presença de COHb desviando a curva de dissociação de oxigênio para a esquerda.

COHb: carboxi-hemoglobina; Hb: hemoglobina.
Fonte: West JB. Transporte de gases no sangue (2013), citado por West (2013).

Transporte de dióxido de carbono

O dióxido de carbono é transportado no sangue de três maneiras:

1. Dissolvido.
2. Na forma de bicarbonato.
3. Em combinação com as proteínas na forma de compostos carbaminos (Figura 7).

Quando o oxigênio é usado pelas células, virtualmente, todo ele se torna dióxido de carbono, o que aumenta a PCO_2 intracelular. Em virtude dessa PCO_2 elevada das células teciduais, o dióxido de carbono se difunde das células para os capilares teciduais e é, então, transportado pelo sangue para os pulmões. Nos pulmões, ele se difunde dos capilares pulmonares para os alvéolos, onde é expirado.

Assim, em cada ponto da cadeia de transporte gasoso, o dióxido de carbono se difunde em direção exatamente oposta à da difusão do oxigênio. Contudo, existe grande diferença entre a difusão de dióxido de carbono e a do oxigênio: o dióxido de carbono consegue se difundir cerca de 20 vezes mais rápido que o oxigênio. Portanto, as diferenças de pressão necessárias para causar a difusão do dióxido de carbono são, em cada instância, bem menores que as diferenças de pressão necessárias para causar a difusão de oxigênio.

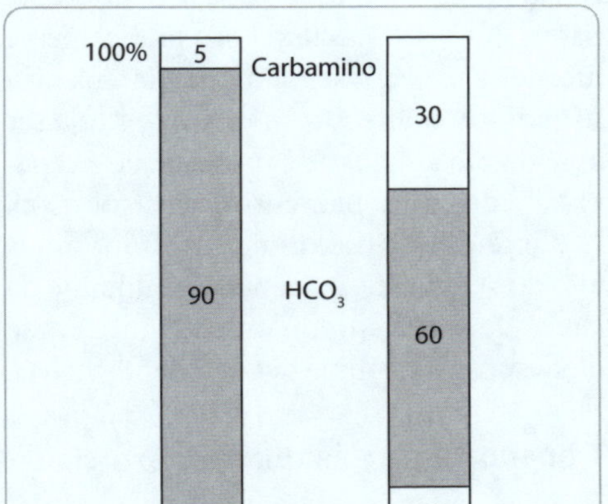

FIGURA 7 A primeira coluna mostra as proporções da concentração total de dióxido de carbono no sangue arterial. A segunda coluna mostra as proporções que fazem a diferença arteriovenosa.

Fonte: West JB. Transporte de gases no sangue, citado por West (2013).

Conforme demonstrado na Figura 8, aproximadamente 5% do dióxido de carbono que entra no sangue é transportado em solução. A maior parte do dióxido de carbono difunde-se para dentro do eritrócito, onde passa por uma das duas reações químicas. A maioria do dióxido de carbono combina-se com água e forma ácido carbônico (H_2CO_3), que então se dissocia em bicarbonato (HCO_3^-) e íon hidrogênio (H^+), como descrito a seguir:

$$H_2O + CO_2 \leftrightarrow H_2CO_3 \leftrightarrow H^+ + HCO_3^-$$

Essa reação também ocorre no plasma, mas no eritrócito a presença da anidrase carbônica acelera a hidratação do dióxido de carbono várias centenas de vezes. A ionização do H_2CO_3 ocorre rapidamente, e H^+ e HCO_3^- acumulam-se dentro do eritrócito. A reação reversível é mantida movendo-se para a direita porque o H^+ é tamponado pela hemoglobina. A maior parte do HCO_3^- produzido pelo eritrócito difunde-se para o plasma no sentido do gradiente de concentração. O íon cloreto (Cl^-) difunde-se para o eritrócito para manter a neutralidade eletroquímica. A adição de dióxido de carbono ao sangue capilar é facilitada pela desoxigenação da hemoglobina que ocorre nos tecidos.

A desoxiemoglobina é um ácido mais fraco que a oxi-hemoglobina e, portanto, um tampão melhor. Assim, ela se combina mais

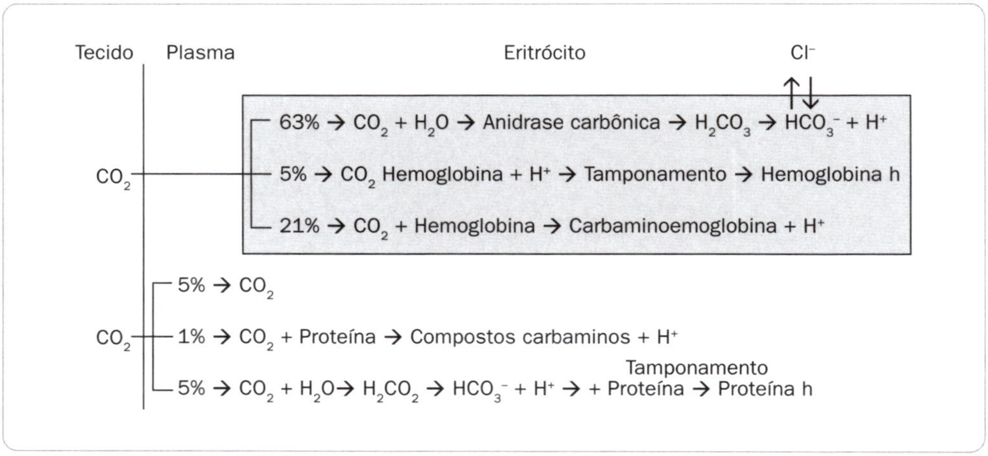

FIGURA 8 Formas de transporte de dióxido de carbono do sangue. Todas as reações mostradas no diagrama podem ser invertidas quando o sangue atinge o pulmão e o dióxido de carbono difunde-se nos alvéolos.

h: tamponada.

Fonte: Klein BG. Transporte de gás no sangue (2014), citado por Klein (2014).

rapidamente com H^+ e facilita a formação de HCO_3^- a partir de dióxido de carbono. Os compostos carbaminos são a segunda forma na qual o dióxido de carbono é transportado no sangue. Esses compostos carbaminos são formados por acoplamento de dióxido de carbono com os grupos de proteínas -NH, em particular a hemoglobina. Apesar de os compostos carbaminos representarem apenas 15 a 20% do conteúdo total de dióxido de carbono no sangue, eles são responsáveis por 20 a 30% de dióxido de carbono na troca entre os tecidos e os pulmões.

Quando o sangue venoso alcança os pulmões, o dióxido de carbono difunde-se do plasma e eritrócitos para os alvéolos, fazendo com que as reações mostradas na Figura 6 sejam desviadas para a esquerda. Simultaneamente, a oxigenação da hemoglobina libera íons H^+, que se combinam com HCO_3^- para formar H_2CO_3 e, em seguida, dióxido de carbono. O teor de dióxido de carbono no sangue como uma função de PCO_2 é retratado nas curvas de equilíbrio mostradas na Figura 9. As curvas são mostradas para o sangue oxigenado (PO_2 = 100 mmHg), para o sangue parcialmente desoxigenado (PO_2 = 50) e para o sangue desoxigenado (PO_2 = 0). As curvas são praticamente lineares e não apresentam um platô na taxa fisiológica; o dióxido de carbono pode ser adicionado ao sangue à medida que a capacidade de tamponamento está disponível. O conteúdo de dióxido de carbono mais alto do sangue desoxigenado, resultante da capacidade de tamponamento aumentada da desoxiemoglobina, é claramente visível.

Transporte de gás durante exercício

Apesar de a RVP (resistência vascular pulmonar) ser baixa em um animal normal em repouso, ela diminui ainda mais quando há aumento no fluxo sanguíneo pulmonar e na pressão vascular pulmonar, como ocorre durante o exercício. Isso se deve a um aumento da pressão sistêmica, que recruta vasos previamente não perfundidos e serve para distender todos os vasos. Ainda mais importante, o músculo liso vascular pul-

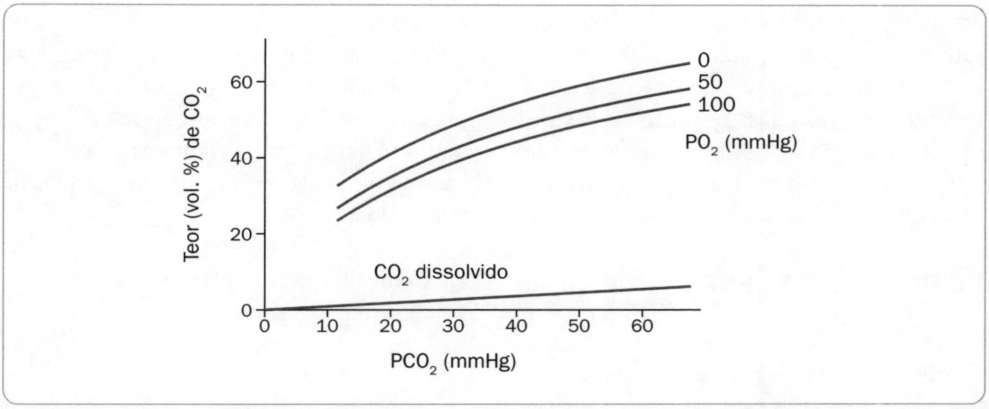

FIGURA 9 Curvas de equilíbrio do dióxido de carbono mostrando a quantidade de dióxido de carbono contida no sangue (conteúdo de dióxido de carbono) como função da tensão do dióxido de carbono (PCO_2). As curvas são mostradas para o dióxido de carbono dissolvido e para o conteúdo total de dióxido de carbono em várias tensões de oxigênio (PO_2).
Fonte: Klein BG. Transporte de gás no sangue (2014), citado por Klein (2014).

monar relaxa durante o exercício, de modo que as pequenas artérias e as veias dilatam.

O diâmetro dos vasos sanguíneos é determinado pela diferença de pressão entre o meio intravascular e o extravascular, que é denominada pressão transmural. A pressão dentro dos vasos aumenta quando o volume de sangue interno aumenta, como ocorre durante o exercício. Isso leva a um aumento na pressão transmural, que faz os vasos dilatarem. A pressão transmural também pode aumentar se a pressão ao redor dos vasos diminuir. Isso ocorre em grandes artérias e veias pulmonares conforme o pulmão infla. Esses vasos estão contidos no feixe broncovascular, que é dilatado pela tração dos septos alveolares circunvizinhos durante a insuflação pulmonar. Consequentemente, a pressão no tecido conjuntivo perivascular do feixe broncovascular diminui. Isso ocasiona aumento na pressão transmural, e, portanto, essas artérias e vasos extra-alveolares se dilatam.

Para transportar o oxigênio extra requerido para o esforço muscular, o débito cardíaco aumenta de seis a oito vezes durante o exercício. Esse aumento no fluxo sanguíneo deve passar através da circulação pulmonar, onde coleta o oxigênio. Para acomodar o aumento no fluxo sanguíneo, os vasos sanguíneos pulmonares se dilatam, ou seja, a RVP diminui. Essa dilatação é, em parte, passiva, como resultado do aumento na pressão intravascular, que advém do fluxo sanguíneo aumentado. Além disso, a liberação de óxido nítrico pelo endotélio, induzida pelo fluxo, causa o relaxamento do músculo liso e a dilatação do vaso.

Na maioria das espécies, a pressão arterial pulmonar durante o exercício árduo é aproximadamente de 35 mmHg, mas no cavalo ela aumenta para mais de 90 mmHg. O aumento é atribuível, em grande parte, a uma pressão atrial esquerda muito elevada (50 mmHg ou mais), que se faz necessária para o rápido enchimento ventricular esquerdo, para o caso de a frequência cardíaca exceder os 200 batimentos/minuto. Quando a pressão no átrio esquerdo é elevada, as pressões arteriais e capilares pulmonares devem, necessariamente, ser ainda maiores, a fim de manter o fluxo através do pulmão. Essas altas pressões intravasculares associadas ao exercício causam o extravasamento de eritrócitos dos capilares pulmonares quando os cavalos se exercitam de maneira árdua, fenômeno conhecido como hemorragia pulmonar induzida pelo exercício.

REGULAÇÃO DA VENTILAÇÃO

O sistema nervoso normalmente ajusta a intensidade da ventilação alveolar de forma quase precisa às exigências corpóreas, de modo que a PO_2 e a PCO_2 no sangue arterial pouco se alterem, mesmo durante atividade física intensa e muitos outros tipos de estresse respiratório

Controle central da respiração

O processo automático normal da respiração se origina em impulsos provenientes do tronco encefálico (Figura 10). O córtex pode prevalecer sobre esses centros caso o controle voluntário seja desejado. Informações provenientes de outras partes do cérebro ocorrem sob determinadas condições.

Tronco encefálico

A natureza periódica da inspiração e da expiração é controlada pelo padrão gerador central, que compreende grupos de neurônios localizados na ponte e no bulbo. São reconhecidos três grupos principais de neurônios:

1. Centro respiratório bulbar.
2. Centro apnêustico.
3. Centro pneumotáxico.

Centro respiratório bulbar

Localiza-se na formação reticular.

- Grupo respiratório dorsal: é principalmente responsável pela inspiração e gera o ritmo básico para a respiração. Os impulsos aferentes para o grupo respiratório dorsal provêm dos nervos vago (X) e glossofaríngeo (IX). O nervo vago retransmite a informação proveniente dos quimiorreceptores periféricos e mecanorreceptores nos pulmões. O nervo glossofaríngeo retransmite a informação proveniente dos quimiorreceptores periféricos. Os impulsos eferentes do gru-

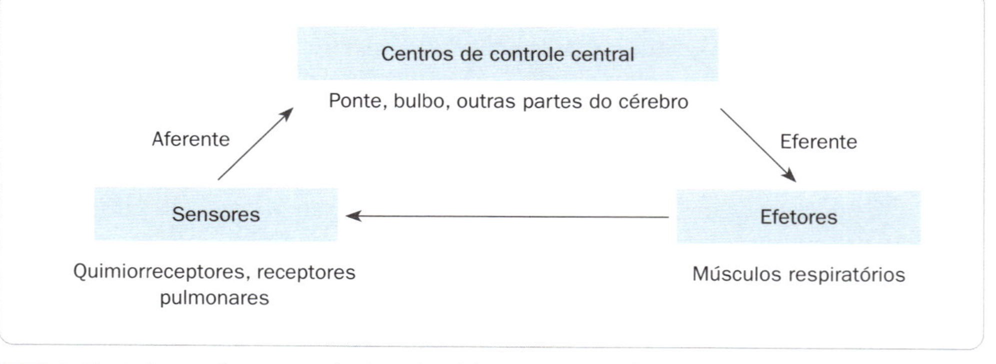

FIGURA 10 Informações provenientes de vários sensores são levadas ao centro de controle central, cujo estímulo é levado para os músculos respiratórios. Alterando a ventilação, os músculos respiratórios reduzem os estímulos aos sensores (retroalimentação negativa).
Fonte: West JB. Transporte de gases no sangue (2013), citado por West (2013).

po respiratório dorsal seguem seu trajeto pelo nervo frênico até o diafragma.

- Grupo respiratório ventral: é principalmente responsável pela expiração. Não é ativo durante a respiração normal, quando a expiração é passiva. É ativado, por exemplo, durante o exercício físico, quando a expiração se torna um processo ativo.

Centro apnêustico

Está localizado na parte inferior da ponte. Estimula a inspiração, produzindo um arquejo inspiratório profundo e prolongado, seguido por uma interrupção dos movimentos respiratórios ao final da inspiração (apneuse).

Centro pneumotáxico

Está localizado na parte superior da ponte. Inibe a inspiração e, portanto, regula o volume e a frequência respiratória.

Córtex cerebral

A respiração pode estar sob controle voluntário; por conseguinte, é possível provocar hiperventilação ou hipoventilação voluntariamente. A hipoventilação (interrupção da respiração) é limitada pela consequente elevação da PCO_2 e diminuição da PO_2. Um período prévio de hiperventilação prolonga o período de hipoventilação.

Quimiorreceptores para dióxido de carbono, íons hidrogênio e oxigênio

Quimiorreceptores centrais no bulbo

São sensíveis ao pH do líquido cerebrospinal (LCE). Diminuições do pH do LCE causam aumento da frequência respiratória (hiperventilação). O H^+ não atravessa a barreira hematoencefálica tão bem quanto o dióxido de carbono. Este se difunde do sangue arterial para o LCE, já que é lipossolúvel e atravessa facilmente a barreira hematoencefálica. No LCE, o dióxido de carbono combina-se com a água, produzindo íons hidrogênio e HCO_3^-. Os íons hidrogênio resultantes atuam diretamente sobre os quimiorreceptores centrais.

Por conseguinte, aumentos da PCO_2 e da concentração de H^+ estimulam a respiração, enquanto diminuições da PCO_2 e da concentração de H^+ a inibem. Em seguida, a hiperventilação ou a hipoventilação resultantes determinam a normalização da PCO_2 arterial.

Quimiorreceptores periféricos nos corpos carotídeos e para-aórticos

Os corpos carotídeos estão localizados na bifurcação das artérias carótidas comuns. Os corpos para-aórticos estão localizados acima e abaixo do arco da aorta. As diminuições da PO_2 arterial irão estimular os quimiorreceptores periféricos e aumentar a frequência respiratória. A PO_2 deve atingir baixos níveis (< 60 mmHg) para que a respiração seja estimulada. Quando a PO_2 é inferior a 60 mmHg, a frequência respiratória é extremamente sensível à PO_2. Quando ocorre o aumento da PCO_2 arterial, os quimiorreceptores periféricos também são estimulados e a frequência respiratória aumenta. Potencializam, ainda, a estimulação da respiração causada por hipoxemia. A resposta dos quimiorreceptores periféricos ao dióxido de carbono é menos importante do que a resposta dos quimiorreceptores centrais ao dióxido de carbono ou ao H^+.

Os aumentos das concentrações de íons H^+ arterial estimulam diretamente os quimiorreceptores periféricos do corpo carotídeo, independentemente das alterações da PCO_2. Na acidose metabólica, a frequência respiratória está aumentada (hiperventilação), visto que as concentrações de H^+ arterial estão aumentadas e o pH está diminuído.

Outros tipos de receptores para o controle da respiração

Receptores de estiramento pulmonar

Estão localizados no músculo liso das vias respiratórias e, quando são estimulados pela distensão dos pulmões, produzem diminuição reflexa da frequência respiratória (reflexo de Hering-Breuer).

Receptores de substâncias irritativas

Estão localizados entre as células epiteliais das vias respiratórias. São estimulados por substâncias irritativas como a poeira, o pólen etc.

Receptores J (justacapilares)

Estão localizados nas paredes alveolares, próximo aos capilares. A ingurgitação dos capilares pulmonares, como a que pode ocorrer na insuficiência cardíaca esquerda, estimula os receptores J, que, em seguida, provocam respiração rápida e superficial.

Receptores articulares e musculares

São ativados durante o movimento dos membros locomotores. Estão envolvidos na estimulação precoce da respiração durante o exercício físico.

RESPOSTAS INTEGRADAS AO SISTEMA RESPIRATÓRIO

Exercício físico

Durante o exercício físico, ocorre aumento da frequência ventilatória, que acompanha o aumento do consumo de oxigênio e a produção de dióxido de carbono pelo corpo. O estímulo para o aumento da frequência ventilatória não está totalmente elucidado. Todavia, os receptores nas articulações e nos músculos são ativados durante o movimento e provocam aumento da frequência respiratória no início do exercício. Os valores médios da PO_2 e da PCO_2 arteriais não se modificam durante o exercício físico. O pH arterial não se modifica durante o exercício moderado, embora possa diminuir durante o exercício físico intenso, em função da acidose láctica.

Por outro lado, a PCO_2 venosa aumenta durante o exercício físico, visto que o excesso de dióxido de carbono produzido pelos músculos que estão se exercitando é transportado até os pulmões pelo sangue venoso. O fluxo sanguíneo pulmonar aumenta, uma vez que o débito cardíaco aumenta durante o exercício físico. Em consequência, há perfusão de maior número de capilares pulmonares, e ocorre maior troca gasosa. A distribuição da relação ventilação/perfusão (V/Q) nos pulmões é mais uniforme durante o exercício físico do que em repouso, e ocorre uma consequente diminuição do espaço morto fisiológico.

Adaptação a grandes altitudes

A PO_2 alveolar está diminuída nas grandes altitudes, pois a pressão barométrica está diminuída. Em consequência, a PO_2 arterial também diminui (hipoxemia). A hipoxemia estimula os quimiorreceptores periféricos e aumenta a frequência respiratória. Essa hiperventilação produz a alcalose respiratória.

A hipoxemia também estimula a produção renal de eritropoetina, que aumenta a produção de eritrócitos. Como resultado, ocorrem aumentos da concentração de hemoglobina, da capacidade de transporte de oxigênio do sangue e do conteúdo de oxigênio do sangue. As concentrações de 2,3-BPG estão aumentadas, desviando a curva de dissociação da hemoglobina-oxigênio para a direita. Em consequência, ocorre diminuição da afinidade da hemoglobina pelo oxigênio, o que facilita a liberação de oxigênio nos tecidos. A vasoconstrição pulmonar é resultado da hipoxemia, chamada de vasoconstrição hipóxica. Consequentemente, ocorrem elevações da pressão arterial pulmonar e do trabalho do lado direito do coração contra a maior resistência, e hipertrofia concêntrica do ventrículo direito.

BIBLIOGRAFIA COMPLEMENTAR

1. Costanzo L. Fisiologia. 6.ed. Rio de Janeiro: Guanabara-Koogan; 2015.
2. Domínguez-Ruiz M, Reinero CR, Vientós-Plotts AI, Grobman ME, Silverstein D, Gomes E, et al. Association between respiratory clinical signs and respiratory localization in dogs and cats with abnormal breathing patterns. Vet J. 2021;105761.
3. Dukes H, Swenswn MJ. Fisiologia dos animais domésticos. 13.ed. Rio de Janeiro: Guanabara-Koogan; 2017.
4. Guyton AC, Hall JE. Tratado de fisiologia médica. 12.ed. Rio de Janeiro: Elsevier; 2011.
5. Klein BG. Cunningham: tratado de fisiologia veterinária. 5.ed. Rio de Janeiro: Elsevier; 2014.
6. König HE, Liebich H-G. Anatomia dos animais domésticos. 6.ed. Porto Alegre: Artmed; 2016.
7. West J. Fisiologia respiratória: princípios básicos. 9.ed. São Paulo: Artmed; 2013.
8. Wolf JM, Hess RS, Hering CT, Silverstein DC. Retrospective evaluation of carboxyhemoglobin and methemoglobin levels in dogs and cats with respiratory disease. J Vet Emerg Crit Care (San Antonio). 2022;32(5):637-44.

CAPÍTULO 3

Exame clínico do sistema respiratório em cães e gatos

Indira Ormond Machado Guimarães dos Santos

COMPLEMENTO DIGITAL

Os vídeos estão disponíveis na plataforma digital complementar desta obra. Utilize o *QR code* abaixo para acessar a plataforma (senha: **pneumo-vet**):

INTRODUÇÃO

O caminho que o ar percorre deve estar livre para que o sistema respiratório exerça suas funções. O paciente hígido apresenta padrão respiratório que compreende movimentos torácicos discretos, e os ruídos produzidos pela passagem do ar nas vias aéreas são praticamente imperceptíveis sem o uso de instrumentos para captá-los, como o estetoscópio. A presença de distúrbios no sistema respiratório levará a alterações desse padrão, à ativação de mecanismos de defesa e, assim, a manifestações clínicas que serão perceptíveis pelo responsável do animal ou mediante exame clínico veterinário.

Este capítulo aborda a conduta de realização do exame físico dos pacientes canino e felino, a correlação das manifestações clínicas e as alterações observadas, que serão auxiliares no estabelecimento da localização dos processos patológicos nesse sistema.

REALIZAÇÃO DO EXAME CLÍNICO DO SISTEMA RESPIRATÓRIO

Compreende a obtenção de informações sobre o paciente (resenha), a descrição e o questionamento das manifestações clínicas apresentadas (história e anamnese), o reconhecimento das alterações no exame físico para estabelecer a suspeita clínica principal e os possíveis diagnósticos diferenciais, direcionando os exames complementares necessários, assim como a instituição terapêutica.

Resenha

O conhecimento da predisposição das raças dos cães e gatos para doenças respiratórias auxilia o raciocínio clínico. A seguir serão citados alguns exemplos, pois na abordagem de cada doença serão correlacionadas particularidades das espécies afetadas, a faixa etária e a predisposição sexual para seu desenvolvimento, além de sua incidência regional ou sazonal, quando for o caso.

Cães pertencentes a raças de pequeno porte, como Yorkshire e Spitz Alemão, têm predisposição ao desenvolvimento de colapso de traqueia, enquanto cães de grande porte, como Labrador e Golden Retriever, apresentam tendência a desenvolver paralisia de laringe. Os cães braquicefálicos podem apresentar várias anormalidades anatômicas, como estenose de narinas e cornetos ou turbinados aberrantes, que favorecem manifestações clínicas respiratórias.

Filhotes apresentam mais frequentemente sinais relacionados a doenças congênitas, como a fenda palatina, e a doenças infecciosas, como o complexo respiratório infeccioso nos felinos, a cinomose e o complexo respiratório infeccioso em cães, por exemplo. Pacientes idosos apresentam maior probabilidade de desenvolver doenças crônicas e degenerativas, como a broncomalácia em cães. Cães e gatos idosos também apresentam maior probabilidade de desenvolver neoplasias respiratórias primárias ou secundárias.

Gatos têm predisposição para a doença bronquial inflamatória aguda, designada como asma, que cursa com sinais como tosse frequente e intenso desconforto respiratório de forma súbita, sendo essa evolução e sinalização súbita incomuns nos cães.

Deve-se verificar se o paciente avaliado reside em região endêmica para determinadas doenças infecciosas ou parasitárias. A dirofilariose é um exemplo de doença parasitária que pode ocasionar manifestações clínicas respiratórias, sendo registrada em várias regiões do Brasil, mesmo não litorâneas.

História clínica e anamnese

Geralmente, nesta etapa do exame físico, é possível determinar as principais manifestações clínicas que o animal apresenta das doenças do sistema respiratório.

Manifestações clínicas

O que motiva o responsável a levar seu animal para o atendimento clínico é a percepção das manifestações clínicas indicativas de doença no sistema respiratório. Podem se apresentar de forma isolada ou associadas, dependendo da etiologia do processo de base, e auxiliam a localizar qual porção do sistema está afetada.

Resumidamente, na presença de alterações das vias aéreas e tecidos que compõem esse sistema, os cães e gatos manifestam sinais de que o caminho percorrido pelo ar está alterado ou dificultoso e que as trocas gasosas estão ineficientes para a manutenção dos processos fisiológicos, tornando o ritmo e tipo respiratório diferentes do normal, e assim ocorrem manifestações clínicas como taquipneia e/ou dispneia. Trocas gasosas alteradas causadas pelo prejuízo da captação de oxigênio pela corrente sanguínea geram cianose de mucosas. Processos obstrutivos na laringe, nasofaringe e traqueia geram ruídos de timbre grave audíveis e anormais, como estertor (ou ronco).

Quando vias aéreas de grande calibre, como a laringe, tornam-se estreitas, um som agudo é produzido e então é possível reconhecer o estridor. Existem sinais que indicam a necessidade de eliminar rapidamente algo que está irritando ou obstruindo as vias aéreas, e nesses casos espirro, espirro reverso e tosse podem estar presentes. Muitas vezes, os agentes etiológicos inflamam as vias aéreas e fazem com que haja produção excessiva de muco e secreções, ou mesmo a destruição do tecido e da estrutura respiratória, e assim surge a secreção nasal, o sangramento nasal e a tosse produtiva.

Nos próximos itens, serão descritos os detalhes sobre as manifestações clínicas dos distúrbios do sistema respiratório.

Espirro

Reflexo protetor caracterizado pela expulsão do ar de forma abrupta e forçada através das narinas, cujo objetivo é remover algo que contribua para a irritação da mucosa nasal. Trata-se de um reflexo protetor ocasional que ocorre sem a presença de doença.

Cães e gatos que apresentem espirros ocasionados por rinites, que são processos inflamatórios da cavidade nasal, além dos espirros, podem apresentar prurido nasal. A investigação dessa manifestação, com rinoscopia, por exemplo, é indicada caso o animal apresente crises frequentes e intensas de espirro, assim como intenso prurido, principalmente se essas crises estão associadas à eliminação de secreção nasal (Vídeo 1).

Espirro reverso

Esforço inspiratório rápido. Está associado a processos instalados na cavidade nasal, nasofaringe e laringe, principalmente, e tem maior ocorrência em cães, porém gatos também podem desenvolver. Quando esporádico não indica doença respiratória, porém se ocorre com alta frequência pode estar associado a processos inflamatórios nasais, laríngeos e da nasofaringe, assim como neoplasias.

VÍDEO 1 Gato SRD, macho, idade estimada 2 anos, anteriormente de vida livre. Apresenta crises de espirro frequentes com eliminação de secreção mucosa amarelada, indicativa de rinite crônica. (Acervo pessoal.)

Pacientes que apresentem crises frequentes devem ser submetidos a procedimentos complementares, como rinoscopia e laringoscopia, direta ou por endoscopia, com coleta de material para biópsia, caso necessário para estabelecimento do diagnóstico da causa de perpetuação do sintoma.

A secreção nasal nas rinites pode gotejar para nasofaringe, e, em cães, a presença de ácaro, *Pneumonyssoides caninum*, na nasofaringe pode estimular a ocorrência de espirro comum e reverso. O espirro reverso em gatos é menos comum, mas pode ocorrer (Vídeo 5). Geralmente é estimulado por rinites e pela presença de pólipos nasofaríngeos. Os Vídeos 2 a 5 demonstram como a manifestação clínica do espirro reverso pode variar nas diferentes raças de cães e na espécie felina.

Secreção nasal

Distúrbios que se instalam na cavidade nasal e nos seios paranasais podem evoluir com a eliminação de secreção nasal. Suas características, assim como o tempo de evolução, serão informações indicativas da causa.

A eliminação espontânea pelas narinas de líquido transparente e consistência aquosa é classificada como secreção serosa. Ocorre como resposta fisiológica ao estresse e calor para manutenção da temperatura corporal e cessa após a retirada do estímulo. A persistência de eliminação de secreção serosa indica que sua produção é excessiva e ocorre em processos como infecção viral, início de processos inflamatórios no trato

VÍDEO 2 Crise de espirro reverso em paciente da raça Spitz, macho, 3 anos. (Acervo pessoal.)

VÍDEO 3 Crise de espirro reverso em paciente da raça Dachshund, 6 anos, macho. (Acervo pessoal.)

VÍDEO 4 Crise de espirro reverso em paciente canino da raça Buldogue francês, 4 anos. (Cedido pela Médica-Veterinária Flavia Clare.)

VÍDEO 5 Crise de espirro reverso em gato macho, 12 anos. (Cedido pelo Médico-Veterinário Rodrigo Brum.)

respiratório superior, e pode ser indício de evolução para secreção mucosa ou mucopurulenta. A Figura 1 mostra a presença de secreção serosa em cadela Chihuahua com suspeita de rinite crônica em consequência de possível má formação dos cornetos nasais (turbinados aberrantes).

Processos puramente inflamatórios cursam com secreção mucosa que tem aspecto translúcido ou leitoso, desde esbranquiçada a discretamente amarelada, como mostra a Figura 2. Importante ressaltar que esse tipo de secreção é viscoso e elástico, não se fragmentando facilmente quando é removida para limpeza, eliminada espontaneamente ou através de espirros.

Processos infecciosos, principalmente bacterianos, estimulam a produção e a eliminação de secreção mucopurulenta, que nesse caso apresenta consistência caseosa; a coloração varia de amarela a esverdeada. A coloração amarronzada é mais comum em processos crônicos, nos quais também pode haver ressecamento da secreção e formação de crostas nas narinas (Figura 3).

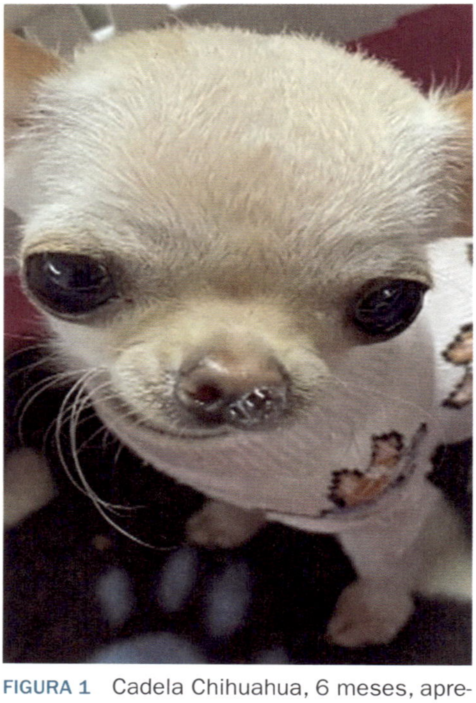

FIGURA 1 Cadela Chihuahua, 6 meses, apresentando secreção serosa.

Fonte: Claudia Youle.

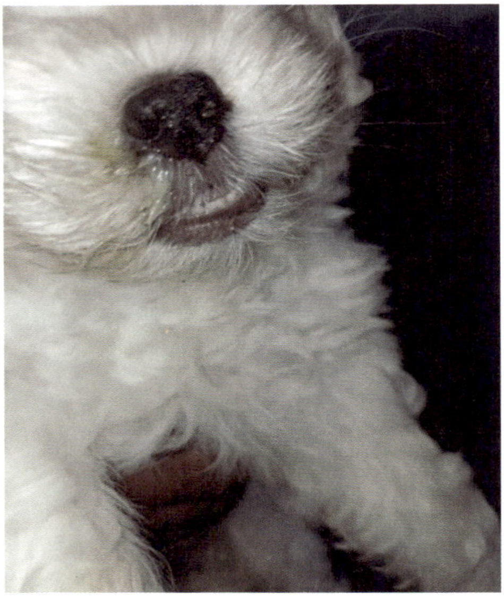

FIGURA 2 Canino, 2 meses de idade, macho, SRD, com suspeita de doença viral apresentando secreção na mucosa nasal.

Fonte: Juliana Leitão.

Despigmentação da narina associada a ulcerações e secreção nasal mucosa, ou mucopurulenta, geralmente indica a presença de infecção fúngica, pois os agentes etiológicos produzem toxina dermonecrótica, que ocasiona esse tipo de condição. A esporotricose e a aspergilose são infecções fúngicas que podem ocorrer na cavidade nasal e em narinas de gatos e cães.

Importante ressaltar que em processos no sistema respiratório posterior, ou caudal, a secreção nasal não é frequente, porém pode ocorrer, e estará associada a outros sinais clínicos, como a dispneia expiratória e a presença de crepitações durante a auscultação pulmonar.

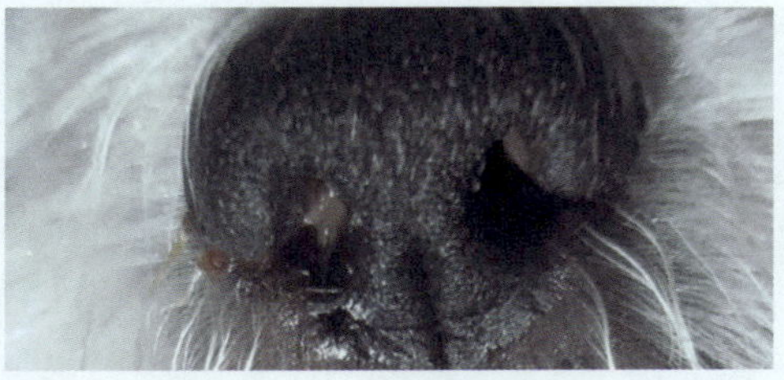

FIGURA 3 Narina de cão apresentando rinite crônica e secreção mucopurulenta de coloração marrom.

Fonte: Felipe Cascudo.

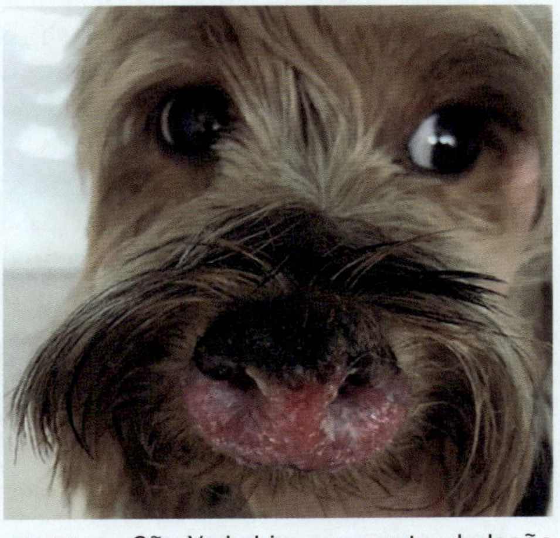

FIGURA 4 Cão Yorkshire apresentando lesão ulcerativa em narina causada por esporotricose.

Fonte: Larissa Rezende.

Eliminação de gotas de sangue após espirro isolado indica rompimento vascular por esforço e não necessariamente doença. Lesões vasculares ou infecções que causem distúrbios de coagulação, como a erliquiose, por exemplo, podem evoluir com epistaxe, que é o sangramento nasal. Processos traumáticos e inflamatórios destrutivos, como neoplasias, infecção fúngica e fístulas oronasais por doença periodontal avançada, podem ocasionar sangramento nasal espontâneo e associado a espirros também.

Corpos estranhos nas narinas ocasionam secreção mucosa com estrias de sangue, inicialmente; conforme ocorre a agressão da mucosa e infecção secundária, evolui para secreção mucopurulenta e sanguinolenta.

Tosse

Assim como o espirro, esse sinal clínico é um reflexo protetor que visa à eliminação rápida de algo que esteja irritando ou obstruindo as vias aéreas, porém se origina em regiões como faringe, laringe, traqueia e brônquios.

É deflagrada pelo estímulo do centro da tosse na medula oblonga, que gera a estimulação de receptores sensoriais do sistema respiratório e causa a expiração forçada contra a glote fechada, resultando na expulsão súbita e ruidosa do ar dos pulmões através da boca. Pode ser classificada como ruidosa a estridente (alto volume), discreta (baixo volume), produtiva (úmida) ou improdutiva (seca).

A característica da tosse fornece informações sobre a localização do processo que a estimula, pois, quanto maior o estímulo e o número de receptores para tosse, mais exuberante será a resposta. Pode ser de ocorrência rara, esporádica ou frequente e pode ter início agudo ou evolução crônica.

A tosse ruidosa e improdutiva é consequência de processos instalados principalmente em regiões como traqueia e brônquios, sendo indício de comprometimento de vias aéreas calibrosas e com grande número de receptores para tosse. Esse tipo de tosse, em cães, assemelha-se ao grasnar de ganso (Vídeo 6). Caso tenha ocorrência aguda, deve ser correlacionada ao complexo respiratório infeccioso, também conhecido como traqueobronquite infecciosa canina. Paciente que apresenta tosse ruidosa e seca seguida de desconforto respiratório precisa ser encaminhado para exames complementares, pois processos degenerativos da estrutura traqueal torácica e brônquica podem ser a causa (Vídeo 7).

Convém ressaltar que o processo de tosse frequente causa irritação e inflamação da mucosa respiratória, e assim perpetua este sintoma num ciclo vicioso. Alterações que iniciam com tosse improdutiva e ruidosa devem ser tratadas com o objetivo de suprimir a tosse para interromper o ciclo irritativo. A partir do momento em que existe intensa produção de muco e a tosse se torna produtiva, a supressão total da tosse deve ser evitada.

Tosse frequente, produtiva e alta também tem relação com o comprometimento de traqueia e brônquios e, conforme já descrito, indica processo inflamatório exuberante com produção excessiva de muco, evidenciando piora do quadro clínico, pois, além da mudança da característica da tosse, a frequência de crises aumenta com o objetivo de expectoração da secreção produzida. A tosse produtiva se caracteriza por ruído de mobilização de secreção na via aérea, e ao final do processo de tosse ocorre a tentativa de eliminação da secreção. Alguns animais não eliminam a secreção expectorada, pois ao chegar à nasofaringe é deglutida, e esse fato pode confundir os tutores e os levar a descrever a tosse como improdutiva, pois não visualizam a secreção (Vídeo 8).

O paciente consegue expectorar a secreção assumindo postura corporal semelhante à adotada quando vomita, e muitas vezes, além da secreção expectorada, elimina conteúdo alimentar, o que confunde os responsáveis, que associam esse evento a lesões no sistema gastrointestinal e não ao sistema respiratório, principalmente em gatos asmáticos. O fato de o cão ou gato não eliminar secreção após a tosse não determina se é produtiva ou improdutiva, mas sim o ruído de mobilização de secreção durante o evento da tosse e a mímica de expectoração ao final da tosse e por fim movimento de deglutição, como demonstrado no Vídeo 9. Nesse vídeo, observa-se crise de tosse em gato com bronquite crônica, e ao final ele deglute a secreção que seria expectorada. Gatos que tossem precisam passar por triagem para o diagnóstico de doença bronquial, principalmente se existe dificuldade respiratória associada.

VÍDEO 6 Crise de tosse ruidosa e improdutiva em cadela SRD, 10 anos, portadora de colapso de traqueia. (Acervo pessoal.)

VÍDEO 7 Crise de tosse ruidosa e improdutiva em cadela Beagle, 8 anos, com suspeita de colapso brônquico. (Acervo pessoal.)

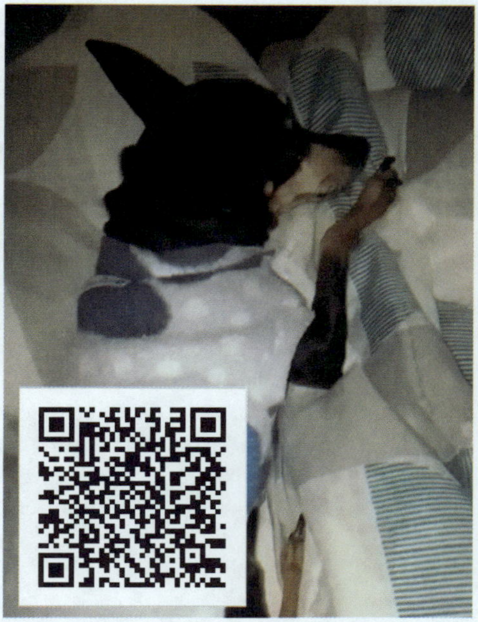

VÍDEO 8 Cadela Pinscher, 7 anos, apresentando crise de tosse ruidosa e produtiva. Essa paciente teve diagnóstico de broncomalácia feito mediante broncoscopia.

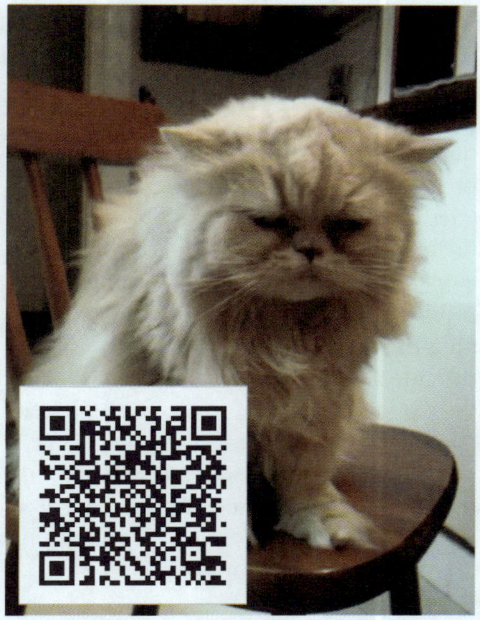

VÍDEO 9 Gato Persa apresentando crise de tosse produtiva com ruído de mobilização da secreção e deglutição do conteúdo que seria expectorado. (Acervo pessoal.)

Pacientes portadores de colapso traqueal, brônquico e/ou broncomalácia apresentam tosse ruidosa, de seca a úmida e estertorosa (rouca) a estridorosa ou sibilante (chiado). Nos processos iniciais, quando a luz da estrutura brônquica não tem uma redução acentuada, é observada tosse rouca, com ruído grave, porém, conforme o processo evolui, a produção de muco torna a tosse mais "carregada", termo muito usado pelos tutores para designar a tosse úmida. O ruído da tosse se modifica e se torna mais agudo, e os tutores referem que ao tossir o animal apresenta um chiado. Isso ocorre porque as vias aéreas se tornam cada vez mais estenóticas, e assim a passagem do ar fica cada vez menor e o som de estridor, se o processo estiver na traqueia, ou de sibilo, nos brônquios, começa a ocorrer.

Como o processo de tosse se assemelha ao engasgo, pode ser confundida com este e muitas vezes negligenciada pelos tutores do animal, principalmente se ocorre logo após a ingestão de água e/ou alimento, o que é bastante comum em pacientes com colapso traqueal. A tosse associada ao colapso de traqueia não é algo que deve ser considerado consequência de "simples" variação anatômica e precisa ser investigada e tratada conforme a necessidade.

Responsáveis por gatos confundem a eliminação de bolas de pelo com tosse. Os tutores não reconhecem como tosse e associam ao processo de eliminação. Devem ser orientados no sentido de que a tosse não terá como consequência a eliminação de conteúdo gastroesofágico misturado com pelos.

Tosses discretas geralmente são produtivas também e estão relacionadas a alterações em estruturas com menor número de receptores para tosse, por exemplo, brônquios secundários e terciários. Geralmente, observam-se em doenças intersticiais, como edema pulmonar, gerando intenso acúmulo de líquido, que pode chegar aos brônquios, e pneumonia que evolui para broncopneumonia. Associada à tosse nesses processos há a presença de dificuldade respiratória durante a fase expiratória (Vídeos 10 e 11).

No exame físico, caso o paciente não apresente tosse durante a avaliação clínica, é possível estimular a tosse e assim determinar qual tipo de tosse o paciente apresenta. Esse procedimento será explicado no item em que se descreve a palpação traqueal.

Importante ressaltar que a tosse não é um sinal patognomônico de doença respiratória, apesar de frequentemente ter relação com alterações primárias no sistema respiratório. Embora não documentado com frequência em cães e gatos, o refluxo gastroesofágico e o gotejamento pós-nasal nas rinites podem ser causas de tosse.

Cães cardiopatas, principalmente os portadores de doença valvar crônica de mitral, apresentam dilatação atrial esquerda, que geralmente, quando associada a broncomalácia, favorece o desenvolvimento da tosse em razão de compressão extraluminal

VÍDEO 10 Pinscher, macho, 15 anos, apresentando tosse discreta e produtiva, portador de doença valvar crônica de mitral em estágio C, apresentando clínica compatível com formação de edema pulmonar. No vídeo, é possível ouvir o ruído do líquido sendo mobilizado no momento da tosse.

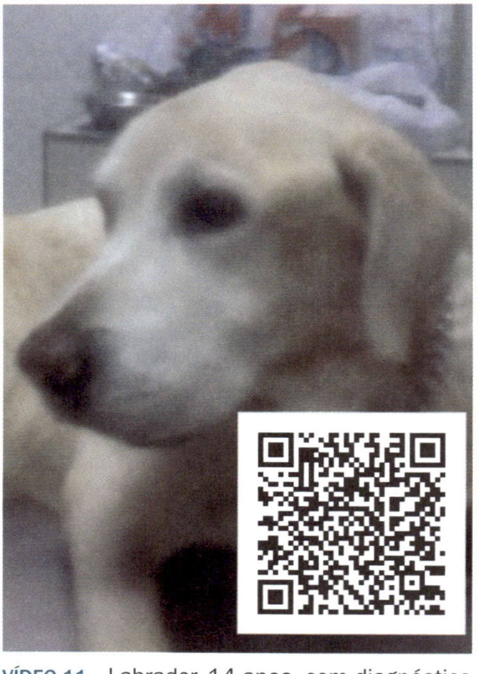

VÍDEO 11 Labrador, 14 anos, com diagnóstico radiográfico de broncopneumonia, apresentando tosse discreta e produtiva.

do brônquio principal esquerdo e redução da sua luz. Sendo uma estrutura rica em receptores para tosse, os dois processos estimulam intensamente a tosse (Vídeo 12). As raças predispostas ao desenvolvimento de doença valvar são também predispostas ao desenvolvimento de doenças respiratórias que estimulam a tosse, como o colapso traqueal, além da broncomalácia. Por esse motivo, na presença de tosse frequente se torna difícil fazer o diagnóstico diferencial da origem da tosse somente por meio do exame físico, sendo necessárias outras formas de diagnóstico.

Cães que apresentem controle da tosse de forma efetiva e desenvolvem exacerbação da tosse, mesmo com controle terapêutico adequado, podem apresentar infecções bacterianas secundárias, geralmente por *Bordetella bronchiseptica* (Vídeo 13). Essa suspeita se torna consistente quando o paciente frequenta parques e creches ou tem histórico recente de viagens.

Conforme citado, a tosse geralmente tem sua origem em processos inflamatórios da laringe, traqueia e brônquios, porém causas anatômicas, degenerativas e neoplásicas podem estar associadas. As crises de tosse persistentes e refratárias ao tratamento farmacológico devem ser investigadas de forma precisa. Exames de triagem como a radiografia torácica e exames de sangue deverão ser realizados para o direcionamento do caso. A endoscopia respiratória será a alternativa mais adequada para o diagnóstico definitivo da causa da tosse.

Alterações da vocalização

As alterações na vocalização, como redução do volume do latido ou do miado ou mudança do timbre (rouquidão), estão associadas a lesões na laringe, principalmente inflamações, granulomas, paralisia de laringe e processos que comprometam as pregas vocais. Cães que apresentam complexo res-

VÍDEO 12 Shih-Tzu, macho, 12 anos, portador de doença valvar crônica de mitral em estágio C, apresentando crise de tosse produtiva.

VÍDEO 13 Cão Pug, macho, 14 anos, com sinais de síndrome dos braquicefálicos e tosse crônica que se manteve controlada durante 3 meses, apresentando episódio agudo de piora de tosse. (Cedido pela Médica-Veterinária Flávia Braz.)

piratório infeccioso podem ter como sinal clínico a rouquidão decorrente da laringite.

Estertor/ronco

Som contínuo de tonalidade grave, também denominado ronco. *Sternere* é a palavra em latim que deu origem a esse termo, e sua tradução é roncar. Está associado a processos obstrutivos da laringe principalmente, mas pode ter relação com processos que ocasionem a vibração do palato mole, faringe, nasofaringe, laringe e traqueia. Ocorre durante esforço ou agitação, em casos mais leves, ou pode ocorrer durante atividade física, assim como no repouso, em casos graves.

Colapso traqueal, broncomalácia e colapso brônquico podem favorecer o desenvolvimento dessa manifestação clínica. Nos Vídeos 14 e 15 tem-se o registro de um cão da raça Yorkshire com dispneia mista e presença de estertor tanto expiratório quanto inspiratório sugerindo que existe comprometimento extra e intratorácico e embasando a suspeita clínica de colapso traqueal cervical, torácico e colapso brônquico, este último possivelmente secundário. Paciente com esse tipo de condição clínica está em estado crítico e deve ser mantido sedado e em monitoração intensiva com suporte de oxigênio até a estabilização.

Gatos que apresentam pólipos nasofaríngeos obstruindo a passagem do ar apresentam respiração ruidosa, e o estertor geralmente está presente.

Cães braquicefálicos frequentemente apresentam estertor, e erroneamente os responsáveis associam essa anormalidade aos padrões da raça. É fundamental que os tutores sejam alertados de que essa manifestação clínica não se trata de uma variação fisiológica e sim de uma consequência de alterações anatômicas que geram obstrução do fluxo aéreo e a redução da qualidade de vida do paciente (Vídeo 16).

Estridor

Som contínuo inspiratório de timbre agudo, semelhante a um assovio. Indica obstrução, parcial ou total, consequente da redução do lúmen de vias aéreas de grande calibre como laringe e traqueia. Cães que desenvolvem colapso laríngeo, como Yorkshire e Spitz Alemão, associado ou não à eversão de sacos laríngeos, como nos braquicefálicos, ou paralisia de laringe, como Golden Retrievers e Labradores, têm como manifestação clínica o estridor, que pode estar associado a angústia respiratória, como registrado no Vídeo 17.

Pode ser designado como sibilo por alguns autores, porém o termo sibilo deve

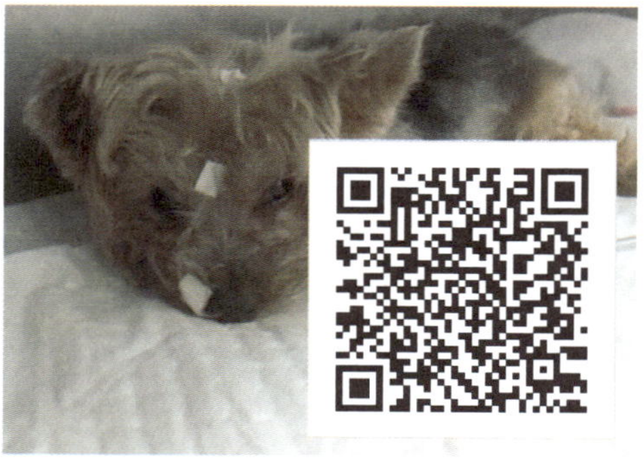

VÍDEOS 14 E 15 Yorkshire, 10 anos, macho, apresentando dispneia mista e estertor e estridor. (Cedidos pela Médica-Veterinária Simone Mendes.)

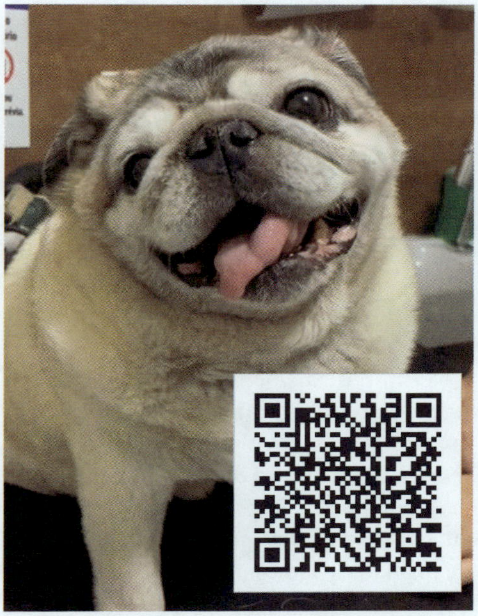

VÍDEO 16 Cão Pug, 14 anos, apresentando estertor em momento de ansiedade. (Acervo pessoal.)

VÍDEO 17 Labrador macho, 13 anos, suspeita clínica de paralisia de laringe, em angústia respiratória e sinalização clínica de estridor. (Cedido pela Médica-Veterinária Juliana Leitão.)

ser reservado para o ruído produzido por alterações relacionadas à obstrução ou redução de vias aéreas intratorácicas, como brônquios e bronquíolos. As obstruções parciais ou leves podem gerar estridor somente durante a atividade física, quando ocorre aumento do fluxo aéreo, intensificando o som produzido.

Animais ansiosos em ambiente hospitalar que apresentem estridor intenso e angústia respiratória devem ser sedados para terem conforto respiratório, como mostra o Vídeo 18, que registra o momento em que o animal foi submetido a sedação. Devem ser considerados pacientes em estado de emergência. Obstruções totais ou graves geralmente ocasionam estridor durante o repouso também e causam intenso desconforto respiratório para o paciente.

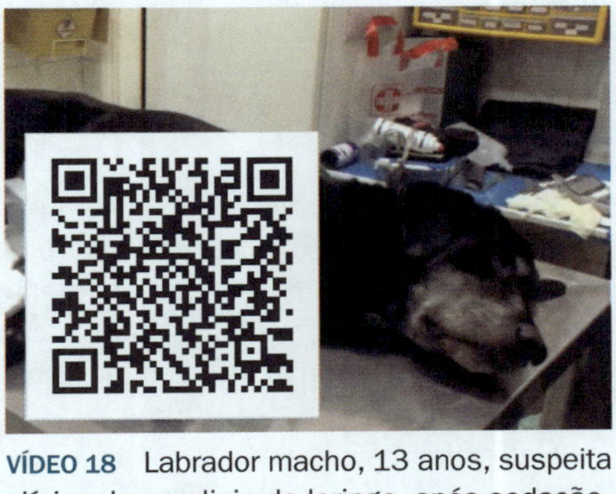

VÍDEO 18 Labrador macho, 13 anos, suspeita clínica de paralisia de laringe, após sedação. (Cedido pela Médica-Veterinária Juliana Leitão.)

Outros sinais

O sobrepeso e a obesidade podem estar associados aos distúrbios respiratórios crônicos. Pacientes pneumopatas desenvolvem intolerância ao exercício, o que dificulta a manutenção ou redução do peso. A obesidade pode estar associada à endocrinopatia, como hipotiroidismo e hiperadrenocorticismo, e alguns pacientes desenvolvem paralisia de laringe em consequência desses distúrbios endócrinos. A triagem para as disfunções endócrinas deve ser realizada, pois muitas vezes a instituição de tratamento adequado e a perda de peso favorecem a melhora clínica.

Golden Retrievers e Labradores têm predisposição ao desenvolvimento de doenças neuromusculares que propiciam a paralisia de laringe. Esses pacientes apresentam sinais neurológicos associados aos sintomas respiratórios.

A síncope pode ocorrer em pacientes pneumopatas crônicos. Está relacionada à hipóxia do sistema nervoso central por prejuízo na hematose. Pacientes portadores de distúrbios respiratórios crônicos desenvolvem hipertensão pulmonar, abordada em capítulo específico, e a síncope pode estar associada a essa condição. Para diagnóstico de hipertensão pulmonar o animal deve ser submetido a ecocardiografia.

Anamnese

Por meio da anamnese obtêm-se informações mais detalhadas sobre as manifestações clínicas que o paciente apresenta, o que é de extrema importância para o estabelecimento dos próximos passos para chegar ao diagnóstico definitivo.

Determinadas condições ambientais podem favorecer o desenvolvimento de alterações respiratórias, devendo-se por isso questionar sobre elas. Um paciente canino que convive com fumantes ou cujo responsável tem o hábito de usar produtos de limpeza com odor ativo, incensos ou odorizadores de ambientes pode desenvolver processos como rinite e bronquite alérgicas.

A possibilidade do convívio com contactantes que apresentem sintomas semelhantes gera a suspeita para uma causa infecciosa. O complexo respiratório infeccioso em cães é um bom exemplo. A característica da tosse, seu curso agudo e histórico de viagem recente, o fato de o animal frequentar creche ou *pet shops* para banho e tosa e cães contactantes que também apresentem esses sinais são indícios consistentes da doença.

O tipo de alimentação, assim como o tipo de areia higiênica, para gatos, pode favorecer o desenvolvimento de sintomas respiratórios. O uso de areia higiênica inadequada pode gerar a suspensão de partículas que, inaladas, podem deflagrar crises de broncoespasmo nos gatos.

Deve-se buscar saber quando os sinais iniciaram e por quanto tempo persistem para determinar se o processo é agudo ou crônico. Se o paciente apresenta repetição do quadro clínico e se já foi tratado. Quais fármacos foram usados, questionando principalmente se apresentou resposta satisfatória ao tratamento ou não. O conhecimento do tempo de evolução do processo e da resposta a tratamentos pregressos é fundamental, pois a estratégia diagnóstica e terapêutica poderá ser estabelecida com base nessas informações.

Atualmente, os recursos de mídia, principalmente os vídeos, são mais acessíveis e muitas vezes facilitam o entendimento do que está ocorrendo, quando o responsável consegue registrar o sinal clínico.

Para que a anamnese seja feita de forma adequada e completa, recomenda-se a elaboração de um questionário. O objetivo é coletar o máximo de informações para embasar a suspeita clínica que será estabelecida por meio da associação dos dados da anamnese e do exame físico do paciente (Quadro 1).

QUADRO 1 Sugestão de questionário de anamnese para cães

Anamnese:	
O que está ocorrendo?	( ) Espirra: comum/reverso. ( ) Secreção nasal – Tipo: ______________ Espontânea/eliminada com espirro. ( ) Tosse? Seca/úmida. Ruidosa/discreta. ( ) Desconforto respiratório. Em repouso/quando se agita ou se estressa. ( ) Produz algum ruído quando dorme? Ronco/chiado. ( ) Produz algum ruído quando se agita? Tom grave (estertor)/tom agudo semelhante a assovio (estridor). ( ) Nota a língua ficar azulada ou arroxeada em algum momento? Repouso/agitação/o tempo todo. ( ) Está mais cansado(a)?
Há quanto tempo?	( ) _____ dias. ( ) _____ meses. ( ) _____ anos.
Fez uso de algum tratamento para o quadro?	( ) Não. ( ) Sim. Quais medicações foram usadas? Por quanto tempo? Apresentou melhora?
Houve alguma mudança no ambiente?	( ) Obra. ( ) Mudança de produto de limpeza. ( ) Contato com novo animal ou pessoa.
Convive com fumantes?	( ) Sim. ( ) Não.
Tem o hábito de utilizar incensos, odorizadores de ambiente, produtos de limpeza com odores ativos?	( ) Sim. ( ) Não.
Convive com outros animais?	( ) Gato. ( ) Cão. ( ) Outros: ______________________________
Frequenta creches ou parques, feiras de animais ou exposição?	( ) Sim: ( ) diariamente ( ) semanalmente ( ) mensalmente ( ) esporádico ( ) Não.
Viajou recentemente?	
As vacinas estão em dia?	Quais?
Preventivos:	**Faz preventivo para dirofilariose?** ( ) Oral: __________________________ ( ) Tópico: __________________________ ( ) Injetável.

EXAME FÍSICO DO SISTEMA RESPIRATÓRIO

A metodologia do exame varia de acordo com a rotina de cada profissional. Recomenda-se seguir uma ordem lógica, obedecendo à mesma sequência de exame, o que facilita o raciocínio clínico e garante a avaliação do sistema respiratório em sua totalidade. A abordagem deste capítulo será focada no exame físico do sistema respiratório, porém o animal deve ser avaliado de forma geral.

Exame das narinas e da cavidade nasal

Ao avaliarmos as narinas, devemos observar sua simetria, pigmentação e integridade. A Figura 5 demonstra algumas diferenças anatômicas em relação às raças e às espécies.

Na presença de narinas estenosadas será importante verificar se elas apresentam alterações anatômicas naturais ou se estão estenosadas por processos inflamatórios

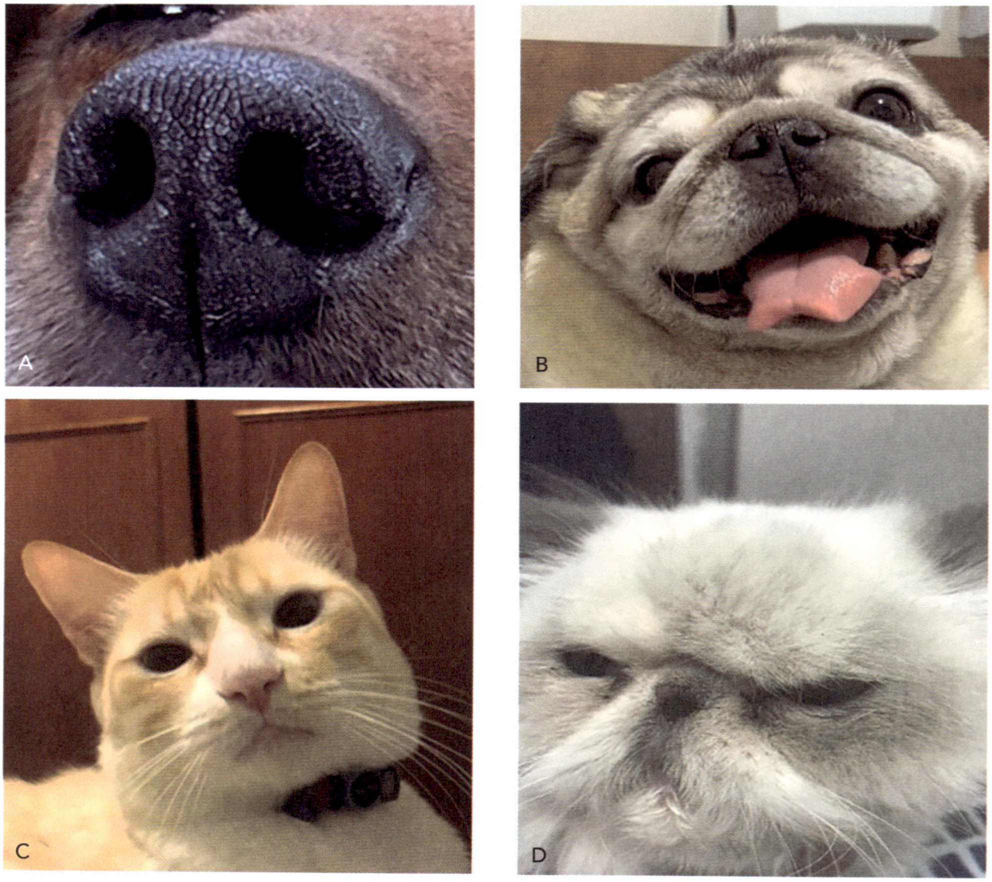

FIGURA 5 A: narina normal de cão SRD. B: narina estenosada de cão braquicefálico. C: narina normal de gato SRD. D: narina de gato Persa estenosada.
Fonte: Fotos A, B e D – arquivo pessoal. Foto C – Dianna Saiki.

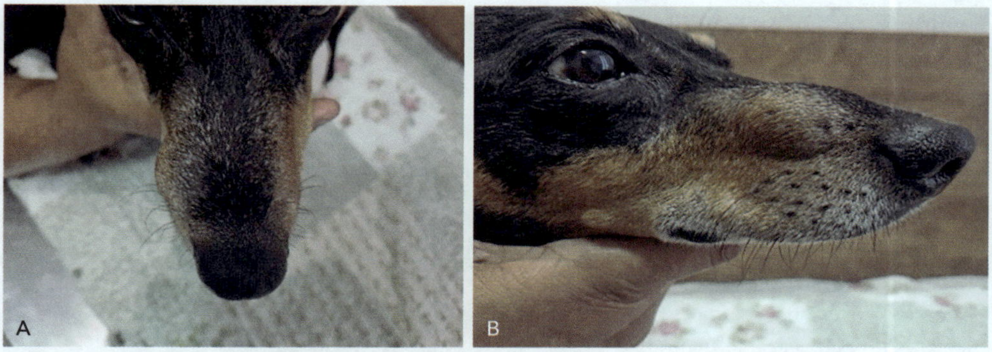

FIGURA 6 Assimetria do plano nasal causada por melanoma em cão Dachshund. A: vista dorsal evidencia a assimetria mais pronunciada no terço médio da região lateral direita. B: vista lateral direita evidencia a presença de massa em plano nasal.
Fonte: Ana Claudia Tavares Vieira.

que podem ocasionar edema tecidual, se existe secreção importante obstruindo a passagem do ar e processos neoplásicos. Essa alteração tem como sinal clínico a dificuldade de passagem do ar no momento da inspiração. Deve-se avaliar se essa dificuldade é uni ou bilateral, e para tanto pode-se utilizar um fragmento de algodão ou gaze que será posicionado em frente à narina direita e posteriormente esquerda. Na presença de alteração, principalmente obstrução unilateral, não haverá fluxo para mover o fragmento no lado afetado.

A avaliação do plano nasal deve avaliar também sua integridade e simetria. A ausência da simetria e a presença de aumento de volume podem indicar processos inflamatórios e infecciosos proliferativos, como a criptococose em gatos, por exemplo, ou neoplasias. No caso de aumento de volume, a palpação da estrutura auxiliará na avaliação da consistência de massa e assim na organização da estratégia diagnóstica. Geralmente massas fluidas devem ser manejadas com o auxílio de endoscopia respiratória, e massas mais densas e estruturadas, dependendo da suspeita clínica, podem ser acessadas mediante biopsia aspirativa por agulha fina (BAAF). Estruturas com consistência fluida estão relacionadas à presença de cistos ou abscessos. Caso a consistência se apresente mais estruturada e densa, as neoplasias e granulomas, associados a infecções fúngicas, podem estar presentes.

Exame da cavidade oral, palato mole e faringe

O exame de triagem da cavidade oral, faringe e palato mole pode ser feito sem contenção química. Deve-se forçar delicadamente a abertura da boca pressionando externamente a região dos dentes pré-molares e molares com uma das mãos; a outra mão auxilia na manutenção da abertura da boca.

Durante a inspeção da cavidade oral, será avaliada a coloração das mucosas gengival e da língua, que fornece informações sobre a perfusão tecidual e sobre as trocas gasosas. As mucosas bem perfundidas apresentam coloração avermelhada a rósea. Nessa avaliação, a análise do tempo de perfusão capilar é feita pressionando a gengiva e cronometrando o tempo para seja perfundida e retorne à coloração normal. Esse tempo não pode exceder 2 segundos.

As mucosas pigmentadas dificultam a avaliação da perfusão na cavidade oral, e nesse caso é recomendado avaliar a coloração das mucosas peniana ou vaginal.

Condições clínicas que dificultem as trocas gasosas, favorecendo o aumento das concentrações de dióxido de carbono, ocasionam a alteração da coloração das mucosas. Elas se tornam azuladas, arroxeadas e, em casos graves enegrecidas, caracterizando os graus de cianose.

A avaliação da cavidade oral e da faringe permite observar a presença de lesões proliferativas que possam ocasionar obstrução das vias aéreas, como pólipos nasofaríngeos, neoplasias, granulomas, sialocele, prolongamento de palato e presença de corpos estranhos. Por esse motivo, ao proceder ao exame físico da cavidade oral é importante inspecionar toda a estrutura, promovendo boa abertura e abaixando a língua do animal para avaliar as estruturas visíveis mais caudais, como o palato e a faringe, quando possível.

A inspeção mais delicada e detalhada da nasofaringe e da laringe só será possível com contenção química, na maioria das vezes com o animal sob plano anestésico. Por esse motivo, quando é necessária uma avaliação mais detalhada dessa região, convém associar outras técnicas de diagnóstico e procedimentos que precisem utilizar anestesia geral ou sedação. Com o animal sedado ou anestesiado é possível avaliar o palato mole, a faringe e a nasofaringe e procurar lesões que possam contribuir para o estabelecimento do diagnóstico, como o abaulamento do palato mole e a presença de pólipos ou massas na nasofaringe ou de estruturas que se projetem para essa região e que possam contribuir para desconforto respiratório.

A Figura 7 ilustra o caso de um paciente canino que apresentava desconforto respiratório noturno em consequência de mucocele que se pronunciava para região de nasofaringe e promovia a obstrução do fluxo aéreo durante o repouso. Essa análise foi feita com o paciente anestesiado durante a realização de procedimento odontológico.

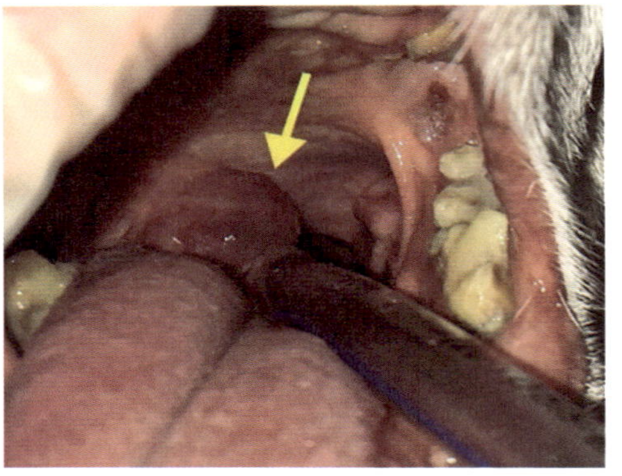

FIGURA 7 Mucocele salivar em cão. História de obstrução de via aérea durante o repouso com manifestação clínica de estertor e desconforto respiratório súbito durante o sono.
Fonte: Claudia Youle.

Exame da região cervical e do tórax

A palpação externa da região cervical cranial é feita com o objetivo de avaliar se estruturas como glândulas salivares parótidas, laringe, traqueia, glândula tireoide e linfonodos encontram-se normais.

A palpação da traqueia normal nos mostra estrutura tubular que não colaba e não apresenta bordas evidentes. Caso a traqueia apresente colabamento, bordas evidentes e perca sua característica tubular, deve-se suspeitar de colapso de traqueia em estágios avançados.

Durante a palpação da região cervical, é possível fazer o teste de sensibilidade traqueal ao reflexo de tosse. Nessa manobra, é feita a fricção dos anéis traqueais com os dedos em forma de pinça e observa-se a resposta do paciente. É esperado que o animal apresente tosse, pois o estímulo tem esse objetivo. O que se analisa com essa manobra é a intensidade da resposta. Animais normais apresentam crise de tosse única que não se perpetua. Animais que apresentam processos inflamatórios ativos nas vias aéreas geralmente apresentam resposta intensa e prolongada. Todos os cães e gatos devem ser submetidos a essa manobra durante o exame físico, principalmente os que têm como queixa principal a tosse, pois assim é possível avaliar o tipo de tosse apresentado pelo paciente.

Aumentos de volume das estruturas da região cervical podem contribuir para sinalização respiratória, causando desconforto inspiratório e tosse. Gatos com hipertireoidismo e aumento de volume e tumores na glândula tireoide, cães com sialocele, e a linfadenomegalia cervical em ambas as espécies, podem comprimir a traqueia cervical e estimular a tosse. Os processos que originam a compressão de estruturas cervicais também podem ocasionar comprometimento neurológico e o desenvolvimento de sintomas de comprometimento laríngeo pela proximidade com o nervo laríngeo recorrente.

Em situações de alterações da simetria torácica, a palpação torácica tem sua importância para a determinação da presença de nódulos ou massas que possam contribuir para esse achado e, em alguns casos, dispneia.

Pacientes politraumatizados podem apresentar dispneia por dor na presença de costelas fraturadas, e a palpação do arcabouço torácico auxiliará nesse diagnóstico. Pacientes que apresentem ruptura de estruturas respiratórias podem apresentar enfisema subcutâneo, que geralmente se inicia na região cervical e se propaga para toda a camada subcutânea e é detectado por meio da inspeção e palpação e da percepção de tumefação móvel e crepitante, pois formam-se pequenas bolhas que estouram ao serem pressionadas.

Classificação da respiração

O animal será observado em ambiente calmo e com temperatura amena, preferencialmente sem tocá-lo ou excitá-lo para não ocorrerem modificações na frequência respiratória ou até no tipo respiratório.

Tipo de respiração

O reconhecimento do tipo respiratório é feito pela observação da movimentação torácica e abdominal e determinando em qual região o movimento é mais amplo. Cães e gatos hígidos apresentam a respiração do tipo costoabdominal, ou seja, com a mesma extensão dos movimentos da parede torácica e do abdome.

A presença de respiração costal é percebida quando a amplitude dos movimentos torácicos se encontra mais acentuada que os movimentos abdominais durante a respiração. Esse tipo de respiração está presente quando o animal apresenta algum processo abdominal doloroso, como peritonite, torção gástrica e ruptura esplênica.

Quando a amplitude dos movimentos abdominais está maior que os movimentos torácicos, a respiração é do tipo abdominal, e geralmente ocorre quando a expansão e o relaxamento pulmonar e/ou torácica estão dificultosos. Processos que contribuem para esse tipo de respiração são pneumonia, fibrose pulmonar, fratura de costelas, entre outros.

Doenças que evoluam com efusão torácica, pneumotórax, geralmente levam a baixa expansão pulmonar e taquipneia, e assim se manifesta a respiração do tipo restritiva.

A hiperpneia é um tipo de respiração que se torna rápida e superficial, podendo estar associada a processos de dor sistêmica.

Esses tipos de respiração podem estar associados ou não a alterações na frequência ou ritmo respiratório.

Frequência respiratória

Cães e gatos saudáveis apresentam movimentos respiratórios com intervalos regulares ocorrendo em ciclos que se iniciam por movimento inspiratório, pequena pausa, movimento expiratório, pausa longa e novamente movimento inspiratório, reiniciando o ciclo. Cada ciclo, inspiração e expiração consecutivas, é considerado um movimento respiratório, e ao final de 1 minuto é possível determinar o total de movimentos respiratórios por minuto (MRM), que é a frequência respiratória. O ritmo respiratório é determinado de acordo com a frequência respiratória. Quando a frequência respiratória se mantém dentro da normalidade, o paciente está em eupneia; abaixo dos limites de normalidade é considerada bradipneia; e acima da normalidade, taquipneia (Quadro 2).

QUADRO 2 Ritmos respiratórios em cães e gatos

Ritmo respiratório em cães e gatos	Em repouso	Após atividade física ou excitação
Eupneia	Até 30 MRM	30-50 MRM
Taquipneia	Acima de 30 MRM	Acima de 50 MRM
Bradipneia	Abaixo de 15 MRM	Abaixo de 15 MRM

MRM: movimentos respiratórios por minuto.

Ritmo respiratório

Eupneia

A passagem do fluxo aéreo por todo o sistema respiratório ocorre de forma fluida. O paciente apresenta eupneia quando não há indícios de desconforto tanto na inspiração quanto na expiração e a frequência respiratória se apresenta dentro da normalidade.

Taquipneia

Classifica-se como taquipneia quando a frequência respiratória se encontra acima da normalidade.

Cães e gatos jovens apresentam frequências respiratórias mais altas que os adultos e idosos. Durante o exercício ou excitação, assim como no calor, é esperado que a frequência respiratória aumente, sem que haja modificação no tipo de respiração.

Cães ansiosos no consultório, sendo submetidos a procedimentos estressantes como o banho e a tosa, podem apresentar a frequência respiratória aumentada, que normaliza nos momentos de relaxamento. Em alguns casos a taquipneia por ser estimulada por estresse e estar associada a cianose discreta de mucosas, como mostra o Vídeo 19, que registra taquipneia e cianose em um cão SRD (sem raça definida),

VÍDEO 19 Cão SRD, 3 anos, apresentando taquipneia e cianose por ansiedade.

3 anos, hígido, em crise de ansiedade por medo de chuva.

A taquipneia que ocorre em ambientes quentes é um mecanismo fisiológico para a manutenção da temperatura corporal. Cães e gatos podem apresentar taquipneia em função de temperaturas ambientais elevadas, porém, principalmente nos gatos, convém avaliar se essa alteração ocorre em momentos nos quais a temperatura está amena e em que não haja estímulos estressantes, pois pode indicar distúrbios respiratórios ou cardiovasculares.

As doenças respiratórias, principalmente processos obstrutivos e intersticiais, causam taquipneia e simultaneamente ocorre dificuldade respiratória, sendo classificada como dispneia.

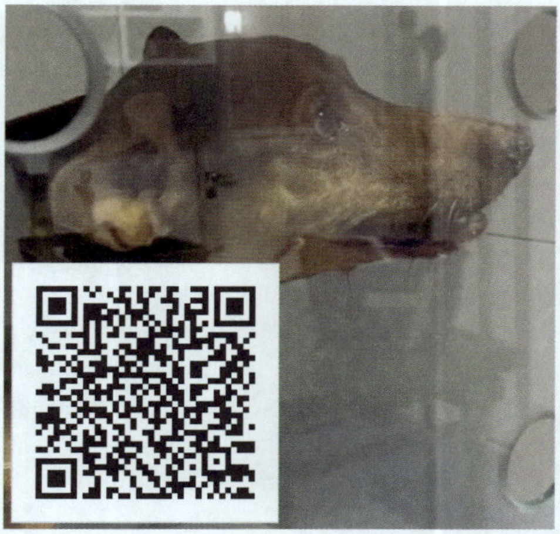

VÍDEO 20 Cão SRD, 6 anos, em dispneia inspiratória ocasionada por colapso traqueal grau III/IV (estimado em radiografia torácica).

VÍDEO 21 Gato macho, 1 ano, apresentando dispneia inspiratória em função de rinite. (Cedido pela Médica-Veterinária Simone Mendes.)

VÍDEO 22 Gato macho, 1 ano, apresentado remissão de quadro de dispneia após a utilização de budesonida tópica em apresentação de *spray* nasal.

Dispneia

A partir do momento em que existe dificuldade na passagem do ar através das vias respiratórias e o padrão respiratório é laborioso, o animal se encontra em dispneia, e sua classificação será estabelecida de acordo com o momento do ciclo respiratório no qual ocorre.

Animais apresentam dispneia inspiratória quando existem sinais de desconforto respiratório, com a fase inspiratória maior do que o normal e atividade intercostal exagerada. Esse tipo de dispneia está relacionado a alterações no sistema respiratório rostral ou anterior. Processos inflamatórios como as rinites e obstrutivos como a estenose de narinas, cornetos aberrantes, prolongamento do palato mole, paralisia de laringe e colapso traqueal (porção cervical) ocasionam esse tipo de manifestação clínica, que pode ser acompanhada de estertor ou estridor. Dependendo da gravidade do processo, a cianose pode estar presente.

A fase expiratória mais prolongada que a inspiratória, associada a desconforto respiratório, com recrutamento da musculatura abdominal durante a expiração, caracteriza a dispneia expiratória. Processos instalados no sistema respiratório caudal ou posterior, como bronquite crônica, asma felina, fibrose cística pulmonar, pneumonia e edema pulmonar, causam esse tipo de dispneia. Importante alertar que pacientes que apresentem processos respiratórios crônicos, como a fibrose pulmonar e a bronquite crônica, nem sempre apresentarão cianose de mucosas associada à dispneia expiratória. A broncopneumonia e/ou o edema pulmonar levam a cianose associada, pois nesses casos o processo está dificultando a hematose (Vídeos 23 e 24).

Processos que dificultem as duas fases do movimento respiratório estão relacionados a dispneia restritiva ou mista. Efusões pleurais, trauma torácico e ascite são processos que podem estar presentes nessa situação. Geralmente limitam a movimentação torácica, dos músculos intercostais ou do diafragma, comprometendo assim a expansão pulmonar e torácica, a manutenção das pressões do fluxo aéreo e com isso prejudicando o padrão respiratório.

VÍDEO 23 Labrador apresentando dispneia expiratória em consequência de broncopneumonia.

VÍDEO 24 Pinscher apresentando dispneia expiratória em consequência de edema pulmonar.

Ortopneia

Condições que causem angústia respiratória são sinalizadas com manutenção do pescoço estendido, abdução de membros anteriores, boca aberta, cianose de mucosas, ruídos respiratórios aumentados, com presença ou não de estertor e/ou estridor (Vídeos 17 e 20). Essa postura do paciente indica intenso desconforto respiratório e condição emergencial, e é classificada como ortopneia. Está relacionada a obstrução grave de vias aéreas craniais, edema pulmonar agudo, cardiogênico ou não, pneumonia secretora grave, hemorragia pulmonar, efusão pleural grave associada a ascite importante, enfim, condições que comprometam a movimentação torácica e a função respiratória de forma significativa (Vídeo 25).

O reconhecimento da condição que está induzindo a ortopneia é de fundamental importância para a tomada de decisão, a instituição do tratamento adequado e o restabelecimento do bem-estar do paciente, como mostram os Vídeos 26 e 27, que são o registro da evolução do quadro de um Yorkshire de 11 anos que apresentava quadro de edema pulmonar grave com ortopneia no momento de sua admissão hospitalar. Com o tratamento adequado, o paciente obteve resposta satisfatória e foi liberado

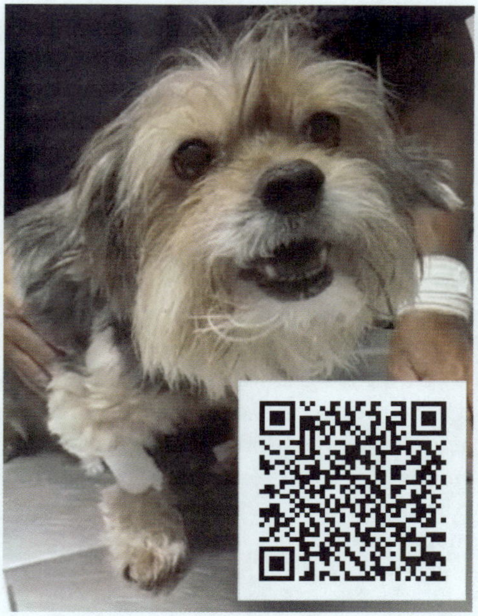

VÍDEO 25 Ortopneia em paciente canino, Yorkshire, 11 anos, apresentando edema pulmonar grave.

VÍDEO 26 Remissão da ortopneia em paciente canino Yorkshire, 11 anos, após tratamento intensivo com manutenção de padrão de dispneia expiratória pela presença de edema pulmonar discreto.

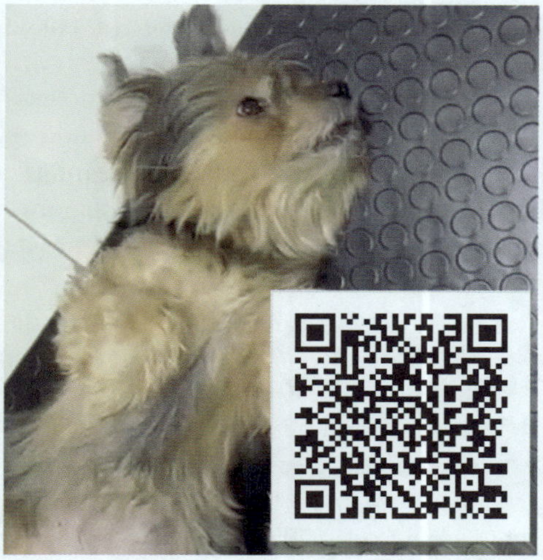

VÍDEO 27 Yorkshire, 11 anos, macho, em recuperação de edema pulmonar grave sob tratamento domiciliar.

para tratamento domiciliar alguns dias após o episódio emergencial.

Auscultação do sistema respiratório

A auscultação das vias aéreas craniais e caudais deve ser realizada de forma meticulosa. O ambiente deve estar silencioso e se possível o animal contido gentilmente e mantido com a boca fechada.

O ofegar e o ronronar resultam em respirações superficiais, dificultando a avaliação dos ruídos pulmonares. Deve-se fazer o possível para que esses fatores não interfiram na auscultação do sistema respiratório. Ambientes mais frescos são ideais para auxiliar na regulação da temperatura corporal e reduzir a ofegância, principalmente em cães com história de obstrução de vias aéreas.

O ronronar do gato pode ser controlado posicionando um fragmento de algodão embebido em pequena quantidade de álcool próximo das narinas do animal. Alguns gatos podem parar de ronronar quando se abre uma torneira e eles ficam atentos ao fluxo de água. Gatos se sentem desconfortáveis quando são pegos no colo por pessoas que não lhes são íntimas e geralmente param de ronronar. Caso o animal não seja irascível, a auscultação com o paciente no colo do avaliador pode ser uma opção. Recomenda-se iniciar auscultando as vias aéreas craniais e o coração. Dessa forma os ruídos são memorizados e considerados no momento da auscultação dos campos pulmonares.

Auscultação das estruturas extratorácicas

A auscultação do sistema respiratório deve ser iniciada na região da traqueia. O estetoscópio deve ser posicionado sobre a traqueia, próximo à laringe. A auscultação da traqueia cervical deve abranger toda a sua extensão até a entrada do tórax.

Normalmente, o ruído traqueal é de baixa intensidade, porém com audibilidade semelhante tanto na inspiração quanto na expiração. A percepção de ruído traqueal aumentado deve ser correlacionada à clínica do paciente. Cães e gatos agitados e ansiosos geralmente se encontram em taquipneia, o que pode contribuir para o aumento da velocidade do fluxo aéreo, e o ruído traqueal se torna mais alto tanto na expiração quanto na inspiração. Porém, deve-se observar se esse ruído está mais proeminente em somente uma das fases. Cães de pequeno porte que apresentem ruído inspiratório aumentado podem ser portadores de colapso traqueal cervical em estágios iniciais.

Tanto estertor quanto estridor podem ser audíveis durante a auscultação traqueal, principalmente quando o animal é mantido de boca fechada durante o exame físico. Quando esses ruídos são intensos, tornam-se altos o suficiente e são reconhecidos sem o auxílio do estetoscópio, porém a auscultação traqueal é importante para detectar os ruídos quando ainda são discretos.

Auscultação das estruturas intratorácicas

Para a avaliação dos campos pulmonares é necessário posicionar o estetoscópio nos espaços intercostais e mapear o tórax de forma sequencial. Os campos de auscultação pulmonar se estendem cranialmente até a entrada do tórax e caudalmente até a sétima costela, ventralmente ao longo do esterno, dorsalmente ao longo da coluna vertebral até aproximadamente o nono espaço intercostal. Ambos os lados, direito e esquerdo, serão auscultados.

Ruídos respiratórios normais

Descritos classicamente como bronquiais e vesiculares, originam-se nas vias aéreas maiores e se propagam pelo tórax. Os ruídos bronquiais seriam mais perceptíveis com o auxílio do estetoscópio, nas regiões mais centrais do tórax. São semelhantes ao ruído traqueal, porém de intensidade mais baixa. Os ruídos vesiculares seriam audíveis nas porções periféricas dos campos pulmonares descritos como discretos e geralmente se assemelham à brisa soprando através de folhas. Porém, essa classificação não é mais utilizada, e atualmente ambos são descritos de forma única como ruídos respiratórios normais.

São mais audíveis em animais magros; animais obesos podem apresentar redução da audibilidade do ruído respiratório, tornando-o mais abafado sem, contudo, apresentar alterações que justifiquem a redução do ruído.

Ruídos anormais e adventícios

Ruídos reduzidos, aumentados, crepitações e sibilos são descritos como ruídos anormais e adventícios.

Ruído pulmonar reduzido ou hipofonético em cães e gatos ocorre em casos de efusão pleural, hérnia diafragmática, massas torácicas ou pulmonares, pneumonia e/ou edema pulmonar com consolidação de lobo pulmonar. A presença de estruturas densas, como massas, líquido no espaço pleural, como as efusões, causa alterações na propagação do som através do tórax e aumentam a barreira até a parede torácica, causando assim prejuízo da captação do som pelo diafragma do estetoscópio; por esse motivo o ruído se torna mais baixo do que o normal.

Ruído pulmonar expiratório aumentado associado a esforço expiratório, mesmo que discreto, pode ocorrer nos casos de doença bronquial em cães e gatos.

Ruído pulmonar inspiratório aumentado associado a esforço inspiratório está geralmente associado à presença de obstrução de vias aéreas extratorácicas e se reflete na ausculta dos campos pulmonares.

Ruído pulmonar aumentado também pode estar presente durante a auscultação pulmonar de cães e gatos que apresentem efusão pleural, pneumonia, edema e massas que levem a consolidação pulmonar. Na presença de pneumonia, edema e massas pulmonares, principalmente com consolidação de lobos pulmonares isolados, o ruído aumentado não ocorrerá em áreas onde as lesões estejam instaladas, mas sim nas áreas adjacentes sem comprometimento. Isso ocorre porque o fluxo aéreo será direcionado para as áreas saudáveis e ocasionará o recrutamento das áreas de reserva pulmonar, aquelas que no animal hígido são pouco ventiladas e que só serão utilizadas quando necessário. Nesses casos, o aumento do ruído pulmonar auxilia a determinar se ainda existem áreas saudáveis.

Crepitações

As crepitações são ruídos musicais e descontínuos semelhantes ao ruído de múltiplas bolhas estourando ou papel-celofane sendo amassado. Alguns autores associam também ao ruído crocante de um pão francês sendo apertado ou ainda à torção de um fragmento de plástico-bolha. Podem ocorrer na inspiração e/ou na expiração. São auscultadas em situações nas quais existe a formação de exsudato ou extravasamento de líquido no interstício e espaço alveolar, como é o caso de edema pulmonar, cardiogênico ou não, e da broncopneumonia.

Geralmente, os processos exsudativos cursam com crepitações expiratórias. O processo de fibrose pulmonar gera crepitações inspiratórias, podendo haver crepitações expiratórias também quando existe produção excessiva de secreções na presença de inflamação exuberante.

A atenção deve ser redobrada em pacientes que apresentem doença cardíaca esquerda e fibrose pulmonar, pois o clínico pode associar a crepitação ao edema pulmonar cardiogênico e instituir um tratamento com diuréticos em altas doses sem necessidade. Por esse motivo, se, durante a auscultação pulmonar, a crepitação for exclusivamente inspiratória e o paciente não apresentar sinais compatíveis com insuficiência cardíaca congestiva, como sopro em foco mitral, cianose de mucosas e taquicardia, a suspeita clínica deve estar relacionada a processos como a fibrose pulmonar e não ao edema pulmonar cardiogênico.

Essa atenção também é válida para pacientes que desenvolvem crepitações de forma aguda, associada a angústia respiratória, sem a presença de cardiopatia e de doença respiratória prévia e crônica, pois indicam o desenvolvimento de edema pulmonar não cardiogênico, uma condição clínica emergencial.

Um desafio ao diagnóstico é a diferenciação de edema pulmonar cardiogênico e não cardiogênico da broncopneumonia. Todos geram crepitações, e, para dificultar mais ainda, tanto o edema pulmonar cardiogênico quanto a broncopneumonia geram um estado inflamatório intenso nos pulmões e favorecem o desenvolvimento de edema pulmonar não cardiogênico. A auscultação pulmonar não será suficiente para estabelecer esse diagnóstico, mas a associação da avaliação de outros parâmetros e de técnicas como ultrassonografia do tórax emergencial (*T-Fast* e VetBLue) geralmente contribui muito para direcionar o diagnóstico e o tratamento nessa situação.

Sibilos

Ruídos contínuos musicais, semelhantes a assovios, indicam o estreitamento, por constrição na maioria das vezes, da estrutura bronquial.

O estreitamento da via aérea pode ocorrer por broncoconstrição mediada por fatores pró-inflamatórios e constritores, espessamento da parede bronquial secundário a broncoconstrição crônica, presença de exsudato ou líquido na luz bronquial e compressão extraluminal. Gatos que desenvolvem doença bronquial inflamatória apresentam esse ruído no momento das crises agudas, e, como o processo é semelhante ao que ocorre em seres humanos, a doença bronquial em felinos também pode ser classificada como asma.

Cães que apresentem redução expressiva da luz bronquial, com produção de muco e espessamento da parede brônquica, apresentam sibilos durante a auscultação pulmonar, principalmente na região medial do tórax.

Percussão torácica

O método semiológico utilizado em cães e gatos para essa análise é a percussão digitodigital. A percussão consiste em produzir vibrações audíveis na parede torácica que são transmitidas aos tecidos subjacentes.

Para esse procedimento o paciente deve ser mantido em estação ou em decúbito esternal. Não é indicado percutir o tórax dos pacientes em decúbito lateral. O segundo ou terceiro dedo da mão esquerda, ou direita, deve ser apoiado na parede torácica sobre os espaços intercostais, e aplicam-se dois golpes seguidos, rápidos e firmes, com a ponta do terceiro ou segundo dedo da mão contralateral. Deve ser realizada de maneira sistemática, começando na região craniodorsal do tórax e movendo-se no sentido dorsoventral em cada espaço intercostal.

A percussão será realizada no hemitórax direito e esquerdo para verificar se existem diferenças significativas. Considerar que as ondas provenientes da percussão penetram apenas alguns centímetros, permitindo detectar apenas lesões pleurais ou parenquimatosas superficiais. A prática e se torna importante na interpretação diagnóstica, pois um som ressonante normal só é aprendido após grande número de experiências obtidas em cães normais.

Na percussão do tórax, o conjunto formado por arcabouço ósseo, partes moles, tecido pulmonar, musculatura, pele e ar contido nos pulmões produz um som que é classificado como som claro pulmonar, sendo este normal, e sofre interferência de acordo com a relação ar/tecido (volume de ar em relação à quantidade de tecido). O excesso de ar em relação à quantidade de tecido produz som mais ressonante e com duração maior do que o normal, classificado como hipersonoro; quando o som é extremamente ressonante, é chamado de timpânico. Já na redução da relação ar/tecido, com mais tecido do que ar, o som produzido à percussão do tórax é semelhante ao produzido à percussão sobre um órgão sólido, como o fígado, sendo classificado como submaciço ou maciço, dependendo do grau de ressonância.

A percussão torácica em pacientes dispneicos é de extrema importância, pois auxilia na detecção de efusão pleural. Os gatos têm maior probabilidade de desenvolver efusão pleural, independentemente de estarem desenvolvendo distúrbios respiratórios ou cardíacos, pois qualquer doença sistêmica que cause inflamação generalizada nessa espécie favorece o desenvolvimento de efusão pleural. Gatos que se apresentem em dispneia mista com padrão de movimentação torácica restritivo geralmente apresentam efusão pleural e devem ser submetidos à toracocentese imediata, antes de qualquer exame complementar.

Ao percutir o tórax de qualquer paciente que esteja apresentando efusão pleural, percebe-se que a percussão da porção ventral do tórax gera ruídos maciços a submaciços e que a percussão da porção dorsal gera ruídos normais a hipersonoros. Esse fenômeno ocorre porque, por gravidade, o líquido se deposita na porção ventral do tórax, empurrando os lobos pulmonares para a porção dorsal.

Em pacientes que apresentem pneumotórax ao terem o tórax percutido, o som produzido será hipersonoro.

Exame do abdome

Anormalidades na cavidade abdominal podem interferir na movimentação diafragmática e alterar o padrão respiratório de cães e gatos.

Pacientes que apresentem organomegalia abdominal, massas abdominais, ascite ou aumento de volume abdominal, suficiente para ocasionar compressão diafragmática, apresentam desconforto respiratório. Nesse caso, a palpação abdominal será útil para indicar o processo que contribui para essa sinalização.

A dor abdominal favorece a sinalização de desconforto respiratório, e durante a palpação abdominal é possível constatar sua presença.

CONSIDERAÇÕES FINAIS

O reconhecimento das alterações respiratórias deve ter como base a avaliação clínica do paciente, na qual serão averiguados os sintomas presentes e serão associadas as alterações no exame físico para o estabelecimento de uma suspeita clínica e a determinação da estratégia diagnóstica e terapêutica.

A avaliação clínica inicial terá como objetivo localizar a lesão no sistema respiratório e indicar a possível origem do processo com base na evolução clínica, nas particularidades individuais e da idade do animal e na predisposição racial. De acordo com os achados e a suspeita clínica será determinado quais exames serão necessários para diagnóstico definitivo dos processos.

O estudo das doenças individualmente fornece dados para estabelecer qual estratégia diagnóstica e terapêutica será necessária para a conduta de acordo com as causas.

BIBLIOGRAFIA COMPLEMENTAR

1. Alonso J, Alberto M, et al. Avaliação do aparelho respiratório em pequenos animais, primeira seção. In: Alonso J, Alberto M. Enfermidades respiratórias em pequenos animais. São Caetano do Sul: Interbook; 2007. p.3-5.
2. Ferreira WL. Semiologia do sistema respiratório, seção B: Pequenos animais. In: Feitosa FL. Semiologia veterinária: a arte do diagnóstico. 4.ed. Rio de Janeiro: Roca; 2020. p.270-80.
3. Hawkins EC. Distúrbios do sistema respiratório, cap.13, parte dois. In: Nelson RW, Couto CG. Medicina interna de pequenos animais. 6.ed. Rio de Janeiro: Guanabara-Koogan; 2022.
4. Johnson LR. Localization of disease. In: Canine and feline respiratory medicine. 2.ed. Hoboken, 2020. p.1-15.
5. Lee JA, Drobatz KJ, et al. Approach to problem in respiratory medicine, part one. In: King LG (ed.). Textbook of respiratory disease in dogs and cats. Missouri: Saunders; 2004. p.1-65.
6. McGorum, et al. Exame clínico do trato respiratório, cap.16, parte três: Avaliação dos sistemas corporais. In: Exame clínico e diagnóstico em veterinária. Rio de Janeiro: Guanabara-Koogan; 2002. p.231-69.
7. Paiva JP, et al. Afecciones del aparato respiratorio, sección I. In: Mucha CJ. Consulta rápida en la clínica diaria. Buenos Aires: Intermédica; 2005. p.1-69.

CAPÍTULO 4
Radiologia do sistema respiratório

Cristiano Chaves Pessoa da Veiga

INTRODUÇÃO

O diagnóstico da enfermidade que acomete o paciente é um grande quebra-cabeça para o clínico. Anamnese, exame físico, exames laboratoriais, exames de imagem, enfim, toda a informação sobre o caso clínico são peças desse jogo, que, após "montado", mostra ao clínico o provável diagnóstico. O exame radiográfico é uma peça do diagnóstico das enfermidades do sistema respiratório, algumas vezes uma peça bem grande, mostrando de imediato o diagnóstico, e em outras uma peça bem pequena, sendo necessárias mais delas para presumir o diagnóstico.

O uso dos raios X para fins diagnósticos das enfermidades do sistema respiratório foi realizado quase simultaneamente a sua descoberta, em 1895, pelo físico alemão Wilhelm Conrad Roentgen. Em 1936, o médico brasileiro Manoel de Abreu desenvolveu um estudo radiográfico dos pulmões para avaliação de tuberculose e de doenças ocupacionais. Essa técnica radiográfica, denominada abreugrafia, foi utilizada no mundo inteiro.

Apesar de ser uma modalidade diagnóstica antiga, o exame radiográfico ainda é muito utilizado pelo clínico veterinário na suspeita de doença respiratória. Diversos são os fatores que incentivam esse uso, e dentre eles destacam-se a grande distribuição de equipamentos de raios X veterinários em clínicas, hospitais e centros de diagnósticos no Brasil, o baixo custo do exame radiográfico, o avanço tecnológico dos aparelhos de raios X e o maior conhecimento das enfermidades.

Atualmente, observa-se aumento do uso de outras técnicas de imagem no diagnóstico de doenças do sistema respiratório.

Ressonância magnética, tomografia computadorizada, ultrassonografia e endoscopia apresentam vantagens em relação ao exame radiográfico, mas também têm limitações de emprego, o que os torna métodos que se complementam no diagnóstico. Em quase todos os casos clínicos que necessitam de técnicas de diagnóstico por imagem mais avançadas para avaliação de doenças do sistema respiratório, o exame radiográfico é empregado primeiro.

Se avaliarmos uma fotografia da largada de uma corrida, não saberemos quem vai ganhar, perder ou mesmo quem vai desistir; é somente o retrato daquele exato momento. O exame radiográfico é um retrato da anatomia no momento em que a radiografia foi realizada, uma sombra resultante da permissividade à passagem dos raios X. Na evolução ou na involução das enfermidades, imagens radiográficas distintas podem ser obtidas do mesmo paciente quando tomadas em momentos diferentes, o que demonstra a importância do acompanhamento radiográfico para monitorar o estágio da doença. O período de acompanhamento radiográfico pode variar de minutos a dias, dependendo do caso.

Para a correta interpretação das imagens radiográficas do paciente com doença respiratória, é necessário atentar aos requisitos necessários para a obtenção da imagem. Tomadas das radiografias com o paciente em posicionamento inadequado, utilização de quantidades incorretas de Kv, mA e tempo de exposição, momento respiratório indevido e sobrepeso do paciente destacam-se como causas de perda de qualidade da imagem radiográfica, o que compromete o raciocínio clínico/diagnóstico.

É dito que "É melhor não ter radiografia nenhuma do paciente do que ter uma radiografia de baixa qualidade que provavelmente vai gerar mais dúvidas do que respostas". Assim, é importante que o clínico tenha em mente e julgue os fatores que podem prejudicar a aquisição da imagem radiográfica na hora de escolher esse método diagnóstico. Não menos importante, o conhecimento do quadro clínico do paciente é fundamental, pois o estresse promovido pelo exame radiográfico em um paciente crítico pode colocar a vida dele em risco, podendo ocorrer o óbito na tentativa inadvertida de realização do exame radiográfico.

CAVIDADE NASAL E SEIOS DA FACE

O sistema respiratório de cães e gatos inicia-se no crânio, portanto radiografias dessa região devem ser realizadas na suspeita de doença respiratória. A conformação anatômica do crânio implicará a possibilidade de observação dessas estruturas com maior ou menor nitidez e detalhamento. Animais dolicocefálicos e mesaticefálicos, por apresentarem cavidade nasal e seios aéreos maiores, permitem detalhamento e melhor observação dessas estruturas em relação aos braquicefálicos.

Técnica radiográfica

Para tomadas radiográficas do crânio com o intuito de avaliar o sistema respiratório, é necessária, na maioria das vezes, contenção química. Se a entubação orotraqueal for necessária, deve-se evitar a sobreposição da sonda orotraqueal com as estruturas do crânio. Projeções radiográficas laterolateral, dorsoventral oblíqua de boca aberta a 15 graus e rostrocaudal são necessárias para melhor visualização das estruturas que compõem o sistema respiratório. Kv, mA e tempo de exposição devem ser ajustados no equipamento de raios X de acordo com a espessura (tamanho do crânio) e a contenção do animal.

Anatomia radiográfica

A avaliação das radiografias deve permitir, em condições de normalidade, a observação do plano nasal, cavidade nasal, septo nasal, conchas nasais, placa cribriforme e seios da face (Figura 1).

Rinite/sinusite

Os achados radiográficos muitas vezes podem ser inconclusivos nos casos em que há suspeita de rinite/sinusite. Embora exista alta precisão diagnóstica de radiologistas na avaliação de radiografias de cães e gatos com doença nasal, diferenças de opiniões

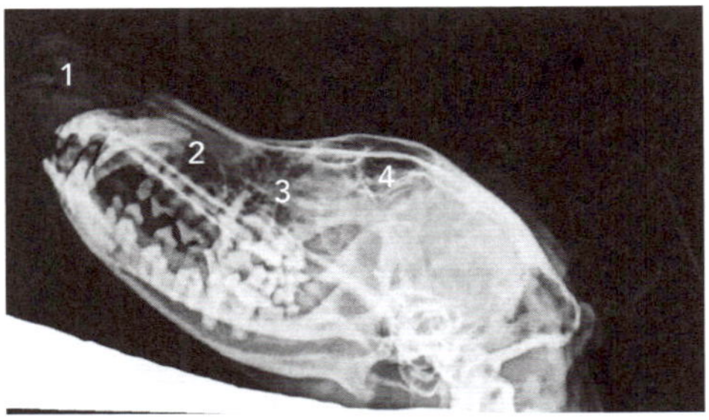

FIGURA 1 Radiografia lateral de um cão dolicocefálico. Observam-se plano nasal (1), cavidade nasal (2), placa cribriforme (3) e seios frontais (4).

Fonte: Setor de Imagem do Hospital Veterinário da Universidade Federal Rural do Rio de Janeiro (UFRRJ).

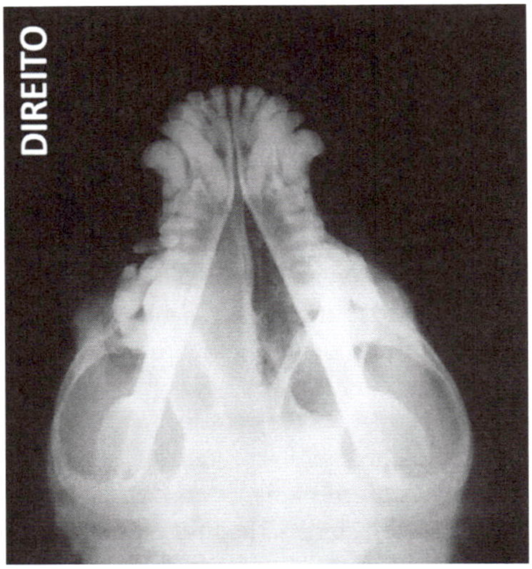

FIGURA 2 Imagem radiográfica em projeção ventrodorsal do crânio de um paciente com suspeita clínica de rinite/sinusite/neoplasia. Nota-se acentuado aumento de radiopacidade com perda de definição das conchas nasais apenas na cavidade direita. Septo nasal apresenta-se preservado.

Fonte: acervo pessoal.

entre radiologistas, até mesmo os mais experientes, diante de determinados achados radiográficos demonstram que tais achados podem ser fontes potenciais de erro.

Apesar de a tomografia computadorizada e a rinoscopia serem consideradas técnicas com mais informações diagnósticas em relação ao exame radiográfico, na suspeita dessa enfermidade as radiografias podem nortear o clínico na tomada da decisão dos próximos passos a serem seguidos (mais técnicas de imagem, avaliação cito/histológica ou ainda optar pela avaliação microbiológica).

O aspecto radiográfico da rinite foi associado a maior incidência de lesões focais ou multifocais, opacidades localizadas de tecidos moles, focos transparentes e falta de envolvimento do seio frontal, tendo estes dois últimos maior valor preditivo (Figura 2).

Corpos estranhos

Nos casos de corpos estranhos nasais o aspecto radiográfico é muito variado. Quando o corpo estranho apresenta alto peso atômico, por exemplo, objetos metálicos, é possível sua observação. Outros corpos estranhos, como gramíneas (causa mais comum de corpos estranhos nasais em cães), sementes ou pedaços de madeira, podem não apresentar imagem radiográfica, ou os achados serem preditivos para rinite, o que pode mascarar o diagnóstico.

Neoplasias

Os achados radiográficos nos casos de neoplasia são: associação de opacidades de tecidos moles e perda de detalhes dos cornetos que acomete toda a fossa nasal ipsilateral, sinais de invasão dos ossos que circundam a fossa nasal cavidade. Esse achado tem maior sinal preditivo para neoplasia, e opacidades de tecidos moles/líquidos dentro do seio frontal ipsilateral, embora alguns processos inflamatórios/infecciosos graves possam apresentar sinais radiográficos semelhantes (Figura 2).

NASOFARINGE E LARINGE

A avaliação radiográfica da região da garganta (faringe e laringe) permite ao avaliador uma boa identificação das estruturas anatômicas e serve como triagem na suspeita de enfermidade que acomete essa região.

Técnica radiográfica

O posicionamento laterolateral é o mais recomendado para avaliar essa região. A projeção ortogonal (ventrodorsal ou dorsoventral) promove uma sobreposição da nasofaringe e da laringe com as estruturas ósseas do crânio e do início da coluna cervical o que dificulta a avaliação. Projeções oblíquas podem ser necessárias para complementação da projeção lateral. A contenção química do paciente pode ser necessária para maior conforto do paciente e segurança radiológica do médico-veterinário.

Anatomia radiográfica

A nasofaringe inicia-se caudalmente à região da coana, tendo como seu limite ventral o palato mole, estendendo-se até a laringe. Esta, por sua vez, é composta por cartilagens (epiglote, cricoide, aritenoide e tireoide) e ossos do hioide (estiloioide, epi-hioide, tireoide, basi-hioide e ceratoioide). A epiglote delimita a entrada da laringe.

Paralisia de laringe

Existem exames padrão ouro para o diagnóstico de paralisia de laringe (laringoscopia sob sedação leve), mas a radiografia lateral da laringe pode ser utilizada como ferramenta de triagem para o diagnóstico de paralisia laríngea bilateral. Pode-se utilizar a relação entre o maior comprimento do ventrículo da laringe (MCVL) em relação ao comprimento do corpo vertebral da terceira vértebra cervical (CC3). Se MVCL/CC3 for maior que 0,5 é muito provável que o animal tenha paralisia de laringe, e se MVCL/CC3 for menor que 0,3 o diagnóstico de paralisia de laringe é improvável. Entretanto, outros testes de diagnóstico permanecem necessários se MVCL/CC3 estiver entre esses valores limiares. Um formato mais arredondado do ventrículo da laringe também pode sugerir a paralisia bilateral (Figura 3).

Síndrome dos braquicefálicos

Animais braquicefálicos apresentam diferentes e concomitantes alterações da anatomia do sistema respiratório. Grande parte dessas alterações pode ser identificada pelo exame radiográfico. Ausência de seios frontais, cavidade nasal reduzida, prolongamento de palato e hipoplasia da traqueia são exemplos de variações anatômicas que podem ser observadas nas radiografias dos braquicefálicos (Figura 4).

O exame radiográfico não exclui a necessidade de complementação diagnóstica por outras técnicas de diagnóstico por imagem,

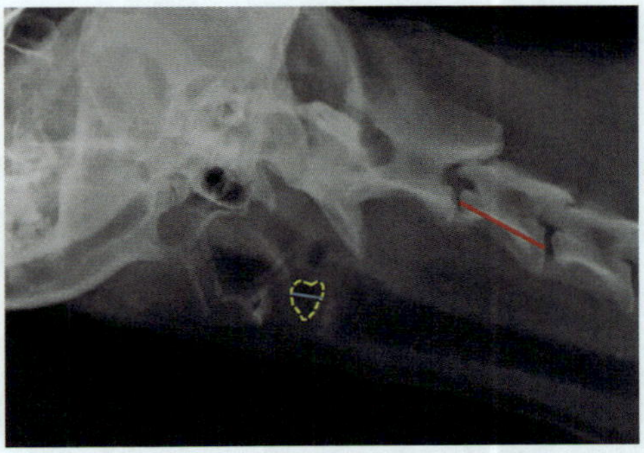

FIGURA 3 Imagem radiográfica da região da laringe demonstrando o comprimento do corpo vertebral da terceira vértebra cervical (C3 – linha vermelha), o ventrículo da laringe (área entre a linha amarela pontilhada) e o maior comprimento do ventrículo da laringe, no sentido do eixo da traqueia (linha azul).

Fonte: Setor de Imagem do Hospital Veterinário da Universidade Federal Rural do Rio de Janeiro (UFRRJ).

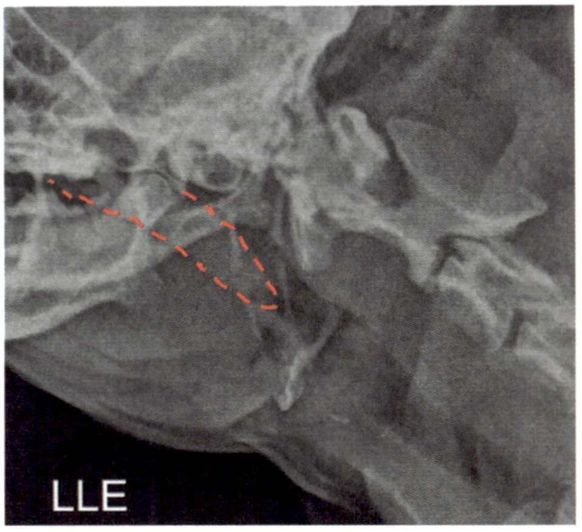

FIGURA 4 Imagem radiográfica da região da faringe e da laringe de cão braquicefálico em projeção laterolateral. Nota-se prolongamento de palato (linha pontilhada vermelha).

Fonte: Setor de Imagem do Hospital Veterinário da Universidade Federal Rural do Rio de Janeiro (UFRRJ).

como a tomografia computadorizada e a endoscopia, no planejamento do tratamento desses pacientes.

Pólipos e neoplasias

Formações benignas ou malignas podem acometer a região da nasofaringe e da laringe, comprometendo o fluxo de ar para a traqueia. Tais formações podem ser observadas no lúmen da nasofaringe e da laringe, como são os pólipos nasofaríngeos em felinos e o tumor venéreo transmissível em cães, mas dependem do tamanho, da localização e do contraste com estruturas adjacentes para visualização radiográfica.

Outras formações podem ser externas à nasofaringe e à laringe, mas podem invadir o lúmen, como nos casos de carcinomas tireoidianos, ou causar compressão, como nos casos de linfonodomegalias cervicais (submandibulares e retrofaríngeos) ou mesmo de sialocele (Figura 5).

TRAQUEIA

O exame radiográfico da traqueia é útil para sua avaliação anatômica. Apesar de a traqueoscopia ser o padrão ouro no diagnóstico das enfermidades, a avaliação radiográfica da traqueia vai ser o primeiro exame de imagem a ser realizado na suspeita de doença traqueal, por ter custo menor em relação à traqueoscopia, auxiliando o clínico nas primeiras tomadas de decisões.

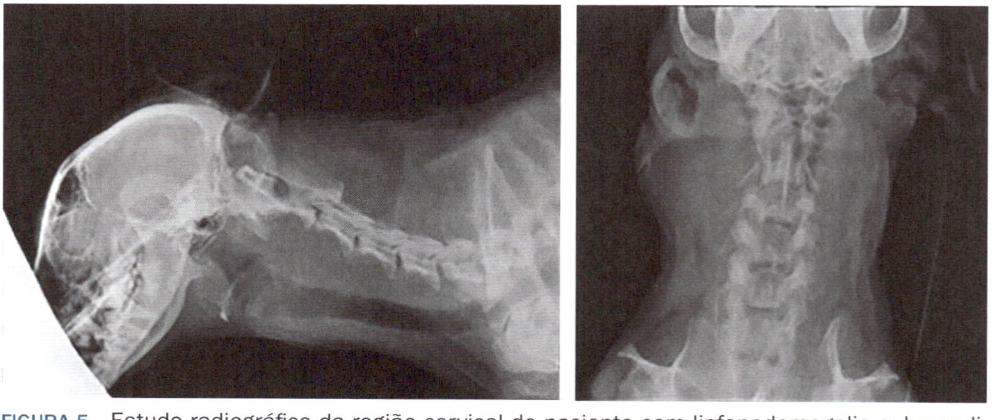

FIGURA 5 Estudo radiográfico da região cervical de paciente com linfonodomegalia submandibular e retrofaríngea.

Fonte: Setor de Imagem do Hospital Veterinário da Universidade Federal Rural do Rio de Janeiro (UFRRJ).

Técnica radiográfica

As radiografias laterais são as que apresentam a melhor imagem da traqueia; as projeções ortogonais (ventrodorsal ou dorsoventral) são menos utilizadas nessa avaliação pela sobreposição com a coluna vertebral. Se necessário, projeções oblíquas podem complementar a avaliação da traqueia. Tomadas de radiografias em momentos respiratórios diferentes (inspiração e expiração) são necessárias na suspeita do colapso traqueal, assim como a radiografia rostrocaudal oblíqua (tangencial ou *skyline*) e a radiografia laterolateral com compressão traqueal.

Anatomia radiográfica

Nas radiografias objetiva-se avaliar o tamanho do lúmen traqueal, sua radiolucência e seu trajeto (Figura 6). Quando se avalia o lúmen traqueal, utiliza-se projeção laterolateral para medir a entrada do tórax, região compreendida entre o manúbrio do esterno e a sétima vertebra cervical/primeira vértebra torácica. Mede-se também o tamanho da traqueia na mesma região. A traqueia representa pelo menos 20% do tamanho da entrada do tórax e apresenta bom contraste pela presença de ar em seu interior desde a região cervical até a região da carina. Os anéis traqueais podem ser percebidos sobretudo em paciente senis.

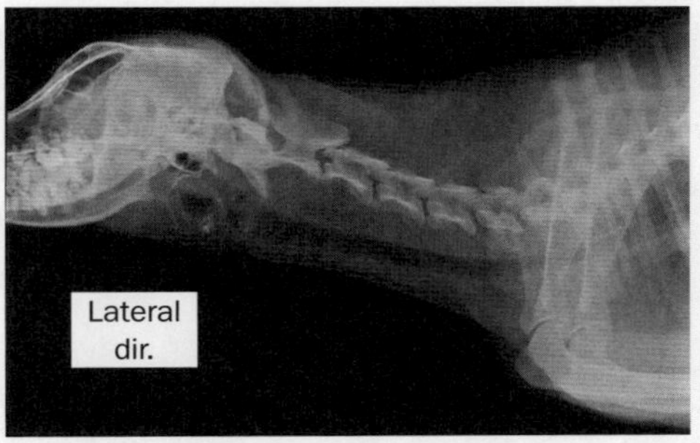

FIGURA 6 Avaliação radiográfica em projeção laterolateral que permite avaliação da anatomia da faringe, da laringe e da traqueia.

Fonte: Setor de Imagem do Hospital Veterinário da Universidade Federal Rural do Rio de Janeiro (UFRRJ).

Pode haver sobreposição de tecidos moles sobre a imagem da traqueia na entrada do tórax, o que pode confundir o avaliador na suspeita de colapso traqueal. O trajeto da traqueia deve ser avaliado. Desvio dorsal pode ser gerado pela flexão ventral da cabeça e do pescoço ou mesmo pelo padrão racial, como o Yorkshire ou mesmo o Buldogue, entretanto cardiomegalia ou formações mediastinais podem promover esse desvio. Desvio ventral também pode ocorrer, como nos casos de megaesôfago.

Hipoplasia

A hipoplasia traqueal, doença na qual a traqueia não se desenvolve, pode fazer parte do conjunto de enfermidades que compõem a síndrome do cão braquicefálico, entretanto pode estar associada a outras enfermidades, como é o caso da mucopolissacaridose. A avaliação da radiografia pode ser subjetiva, entretanto isso pode representar uma dificuldade para os menos experientes. Mensurações da entrada do tórax e do lúmen traqueal na projeção lateral devem ser realizadas a fim de se estabelecer uma proporcionalidade (Figura 7).

Colapso de traqueia

O colapso de traqueia é a afecção mais comum das vias anteriores de pequenos animais, sendo uma doença de curso progressivo. O sinal clínico mais comum é a tosse de "grasnar de ganso" e o desconforto inspiratório, nos casos de colapso cervical. O diagnóstico baseia-se no histórico, exame físico e exames de imagem como a radiografia.

A obesidade atualmente acomete muito animais domésticos, influenciando nas afecções respiratórias. A sobreposição de

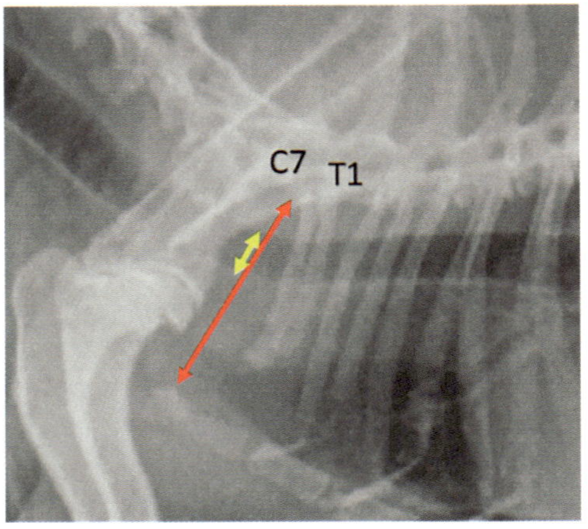

FIGURA 7 Projeção lateral da traqueia. A seta vermelha indica a região a ser mensurada da entrada do tórax e a seta amarela indica a região da traqueia a ser mensurada.

Fonte: Setor de Imagem do Hospital Veterinário da Universidade Federal Rural do Rio de Janeiro (UFRRJ).

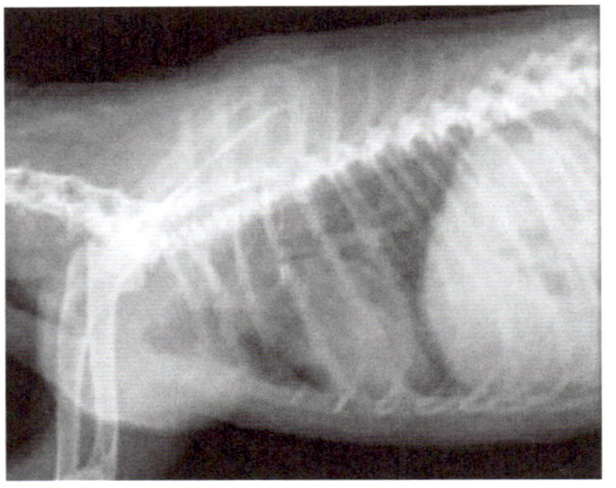

FIGURA 8 Radiografia laterolateral de paciente com colapso traqueal. Radiografia tomada no momento de expiração máxima.

Fonte: acervo pessoal.

tecido adiposo exerce pressão na musculatura da traqueia, agravando o colapso, e exerce influência na complacência e expansão pulmonares.

Para o correto diagnóstico são necessárias radiografias laterolaterais em momentos respiratórios distintos. Inspiração máxima sobretudo quando a suspeita do colapso é cervical e expiração máxima na suspeita de colapso intratorácico (Figura 8).

Normalmente, o disparo do feixe de raios X pelo operador no momento da tosse demonstra a lesão. A compressão com lâmpada também pode ser um recurso complementar ao estudo radiográfico, bem como a projeção radiográfica craniocaudal oblíqua da região cervical (tangencial à traqueia) (Figura 9).

Estenose

A estenose traqueal envolve redução de 10% ou mais de seu lúmen, obstruindo parcialmente a passagem de ar para os brônquios. As etiologias envolvidas na estenose traqueal são: neoplasia, cirurgia traqueal prévia, necrose por pressão pós-entubação endotraqueal, cicatriz por trauma externo, traqueostomia, abscessos, anomalias vasculares ou granulomas e ainda causa congênita.

Na imagem radiográfica, pode-se observar redução do lúmen traqueal na porção estenosada.

Neoplasia

Neoplasias da traqueia não são comuns, e o aspecto radiográfico vai depender da localização em relação ao lúmen. Se a formação neoplásica for intraluminal, o contraste radiográfico com o ar da traqueia pode facilitar sua identificação. Neoplasias da tireoide podem invadir a traqueia adjacente, bem como a laringe desses animais, obliterando as vias áreas.

PULMÕES

O estudo radiográfico do tórax, para avaliação dos pulmões, é amplamente utilizado na clínica veterinária. O contraste radiográfico proporcionado pelo ar dentro dos pulmões permite uma avaliação detalhada da anatomia vascular e bronquial.

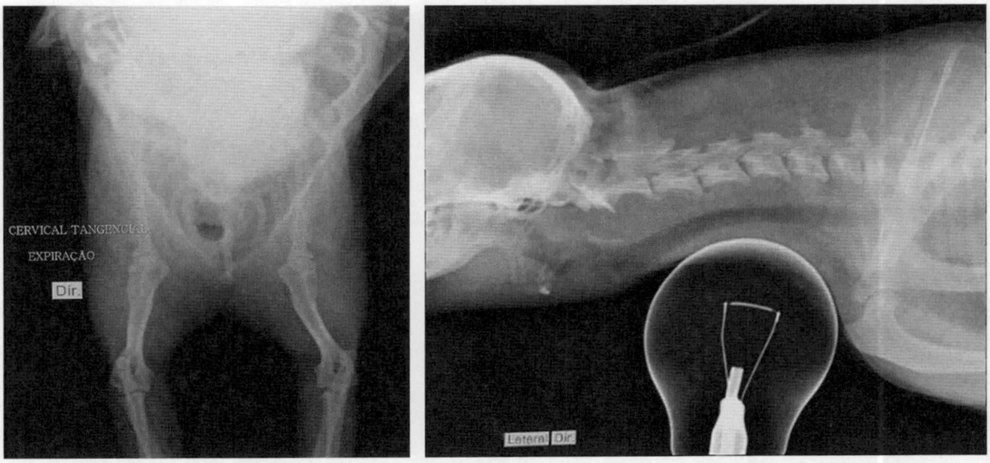

FIGURA 9 Técnicas radiográficas complementares às projeções tradicionais na suspeita de colapso traqueal. Projeção tangencial (imagem da esquerda) e com compressão (imagem da direita).

Fonte: Setor de Imagem do Hospital Veterinário da Universidade Federal Rural do Rio de Janeiro (UFRRJ).

Obesidade, dispneia, alterações dos tecidos moles adjacentes ao tórax como enfisema subcutâneo e formações neoplásicas podem atrapalhar a visualização adequada dos pulmões e devem ser levados em consideração na avaliação das imagens radiográficas do tórax.

Técnica radiográfica

É importante para uma adequada obtenção da imagem radiográfica dos pulmões que, no momento da tomada da imagem, os pulmões estejam com seu preenchimento máximo de ar (final da inspiração), permitindo melhor contraste do parênquima pulmonar. A escolha do tempo de exposição mais curto permitido pelo equipamento pode ser uma opção para pacientes dispneicos. A sedação não é recomendada, por fazer com que o paciente não distenda os pulmões o suficiente para um bom contraste radiográfico.

O estudo radiográfico dos pulmões envolve a tomada de radiografias em pelo menos três projeções: duas laterais (esquerda e direita) e uma ortogonal a essas duas (ventrodorsal ou dorsoventral). Nas projeções laterais o pulmão que não está em contato com o cassete vai apresentar melhor imagem radiográfica. Pacientes que se encontram em decúbito podem ter a imagem radiográfica do pulmão pendente alterada em virtude da congestão promovida pelo decúbito.

Anatomia radiográfica

O parênquima pulmonar é avaliado de acordo com a visualização das veias e das artérias pulmonares dos lobos pulmonares e suas ramificações, sendo a imagem radiolucente entre essas duas estruturas correspondente ao brônquio. A largura da artéria e veia pulmonares craniais direitas ao nível da quarta costela, artéria e veia pulmonares caudais direitas no nível da nona costela, e os diâmetros da quarta costela e da nona costela são usados para determinar o tamanho dos vasos. Em cães saudáveis, as artérias pulmonares e as veias acompanhantes são semelhantes em tamanho.

Cerca de 67,5% dos diâmetros da artéria pulmonar caudal direita e 65% dos diâmetros das veias foram observados maiores que a nona costela em cães saudáveis. Recomenda-se como critério radiográfico para avaliar o tamanho da veia pulmonar caudal direita, sobretudo para diferenciar cães saudáveis daqueles com insuficiência cardíaca congestiva esquerda, o uso da artéria pulmonar acompanhante e ter até 1,22 vez o diâmetro da nona costela.

Para avaliação vascular dos gatos, o intervalo normal para a artéria lobar cranial direita em comparação com o terço proximal da quarta costela mede cerca de 0,70 (±0,13). Gatos normais têm um diâmetro venoso médio de 0,20 ± 0,03 cm; já gatos com cardiomiopatia hipertrófica têm uma veia significativamente maior de diâmetro, medindo 0,22 ± 0,04 cm.

Padrões radiográficos de avaliação do parênquima pulmonar

Para fins didáticos, as alterações radiográficas observadas nos pulmões são classificadas em padrões, entretanto é importante ressaltar que muitas vezes a mesma enfermidade pode apresentar padrões pulmonares distintos, dependendo do estágio da doença. Além disso, diferentes padrões pulmonares podem ocorrer concomitantemente.

Padrão bronquial

Tratam-se como padrão bronquial as radiografias de pulmões em que é possível observar as paredes bronquiais. A aparência radiográfica dos brônquios, no padrão bronquial, em tomadas frontais aos feixes de raios X ficam com a forma de *donut,* e em tomadas perpendiculares ao feixe têm a forma de trilho de trem. Essa percepção pode estar correlacionada a processo inflamatório dos brônquios ou mesmo ser observada em pacientes senis.

Padrão vascular

O padrão vascular é caracterizado pela alteração de tamanho dos vasos pulmonares. Aumento do tamanho da artéria pulmonar, da veia pulmonar ou de ambas, bem como a redução de calibre, podem ser observados. Como exemplos, o aumento das veias pulmonares pode indicar insuficiência cardíaca congestiva, o aumento das artérias pulmonares pode indicar dirofilariose e a redução dos vasos pulmonares pode ser observada nas hipovolêmicas.

Demais exames complementares de imagem e laboratoriais podem ser necessários para avaliação da hemodinâmica cardiopulmonar na elucidação da doença diante desse padrão pulmonar.

Padrão intersticial

O espaço intersticial, que compõe os pulmões, corresponde ao tecido que circunda os alvéolos, vasos, brônquios e bronquíolos. Em radiografias de pacientes hígidos não podemos observar esse tecido, entretanto o acúmulo de tecido adiposo nesse tecido em pacientes obesos e determinadas enfermidades podem fazer o tecido intersticial ser observado, confundindo o avaliador na percepção da ramificação vascular e brônquica.

Essa imagem radiográfica é dita como aumento da trama (malha) pulmonar, caracterizando o padrão intersticial não estruturado. Na percepção de nódulos ou massas pulmonares, pode-se dizer que esse padrão é intersticial estruturado.

Padrão alveolar

O padrão alveolar é observado toda vez que há acúmulo de fluido ou tecido nos alvéolos pulmonares. Pelo preenchimento dos alvéolos por esse acúmulo radiopaco, a única imagem que se percebe é a imagem radiolucente do brônquio, sendo esse achado radiográfico denominado broncograma aéreo. A aparência radiográfica de um lobo pulmonar totalmente preenchido por fluido ou tecido é denominada consolidação pulmonar.

Padrão misto

Toda vez que se percebe mais de um padrão radiográfico, diz-se que o padrão é misto. A broncopneumonia, por exemplo, pode apresentar diferentes padrões radiográficos; os padrões alveolar, intersticial e bronquial podem estar presentes ao mesmo tempo a depender do estágio da doença.

Bronquites

O aspecto radiográfico das bronquites varia de acordo com a evolução da doença. Em inflamações brônquicas agudas, como na asma felina, os achados radiográficos incluem tórax hiperinsuflado e padrão bronquial. Inflamações brônquicas crônicas podem apresentar padrão bronquial evidente e, dependendo da gravidade, com presença de bronquiectasia.

Pneumonias

As radiografias de pacientes acometidos por pneumonia apresentam aspecto radiográfico variável dependendo do agente infeccioso e do estágio da doença. Pneumonias fúngicas, pneumonias parasitárias e pneumonia por leptospirose podem apresentar padrão intersticial estruturado "micronodular" (reticulonodular). Pneumonias bacterianas podem apresentar padrão alveolar ou mesmo consolidação da área pulmonar acometida (Figura 10). Padrão intersticial não estruturado também pode ser observado nas radiografias de pneumo-

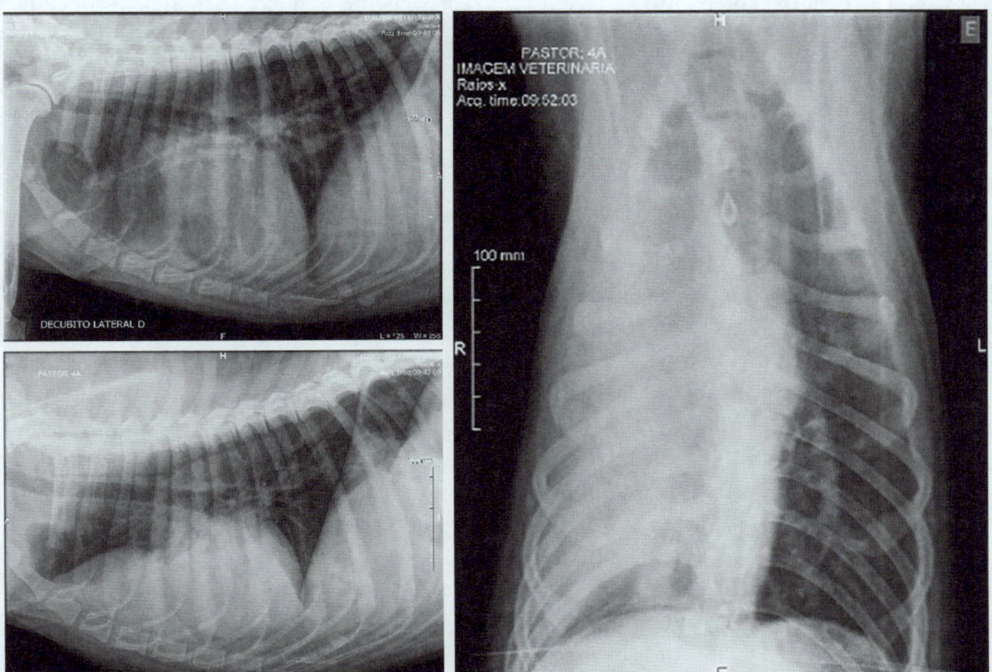

FIGURA 10 Estudo radiográfico do tórax de paciente diagnosticado com pneumonia. Nota-se consolidação grave do pulmão direito.

Fonte: arquivo pessoal.

nias intersticiais causadas por erliquiose e cinomose. Pneumonias, sobretudo as broncoaspirativas tendem a apresentar aumento de radiopacidade dos campos pulmonares cranioventrais.

Pneumopatias

Alterações no padrão de radiopacidade dos pulmões, padrão intersticial não estruturado, podem acontecer por consequência de pneumopatias, caso da pneumopatia hipersensível eosinofílica ou mesmo por azotemia (pneumonite urêmica).

Edema pulmonar

O edema pulmonar é usualmente classificado em cardiogênico e em não cardiogênico.

O edema pulmonar não cardiogênico é importante causa de disfunção respiratória nos cães e gatos, entretanto seu aspecto radiográfico é pouco abordado. Padrão pulmonar misto, periférico, multifocal, bilateral e acometendo mais os campos pulmonares dorsais são os achados mais frequentes, entretanto o edema pulmonar não cardiogênico pode apresentar-se com aspecto radiográfico bastante variável em cães e gatos.

A diferenciação radiográfica para indicar o edema cardiogênico é mais fácil de ser feita em cães do que em gatos, sobretudo quando os achados pulmonares estão localizados na região peri-hilar, acompanhado de aumento da silhueta cardíaca (Figura 11). Isso mostra a importância do dimensionamento da silhueta cardíaca na avaliação radiográfica, seja pela avaliação subjetiva, que necessita da experiência do avaliador, ou pelos métodos quantitativos, como o VHS (mensuração do coração em relação aos corpos vertebrais) e o VLAS (mensuração do átrio esquerdo).

Neoplasias

Neoplasias pulmonares podem apresentar aparência radiográfica distinta. Podem apresentar-se na forma de nódulos (formação em massa), podendo ser único ou múltiplos. Nódulo pulmonar único é mais comum em neoplasia primária do pulmão (Figura 12). Nódulos múltiplos são associados às metástases, mas tal afirmação não pode ser feita apenas pela imagem radiográfica (Figura 13).

As neoplasias pulmonares ainda podem se apresentar-se presentes no parênquima pulmonar de maneira difusa, sem formar nódulos ou massas (padrão intersticial estruturado), e podem apresentar-se na forma de padrão intersticial não estruturado (Figura 14).

Em pacientes em que o exame radiográfico não apresenta alteração não é possível afirmar que não existe formação nodular pulmonar, uma vez que nódulos com até 5 mm podem não apresentar tamanho suficiente para formar imagem radiográfica.

Bolha pulmonar

Bolha pulmonar é o acúmulo de ar na pleura visceral promovido por um escape de ar do parênquima pulmonar. Bolhas pulmonares podem ser mais comuns nos lobos craniais e na maioria das vezes ser múltiplas. Pneumotórax espontâneo pode acontecer em razão de rupturas dessas bolhas. A bolha pode apresentar imagem radiográfica, entretanto na maioria dos pacientes com essa enfermidade não é possível sua identificação (Figura 15).

ESPAÇO PLEURAL

A eficiência do espaço pleural, pressão negativa, permite que os pulmões se movimentem durante a respiração. Enfermi-

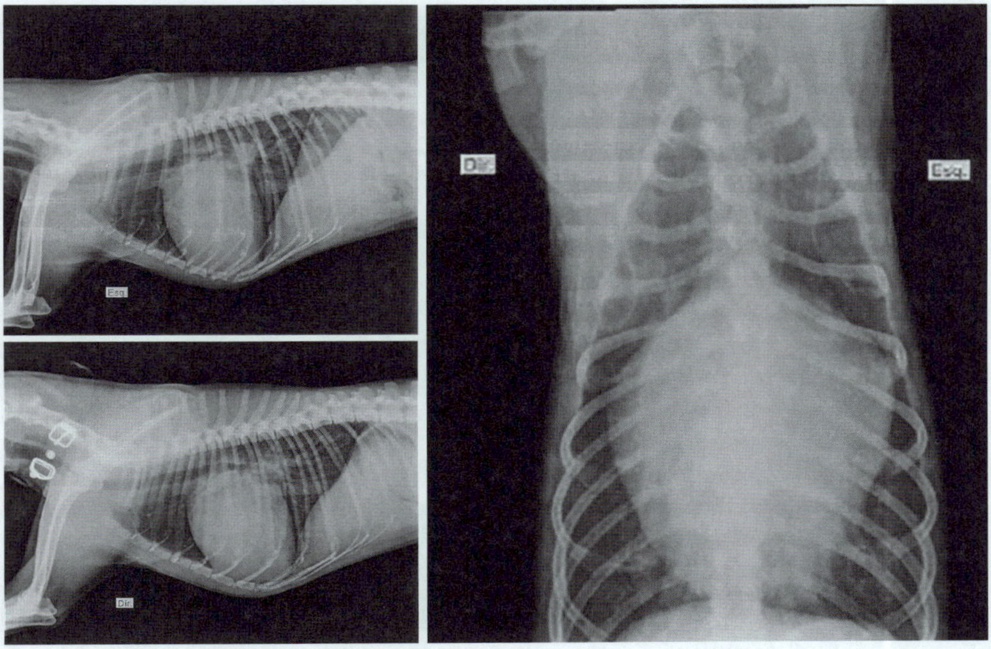

FIGURA 11 Edema pulmonar cardiogênico.

Fonte: Setor de Imagem do Hospital Veterinário da Universidade Federal Rural do Rio de Janeiro (UFRRJ).

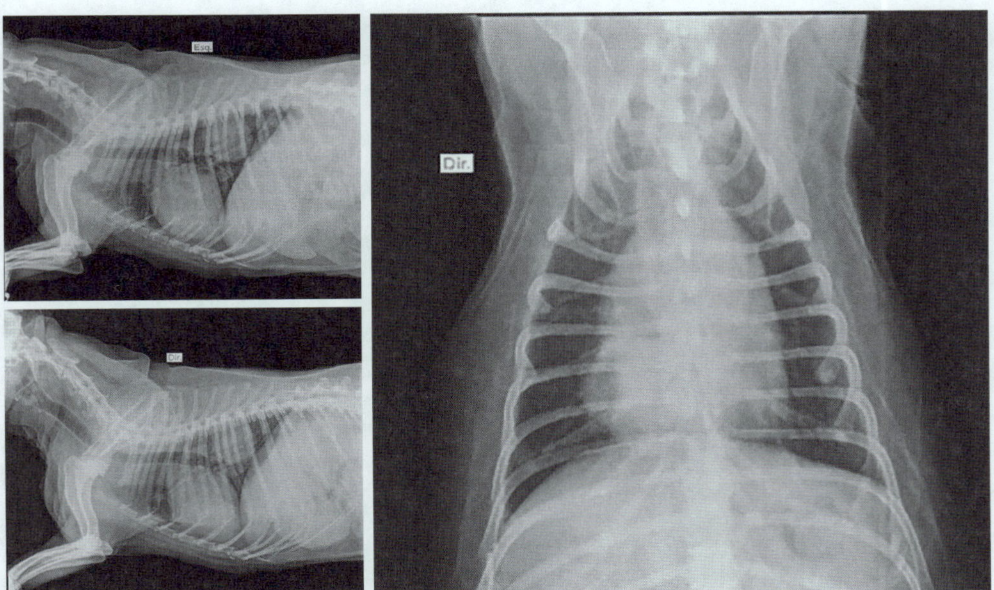

FIGURA 12 Estudo radiográfico do tórax de paciente com formação nodular pulmonar. Há sinal de silhueta na projeção ventrodorsal. Não há deslocamento de estruturas do mediastino.

Fonte: Setor de Imagem do Hospital Veterinário da Universidade Federal Rural do Rio de Janeiro (UFRRJ).

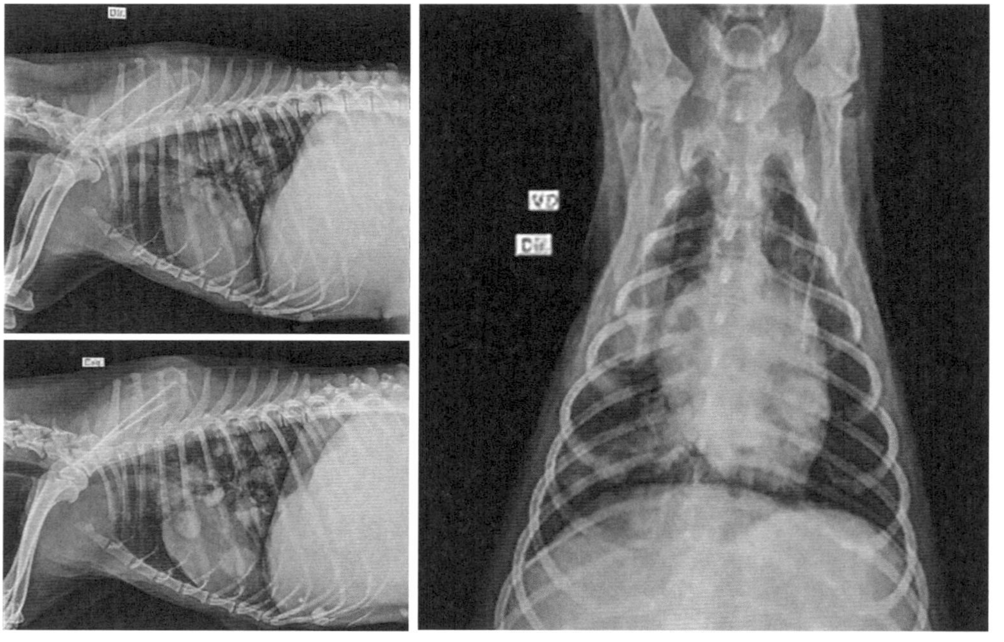

FIGURA 13 Estudo radiográfico do tórax de paciente com nódulos pulmonares.

Fonte: Setor de Imagem do Hospital Veterinário da Universidade Federal Rural do Rio de Janeiro (UFRRJ).

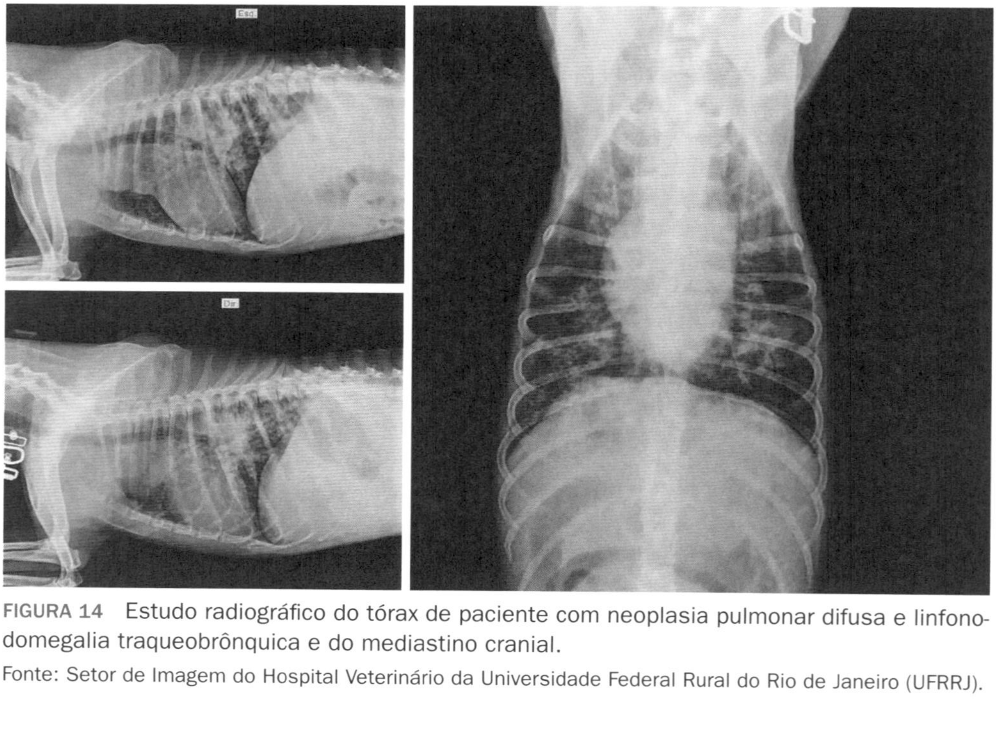

FIGURA 14 Estudo radiográfico do tórax de paciente com neoplasia pulmonar difusa e linfonodomegalia traqueobrônquica e do mediastino cranial.

Fonte: Setor de Imagem do Hospital Veterinário da Universidade Federal Rural do Rio de Janeiro (UFRRJ).

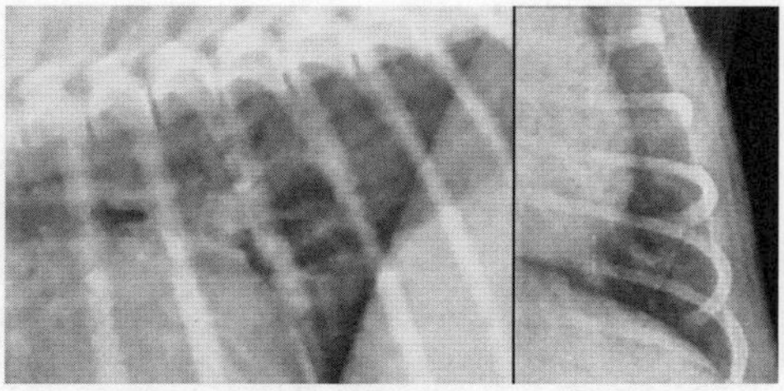

FIGURA 15 Bolha pulmonar observada em paciente após tratamento quimioterápico para neoplasia (tumor venéreo transmissível) difusa pulmonar.

Fonte: Setor de Imagem do Hospital Veterinário da Universidade Federal Rural do Rio de Janeiro (UFRRJ).

dades que acometem o espaço pleural têm influência direta na capacidade respiratória do paciente e, dependendo da gravidade, podem levá-lo ao óbito.

Anatomia radiográfica

Os espaços pleurais localizados entre os lobos pulmonares são denominados fissuras interlobares. Os seios costofrênicos são os espaços pleurais entre o diafragma e a ponta dos lobos pulmonares caudais, e o seio cardiofrênico é o espaço pleural entre o ápice cardíaco e o diafragma. Entretanto, o espaço pleural em um paciente hígido é um espaço virtual na observação das radiografias. O observador sabe que ele está lá, mas, por estar normal, não é possível sua identificação visual, uma vez que a pleura parietal e a visceral estão em íntimo contato.

Efusão pleural

Pequenas quantidades de líquido efusivo podem não ser suficientes para promover os achados radiográficos que indicam efusão pleural. Aumento da radiopacidade difusamente pelo tórax, obliteração da visualização da silhueta cardíaca, observação das fissuras interlobares, afastamento dos campos pulmonares do gradil costal, traqueia desviada dorsalmente e perda de definição da cúpula diafragmática são sinais radiográficos que apontam para efusão pleural.

Acúmulo de gordura no interior do tórax em pacientes obesos, sobretudo nos felinos, pode confundir o avaliador, e exames complementares, como a ultrassonografia, devem ser utilizados quando existir essa dúvida.

Ruptura do diafragma, sobretudo nos casos em que os órgãos deslocados do abdome para o tórax são parenquimatosos, também pode apresentar achados radiográficos semelhantes a efusão pleural.

Pneumotórax

A imagem radiográfica do pneumotórax é caracterizada pelo deslocamento dorsal da silhueta cardíaca e atelectasia pulmonar (Figura 16). Se a origem do pneumotórax for devida a trauma torácico, outras lesões podem ser observadas, como fratura de costela ou laceração de tecidos moles da parede torácica. Se a origem do pneumotórax for indefinida pela avaliação clínica e pela avaliação radiográfica e não for possível estabelecer sua etiologia, a tomografia computadorizada deve ser realizada para melhor avaliação pulmonar, uma vez que a avaliação radiográfica pode não ser eficiente na determinação da etiologia, como nos casos de ruptura de bolha pulmonar.

Formação mediastinal

O exame radiográfico pode não ser eficiente na diferenciação entre formações mediastinais e pulmonares, sobretudo quando as formações são grandes e acompanhadas de efusão (Figura 17). Formações no mediastino tendem a deslocar outras estruturas do mediastino, como acontece nas linfonodomegalias mediastinais que deslocam a traqueia (Figura 18). Formações pulmonares tendem a ocorrer no terço caudal e mais lateral à linha média do tórax.

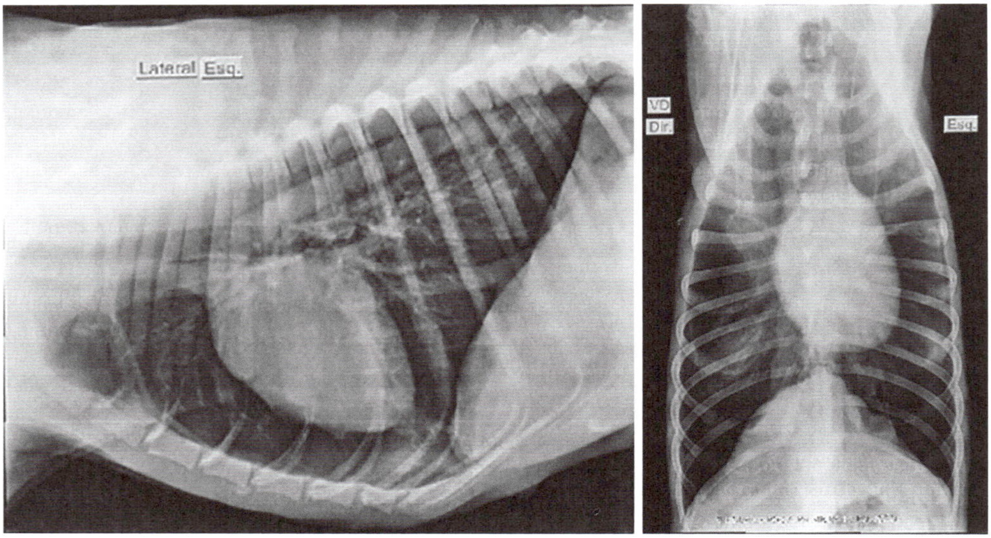

FIGURA 16 Estudo radiográfico do tórax de paciente com pneumotórax. Notar o desvio dorsal da silhueta cardíaca.

Fonte: Setor de Imagem do Hospital Veterinário da Universidade Federal Rural do Rio de Janeiro (UFRRJ).

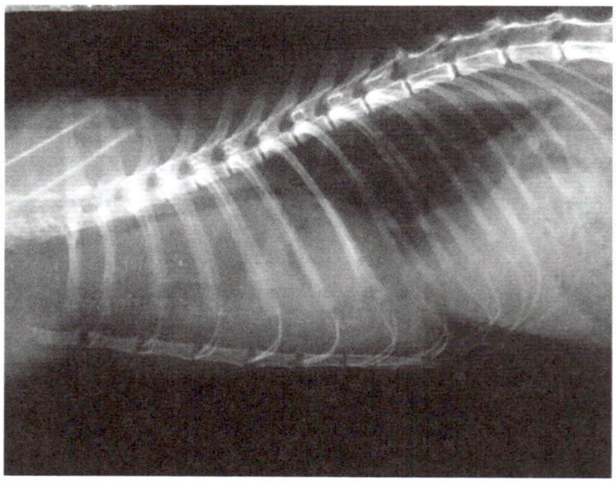

FIGURA 17 Radiografia lateral do tórax. Observa-se aumento de radiopacidade do tórax cranial, obliteração da silhueta cardíaca e desvio dorsal da traqueia. O paciente foi diagnosticado com efusão pleural e neoplasia no mediastino cranial.

Fonte: arquivo pessoal.

OSTEOARTROPATIA HIPERTRÓFICA DE ORIGEM PULMONAR

Trata-se de uma anomalia que acomete o periósteo de ossos longos das porções distais dos membros, normalmente secundária a alguma enfermidade intratorácica, mais comumente evidenciada em pacientes com neoplasia pulmonar, entretanto outras enfermidades podem estar relacionadas. A osteoartropatia hipertrófica pulmonar, também conhecida como acropaquia, é uma enfermidade pouco comum e também pode ser observada em outras espécies.

A etiologia é indefinida. Mecanismo neurogênico foi sugerido pela regressão após a vagotomia, e a estimulação de trajetos neurais aferentes promoveria o aumento do fluxo sanguíneo, entretanto outras teorias foram aventadas como fatores humorais, hipóxia ou combinação de ambos.

A manifestação clínica é caracterizada pelo aumento de volume simétrico nas extremidades distais dos membros. Os sinais radiográficos dos membros acometidos incluem reação periosteal do tipo paliçada nos ossos das porções distais dos membros, podendo acometer ou não as articulações (Figura 19).

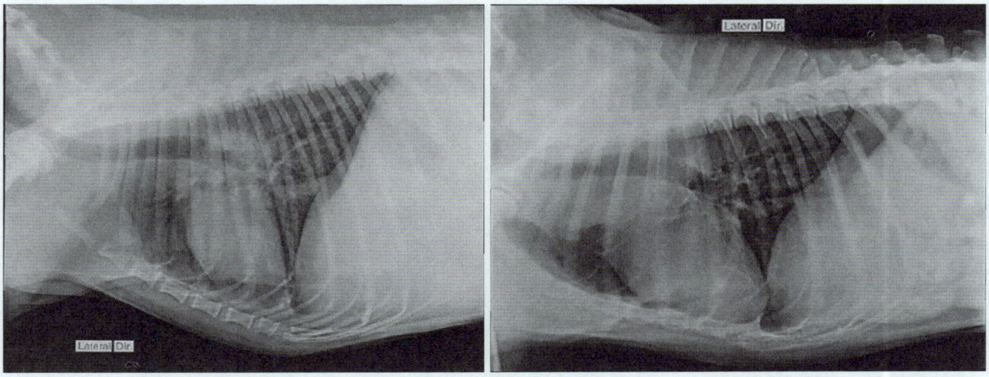

FIGURA 18 Radiografias laterais do tórax nas quais é possível observar linfonodomegalia mediastinal (esternal e traqueobrônquica).

Fonte: Setor de Imagem do Hospital Veterinário da Universidade Federal Rural do Rio de Janeiro (UFRRJ).

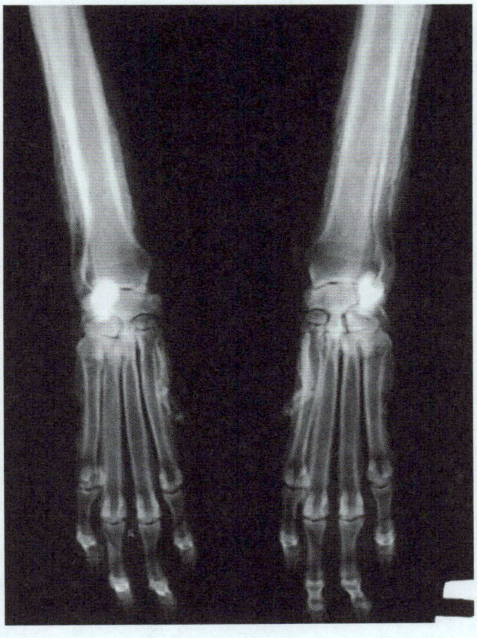

FIGURA 19 Imagem radiográfica em projeção dorsopalmar dos membros torácicos evidenciando reação periosteal irregular acometendo os ossos do rádio, da ulna, dos metacarpos e das falanges, acompanhada do aumento de volume acentuado de partes moles.

A avaliação radiográfica e ultrassonográfica do tórax (Figura 20), bem como outros métodos de diagnóstico, auxiliam na caracterização dessa enfermidade.

BIBLIOGRAFIA COMPLEMENTAR

1. Baumandnv D, Fluckiger M. Radiographic findings in the thorax of dogs with leptospiral infection. Vet Radiol Ultrasound. 2001;42(4):305-7.
2. Bouyssou S, Specchi S, Desquilbet L, Pey P. Radiographic appearance of presumed noncardiogenic pulmonary edema and correlation with the underlying cause in dogs and cats. Vet Radiol Ultrasound. 2017;58(3):259-65.
3. Dennis R, Kirberger RM, Wrigley RH, Barr F. Handbook of small animal radiological differential diagnosis. W. B. Saunders; 2001.
4. Eleuterio EO. Estudo clínico e imaginológico do colapso traqueal em cães (Canis familiaris, Linnaeus, 1758). Available: https://tede.ufrrj.br/jspui/handle/jspui/4723.
5. Farrow CS, Shively M. Radiology of the cat. St. Louis: Mosby; 1993.
6. Fernandes MEL, Peixoto AJR, Campos ACS, Santos Filho M, Oliveira LC, Ballot S, et al. Correção cirúrgica de estenose de traqueia em cão (Canis familiares): relato de caso. Braz J Anim Environ Res [Curitiba]. 2020;3(2):380-90.

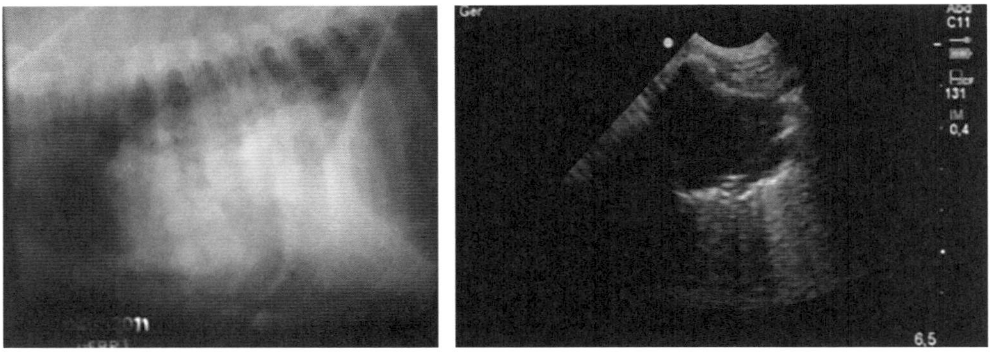

FIGURA 20 Imagens radiográfica e ultrassonográfica de paciente com osteoartropatia hipertrófica (Figura 19). À avaliação radiográfica do tórax em projeções laterolateral (imagem da esquerda), evidenciou-se a presença de padrão pulmonar intersticial nodular sugestivo de neoplasia pulmonar. Ultrassonografia torácica em modo B (imagem da direita) da superfície pulmonar evidenciando área de consolidação pulmonar.

7. Geyer NE, Reichle JK, Valdés-Martínez A, Williams J, Goggin JM, Leach L, et al. Radiographic appearance of confirmed pulmonary lymphoma in cats and dogs. Vet Radiol Ultrasound. 2010;51(4):386-90.
8. Hayward NJ, Baines SJ, Baines EA, Herrtage ME. The radiographic appearance of the pulmonary vasculature in the cat. Vet Radiol Ultrasound. 2004;45(6):501-4.
9. Kealy JK, Graham JP, Mcallister H. Radiologia e ultrassonografia do cão e do gato. Elsevier; 2012.
10. Lafuma F, Tréhiou CB, Bernardin F, Blond L. Computed tomography may be helpful in discriminating grass awn foreign body rhinitis from non-foreign body rhinitis in dogs. Vet Radiol Ultrasound. 2021;62:533-40.
11. Monteiro MSV, Sassaki RA, Marchini LR, Koba YR, Wittmaack MCN, Moraes PC. Pneumotórax espontâneo primário devido bolha pulmonar em cão. Revista de Educação Continuada em Medicina Veterinária e Zootecnia do CRMV-SP. 2021;19(1):e38131.
12. Touzet C, Hahn H, Gomes E, Bismuth C, Le Boedec K. Assessment of survey radiography as a method of diagnosing bilateral laryngeal paralysis in dogs. Vet Radiol Ultrasound. 2023;64:183-93.
13. Motta MAA, Raiser AG, Silveira MF. Pneumopatias hipersensíveis: revisão de literatura e descrição de caso [Hipersensitivity pneumopathies: literature review and case report]. MEDVEP – Rev Cient Med Vet. 2010;8(27):720-5.
14. Paulino Jr D, Toni MC, Meirelles AEWB, Canola JC, Camacho AA. Achados radiográficos de pneumonite urêmica em cães com insuficiência renal crônica. ARS Veterinaria [Jaboticabal]. 2013;29(1):13-7.
15. Oui H, Oh J, Keh S, Lee G, Jeon S, Kim H, et al. Measurements of the pulmonary vasculature on thoracic radiographs in healthy dogs compared to dogs with mitral regurgitation. Vet Radiol Ultrasound. 2015;56(3):251-6.
16. Ruby J, Secrest S, Sharma A. Radiographic differentiation of mediastinal versus pulmonary masses in dogs and cats can be challenging. Vet Radiol Ultrasound. 2020;61:385-93.
17. Russo M, Lamb CR, Jakovljevdic S. Distinguishing rhinitis and nasal neoplasia by radiography. Veterinary Radiology & Ultrasound. 2000;41(2):118-24.
18. Thrall DE. Diagnóstico de radiologia veterinária. 7.ed. Rio de Janeiro: GEN/Guanabara-Koogan; 2019.
19. Zanatta R, Canola EJC. Avaliação radiográfica e tomográfica dos seios nasais de gatos com doenças sinonasais crônicas Arq Bras Med Vet Zootec. 2011;63(4):844-9.

CAPÍTULO 5

Ultrassonografia torácica

Denise do Vale Soares
Matheus Daudt Matos

INTRODUÇÃO

A ultrassonografia torácica extracardíaca é um exame de auxílio ao diagnóstico que pode ser amplamente solicitado na rotina clínica de pequenos animais, podendo ser utilizado como complementação diagnóstica da radiografia torácica previamente realizada. Trata-se de um exame rápido, indolor e passível de realização em pacientes dispneicos, já que eles poderão ser avaliados na posição em que se sentirem mais confortáveis, evitando piora em seu quadro clínico.

A presença de alterações ultrassonográficas semelhantes para diferentes etiologias e a impossibilidade das ondas de ultrassom penetrarem profundamente no parênquima pulmonar hígido são as principais limitações desse exame. Com o objetivo de auxiliar o operador no momento da avaliação ultrassonográfica, a realização de radiografias torácicas prévias, quando possível, pode ser necessária para identificar a presença de lesões, localizar a região do tórax para uma janela acústica adequada e descartar a presença de pneumotórax, o que poderá impedir a realização da ultrassonografia torácica.

Existem algumas alterações para as quais a ultrassonografia torácica extracardíaca pode ser aplicada, como a presença de efusão pleural, alargamento mediastinal (especialmente quando houver suspeita de massa nessa região), consolidação pulmonar, edema pulmonar, avaliação da parede torácica ou massas pleurais, suspeita de hérnia diafragmática e hérnia peritônio-pericárdica, suspeita de torção de lobo pulmonar e realização de biópsias guiadas por ultrassonografia. Entretanto, a avaliação pulmonar só é possível na presença de lesões como nódulos, massas e consolidações presentes na superfície periférica dos lobos pulmonares.

Também é possível a realização de ultrassonografia torácica extracardíaca em protocolos de emergência, especialmente em pacientes críticos pós-trauma, por meio do TFAST (*Thoracic Focused Assessment with Sonography for Trauma*) e Vet BLUE (*Veterinary Bedside Lung Ultrasound Exam*). Esses protocolos têm como objetivo auxiliar o clínico em um diagnóstico rápido, permitindo uma abordagem terapêutica precoce. Permitem também monitorar complicações, sendo essas técnicas descritas mais à frente neste capítulo.

TÉCNICA PARA A REALIZAÇÃO DO EXAME

Em animais normais, a interposição pulmonar dificulta a avaliação torácica extracardíaca. Entretanto, para a realização do exame, é necessária a realização de tricotomia ampla da região torácica e o uso de gel acústico para melhor contato da superfície corporal com o transdutor, diminuindo, assim, a interferência do ar entre a pele e o transdutor, melhorando a propagação do som e, consequentemente, produzindo imagens de qualidade diagnóstica.

Geralmente a avaliação ultrassonográfica é realizada com os animais em decúbitos laterais, por meio da abordagem intercostal, posicionando o transdutor entre as costelas. Também podem ser realizadas abordagens utilizando a região subcostal (trans-hepática), especialmente para a avaliação de lobos pulmonares caudais e mediastino caudal. Ainda, pode-se utilizar a abordagem na entrada da cavidade torácica, para auxiliar na visualização de alterações em mediastino cranial.

Para a realização desse tipo de avaliação, geralmente se utilizam transdutores microconvexos, embora transdutores lineares também possam ser utilizados. A frequência do transdutor deve ser escolhida de acordo com a localização da lesão e o tamanho do animal. Para animais pequenos e lesões mais superficiais, geralmente há a necessidade de escolha de transdutores de frequências mais altas; já para animais grandes e lesões mais profundas, geralmente se utilizam transdutores de frequências menores.

ASPECTOS ULTRASSONOGRÁFICOS NORMAIS

A avaliação ultrassonográfica das estruturas torácicas extracardíacas é limitada, devido à interposição criada pelo ar nos pulmões. Entretanto, é de grande importância identificar as estruturas normais e as limitações para sua identificação e avaliação.

Parede torácica e superfície pleuropulmonar

Ao realizar o acesso intercostal, são identificas as estruturas da parede torácica (pele, tecido subcutâneo, musculatura e superfície das costelas) e as superfícies pleural e pulmonar, que conjuntamente irão formar uma imagem conhecida como sinal do aligator (*gator sign*), que é criado pela presença das interfaces acústicas das duas costelas (produzindo sombra acústica), o espaço intercostal e a linha pleuropulmonar hiperecogênica, no qual, a partir de sua identificação, é possível visualizar de forma dinâmica o deslizamento pleural ao longo da parede torácica de acordo com a inspiração e a expiração do paciente, denominado sinal de deslizamento (*glide sign*). Em um pulmão saudável, os artefatos de reverberação gerados pela presença do ar são visualizados a partir da linha pleuropulmonar e são identificados como linhas ecogênicas paralelas e equidistantes que se aprofundam na imagem (linhas A) (Figura 1).

Diafragma

O diafragma é identificado ultrassonograficamente como uma interface curva, hiperecogênica e altamente refletiva, visualizado cranialmente ao fígado, pela abordagem subxifoide na janela hepatodifragmática ou intercostal. Dada sua convexidade, o artefato de imagem em espelho pode ocorrer em uma superfície diafragmática normal, portanto o reconhecimento desse artefato é importante para não gerar diagnósticos equivocados (Figura 2).

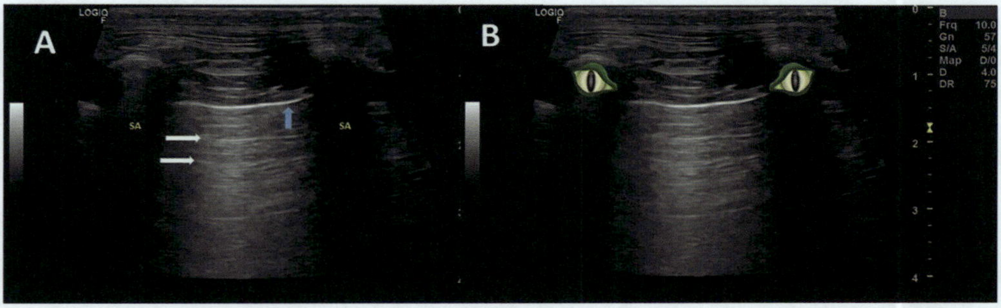

FIGURA 1 A: imagem ultrassonográfica do espaço intercostal de um cão, demonstrando a aparência normal da parede torácica e a superfície pleuropulmonar (*gator sign*). A seta azul demonstra a interface pleuropulmonar, identificada pela linha hiperecogênica. As setas brancas demonstram as linhas A e a sombra acústica das costelas (SA). B: representação do sinal do aligator.

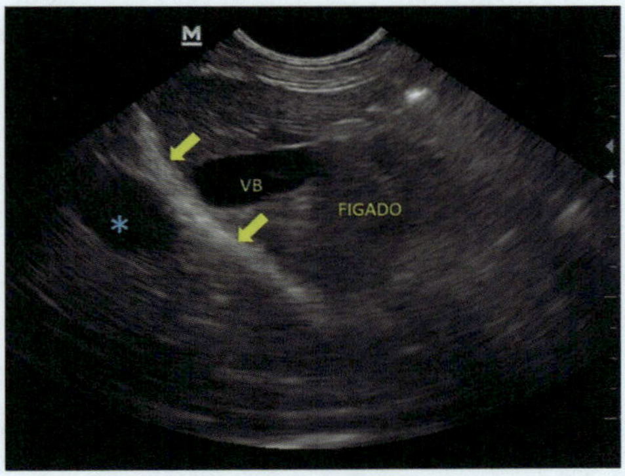

FIGURA 2 Imagem ultrassonográfica em janela hepatodiafragmática. As setas indicam a interface diafragmática, identificando o artefato de imagem em espelho da vesícula biliar cranial na imagem (*).

VB: vesícula biliar.

Mediastino

A avaliação do mediastino cranial pode ser realizada ao localizar o coração, em uma abordagem paraesternal, e realizar a varredura cranial a ele em direção à ponta do esterno, podendo também ser acessado na entrada do tórax em alguns casos. O mediastino caudal tem uma visualização limitada, devido à sobreposição pulmonar, sendo observado por meio do fígado, mais evidente quando há presença de efusão pleural, proporcionando uma janela acústica favorável.

Os vasos localizados no mediastino cranial são observados como estruturas tubulares ao corte longitudinal, podendo-se utilizar o Doppler colorido para sua identificação.

ASPECTOS ULTRASSONOGRÁFICOS DAS DESORDENS TORÁCICAS

Alterações pleurais

Efusão pleural

A avaliação ultrassonográfica torácica na presença de efusão pleural é uma ferramenta diagnóstica que pode complementar principalmente a avaliação radiográfica, especialmente quando a quantidade de líquido pleural é moderada a acentuada, o que acarreta dificuldade na avaliação das estruturas intratorácicas por meio da radiografia simples dessa região, devido à obliteração dessas estruturas pelo líquido pleural. Entretanto, a presença de líquido no espaço pleural, especialmente a partir de moderada quantidade, pode auxiliar na visualização e avaliação das estruturas intratorácicas que geralmente não são visíveis, como veia cava cranial, traqueia, esôfago e lobos pulmonares.

A efusão pleural é reconhecida ultrassonograficamente como material geralmente anecogênico, dependendo do tipo de fluido, e de quantidade variável, visualizada no espaço pleural, entre a parede torácica, o diafragma e os pulmões (Figura 3). Na presença de transudatos, transudatos modificados ou efusões quilosas, os fluidos geralmente são anecogênicos ou hipoecogênicos. Já na presença de exsudatos, hemorragias ou processos neoplásicos, os fluidos geralmente são mais ecogênicos, podendo ter *debris* hiperecogênicos em suspensão. Entretanto, não é possível diagnosticar o tipo do líquido presente na efusão somente pela imagem ultrassonográfica.

Na presença de grande quantidade de líquido pleural, pode haver diminuição do volume pulmonar, devido à atelectasia (Figura 4).

Pneumotórax

A ultrassonografia torácica para auxílio diagnóstico de pneumotórax geralmente é uma ferramenta útil na avaliação de pacientes em emergência, onde há impossibilidade de realização de radiografia torácica, que é a modalidade de escolha para essa alteração.

É um diagnóstico desafiador, por ser dinâmico e se basear na ausência do movimento de deslizamento pulmonar contra a parede torácica durante a inspiração e a expiração, visível na ausência de pneumotórax.

Alterações mediastinais

A ultrassonografia torácica pode ser realizada principalmente quando há evidência radiográfica de alargamento mediastinal, especialmente para diferenciar gordura de massas, permitindo a avaliação da região mediastinal cranial, média e caudal.

As massas mediastinais craniais podem incluir neoplasias como linfoma e timoma, linfadenomegalia, hematomas e lesões inflamatórias, por exemplo. Entretanto, mastocitomas, carcinomas da tireoide, melanomas e neoplasia indiferenciada também podem estar presentes na região mediastinal. A visualização das massas mediastinais de-

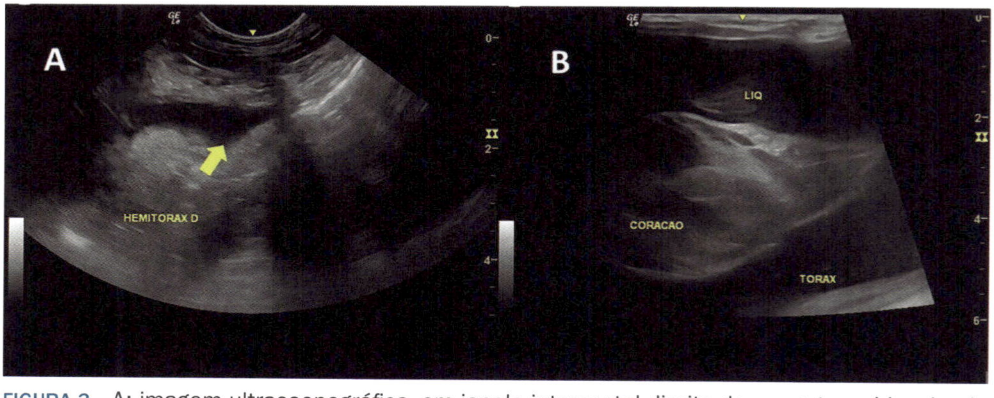

FIGURA 3 A: imagem ultrassonográfica, em janela intercostal direita de um gato, evidenciando discreta efusão pleural de aspecto anecoico, na porção cranial do hemitórax direito (seta). B: imagem ultrassonográfica, em janela intercostal esquerda de um gato, evidenciando grande quantidade de efusão pleural de aspecto discretamente turvo, difusamente distribuído na cavidade torácica, permitindo a visualização do coração.
LÍQ: líquido.

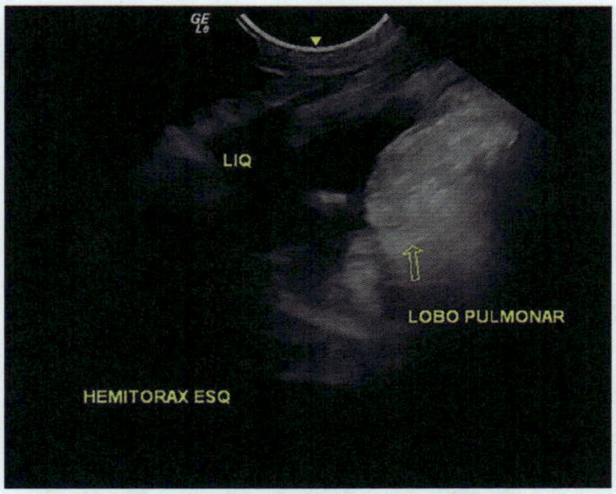

FIGURA 4 Imagem ultrassonográfica, em janela intercostal esquerda de um gato, evidenciando grande quantidade de efusão pleural de aspecto anecogênico, acarretando atelectasia pulmonar.

pende de seu tamanho e da janela acústica adequada.

As massas mediastinais são mais comumente visualizadas na região mediastinal cranioventral, sendo o linfoma o tipo de massa mediastinal mais comum, que pode ser encontrado em cães e gatos. Ultrassonograficamente é visível como massa geralmente hipoecogênica, de grandes dimensões, de ecotextura homogênea ou heterogênea (Figura 5).

Especialmente nos gatos, as massas mediastinais causadas por linfoma mediastinal podem estar acompanhadas de efusão pleural, podendo estar relacionada ao vírus da leucemia felina (FeLV). A avaliação ultrassonográfica torácica pode ser de grande auxílio para a complementação da avaliação mediastinal, pelo fato de possibilitar a visualização de massas nessa região, permitindo a complementação diagnóstica especialmente quando a radiografia torácica evidenciar alargamento e aumento de radiopacidade a esclarecer localizado na região mediastinal (Figura 6).

Os timomas são geralmente visualizados como uma massa ecogênica, com pequenas áreas cavitárias anecogênicas ou lesões císticas maiores.

Embora a avaliação ultrassonográfica torácica não cardíaca possa ser de grande auxílio para a detecção de massas mediastinais, os achados ultrassonográficos sozinhos não podem classificar o tipo histológico do

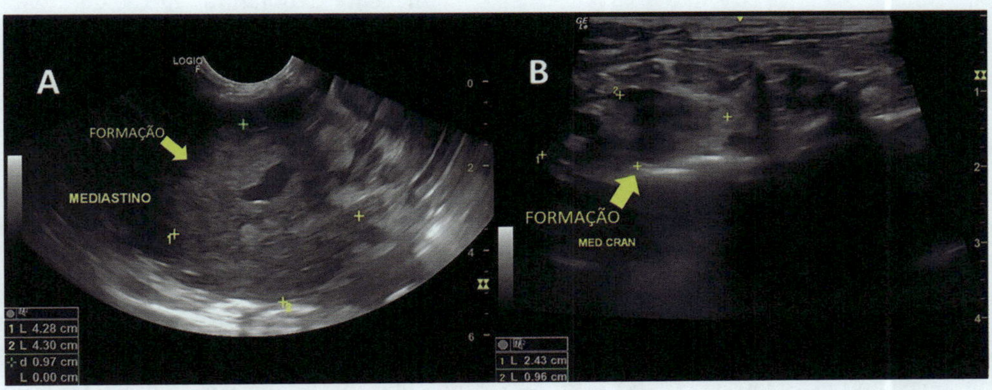

FIGURA 5 A: ultrassonografia da região de mediastino cranial, de um canino de 5 anos de idade, apresentando linfoma multicêntrico, evidenciando formação de grandes dimensões, medindo cerca de 4,28 x 4,30 cm, de contornos definidos e irregulares, hipoecogênica e de ecotextura heterogênea. B: ultrassonografia da região de mediastino cranial, de felino, evidenciando formação de pequenas dimensões, de ecotextura heterogênea e predominantemente hipoecogênica, medindo cerca de 0,96 x 2,43 cm.

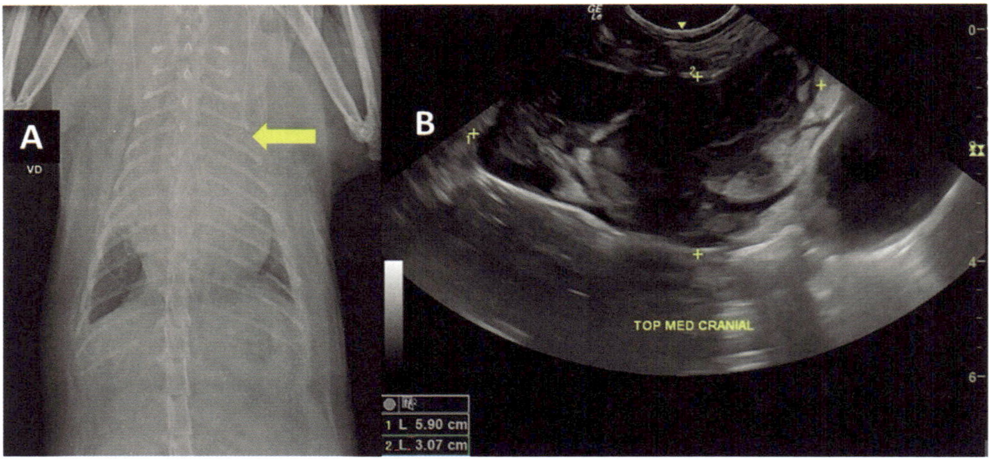

FIGURA 6 A: radiografia torácica de um gato de 1 ano de idade, em projeção ventrodorsal, FeLV positivo, evidenciando acentuado alargamento de radiopacidade em mediastino cranial (seta). B: ultrassonografia torácica do mesmo paciente, utilizando a janela da entrada torácica, evidenciando formação ovalada de grandes dimensões, heterogênea e predominantemente hipoecogênica em mediastino cranial, com diagnóstico de linfoma na avaliação citológica.

FeLV: vírus da leucemia felina.

tecido patológico, sendo necessária a avaliação citológica ou histopatológica para o diagnóstico definitivo.

Alterações pulmonares

Pneumonia e edema pulmonar

Infiltrados de fluidos ou células podem afetar os pulmões em diversas doenças, como pneumonia, edema pulmonar e contusão pulmonar. A medida que os espaços pulmonares são acometidos, desenvolvem-se janelas acústicas que permitem sua avaliação. As alterações vistas na ultrassonografia irão variar, dependendo principalmente de sua extensão.

A síndrome intersticial-alveolar é caracterizada pela presença de líquido/secreções nos alvéolos, sendo edema pulmonar cardiogênico, pneumonia intersticial, contusão pulmonar e fibrose pulmonar as causas mais comuns. O exame ultrassonográfico pode sugerir a presença da síndrome intersticial alveolar pela identificação de artefatos chamados linhas B, que são caracterizados pela formação de linhas verticais hiperecogênicas, visualizados pela superfície pleural se aprofundando distal na imagem e denotando aspecto de "cauda de cometa" (Figura 7).

Em um estudo conduzido por Ward et al. (2018) foram avaliados 74 cães e 24 gatos com dispneia e taquipneia, utilizando ultrassonografia pulmonar e radiografias torácicas para detectar a síndrome intersticial-alveolar. A ideia era comparar a eficácia das duas modalidades na detecção da doença, e observar se havia uma boa concordância espacial entre elas. Surpreendentemente, a ultrassonografia pulmonar se mostrou mais eficiente do que a radiografia torácica em detectar a síndrome intersticial-alveolar, provavelmente devido a diferenças metodológicas na definição de um quadrante positivo para cada modalidade. Enquanto a radiografia torácica considerava um qua-

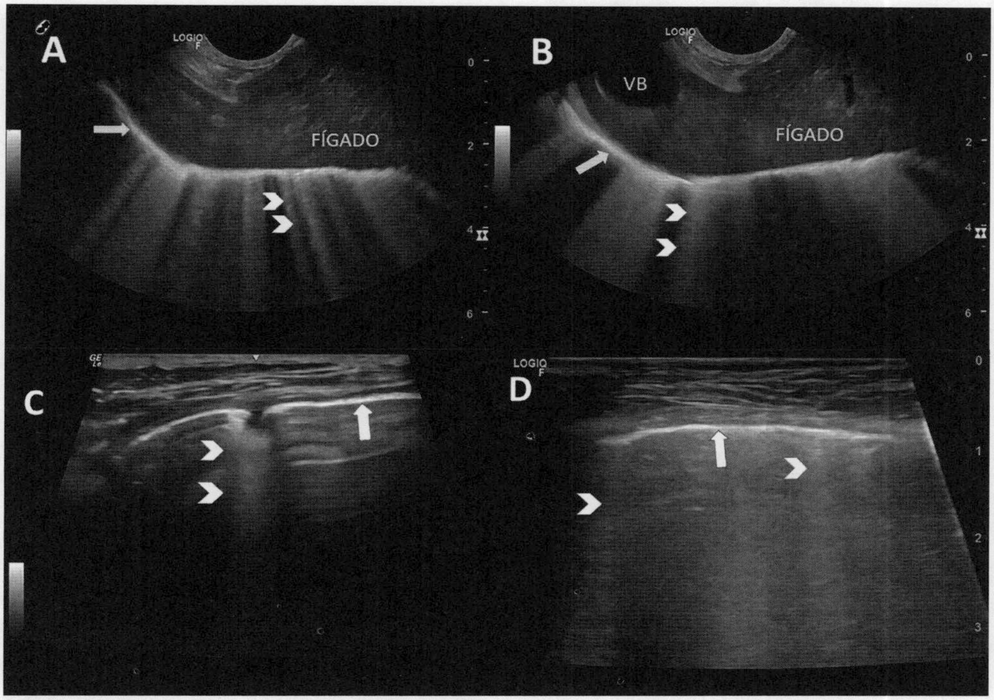

FIGURA 7 A e B: imagens ultrassonográficas em janela hepatodiafragmática de um cão com edema pulmonar cardiogênico, evidenciando a presença de linhas B (cabeça da seta). C e D: imagens ultrassonográficas da superfície pulmonar através da janela intercostal mostrando a presença de poucas linhas B (cabeça da seta) por campo (C) e numerosas linhas B por campo (D). As setas em A e B indicam interface diafragmática, e as setas em C e D indicam a interface pleuropulmonar.
VB: vesícula biliar.

drante positivo para a síndrome intersticial-alveolar quando pelo menos 25% da área pulmonar era afetada, a ultrassonografia pulmonar detectava a presença de mais de 3 linhas B em um único espaço intercostal. Outro fator interessante observado no estudo foi a diferença na distribuição da síndrome intersticial-alveolar entre pacientes com edema pulmonar cardiogênico e pacientes com causas não cardíacas. Os pacientes com edema pulmonar cardiogênico apresentaram uma distribuição mais difusa, enquanto os pacientes com pneumonia eram mais propensos a ter uma distribuição unilateral e pacientes com doenças das vias aéreas ou neurológicas não apresentaram a síndrome intersticial-alveolar em nenhum dos quadrantes.

Consolidação pulmonar

A consolidação pulmonar é uma desordem que ocorre quando o ar presente nos alvéolos é substituído por fluidos, células ou exsudato celular, como células neoplásicas, geralmente não acarretando diminuição do volume do lobo pulmonar afetado.

O parênquima pulmonar consolidado geralmente é hipoecogênico. O primeiro sinal de consolidação é visto como irregularidade da superfície do pulmão afetado, criada pela aeração não uniforme do ar nos espaços periféricos pulmonares, ocasionando a formação de artefatos de cauda de cometa, que irradiam de pequenas áreas de consolidação periférica (Figura 8). Entretanto, esse artefato não é específico para consolidação pulmonar, pois pode ser visualizado em outras alterações, tais como edema pulmonar e pneumonia.

À medida que ocorre a progressão da consolidação pulmonar, ela pode afetar partes mais profundas do parênquima pulmonar, podendo ser visível como tecido homogêneo ou heterogêneo, o que pode ocorrer quando alguns espaços alveolares estão preenchidos por fluidos ou exsudatos, enquanto outros permanecem com ar em seu interior.

A consolidação pulmonar avançada pode ser denominada hepatização, pois a aparência ultrassonográfica do pulmão consolidado pode se assemelhar ao tecido hepático. Pode ser observada, por exemplo, na pneumonia lobar e na neoplasia lobar (Figura 9).

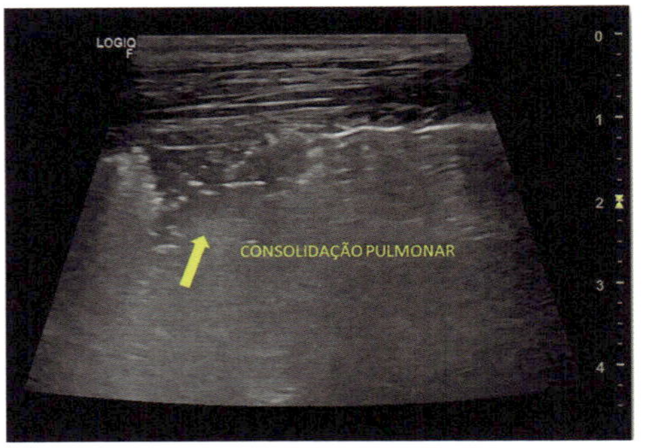

FIGURA 8 Avaliação pulmonar de um cão, pela janela intercostal, evidenciando irregularidade da superfície do pulmão, acarretando a formação de artefatos de cauda de cometa, provenientes de pequenas áreas de consolidação pulmonar periférica (seta).

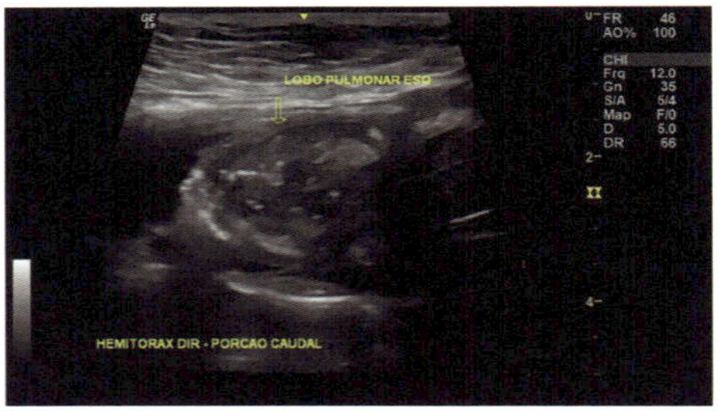

FIGURA 9 Avaliação pulmonar de um gato, pela janela intercostal, evidenciando consolidação pulmonar avançada, acarretando imagem de "hepatização" do lobo pulmonar afetado.

Atelectasia

A atelectasia ou colapso de lobo pulmonar pode ocorrer na presença de pneumotórax, efusão pleural ou obstrução de via aérea. Os lobos pulmonares atelectásicos podem ser mais facilmente visualizados na presença de efusão pleural.

Os lobos pulmonares podem ser visualizados como pequenas estruturas triangulares, geralmente ecogênicas, com margens regulares, que geralmente se tornam visíveis na presença de efusão pleural. A ecogenicidade do pulmão atelectásico é causada pela ausência de ar nos alvéolos (Figura 10).

Nódulos e neoplasias pulmonares

As massas pulmonares podem ser avaliadas através do ultrassom quando localizadas na periferia pulmonar, adjacente à parede torácica, sem a interposição do ar nos lobos pulmonares, complementando a avaliação radiográfica. A ultrassonografia pode servir também como guia para obtenção de amostra citológica por aspiração por agulha fina.

As neoplasias pulmonares em cães e gatos podem ser primárias ou metastáticas. Os tumores primários são pouco frequentes, podendo se apresentar com aspectos ultrassonográficos diferentes. As neoplasias metastáticas geralmente são visualizadas como nódulos hipoecogênicos, redondos e podendo ter di-

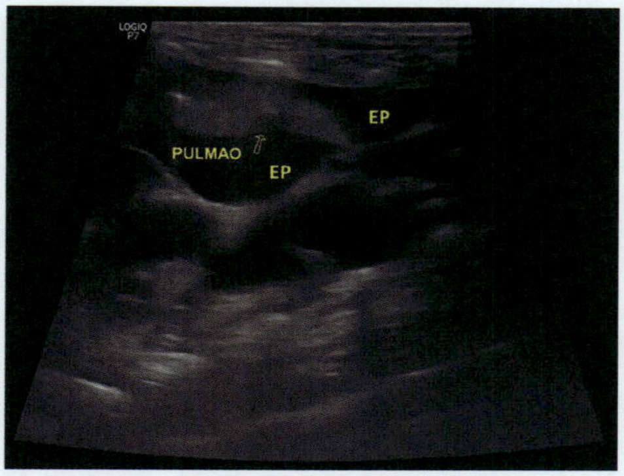

FIGURA 10 Imagem ultrassonográfica da cavidade torácica de felino, em janela intercostal, evidenciando lobo pulmonar com evidente diminuição de suas dimensões e com aumento de ecogenicidade, sugerindo atelectasia (seta) e efusão pleural (EP).

mensões variadas, visíveis na ultrassonografia quando estão na superfície pulmonar, movendo-se junto com o pulmão aerado (Figura 11A). Já nos casos de neoplasias pulmonares primárias, apresentam-se como massas únicas, de grandes dimensões, de ecotextura e ecogenicidade variáveis, dependendo de cada tipo de tumor (Figura 11B).

Entretanto, o diagnóstico definitivo do tipo de neoplasia pulmonar deve ser feito por meio da análise citológica e histopatológica pulmonar. Como principais diagnósticos diferenciais, têm-se abscessos, granulomas, hematomas e cistos, além de neoplasias benignas.

Desordens diafragmáticas/hérnias

A ultrassonografia torácica pode auxiliar no diagnóstico de hérnia diafragmática traumática (ruptura diafragmática), hérnias diafragmáticas verdadeiras (congênitas) e hérnia peritônio-pericárdica congênita, especialmente para complementação da radiografia torácica. Entretanto, essa avaliação pode ser desafiadora, devido à interposição do ar presente nos pulmões, que pode dificultar a avaliação torácica. Para o diagnóstico de hérnias, as janelas ultrassonográficas intercostal e cardíaca podem ser úteis.

Ultrassonograficamente, hérnia diafragmática congênita ou ruptura diafragmática podem ser visualizadas com presença de vísceras abdominais no tórax, acompanhada de descontinuidade da superfície curvilínea do

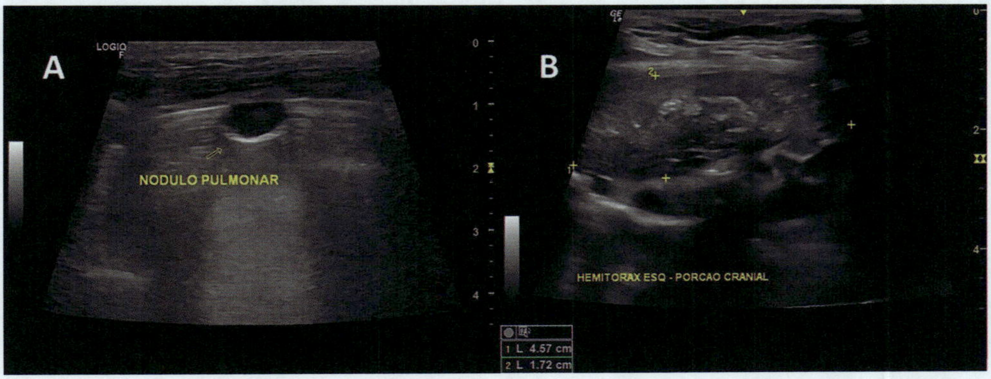

FIGURA 11 A: imagem ultrassonográfica da cavidade torácica de um cão, com metástase pulmonar, em janela intercostal, evidenciando nódulo hipoecogênico e bem delimitado, localizado na superfície pulmonar (seta). B: imagem ultrassonográfica da cavidade torácica de um gato, com massa pulmonar primária, em abordagem pela entrada da cavidade torácica, evidenciando massa única, heterogênea e predominantemente hiperecogênica, de grandes dimensões, localizada em topografia de lobo pulmonar cranial esquerdo (entre os cursores).

diafragma e margem cranial do fígado assimétrica. Baço, estômago, intestino delgado e, ocasionalmente, o rim são órgãos que podem ser herniados para o tórax, principalmente nas rupturas diafragmáticas (Figura 12).

Hérnia diafragmática peritônio-pericárdica congênita pode ocorrer no cão e no gato. A ultrassonografia torácica pode ser de grande auxílio no diagnóstico dessa alteração, sendo útil também na complementação da avaliação radiográfica, que pode apresentar aumento generalizado da silhueta cardíaca, como diagnóstico diferencial entre efusão pericárdica e outras doenças cardíacas. Ultrassonograficamente, o diagnóstico dessa alteração pode ser feito pela visualização do fígado (ou outros órgãos) contido dentro do saco pericárdico, ao redor do coração. Isso pode ser feito usando o coração como uma janela acústica ou tomando uma abordagem subcostal (transabdominal) através do fígado (Figura 13).

ULTRASSONOGRAFIA TORÁCICA NAS EMERGÊNCIAS: TFAST E VET BLUE

Os protocolos de ultrassonografia torácica extracardíaca TFAST (*Thoracic Focused Assessment with Sonography for Trauma*) e Vet BLUE (*Veterinary Bedside Lung Ultrasound Exam*) têm por objetivo auxiliar o clínico para um diagnóstico rápido, permitindo uma abordagem terapêutica precoce. Permitem, também, monitorar complicações, tornando-se fundamentais em unidades de tratamento intensivo (UTI) e para pacientes críticos, que, na maioria das vezes, estão clinicamente instáveis para a realização de uma radiografia torácica.

A técnica TFAST permite a detecção e determinação do grau ou severidade de pneumotórax em animais que sofreram trauma, tendo alta sensibilidade, especificidade, além de detectar e monitorar efusão

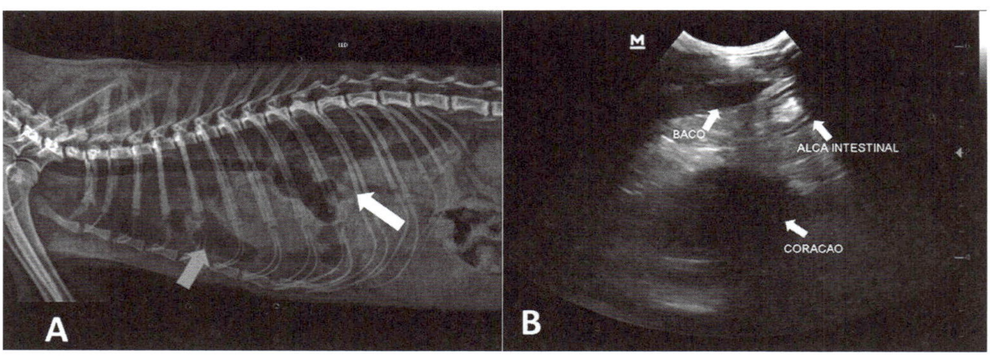

FIGURA 12 A: imagem radiográfica de um gato resgatado politraumatizado, em projeção laterolateral direita, evidenciando sugestiva descontinuidade do diafragma (seta da direita), projeção de conteúdo gasoso entremeado nos lobos pulmonares, podendo sugerir segmentos intestinais no interior da cavidade torácica (seta da esquerda). B: imagem ultrassonográfica do mesmo paciente, pelo acesso intercostal, evidenciando presença de baço e segmento intestinal no interior da cavidade torácica, adjacente ao coração, sugerindo ruptura diafragmática.

Fonte: Agatha Campinho Belsito.

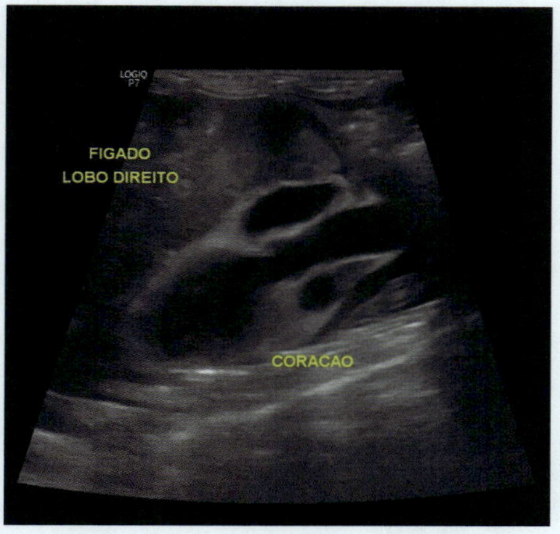

FIGURA 13 Imagem ultrassonográfica do tórax de um felino, pelo acesso intercostal direito em corte longitudinal, evidenciando lobo hepático direito projetando-se parcialmente para a cavidade torácica, no interior do saco pericárdico e em íntimo contato com o coração.

pleural e pericárdica, contusão pulmonar, avaliar parede torácica, espaço pleural e alterações pulmonares.

A técnica TFAST pode ser realizada em associação com a Vet BLUE, que permite informações mais abrangentes sobre o pulmão e tem sido utilizada em vários estudos para avaliar a síndrome intersticial alveolar em cães e gatos, auxiliando na determinação de alterações respiratórias de causas cardíacas ou pulmonares com base na distribuição dos padrões pulmonares ultrassonográficos. No entanto, não substitui totalmente a radiografia torácica, limitando-se às doenças localizadas em superfície pulmonar (periferia), não sendo capaz de detectar alterações mais profundas. Seus achados devem ser correlacionados com a radiografia torácica.

Para a realização do protocolo TFAST, o paciente pode ser avaliado em decúbito lateral (direito e esquerdo), sendo avaliadas algumas janelas específicas:

- Janela do tubo torácico (CTS) bilateral: visualizada entre o oitavo e o nono espaço intercostal, diretamente dorsal ao processo xifoide. Usada para diagnóstico de pneumotórax, por ser o ponto mais alto, onde o ar se acumularia.
- Janela do pericárdio (PCS) bilateral: visualizada no terceiro, quarto e quinto espaços intercostais, nas junções costocondrais; semelhante à janela paraesternal na ecocardiografia. Usada para identificar efusão pleural e pericárdica e visualização do coração.
- Janela hepatodiafragmática (DH): usada para identificar efusão pleural, pericárdica e veia cava caudal (VCC).

Quando associado ao Vet BLUE, o paciente pode ser posicionado em decúbito esternal, ou mesmo em estação. O decúbito dorsal não deve ser utilizado, pois pode descompensar os pacientes em angústia respiratória. A avaliação pulmonar preconizada no Vet BLUE compreende quatro pontos em cada hemitórax (direito e esquerdo):

1. Região pulmonar caudodorsal.
2. Região pulmonar peri-hilar.
3. Região pulmonar média.
4. Região pulmonar cranial (Figura 14).

Diante do exposto neste capítulo, a ultrassonografia torácica pode ser considerada uma ferramenta útil no auxílio diagnóstico das alterações torácicas, pulmonares e mediastinais. Apesar das limitações da técnica ultrassonográfica torácica, o exame apresenta grande sensibilidade para detecção de alterações quando presentes, podendo ser o primeiro exame de imagem a ser utilizado, mesmo em pacientes críticos. Além disso, pode ser utilizado como complementação do exame radiográfico e para guiar procedimentos minimamente invasivos.

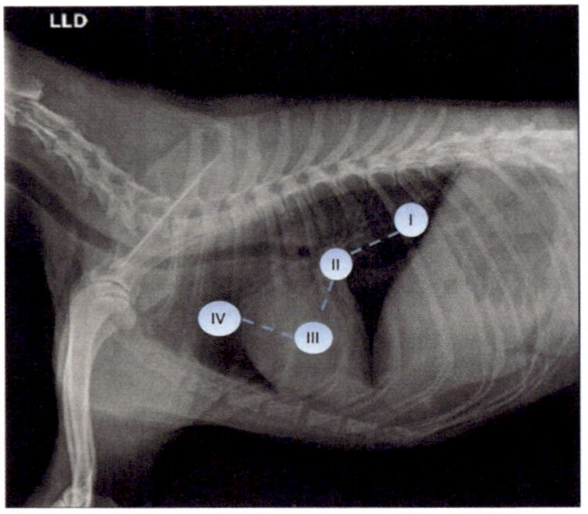

FIGURA 14 Imagem radiográfica em projeção lateral direita do tórax de cão, correlacionando os pontos de avaliação ultrassonográfica do protocolo Vet BLUE. I: região pulmonar caudodorsal. II: região peri-hilar. III: região pulmonar média. IV: região pulmonar cranial.
Fonte: adaptada de Lisciandro (2014).

BIBLIOGRAFIA COMPLEMENTAR

1. Cole L, Pivetta M, Humm K. Diagnostic accuracy of a lung ultrasound protocol (Vet BLUE) for detection of pleural fluid, pneumothorax and lung pathology in dogs and cats. J Small Anim Pract. 2021;62(3):178-86.
2. Cristo TG, Biezus G, Noronha LF, Pereira LHHS, Withoeft JA, Furlan LV, et al. Feline lymphoma and a high correlation with feline leukaemia virus infection in Brazil. J Comp Pathol. 2019;166:20-8.
3. Hecht S, Penninck D. Thorax. In: Penninck D, D'Anjou M A. Atlas of small animal ultrasonography. 2.ed. Wiley Blackwell; 2015. p.81-110.
4. Konde LJ, Spaulding K. Sonographic evaluation of the cranial mediastinum in small animals. Vet Radiol. 1991;32(4):178-84.
5. Lisciandro GR. The thoracic FAST (TFAST) Exam. In: Lisciandro GR. Focused ultrasound techniques for the small animal practitioner. John Wiley & Sons; 2014a. p.140-65.
6. Lisciandro GR. The Vet BLUE lung scan. In: Lisciandro GR. Focused ultrasound techniques for the small animal practitioner. John Wiley & Sons; 2014b. p.166-88.
7. Lisciandro GR, Lagutchik MS, Mann KA, Voges AK, Fosgate GT, Tiller EG, et al. Evaluation of a thoracic focused assessment with sonography for trauma (TFAST) protocol to detect pneumothorax and concurrent thoracic injury in 145 traumatized dogs. J Vet Emerg Crit Care. 2008;18(3):258-69.
8. Murphy SD, Ward JL, Viall AK, Tropf MA, Walton RL, Fowler JL, et al. Utility of point-of-care lung ultrasound for monitoring cardiogenic pulmonary edema in dogs. J Vet Intern Med. 2021;35(1):68-77.
9. Neelis DA, Mattoon JS, Nyland TG. Thorax. In: Mattoon JS, Nyland TG. Small animal diagnostic ultrassound. 3.ed. Saunders; 2015. p.188-216.
10. Reichle JK, Wisner ER. Non-cardiac thoracic ultrasound in 75 feline and canine patients. Vet Radiol Ultrasound. 2000;41(2):154-62.
11. Ward JL, Lisciandro GR, DeFrancesco TC. Distribution of alveolar-interstitial syndrome in dogs and cats with respiratory distress as assessed by lung ultrasound versus thoracic radiographs. J Vet Emerg Crit Care. 2018;28(5):415-28.
12. Ward JL, Lisciandro GR, Keene BW, Tou SP, DeFrancesco TC. Accuracy of point-of-care lung ultrasonography for the diagnosis of cardiogenic pulmonary edema in dogs and cats with acute dyspnea. J Am Vet Med Assoc. 2017;250(6):666-75.

CAPÍTULO 6

Exames avançados de imagem do sistema respiratório

Ana Carolina Mota Rodrigues
Ariana Gayer Ferro
Eduardo Ayres e Silva Pereira

INTRODUÇÃO

O diagnóstico é, provavelmente, uma das tarefas mais importantes e um dos maiores desafios enfrentados na medicina veterinária, podendo ser considerado uma arte que abrange tanto o conhecimento técnico, científico e clínico como a experiência, o bom senso, a paciência, a persistência e a empatia do veterinário com seu paciente.

Enquanto na medicina humana os pacientes podem exercer a comunicação verbal com os médicos a seu favor, os *pets* não expressam seus sintomas e angústias da mesma forma, o que aumenta a necessidade de aprimoramento das ferramentas de diagnóstico na medicina veterinária.

O exame radiográfico convencional tem um papel fundamental na avaliação inicial da cavidade torácica em pacientes com distúrbios cardiorrespiratórios, entretanto modalidades de imagem mais recentes, como ultrassonografia de tórax, fluoroscopia, tomografia computadorizada (TC) e ressonância magnética (RM), estão se tornando cada vez mais importantes para investigações aprimoradas de enfermidades, planejamento terapêutico, prognóstico e monitoramento. É essencial compreender as indicações clínicas dessas modalidades de imagem e saber quando é apropriado encaminhar o paciente para esses estudos. Isso permite uma avaliação mais precisa da doença e um planejamento terapêutico mais eficaz.

É de suma importância o conhecimento e a atualização sobre as diferentes opções, indicações e limitações de diagnósticos por imagem disponíveis para que seja compreendido quais são as melhores práticas para cada caso específico. A decisão de solicitação de um exame de imagem deve ser baseada nas necessidades diagnósticas específicas do paciente, levando em consideração os riscos e benefícios de cada modalidade. O veterinário deve considerar o histórico clínico do paciente, a apresentação clínica, os achados do exame físico e os resultados de outros exames complementares, a fim de decidir qual modalidade de imagem é mais adequada para o caso em questão. Dessa forma é possível garantir que o paciente receba o diagnóstico, o prognóstico e o tratamento adequados.

FLUOROSCOPIA

A fluoroscopia é uma técnica de diagnóstico por imagem que produz imagens radiográficas dinâmicas em tempo real, utilizando um equipamento semelhante ao de radiografia convencional. Embora a resolução espacial seja tipicamente inferior à das radiografias convencionais, a fluoroscopia oferece informações diagnósticas funcionais e anatômicas. Durante o exame, o animal é colocado em uma mesa de exame e exposto a um feixe contínuo de raios X, permitindo que sejam visualizadas as estruturas internas de maneira dinâmica.

É um exame complementar que pode ser útil no diagnóstico de algumas doenças respiratórias em pequenos animais. Na avaliação de colapso traqueal, a fluoroscopia pode fornecer informações sobre a localização exata e a extensão da lesão. Além disso, na avaliação de casos de pneumonia, a fluoroscopia pode ser usada para monitorar a eficácia do tratamento e verificar se há complicações, como derrame pleural. A técnica também pode ser utilizada para avaliar a presença de corpos estranhos nas vias aéreas e avaliar a função da laringe em casos de disfagia.

Colapso de traqueia

Embora a radiografia possa ser útil para triagem, a fluoroscopia tem maior sensibilidade para detecção do colapso traqueal em relação ao método de radiografia convencional, apresentando maior acurácia para detecção do colapso quando realizada durante todo o ciclo respiratório, incluindo a tosse. Mesmo sendo uma suspeita clinica frequente, o diagnóstico do colapso traqueal ou brônquico pode ser desafiador, e a combinação de exames complementares, como traqueobroncoscopia, tem mostrado melhores resultados para investigar a possibilidade de colapso traqueal em pequenos animais em relação a sua localização e extensão.

Na imagem, o colapso pode ser observado como uma diminuição do diâmetro traqueal ou uma mudança na forma da traqueia. O exame é geralmente realizado enquanto o animal respira naturalmente, fornecendo informações tanto do momento inspiratório quanto expiratório. O colapso traqueal pode ocorrer em diferentes locais, incluindo intratorácico e extratorácico, sendo o intratorácico geralmente mais evidente durante a expiração, já que o colapso traqueal extratorácico é menos comum e pode ser visto durante a inspiração. Além disso, a fluoroscopia pode ser usada para avaliar a resposta do paciente ao tratamento e monitorar a progressão da doença ao longo do tempo.

A TC é a modalidade de imagem de escolha para planejamento cirúrgico e seleção apropriada do *stent* para pacientes já diagnosticados previamente com colapso de traqueia, visto que a fluoroscopia apresenta maior variação na medição do diâmetro traqueal (altura ou largura) quando comparada com a TC. Além disso, em casos de colapso traqueal com rotação axial, pode haver aumento da dimensão dorsoventral da traqueia em radiografias simples, tornando o diagnóstico limitado mesmo com o uso de fluoroscopia, podendo ser confundido com massas intraluminais. Portanto, em pacientes suspeitos de colapso traqueal com rotação axial, deve-se considerar a realização de TC para um diagnóstico mais preciso (Figura 1).

Disfunções diafragmáticas funcionais

Em pequenos animais, as disfunções diafragmáticas funcionais podem ocorrer em razão de lesões ou doenças do nervo frênico, resultando em hemiplegia ou paralisia do diafragma. Durante a respiração em repouso, pode-se avaliar a forma do diafragma, a mobilidade da cúpula e das cruras e o grau de expansão da caixa torácica e observar estase de uma ou de ambas as cruras diafragmáticas durante o exame.

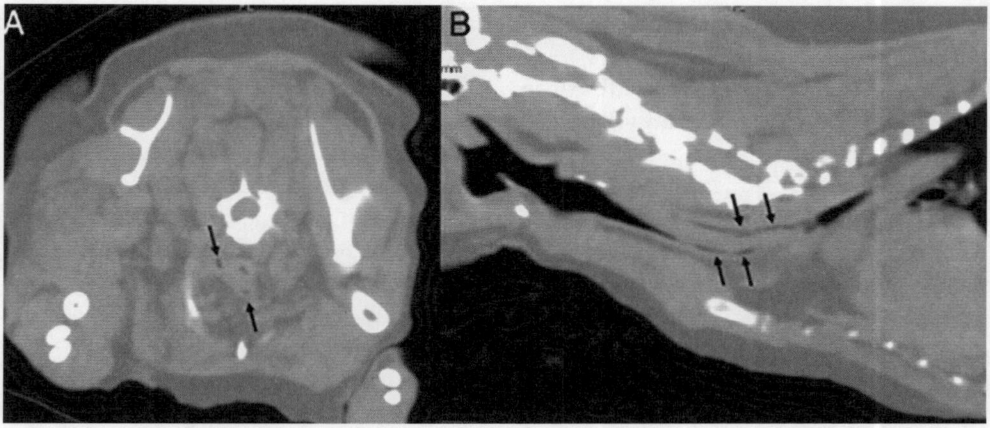

FIGURA 1 Imagens de TC nos planos transversal (A) e sagital (B) de um cão. Há uma pequena quantidade de gás na lateral da traqueia colapsada com rotação axial (setas) (A). O ar na lateral da traqueia colapsada produz um artefato que aparece como uma opacidade de tecido mole intraluminal tubular (B).

TC: tomografia computadorizada.
Fonte: adaptada de Heng et al. (2018).

Para avaliar adequadamente ambos os lados do diafragma, o movimento diafragmático deve ser observado fluoroscopicamente com o paciente posicionado em decúbito lateral direito e esquerdo. A crura afetada demonstrará um movimento paradoxal, deslocando-se cranialmente na inspiração e caudalmente na expiração, em razão de diminuição ou aumento relativo da pressão intratorácica, respectivamente, durante o ciclo respiratório. Além disso, pela perda do tônus muscular, a crura afetada geralmente é deslocada cranialmente pelas vísceras abdominais. Embora a fluoroscopia seja amplamente utilizada para o diagnóstico de disfunção diafragmática, a avaliação precisa dessa condição pode ser desafiadora, mesmo com o uso dessa técnica de imagem.

Orientação para procedimentos invasivos

A fluoroscopia pode ser empregada na orientação de procedimentos terapêuticos minimamente invasivos mais complexos, como a colocação de *stent* em pacientes com traqueia colapsada ou a embolização em pacientes com ducto arterioso persistente.

TOMOGRAFIA DE TÓRAX

Conceitos básicos

A TC é uma técnica não invasiva utilizada para obter imagens de estruturas internas do corpo utilizando raios X. Uma das principais vantagens da TC é a capacidade de obter imagens transversais, permitindo avaliar a anatomia interna do corpo sem sobreposição das estruturas, o que não é possível realizar em radiografias convencionais.

Durante o exame, o paciente é posicionado na mesa deslizante e algumas formas de contenção química, como sedação ou anestesia, são utilizadas para evitar movimentos que possam causar imagens borradas ou distorcidas. O escâner de TC é composto de um anel que contém um tubo de raios X e um conjunto de detectores. Esse tubo emite um fino feixe de raios X através do corpo do paciente enquanto gira em torno dele até os detectores do outro lado do anel, que medem a quantidade de radiação que passa pelo corpo e enviam as informações para o computador, que, por meio do processamento, produz imagens em 2D e possibilita a reconstrução de imagens em 3D posteriormente. Uma série de imagens transversais é gerada com base nas diferenças de densidade do tecido: o osso denso e metais aparecem brancos (hiperdensos), o gás aparece preto (hipodenso) e os tecidos moles, fluidos e gordura têm tons intermediários de cinza.

A natureza transversal das imagens de TC elimina a ambiguidade pela sobreposição anatômica e fornece resolução de contraste superior em comparação com a radiografia convencional. Todos os tomógrafos atuais produzem imagens Dicom, que podem ser reformatadas em qualquer plano anatômico.

Além de permitir a visualização tridimensional do volume de interesse sem sobreposição de estruturas, a TC oferece melhor definição de contraste do que as radiografias convencionais, permitindo a visualização de estruturas individuais com maior clareza. Agentes de contraste não iônicos são utilizados na avaliação de vasos e tecidos moles vascularizados, melhorando significativamente a precisão diagnóstica e a sensibilidade da TC.

Posicionamento do paciente

O paciente anestesiado deve ser posicionado de forma simétrica em decúbito esternal para minimizar a atelectasia. Para a imagem de tórax, são obtidas imagens colimadas de 1 a 2 mm em gatos e cães Toy, de 2 a 5 mm em cães de médio porte a gigantes, realizadas desde a entrada torácica até o último arco costal, usando uma técnica de apneia forçada única. O paciente é hiperventilado para suspender a respiração voluntária durante a aquisição, e é mantido manualmente em plena inspiração durante a aquisição, que dura 60 segundos ou menos. O uso de contraste aprimorado é determinado caso a caso. Após a aquisição da imagem da área de interesse, estudos adicionais podem ser adquiridos, conforme necessário em áreas selecionadas.

Recomenda-se realizar a tomografia do tórax de forma caudal para cranial, ou seja, se o cão começar a respirar durante a varredura, é provável que seja no final da varredura quando o tórax cranial estiver sendo examinado. Essa abordagem visa minimizar os efeitos do movimento respiratório, uma vez que o diafragma e a caixa torácica caudal, que apresentam maior movimento respiratório, já terão sido escaneados previamente.

Indicações da tomografia de tórax

Por fornecer uma resolução muito superior à da radiografia convencional, a TC torna-se uma técnica valiosa para a avaliação do tórax. Por meio da TC, é possível visualizar estruturas e lesões menores com muito mais detalhes, permitindo a detecção de doenças em estágios iniciais, antes mesmo de serem visíveis em radiografias (Figura 2). Além disso, a TC oferece a vantagem de indicar com maior precisão a localização de uma lesão, facilitando o planejamento cirúrgico ou intervencionista. A avaliação detalhada da extensão da enfermidade e o diagnóstico de lesões pequenas são outras vantagens da TC, que podem ser difíceis ou impossíveis de serem detectadas em uma radiografia.

A TC é particularmente útil na avaliação de distúrbios do trato respiratório cranial e caudal, distúrbios vasculares pulmonares e

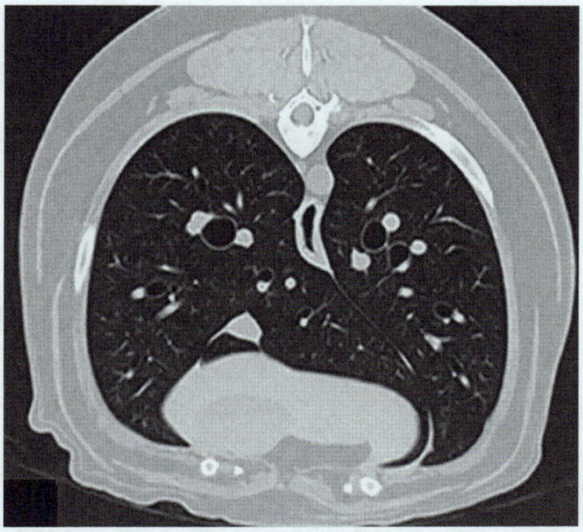

FIGURA 2 Imagens de TC de tórax de cão em plano axial sem alterações.
TC: tomografia computadorizada.
Fonte: adaptada de Mortier et al. (2018).

lesões mediastinais, parede torácica e diafragma. Embora também possa ser usada para examinar o coração, o movimento cardíaco limita sua utilidade, e outras modalidades de imagem, como a ecocardiografia, são frequentemente mais úteis do ponto de vista diagnóstico.

As indicações da TC de tórax são extensas e incluem desde a avaliação de lesões traumáticas no tórax, como fraturas de costelas e hemorragias pulmonares, estadiamento tumoral, detecção de formações pulmonares ou metastáticos, investigação de suspeita de afecções intersticiais, alveolares, brônquicas, derrames pleurais ou pericárdicos, avaliação de doenças vasculares, até a monitoração da progressão de doenças pulmonares crônicas (Quadro 1).

Distúrbios do trato respiratório caudal

Doenças brônquicas em cães

Os achados radiográficos de bronquite inflamatória ou infecciosa não complicada em cães podem ser muito sutis e variam de acordo com diversos fatores, como etiologia, tempo de evolução e grau de exposição do paciente ao fator desencadeante. No entanto,

QUADRO 1 Indicações para realização de exames de imagem avançados de tórax em pequenos animais

Enfermidade	Sinais clínicos mais comuns	Exame complementares de tórax
Pneumonia	Tosse, dispneia expiratória, taquipneia, letargia, hipertermia, hiporexia	Radiografia, ultrassonografia e TC. Em alguns casos, broncoscopia
Fibrose pulmonar	Tosse seca, dispneia, intolerância ao exercício, perda de peso	Radiografia, TC e broncoscopia
Doença brônquica crônica	Tosse seca, dispneia, taquipneia	Radiografia, TC e broncoscopia
Asma felina	Tosse, dispneia expiratória, taquipneia, sibilos predominantemente expiratórios, letargia	Radiografia, TC e broncoscopia
Neoformações torácicas	Tosse, dificuldade respiratória, letargia, perda de peso	Radiografia, TC e PAAF
Colapso de traqueia	Tosse seca, dispneia inspiratória	Radiografia, TC e fluoroscopia
Derrame pleural	Dispneia, tosse, letargia, hiporexia	Radiografia, ultrassonografia e TC
TEP	Dispneia, tosse, letargia, cianose	Radiografia, ultrassonografia e TC
Dirofilariose	Os sinais clínicos incluem tosse, dispneia, perda de peso e intolerância ao exercício	Radiografia, exames hematológicos, ecocardiograma e TC

PAAF: punção aspirativa por agulha fina; TC: tomografia computadorizada; TEP: tromboembolismo pulmonar.

a doença inflamatória das vias aéreas cursa com espessamento de paredes brônquicas comumente encontrados na TC. Muitas vezes, mesmo pequenas, as vias aéreas periféricas podem ser vistas (Figura 3).

Estudos demonstram que, dependendo do grau de inflamação e, consequentemente, espessamento de paredes brônquicas, o diagnóstico pela TC pode ser limitado e pode oferecer pouca vantagem sobre a radiografia de tórax no diagnóstico de bronquite em cães. No entanto, pode ser extremamente útil para excluir outras doenças torácicas de tosse crônica.

A inflamação brônquica crônica, independentemente de sua origem, provoca aumento na produção de secreções nas vias aéreas em razão de hipertrofia e metaplasia do epitélio das vias aéreas, associada a hipertrofia das células caliciformes e das glândulas submucosas, com consequente aumento da produção de muco. Algumas mudanças estruturais da árvore brônquica são comumente encontradas na TC de pacientes com bronquite crônica, como bronquiectasias e colapso brônquico, além de complicações secundárias, como consolidação ou atelectasia do lobo pulmonar médio direito, broncopneumonia e *cor pulmonale* (Figura 4).

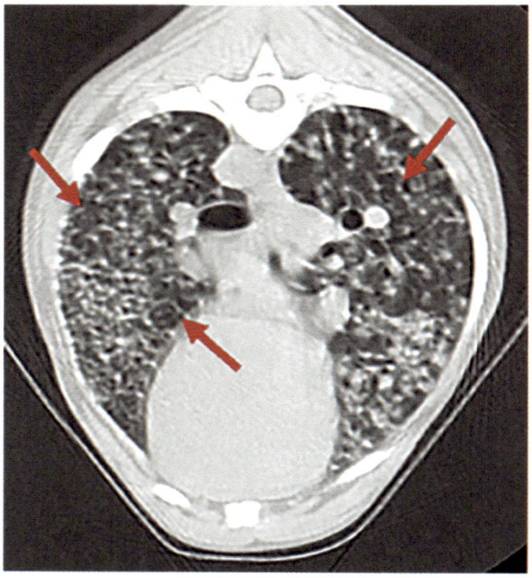

FIGURA 3 Imagem de TC de tórax (plano transversal) de paciente canino com doença bronquial crônica. Espessamento difuso de paredes brônquicas (setas).

TC: tomografia computadorizada.
Fonte: acervo dos autores.

Doenças crônicas brônquicas em felinos

A asma felina (AF) e a bronquite crônica felina (BCF) são as principais doenças respiratórias crônicas caudais em gatos, e seu diagnóstico é baseado na associação de sinais clínicos, achados radiográficos ou tomográficos, parâmetros e resposta terapêutica, além da exclusão de diagnósticos diferenciais (pneumonia, neoplasia, bronquite infecciosa e cardiopatias).

Sinais como hiperinsuflação decorrente do aprisionamento de ar na expiração, espessamento das paredes brônquicas com estreitamento ou obstrução do lúmen brônquico em decorrência de secreções consolidadas e aumento da densidade intersticial nos pulmões, colapso de lobos, padrão "árvore em brotamento" e, ocasionalmente, bronquiectasia são encontrados mais nitidamente em exames avançados de imagem. Essas evidências são mais facilmente identificadas em imagens de TC, e a extensão da doença pode ser observada com maior precisão (Figura 5).

Um estudo de Won et al. (2017) usou a TC para medir a espessura da parede brônquica em gatos saudáveis e com asma, sugerindo que índices como a relação TD (espessura da parede/diâmetro brônquico) e TA (espessura da parede/diâmetro da artéria adjacente) podem ajudar a diagnosticar a síndrome de asma felina e outras doenças que envolvem o espessamento da parede brônquica (Figura 6). Os resultados indicaram que a TC é uma ferramenta útil para quantificar a espessura da parede brônquica em gatos e diagnosticar doenças associadas a seu espessamento, incluindo a asma felina.

Bronquiectasia

As bronquiectasias são dilatações anormais e permanentes dos brônquios, geral-

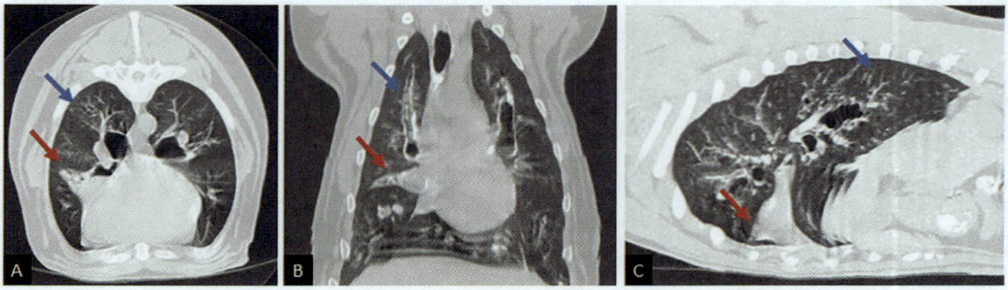

FIGURA 4 Imagens de TC de tórax de um cão, filtro duro e janelamento do pulmão. Doença bronquial crônica com colapso de lobo médio direito (seta vermelha) e espessamento de paredes brônquicas (seta azul). A: plano transversal. B: plano dorsal. C: plano sagital. Diagnóstico de inflamação supurativa realizado por citologia e cultura de lavado broncoalveolar durante broncoscopia. Nenhuma evidência de bactéria foi encontrada na amostra.

TC: tomografia computadorizada.
Fonte: acervo dos autores.

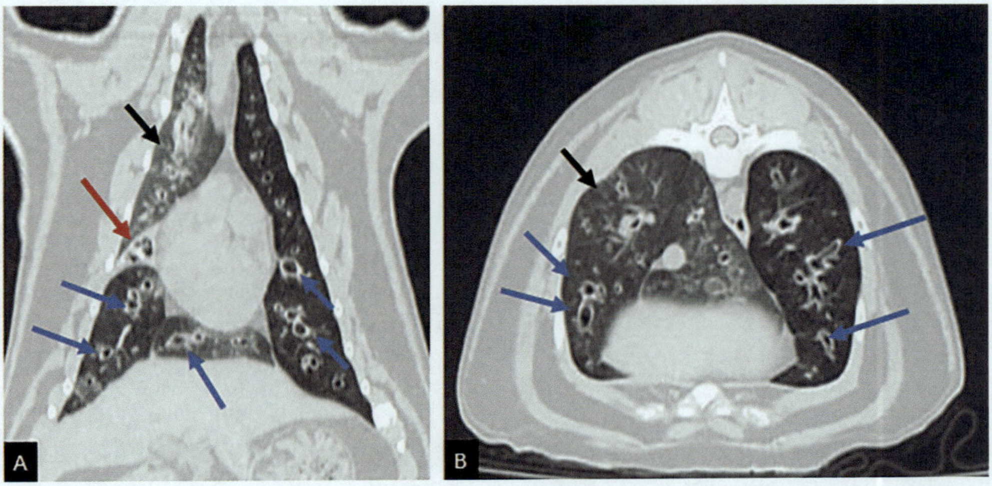

FIGURA 5 Imagens de TC de tórax com filtro duro e janelamento de pulmão de um felino com doença bronquial crônica. A: plano dorsal. B: plano transversal. Atelectasia do lobo médio direito (seta vermelha). Acentuada opacificação de padrão vidro fosco, especialmente nos lobos direitos e peribronquial (setas pretas), associada com espessamento difuso das paredes brônquicas e dilatação luminal (setas azuis).

TC: tomografia computadorizada.
Fonte: acervo dos autores.

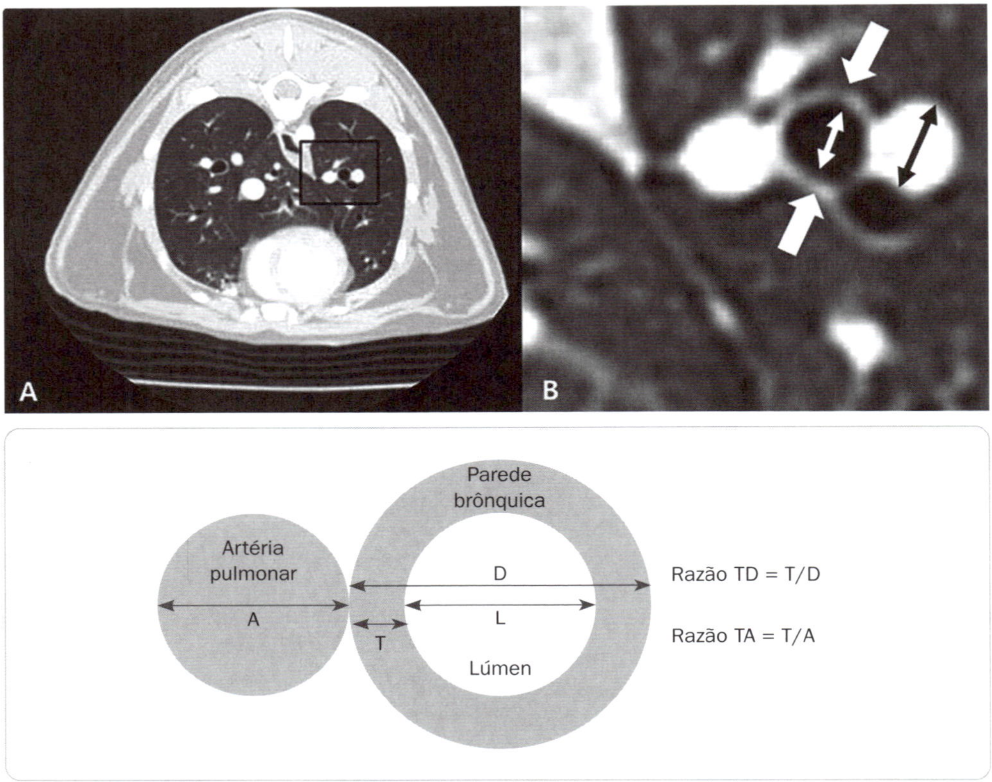

FIGURA 6 Esquemas de medição do lúmen brônquico, espessura da parede e artéria pulmonar adjacente. O cálculo da espessura da parede brônquica foi obtido indiretamente a partir do diâmetro geral e luminal do brônquio (T = (D – L) / 2).

A: diâmetro da artéria adjacente; D: diâmetro brônquico; L: diâmetro luminal; T: espessura da parede.
Fonte: adaptada de Won et al. (2017).

mente causadas por processos inflamatórios crônicos que levam ao espessamento das paredes dos brônquios pela presença de componentes inflamatórios e pela destruição da camada elástica da parede (Figuras 7 e 8). Estudos sugerem que a bronquiectasia é relativamente comum em cães com sinais clínicos crônicos de afecção respiratória, e estes necessitam de diagnósticos por imagem avançados. Embora o diagnóstico dessa alteração possa ser feito por radiografia convencional, a TC apresenta maior sensibilidade para detecção pela menor sobreposição na região de estudo e fornece informações estruturais, assim como a broncoscopia.

Doenças intersticiais

A TC pode identificar alterações intersticiais pulmonares focais ou difusas, o que resulta em um padrão de "vidro fosco" nas imagens de TC, vagamente definido como uma opacidade intersticial aumentada que não obscurece a anatomia vascular subjacente (Figura 8). Diversas enfermidades podem ocasionar afecções intersticiais, como edema pulmonar ou infiltrados in-

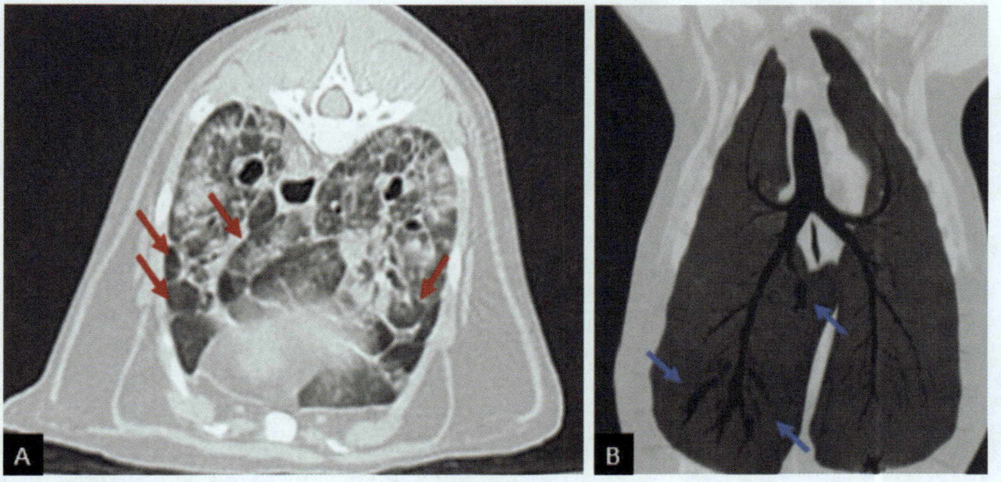

FIGURA 7 Imagens de TC de cães com bronquiectasias. A: plano transversal com filtro duro e janelamento de pulmão. Nestas imagens, os brônquios estão moderadamente dilatados (setas). Além disso, é possível identificar infiltrados alveolares intersticiais de padrão de vidro fosco. B: plano dorsal da reconstrução MinP em janela pulmonar. Cão com bronquiectasia em lobos pulmonares caudal direito e acessório (setas).

TC: tomografia computadorizada.

Fonte: (A) acervo dos autores; (B) adaptada de Mesquita et al. (2012).

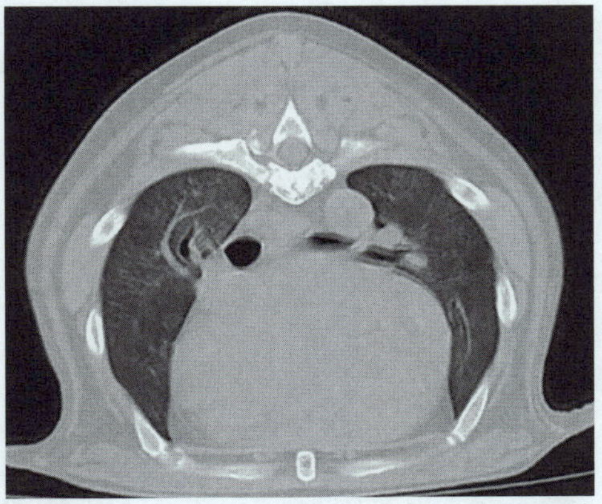

FIGURA 8 Imagem de TC de tórax de um cão, plano transversal, com filtro duro e janelamento de pulmão. Pulmão com padrão generalizado em vidro fosco.

TC: tomografia computadorizada.

Fonte: acervo dos autores.

tersticiais inflamatórios inespecíficos. Em muitos casos, a combinação com outros métodos diagnósticos, como broncoscopia, lavado broncoalveolar e PAAF (punção aspirativa por agulha fina), são ferramentas complementares importantes.

Fibrose pulmonar

A aparência específica da fibrose pulmonar nas imagens de TC depende de sua causa e extensão, porém é caracterizada como um infiltrado intersticial (Figura 9). A TC é uma técnica amplamente utilizada em humanos para o diagnóstico e estadiamento da fibrose pulmonar idiopática, e estudos em cães, especificamente em West Highland White Terriers, indicam que a gravidade dos achados na TC está diretamente correlacionada com a gravidade dos sinais clínicos, sugerindo que o exame pode ser útil tanto no diagnóstico e estadiamento da doença quanto no prognóstico. Embora não patognomônico, um

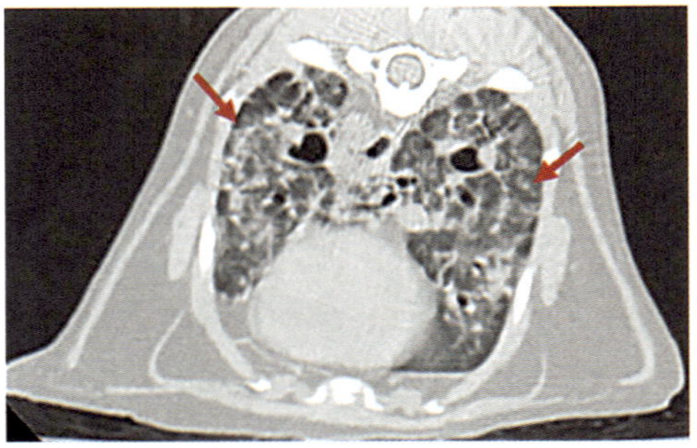

FIGURA 9 Imagem de TC de tórax de um cão, plano transversal, com filtro duro e janelamento de pulmão. Paciente com fibrose pulmonar: padrão mosaico e reticular difuso (setas).

TC: tomografia computadorizada.
Fonte: acervo dos autores.

padrão geral de vidro fosco foi determinado como um sinal de uma forma leve de fibrose pulmonar idiopática canina, enquanto padrões de vidro fosco mosaico e pequenos "favos de mel" foram identificados em formas moderadas e graves da doença.

Dirofilariose

A dirofilariose, embora seja conhecida como verme do coração, pode causar danos ao parênquima pulmonar, sendo a pneumonite eosinofílica a lesão mais comum em casos de dirofilariose, secundária à reação inflamatória à morte de microfilárias nas capilares pulmonares. É uma condição na qual há uma infiltração de eosinófilos nos pulmões, podendo ser causada por diversas condições infecciosas e não infecciosas. A TC de tórax pode mostrar alterações nos lobos pulmonares caudais, que são locais comuns de deposição de larvas de dirofilária pelo alto fluxo sanguíneo nessa região, podendo ocorrer também a tromboembolização espontânea ou pós-adulticida. Outras condições associadas à dirofilariose incluem granulomatose eosinofílica pulmonar, formação de granulomas, obstrução parcial da artéria pulmonar cauda direita, tromboembolismo pulmonar e *cor pulmonale*.

Doenças alveolares

Os infiltrados alveolares normalmente são de natureza líquida e/ou celular e secundários a edema cardiogênico ou não cardiogênico, doença inflamatória broncoalveolar, hemorragia ou neoplasia, e seu diagnóstico pela radiografia simples é limitado. A TC fornece uma compreensão avançada da extensão e distribuição das enfermidades e pode ser útil na identificação de outras anormalidades relevantes. O edema cardiogênico geralmente é centrado na região hilar em cães, mas apresenta distribuição frequentemente assimétrica em felinos; já o edema não cardiogênico também é variável em distribuição em ambas as espécies, mas é frequentemente mais proeminente nos campos pulmonares dorsocaudais. Os infiltrados alveolares de broncopneumonia são tipicamente mais pronunciados nas regiões dependentes do pulmão, sobretudo em lobos craniais e lobo médio direito (Figura 10).

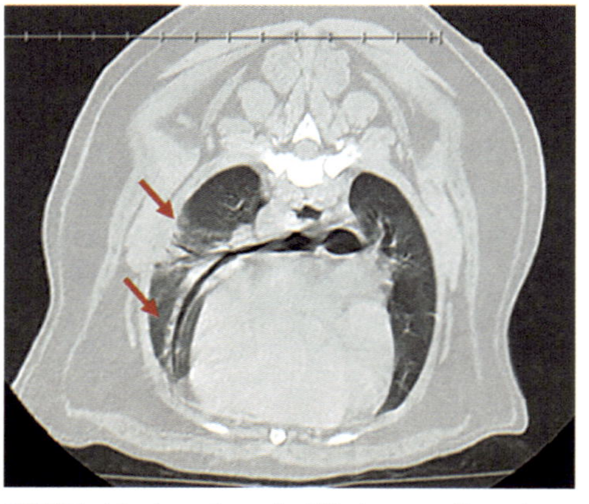

FIGURA 10 Imagem de TC de um cão, plano transversal, com filtro duro e janelamento de pulmão. Paciente com broncopneumonia. Opacificação em tórax ventral direito – padrão vidro fosco e discreta consolidação periférica. Discretos broncogramas aéreos ramificados podem ser vistos.

TC: tomografia computadorizada.
Fonte: acervo dos autores.

Pneumonias

As pneumonias podem ser secundárias a infecções bacterianas, virais, fúngicas, neoplásicas ou até mesmo por causa da presença de corpos estranhos. Embora os agentes etiológicos possam ser distintos, nem sempre há imagens características diferentes entre as lesões em parênquima pulmonar identificados pela TC. A combinação com outros exames complementares, como a broncoscopia e a realização de lavado broncoalveolar, assim como realização de PAAF guiada por TC ou ultrassonografia torácica, são necessárias para elucidação diagnóstica.

Em cães, a pneumonia bacteriana é considerada comum, e a utilização de técnicas de imagens avançadas raramente é necessária no diagnóstico de pneumonia bacteriana simples, embora possa ser útil em casos mais complicados, fornecendo maiores detalhes e resolução das lesões dentro do parênquima pulmonar e melhores informações sobre a extensão do envolvimento pulmonar e a gravidade da enfermidade (Figura 11). Em felinos é menos comumente identificada do que a doença inflamatória brônquica felina e o edema pulmonar cardiogênico.

As pneumonias aspirativas, tanto em cães quanto em gatos, costumam apresentar distribuição característica, com consolidações em lobos craniais e lobo médio direito, associados a broncogramas aéreos. Também podem ser identificados atenuação em vidro fosco e espessamento da parede brônquica.

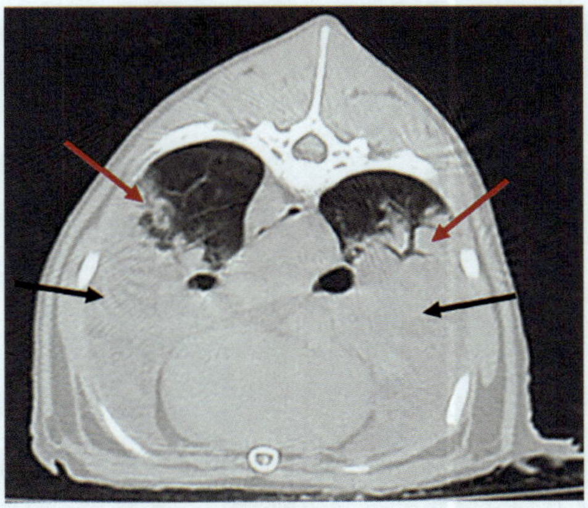

FIGURA 11 Imagem de TC de tórax de um felino, plano transversal, com filtro duro e janelamento de pulmão. Lobos pulmonares cranial direito, cranial esquerdo e lobo médio direito apresentam padrão em consolidação (setas pretas). Broncogramas aéreos (setas vermelhas). Os achados pulmonares foram compatíveis com processo inflamatório/infeccioso difuso. Diagnóstico de inflamação piogranulomatosa bacteriana com presença de *Nocardia* sp. e *Actinomyces* sp., realizado por citologia e cultura de lavado broncoalveolar durante a broncoscopia.

TC: tomografia computadorizada.
Fonte: acervo dos autores.

Lesões pulmonares focais e multifocais

A TC é superior à radiografia convencional na detecção de lesões metastáticas pulmonares, sendo o padrão-ouro para o estadiamento de tórax. A técnica é capaz de detectar cerca de 10 vezes mais nódulos metastáticos que a radiografia simples, com um limite inferior para detecção da lesão em torno de apenas 1 a 2 mm, em comparação com 7 a 9 mm na radiografia.

A TC também tem alta sensibilidade na identificação de lesões focais, como cistos, granulomas, abscessos ou neoplasias, que podem não ser claramente diferenciadas e detalhadas por radiografia convencional ou outras técnicas de imagem. Abscessos ou cistos podem ter fluido e geralmente aparecem como lesões cavitárias de parede fina ou espessa.

Granulomas e neoplasias pulmonares podem apresentar o mesmo aspecto e aparecem como massas sólidas com realce de contraste; em virtude da natureza inflamatória da lesão, podem ter margens pouco definidas e frequentemente estão associados a outros achados de imagem, como linfadenopatia ou broncopneumonia. Já o tumor primário mais comum no pulmão do cão, o carcinoma broncogênico geralmente aparece como uma massa focal esférica bem delimitada, originária frequentemente de um dos lobos pulmonares caudais (Figuras 12 e 13). Entretanto, é importante ressaltar que a PAAF ou biópsias guiadas são complementares e fundamentais para distinguir as causas de lesões pulmonares.

Tromboembolismo pulmonar

O tromboembolismo pulmonar (TEP) é a obstrução da artéria pulmonar ou de seus ramos por trombos e é uma causa importante de mortalidade em cães. Enfermidades que geram danos endoteliais (neoplasia, sepse, cateteres venosos de longa permanência, pancreatite e processos inflamatórios), enfermidades pró-coagulantes (hiperadrenocorticismo, dirofilariose, cirurgias, anemia hemolítica imunomediada) ou que cursem com congestão vascular (cardiopatias, neoplasia etc.) podem contribuir para o aumento da incidência de trombose, pulmonar ou não, nesse grupo de animais.

A análise dos níveis de D-dímero como ferramenta de triagem, associada a angiotomografia pulmonar por tomografia computadorizada (CTPA), aumenta a sensibilidade e a especificidade no diagnóstico de TEP. Alguns aspectos de imagem são característicos para o diagnóstico em cães, como a oclusão completa da artéria pulmonar, defeitos discretos de preenchimento nas artérias pulmonares principais ou lobares.

Torção de lobo pulmonar

A torção de lobo pulmonar (TLP) ocorre quando o pulmão, ou um de seus lobos, se torce ao longo de seu eixo, resultando na torção dos brônquios e vasos pulmonares na região do hilo, sendo considerada uma condição de urgência respiratória rara que afeta cães de grande porte com caixa torácica profunda, como as raças Afghan Hound

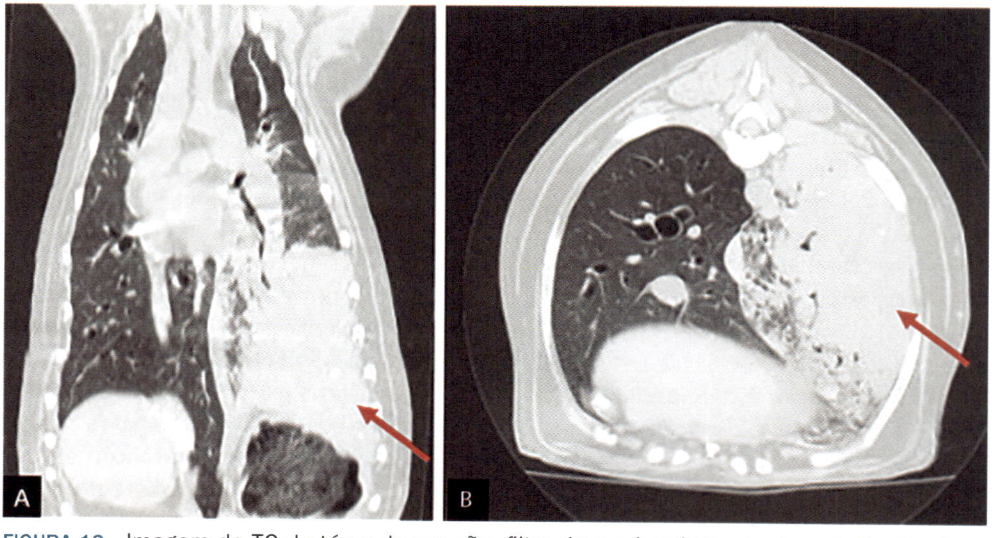

FIGURA 12 Imagem de TC de tórax de um cão, filtro duro e janelamento de pulmão. A: plano dorsal. B: plano transversal. Massa amorfa, única, de limites mal definidos, localizada em lobo pulmonar caudal esquerdo (setas), possivelmente neoplasia primária.

TC: tomografia computadorizada.
Fonte: acervo dos autores.

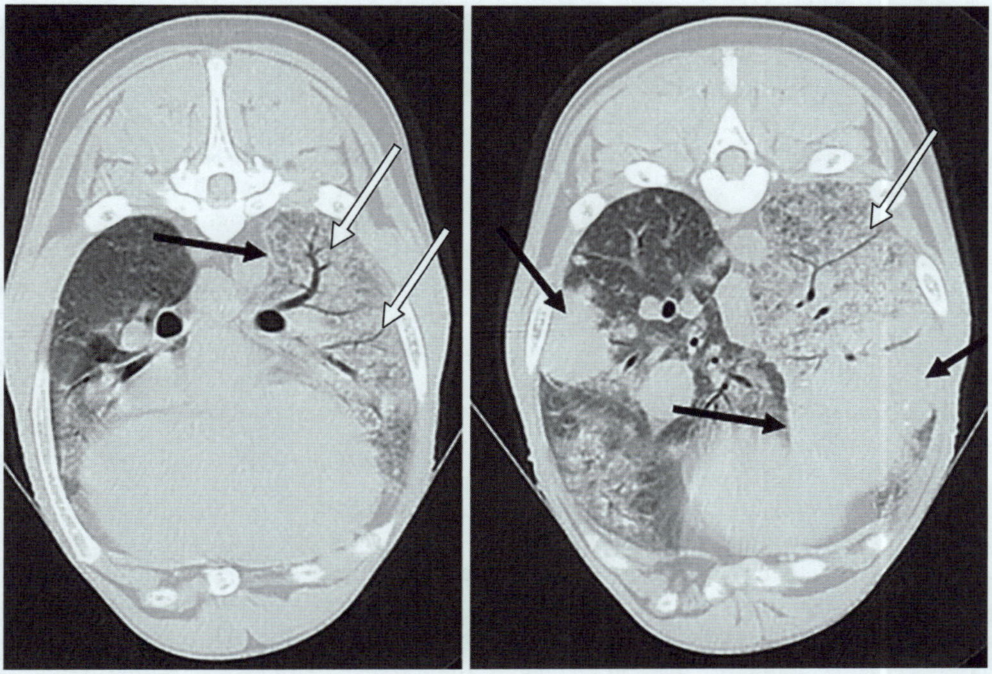

FIGURA 13 Imagens de TC de tórax de um cão, plano transversal, filtro duro e janelamento de pulmão. Grande área de consolidação (setas pretas). A lucência evidente no centro representa um brônquio preservado dentro de área de infiltrado (setas brancas). Diagnóstico de carcinoma com inflamação crônica realizado por citologia de lavado broncoalveolar durante broncoscopia.

TC: tomografia computadorizada.

Fonte: acervo dos autores.

e Whippet. Outras raças, como os Pugs, também são descritas. Qualquer condição que aumente a mobilidade do pulmão pode aumentar o risco de TLP, incluindo a presença de efusões pleurais, no entanto em certos casos a TLP pode ser idiopática. Na maioria dos casos de TLP ocorre obstrução do suprimento venoso/linfático e do brônquio, mas o suprimento arterial muitas vezes é preservado. Isso resulta em grave congestão e consolidação do lobo pulmonar afetado, podendo ocorrer derrame pleural ou pneumotórax. Os lobos craniais e o lobo médio são os mais comumente afetados (Figura 13). Em um estudo retrospectivo com 35 cães e 4 gatos, os achados de TC mais comuns incluíram consolidação pulmonar, efusão pleural, estreitamento ou obstrução anormal do brônquio.

Hérnias

Existem duas categorias principais de hérnias diafragmáticas: traumáticas e congênitas. As hérnias diafragmáticas congênitas são subdivididas em peritoniopericárdicas (HDPP) e pleuroperitoneais (HDPIP), sendo as primeiras mais frequentes. As HDPP resultam em uma comunicação aberta entre os espaços peritoneal e pericárdico por uma falha no desenvolvimento adequado do *septum transversum*, permitindo que as vísceras abdominais se desloquem, sendo o defeito congênito mais comum envolvendo o pericárdio em cães e gatos. Os pacientes acometidos geralmente são assintomático, sendo mais afetadas as raças Weimaraner e Persa. Os órgãos mais encontrados no saco pericárdico são fígado, ligamento falciforme, omento, baço e intestino delgado, enquanto a herniação de vesícula biliar e lobo pancreático é considerada incomum (Figura 14). A TC apresenta boa sensibilidade para detecção dessas enfermidades, além de contribuir para planejamento cirúrgico.

Doenças mediastinais

As doenças do mediastino podem ser avaliadas com a TC, que é especialmente útil quando as estruturas são obscurecidas por derrame pleural, infiltrados pulmonares intensos ou gordura mediastinal. A TC tem sensibilidade muito maior do que a radiografia convencional para detectar linfadenopatia mediastinal ou outras massas mediastinais (Figuras 15 a 17). Embora a ultrassonografia possa ser usada para avaliar a região mediastinal cranial, a janela de imagem geralmente é limitada, e a avaliação pode ser incompleta em comparação com a TC.

Efusão pleural

A TC não apresenta diferença significativa de sensibilidade em relação à radiografia convencional na detecção de derrame pleural, porém, pela diminuição da interferência de sobreposição, pode auxiliar na identificação de lesões concomitantes (Figura 18). Isso inclui a identificação de massas que podem estar ocultadas pelo fluido e a torção do lobo pulmonar. Ademais, a TC pode ser útil no diagnóstico de quilotórax idiopático quando outras causas de derrame quiloso, como massas mediastinais, foram descartadas.

Pneumotórax

A TC é o padrão-ouro no diagnóstico de pneumotórax, pois pode detectar volumes menores de ar (Figura 19). No entanto, raramente é utilizada como ferramenta diagnóstica primária. É frequentemente utilizada para determinar as causas subjacentes do pneumotórax espontâneo e para planejamento pré-cirúrgico.

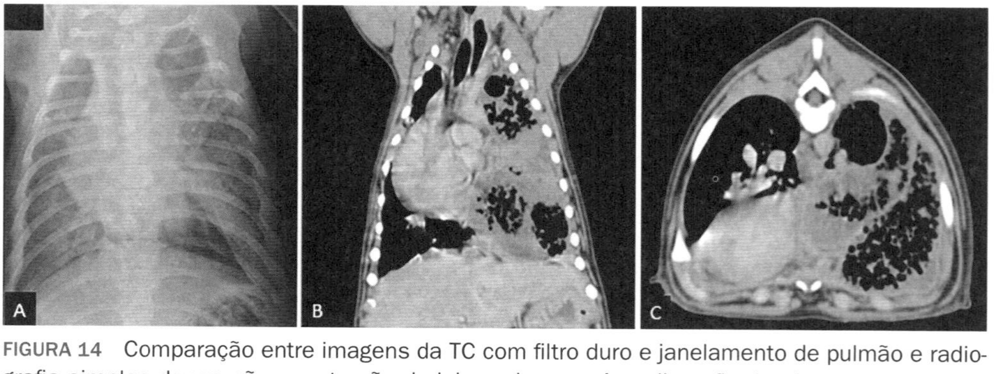

FIGURA 14 Comparação entre imagens da TC com filtro duro e janelamento de pulmão e radiografia simples de um cão com torção de lobo pulmonar. A: radiografia de tórax em posicionamento ventrodorsal. B: TC de tórax em plano dorsal. C: TC de tórax em plano transversal. Lobo cranial esquerdo (segmentos cranial e caudal) com aumento das dimensões, aspecto arredondado e com diversas áreas enfisematosas de permeio, descritas como padrão vesicular ou reticulado.

TC: tomografia computadorizada.
Fonte: acervo dos autores.

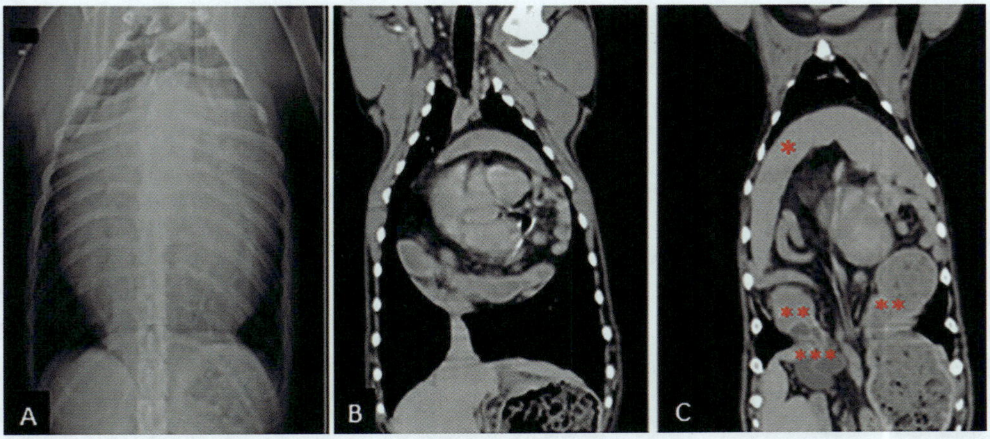

FIGURA 15 Comparação entre imagens da TC de tórax e radiografia simples de um cão da raça Weimaraner com hérnia diafragmática peritoniopericárdica (HDPP). A: imagem radiográfica convencional em posicionamento ventrodorsal evidenciando exuberante aumento global da silhueta cardíaca. B e C: TC de tórax, plano sagital, em filtro macio e janelamento de partes moles: saco pericárdico bastante distendido, contendo órgãos abdominais. O baço está localizado cranialmente e à direita do coração, com acentuado aumento das dimensões (*). Parte do estômago (corpo e antro pilórico) (**) e porção inicial do duodeno (***) apresentam-se deslocadas para o saco pericárdico. Lobo pancreático direito localizado no saco pericárdico, caudalmente ao coração, bem como a vesícula biliar (estes não identificados nas imagens supracitada).

TC: tomografia computadorizada.
Fonte: acervo dos autores.

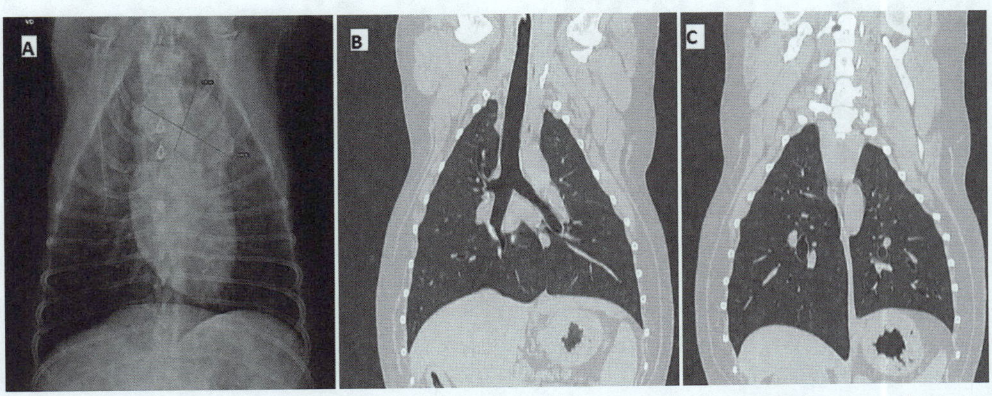

FIGURA 16 Comparação entre imagens da TC e radiografia simples de paciente canino com formações mediastinais. A: exame radiográfico convencional em posição ventrodorsal evidenciando formação arredondada em mediastino cranial. B e C: TC de tórax em plano dorsal revelando aumento das dimensões dos linfonodos esternais, mediastinais e traqueobrônquicos. Paciente diagnosticado com linfoma multicêntrico.

TC: tomografia computadorizada.
Fonte: acervo dos autores.

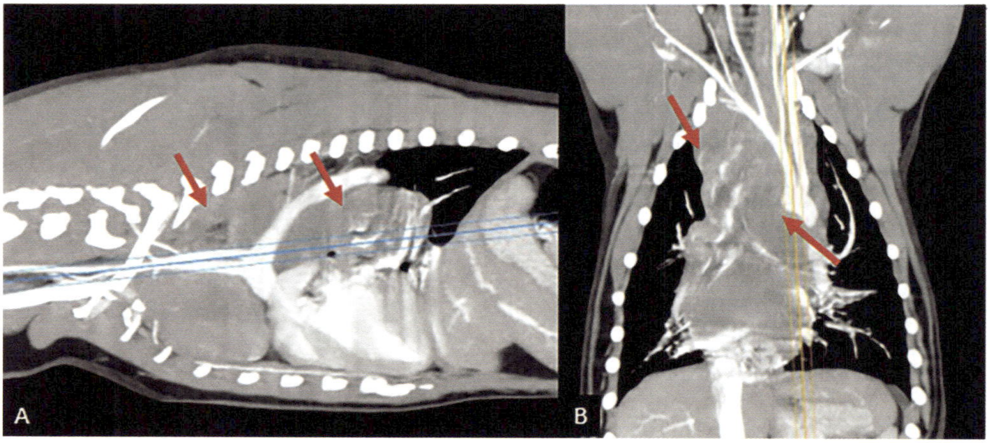

FIGURA 17 Imagens de TC de um cão, com filtro macio e janelamento de partes moles. Paciente com formações torácicas. A: plano sagital. B: plano dorsal. Linfonodomegalia mediastinal cranial e traqueobrônquica (setas), além de efeito de massa secundário na carina e nos brônquios principais. Diagnóstico de linfoma realizado por PAAF.

PAAF: punção aspirativa por agulha fina; TC: tomografia computadorizada.
Fonte: acervo dos autores.

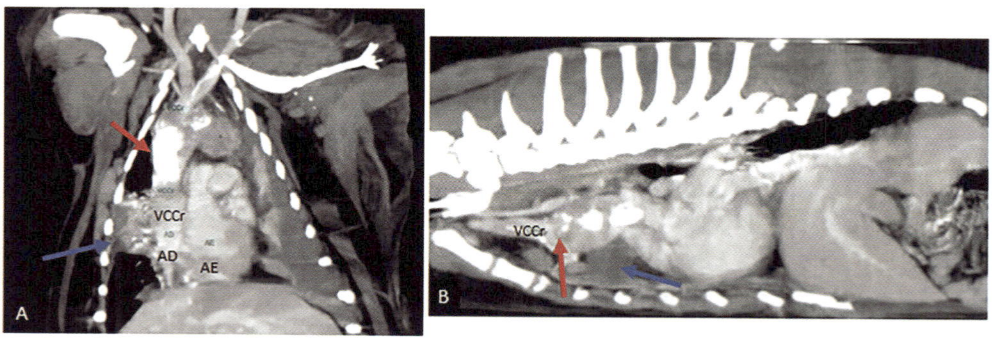

FIGURA 18 Imagens de TC de tórax de um cão, com filtro macio e janelamento de partes moles. A: plano coronal. B: plano sagital. Imagens compatíveis com formação neoplásica de provável origem no linfonodo mediastinal cranial (setas azuis), associado com trombo neoplásico nas veias cava cranial (setas vermelhas) e braquiocefálica direita.

AD: átrio direito; AE: átrio esquerdo; TC: tomografia computadorizada; VCCr: veia cava cranial.
Fonte: acervo dos autores.

CONSIDERAÇÕES FINAIS

A TC pode ser indicada quando outras técnicas de imagem, como radiografias simples ou ultrassonografia, não fornecem informações suficientes para um diagnóstico preciso ou quando possibilidades diagnósticas concomitantes precisam ser descartadas. Esse exame avançado pode ser combinado com outros exames complementares, como broncoscopia ou PAAF, com a finalidade de apoio diagnóstico. No entanto, a decisão de

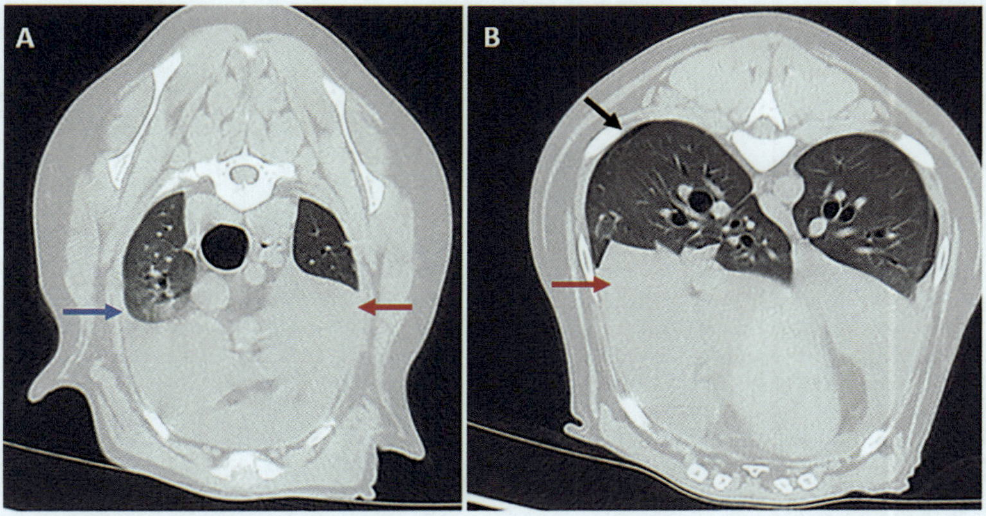

FIGURA 19 Imagens de TC de tórax de um cão. A e B: planos transversais. Moderada efusão pleural (setas vermelhas); deslocamento dorsal e redução do volume dos lobos pulmonares, além de áreas focais com aumento da atenuação do parênquima e padrão vidro fosco (seta azul) – aspecto pulmonar compatível com atelectasia. B: pneumotórax leve (seta preta).

TC: tomografia computadorizada.
Fonte: acervo dos autores.

realizar o exame deve ser baseada em uma avaliação cuidadosa do caso pelo médico-veterinário, levando em consideração o investimento, a disponibilidade da técnica e o benefício para o paciente.

A tomografia de tórax é um exame seguro e minimamente invasivo, e é uma das principais ferramentas de diagnóstico por imagem utilizadas na medicina veterinária. No entanto, é importante lembrar que, como qualquer exame de diagnóstico, ela deve ser interpretada em conjunto com outras informações clínicas e exames complementares para chegar a um diagnóstico preciso e um plano de tratamento adequado.

BIBLIOGRAFIA COMPLEMENTAR

1. Alberigi CO, Fernandes JI, Paiva JP, Mendes-de-Almeida F, Knackfuss F, Merlo A, et al. Efficacy of semi-annual therapy of an extended-release injectable moxidectin suspension and oral doxycycline in Dirofilaria immitis naturally infected dogs. Parasit Vectors. 2020;13(1):1-11.
2. Armbrust LJ, Biller DS, Bamford A, Chun R, Garret LD, Sanderson MW. Comparison of three-view thoracic radiography and computed tomography for detection of pulmonar nodules in dogs with neoplasia. J Am Vet Med Assoc. 2012;240(9):1088-94.
3. Benavides KL, Rozanski EA, Oura TJ. Lung lobe torsion in 35 dogs and 4 cats. The Can Vet J. 2019;60(1):60-6.
4. Constantinescu R, Istrate A, Sumping JC, Dye C, Schiiborra F, Mortie JR. Computed tomographic findings in dogs with suspected aspiration pneumonia: 38 cases (2014-2019). J Small Anim Pract. 2023;64(4):280-7.
5. Drury BL, Brinkman EL, Gambino JM, Lee AM, Wills RW, Beasley M. Diaphragmatic dysfunction in dogs with cervical spinal disorders before and after surgery using fluoroscopy, motion-mode ultrasound and radiography was not different than a group of control dogs. Vet Radiol Ultrasound. 2010;61(3):353-63.
6. Gilday C, Odunayo A, Hespel A-M. Review article: spontaneous pneumothorax: pathophysiology, clinical presentation and diagnosis. Top Companion Anim Med. 2021;45(1):1-8.

7. Gordon SG, Miller MW. Transarterial coil embolization for canine patent ductus arteriosus occlusion. Clin Tech Small Anim Pract. 2005;20(3):196-202.
8. Heng HG, Kim CK, Gurierrez-Crespo B, Guptill LF. Radiographic and computed tomographic appearance of tracheal collapse with axial rotation in four dogs. J Small Anim Pract. 2018;59(1):53-8.
9. Johnson LR, Johnson EG, Vernau W, Kass PH, Byrne BA. Bronchoscopy, imaging, and concurrent diseases in dogs with bronchiectasis: (2003-2014). J Vet Intern Med. 2016;57(2):162-7.
10. Johnson LR, Singh MK, Pollard RE. Agreement among radiographs, fluoroscopy and bronchoscopy in documentation of airway collapse in dogs. J Vet Intern Med. 2015;29(6):1619-26.
11. Macready DM, Johnson LR, Pollard RE. Fluoroscopic and radiographic evaluation of tracheal collapse in dogs: 62 cases (2001-2006). J Am Vet Med Assoc. 2007;230(12):1870-6.
12. Marschner CB, Kristensen AT, Rozanski EA, McEvoy FJ, Kühnel L, Taeymans O, et al. Diagnosis of canine pulmonar thromboembolism by computed tomography and mathematical model lingusing haemostatic and inflammatory variables. Vet J. 2017;229:6-12.
13. Mesquita L, Lam R, Lamb CR, McConnell JF. Computed tomographic findings in 15 dogs with eosinophilic bronchopneumopathy. Vet Radiol Ultrasound. 2015;56(1):33-9.
14. Mortier JR, Mesquita L, Ferrandis I, McConnell JF, Maddox TW. Accuracy of and interobserver agreementre garding thoracic computed tomography for the diagnosis of chronic bronchitis in dogs. J Am Vet Med Assoc. 2018;253(6):721-5.
15. Thierry F, Handel I, Hammond G, King LG, Corcoran BM, Schwarz T. Further characterization of computed tomographic and clinical features for staging and prognosis of idiopathic pulmonar fibrosis in West Highland White Terriers. Vet Radiol Ultrasound. 2017;58(4):381-8.
16. Williams JM, Krebs IA, Riedesel EA, Zhao Q. Comparison of fluoroscopy and computed tomography for tracheal lumen diameter measurement and determination of intraluminal stent size in healthy dogs. Vet Radiol Ultrasound. 2016;57(3):269-75.
17. Won S, Yun S, Lee J, Lee M, Choi M, Yoon J. High resolution computed tomographic evaluation of bronchial wall thickness in healthy and clinically asthmatic cats. J Vet Med Sci. 2017;78(3):567-71.

CAPÍTULO 7

Endoscopia das vias aéreas

Flávia Silva Raja Gabaglia Toledo

COMPLEMENTO DIGITAL

Os vídeos estão disponíveis na plataforma digital complementar desta obra. Utilize o *QR code* abaixo para acessar a plataforma (senha: **pneumo-vet**):

INTRODUÇÃO

Pacientes com sinais clínicos de doenças das vias aéreas são frequentes na rotina clínica. Contudo, o diagnóstico dessas enfermidades pode ser bastante desafiador e até mesmo frustrante para os médicos-veterinários. A endoscopia respiratória é considerada uma ferramenta de grande relevância e representa um dos meios de diagnóstico mais valiosos, eficientes e indispensáveis na identificação das doenças das vias aéreas craniais e caudais.

A endoscopia das vias aéreas (EVA) é considerada um procedimento seguro e eficaz no auxílio ao diagnóstico e tratamento das doenças respiratórias, sendo utilizada com cada vez mais frequência por médicos-veterinários. Entretanto, é importante ressaltar que o sucesso do exame se deve à correta avaliação clínica e triagem dos pacientes, ao conhecimento da anatomia, à experiência do operador e ao bom entendimento sobre as possíveis complicações que podem ocorrer.

INSTRUMENTOS UTILIZADOS PARA ENDOSCOPIA DAS VIAS AÉREAS

Existe uma grande variedade de instrumentos disponíveis para a realização da endoscopia respiratória em cães e gatos, que vão desde os mais simples – como o otoscópio para a inspeção da cavidade nasal cranial ou um espelho dental e uma lanterna para a avaliação da nasofaringe caudal de cães de médio e grande porte – até aqueles mais sofisticados, como os endoscópios rígidos e flexíveis.

Os endoscópios rígidos, como os artroscópios e cistoscópios pediátricos, oferecem boa visualização da cavidade nasal. Em geral têm diâmetro de 1,9 a 2,7 mm, com ângulo de visão de 0 ou 30 graus. Em alguns casos, são também os instrumentos de escolha para a realização de traqueobroncoscopia de cães de pequeno porte e gatos. Os endoscópios flexíveis são indicados para a avaliação da nasofaringe, traqueia e árvore brônquica e estão disponíveis em tamanhos e diâmetros variados.

Os mais utilizados são os broncoscópios desenvolvidos para a medicina humana. Esses aparelhos têm diâmetro externo de 3,0 a 5,2 mm, canal de trabalho de 1 a 2,00 mm e comprimento de tubo de 55 a 60 cm. Para o exame de pacientes de porte médio ou grande, os endoscópios flexíveis de maior diâmetro, como os gastroscópios, são uma boa opção para a rinoscopia caudal e para a traqueobroncoscopia. Também estão disponíveis no mercado broncoscópios desenvolvidos para a medicina veterinária, com menor diâmetro externo, ideais para a avaliação de cães de pequeno porte e gatos.

Na maioria das vezes, a indicação clínica para a EVA abrange desde a avaliação da laringe até a inspeção da árvore brônquica, passando pela cavidade nasal, nasofaringe, faringe, laringe e traqueia. Nessas situações, a utilização combinada dos endoscópios rígidos e flexíveis é necessária e indicada para a melhor visualização de detalhes, a documentação do procedimento e a possibilidade de coleta de amostras para exames de citologia, histopatologia e cultura (Figuras 1A e B).

É importante ressaltar que, para o sucesso da EVA, é essencial a utilização de instrumentos de tamanho adequado para o paciente e para a região que será avaliada.

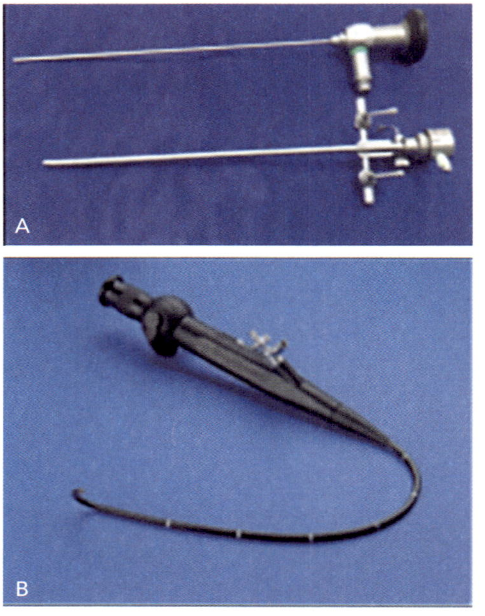

FIGURA 1 Equipamentos utilizados para EVA. Endoscópio rígido e camisa de trabalho (A). Broncoscópio flexível (B).

RINOSCOPIA

A rinoscopia é o exame que permite a visualização direta da cavidade nasal e da nasofaringe por meio da utilização de um endoscópio rígido ou flexível. É considerada um dos meios de diagnóstico mais importantes na investigação completa das doenças nasais, sejam elas agudas, crônicas ou quando não há resposta ao tratamento instituído.

Uma dúvida comum entre os médicos-veterinários quando iniciam o plano diagnóstico da doença nasal é em que momento a rinoscopia deve ser realizada: se antes ou depois dos exames de imagem, como radiografias e tomografia computadorizada. É preconizado que seja realizada após esses exames, uma vez que a hemorragia que pode ocorrer durante o procedimento e após as biópsias prejudica a avaliação das imagens. Os exames de imagem realizados antes da rinoscopia são importantes, pois irão fornecer informações sobre a natureza, localização e extensão das lesões nasais, além de ajudar na diferenciação entre processos inflamatórios e neoplásicos e na orientação da coleta de fragmentos. Com uma abordagem completa e sequencial, o diagnóstico bem-sucedido de doenças nasais crônicas pode ser alcançado em mais de 90% dos casos sem a necessidade de exploração cirúrgica.

A anatomia da cavidade nasal e da nasofaringe demanda a realização de procedimentos separados, denominados rinoscopia cranial, rostral ou anterior, e caudal ou posterior. A rinoscopia cranial permite a avaliação da cavidade nasal por meio das narinas externas, e a rinoscopia caudal avalia a nasofaringe, coanas e cavidades nasais caudais através da orofaringe. As duas técnicas podem ser realizadas separadamente, porém, quando combinadas, asseguram a completa inspeção das vias aéreas craniais.

Indicações

A rinoscopia é indicada como parte de uma investigação diagnóstica completa quando há a evidência de doença nasal, dos seios paranasais ou da nasofaringe. Os sinais clínicos associados a essas doenças incluem espirros, espirros reversos, secreções nasais, epistaxe uni ou bilateral, estertores e estridores (ruído inspiratório e sibilância), edema ou deformidade facial. A rinoscopia auxilia na coleta de material para exames microbiológicos, citológicos e histopatológicos, quando há a suspeita de um diagnóstico específico, e também no diagnóstico diferencial de processos infecciosos, inflamatórios e neoplásicos, nos quais a biópsia ou cultura é necessária para a confirmação da doença. O exame endoscópico associado às coletas irá determinar o tipo, a localização e a extensão da doença antes do início do tratamento.

Contraindicações e limitações

A rinoscopia é contraindicada para animais com coagulopatias. Nos pacientes com epistaxe grave é necessária a realização de perfil de coagulação antes do procedimento devido à hemorragia causada pelo rinoscópio em contato com a mucosa ou em decorrência da coleta de material para histopatologia. Em pacientes que apresentam hipertensão sistêmica pode ocorrer hemorragia excessiva ou prolongada.

Preparo do paciente e técnica

Além da avaliação clínica e dos exames pré-operatórios rotineiros, para a realização da rinoscopia é importante que sejam incluídos os testes de coagulação, tempo de sangramento, contagem de plaquetas e os produtos de degradação da fibrina, principalmente em pacientes com doença nasal e presença de epistaxe. A sorologia para erliquiose é indicada em pacientes de áreas endêmicas.

A anestesia geral é necessária e essencial para o exame rinoscópico. O bloqueio bilateral com lidocaína dos nervos maxilar e infraorbital através do forame infraorbital é recomendado. O uso de lidocaína tópica na mucosa é útil para diminuir o reflexo laríngeo, principalmente nos felinos.

Um tubo endotraqueal de tamanho apropriado, colocado corretamente com o balonete inflado, é essencial para diminuir o risco de broncoaspiração de secreções. Após a intubação, a faringe deve ser preenchida com compressas de gaze para absorver o excesso de líquido e sangue. Antes da extubação, as compressas são removidas e é realizada a inspeção da faringe para a presença de sangue, coágulos ou fluidos, que são removidos com o auxílio de sucção ou compressas.

Antes do início da rinoscopia cranial e/ou caudal, a cavidade oral é examinada cuidadosamente. São avaliados orofaringe, língua, palato mole e duro, dentes e lábios para a identificação de alterações anatômicas como tumores em palato duro, abaulamento de palato mole, alterações nas mucosas, aumento de tonsilas e fístulas oronasais e doenças da gengiva.

O fluxo constante de solução salina ou ar através do endoscópio, ou mesmo a realização de ciclos repetidos de lavagem e aspiração, é necessário para melhor visualização da cavidade nasal e das coanas, uma vez que as secreções e a hemorragia durante o exame dificultam a visão adequada das estruturas. É importante ressaltar que as biópsias são realizadas após o exame completo para que não haja prejuízo na imagem e na avaliação das estruturas devido ao sangramento causado pela coleta (Figuras 2A e B).

Rinoscopia caudal ou posterior

A rinoscopia caudal deve ser realizada antes da rinoscopia cranial, uma vez que é um procedimento mais rápido, e o sangramento causado na rinoscopia cranial prejudica a visualização da nasofaringe. O decúbito utilizado varia de acordo com a preferência do endoscopista, podendo ser esternal, dorsal ou lateral direito. É essencial a colocação de um espéculo oral ou o auxílio de um assistente para manter a boca do paciente aberta de forma segura durante o procedimento para evitar danos ao equipamento em caso de reflexo de deglutição.

Para examinar as coanas e a nasofaringe, o instrumento mais indicado é um broncoscópio flexível de pequeno diâmetro que flexione a ponta distal em pelo menos 180 graus. A língua é tracionada para a frente, e o endoscópio é introduzido na cavidade oral até a margem caudal livre do palato mole. Em seguida é realizada a manobra de retroflexão, e a ponta do endoscópio é desviada dorsalmente, ao redor do palato mole, até a visualização da abertura posterior das narinas ou coanas. Outra forma de acesso é fazer a introdução do endoscópio através da cavidade oral com a ponta em retroflexão pré-angulada em 180 graus caudalmente ao palato mole, e posicioná-lo para a visualização da nasofaringe (Figura 3). É importante lembrar que o endoscópio retroflexivo inverterá a imagem vista pelo operador (Figura 3C).

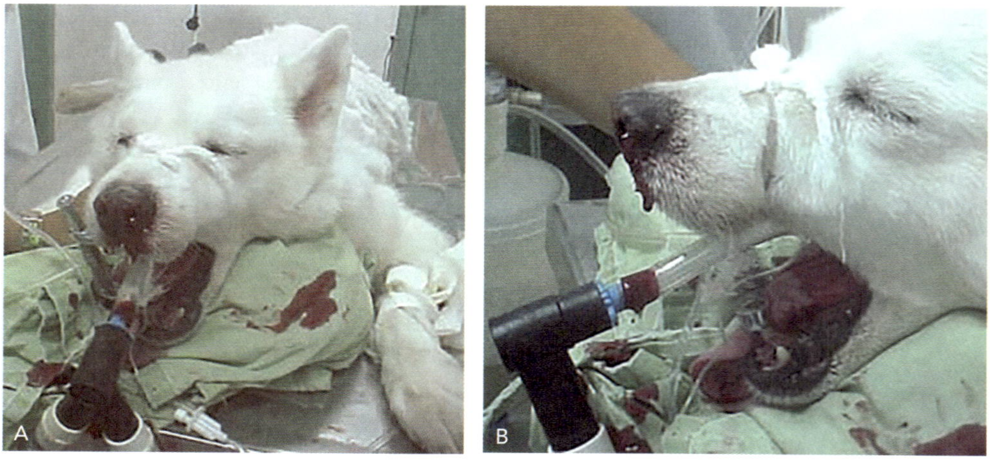

FIGURA 2 Paciente anestesiado após a realização da rinoscopia cranial, evidenciando a hemorragia causada após o procedimento e da coleta de fragmentos para avaliação histopatológica.

Na ausência de um fibroscópio flexível, pode-se utilizar um espelho dental, e a retração rostral da borda caudal do palato mole permitirá alguma visualização da nasofaringe em cães médios ou grandes. O aquecimento do espelho à temperatura corporal e a intubação endotraqueal reduzem seu embaçamento.

Após o devido posicionamento do endoscópio, as seguintes estruturas devem ser visualizadas: o palato mole e sua borda livre, a mucosa da parede dorsal da nasofaringe, as aberturas para as tubas auditivas (nas paredes laterais e dorsais), as coanas, alguns etmoturbinados, o osso vômer e sua continuação rostral como o septo nasal. A mucosa normal deve ser rosada, não friável e com a vascularização da submucosa visível (Vídeo 1).

VÍDEO 1 Imagem da nasofaringe normal.

As alterações da mucosa em caso de doença nasal incluem inflamação, hiperemia, aumento da fragilidade ou friabilidade e desenvolvimento de folículos linfoides. Esses folículos têm aparência miliar, com pequenas protuberâncias esbranquiçadas que se projetam da superfície da mucosa. São indicativos de cronicidade e, quando vistos em animais com sinais de espirro reverso crônico, estão associados à estimulação antigênica da mucosa nasofaríngea (Figura 4A).

Os achados durante a rinoscopia caudal variam de lesões benignas – como estenoses (Figuras 4B e C) e pólipos nasofaríngeos em gatos, alterações inflamatórias, corpos estranhos e cornetos hiperplásicos (Figuras 5A, B e C; Vídeo 2) – a ou malignas – como as neoplasias sinonasais. Essas lesões geralmente causam a obstrução parcial ou total das coanas.

Na maioria das vezes, os tumores são visualizados projetando-se para fora das coanas e da nasofaringe caudal. Eles são bastante variáveis na aparência, coloração, forma, textura e consistência. Podem ser macios, sólidos, firmes ou císticos. Alguns são recobertos por sangue ou coágulos, geralmente quando há hemorragia recente. As lesões, em sua maioria, são recobertas por exsudato mucoide ou mucopurulento. Esse material deve ser removido por meio de irrigação antes da realização das biópsias (Figuras 6A a I).

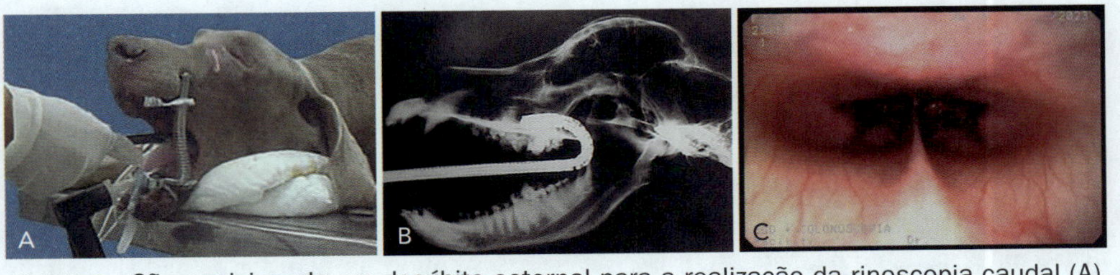

FIGURA 3 Cão posicionado em decúbito esternal para a realização da rinoscopia caudal (A). Imagem radiográfica em posição lateral de cão evidenciando o posicionamento correto e angulação de 180 graus do fibroscópio para a rinoscopia caudal (B). Imagem endoscópica normal da nasofaringe de cão (C).

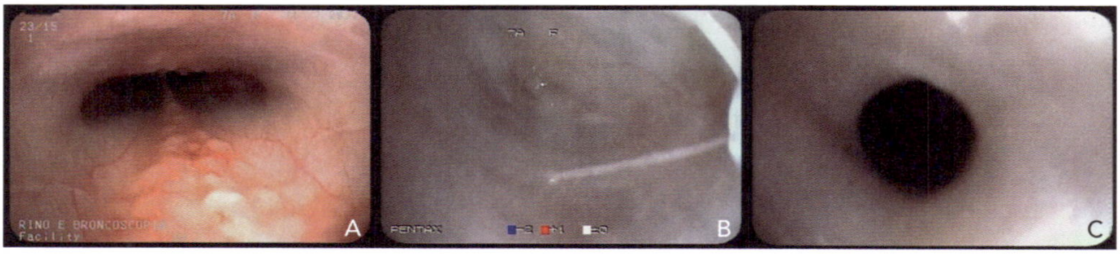

FIGURA 4 Rinoscopia caudal evidenciando folículos linfoides em cão com sinais de espirro reverso (A). Rinoscopia caudal evidenciando estenose e obstrução completa de coanas (B). Rinoscopia caudal em felino evidenciando estenose com obstrução parcial de coanas (C).

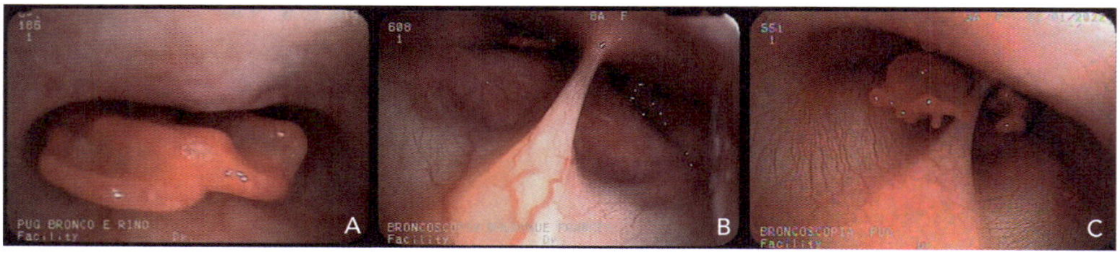

FIGURA 5 Rinoscopia caudal evidenciando cornetos hiperplásicos.

VÍDEO 2 Rinoscopia posterior de paciente braquicefálico apresentando cornetos hiperplásicos.

Para a coleta de fragmentos, é importante ter o cuidado de colocar o fórceps de biópsia no canal de trabalho do endoscópio antes de retroflexionar sua ponta. Não se pode forçar a pinça através do canal após a flexão máxima da ponta distal, sob risco de danificar o canal de trabalho. É importante que a biópsia da nasofaringe seja realizada após a rinoscopia cranial, devido à provável hemorragia causada na retirada do fragmento (Figuras 7A, C, D a I; Vídeos 3 a 5).

Corpos estranhos são ocasionalmente vistos nas coanas ou ancorados na nasofaringe e, na maioria das vezes, estão envoltos por secreção. Os objetos são comumente removidos com sucesso utilizando-se pinças específicas (Figuras 8A a C). Embora sejam raros, os ácaros nasais podem ser vistos nessa área e aparecem como pequenos pontos brancos que se movem na mucosa.

Em gatos é importante atentar para a presença de pólipos inflamatórios da orelha média, que saem da trompa auditiva e se projetam para a nasofaringe. Essa condição leva à inflamação crônica devido à otite média. Animais com esse distúrbio apresentam engasgos e disfagia. Às vezes esses pólipos podem ser palpados mediante exame digital do palato mole quando o paciente estiver sob anestesia. Nesses casos,

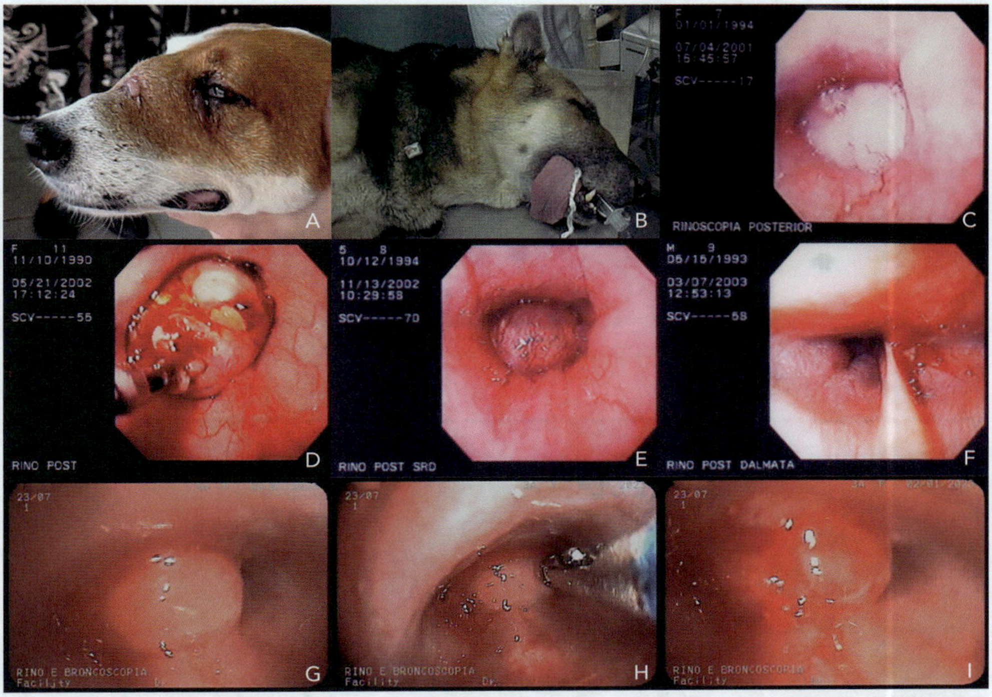

FIGURA 6 Cães com sinais de doença nasal: deformidade facial e fístulas oronasal e ocular (A e B). Imagens endoscópicas da nasofaringe evidenciando a obstrução das coanas por neoplasia. Diagnósticos histopatológicos das lesões: tumor venéreo transmissível, condrossarcoma, adenocarcinoma e linfoma (C a G). Visualização da pinça de biópsia realizando a coleta de fragmentos (H). Neoplasia e hemorragia após a biópsia (I).

VÍDEO 3 Rinoscopia caudal em felino. Obstrução de coanas por neoplasia, diagnóstico de adenocarcinoma.

VÍDEO 4 Rinoscopia caudal. Biópsia de neoplasia em coana direita.

além da rinoscopia, sugere-se encaminhar o paciente para a realização de otoscopia e tomografia computadorizada, caso não tenham sido previamente realizadas.

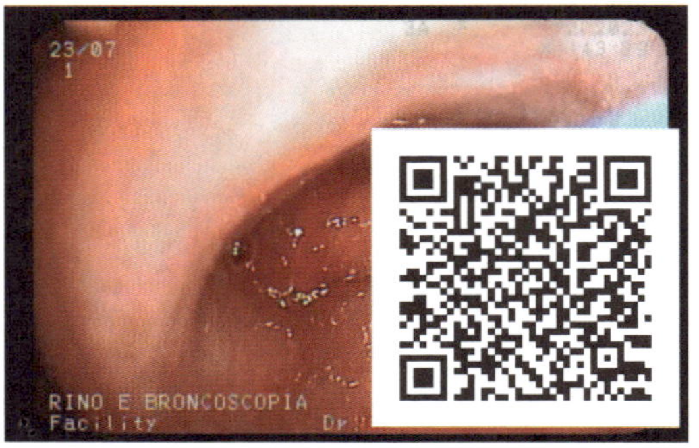

VÍDEO 5 Rinoscopia caudal. Obstrução completa de coanas e biópsia.

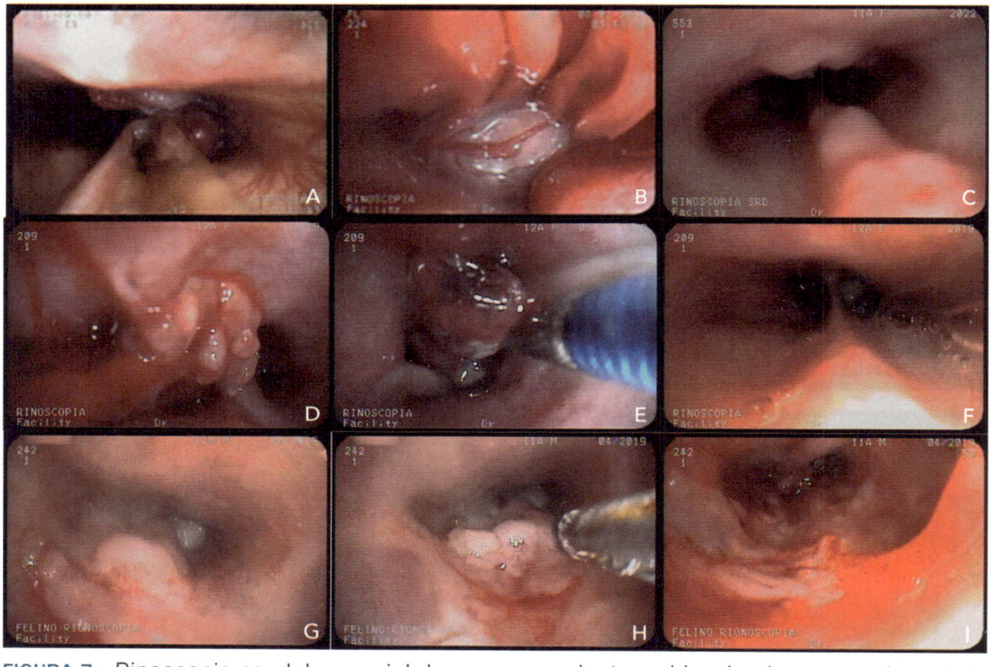

FIGURA 7 Rinoscopia caudal e cranial do mesmo paciente, evidenciando massa obstruindo coana esquerda e região de etmoturbinados. Diagnóstico histopatológico de adenocarcinoma bem diferenciado (A e B). Rinoscopia caudal evidenciando edema e formação irregular em nasofinge, dignóstico histopatológico de carcinoma (C). Rinoscopia cranial de paciente com obstrução em cavidade nasal (D). Biópsia da lesão por meio da rinoscopia anterior (E). Rinoscopia caudal do mesmo paciente, visualizada a lesão em coana esquerda. Diagnóstico histopatológico de condrossarcoma mesenquimatoso de padrão sinonasal (F). Rinoscopia caudal de paciente felino evidenciando massa irregular obstruindo as coanas, biópsia da lesão e sangramento após a coleta de fragmentos (G, H, I). Diagnóstico histopatológico de adenocarcinoma.

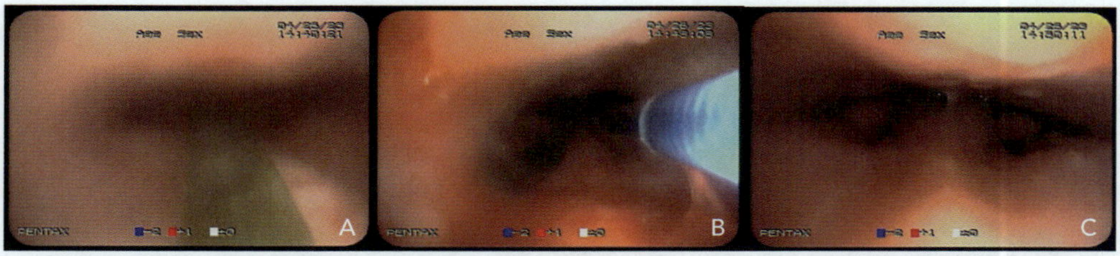

FIGURA 8 Nasofaringe de felino com corpo estranho (grama) e secreção mucoide (A). Pinça retirando o corpo estranho (B) e nasofaringe após a retirada (C).

Rinoscopia cranial, anterior ou rostral

Para a realização da rinoscopia cranial, o paciente é colocado em decúbito esternal com o focinho apoiado na posição horizontal e, se possível, com a cabeça apoiada sobre uma toalha enrolada ou um bloco de espuma. Isso facilita o acesso à cavidade nasal através das narinas externas e a manipulação do endoscópio. Ambas as cavidades nasais são avaliadas, optando-se por examinar primeiro aquela que não apresenta doença ou lesão (Figura 9A).

O objetivo da rinoscopia anterior é examinar o máximo da cavidade nasal e suas estruturas, entre elas septo nasal, meato nasal comum, dorsal, médio e ventral, e as conchas nasais dorsal e ventral, localizadas rostralmente, e a etmoidal, localizada caudalmente. São também denominadas de nasoturbinados, maxiloturbinados e etmoturbinados (Figuras 9B a F). A facilidade ou complexidade do exame será influenciada pelo tamanho do animal, raça, conformação do crânio e doença subjacente.

Com o paciente em plano anestésico e posicionado, o endoscópio lubrificado é inserido de forma cuidadosa através da narina externa, para evitar ao máximo as hemorragias iatrogênicas. Após passar pela cartilagem alar, o endoscópio avança caudalmente de forma suave e passiva, paralelamente ao septo nasal. A estrutura dos etmoturbinados e a raiz dos maxiloturbinados geralmente impedem a passagem caudal do rinoscópio. As passagens nasais precisam ser exploradas com cuidado e avaliadas quanto às possíveis alterações da mucosa, estrutura dos turbinados ou cornetos e natureza das secreções. A visualização da nasofaringe através da rinoscopia cranial, exceto em cães grandes ou quando se utiliza um endoscópio de diâmetro fino, indica algum grau de destruição dos cornetos, que são alterações compatíveis com rinite fúngica ou erosiva.

A cavidade nasal normal é livre de exsudatos ou sangue e contém pequenas quantidades de muco livre, mas não o suficiente para ocluir qualquer uma das vias aéreas ou interferir na visualização das estruturas. A hiperplasia da mucosa e o acúmulo abundante de muco comprometem as vias aéreas e podem limitar a movimentação do endoscópio, principalmente em gatos e cães de pequeno porte. Os cornetos normais são lisos e uniformemente espaçados, e seus contornos são levemente curvos. As vias aéreas entre os cornetos são estreitas, mas bem definidas e desobstruídas. A mucosa nasal normal tem coloração rosa e superfície lisa com uma fina rede de capilares submucosos. Estes se tornam menos visíveis quando há edema, inflamação e hiperemia da mucosa, secreções e hemorragia ou devido à lavagem constante com solução salina fria. Em casos graves e crônicos, observam-se cornetos inflamados e necróticos. O tecido inflamado

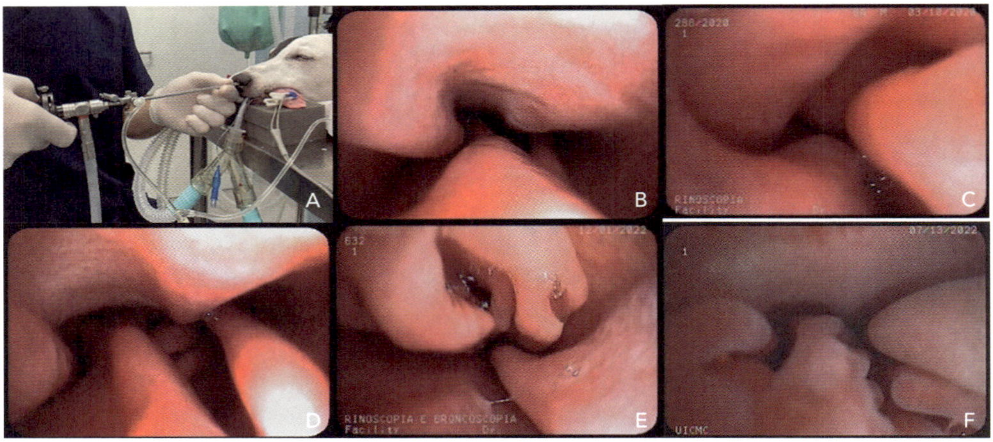

FIGURA 9 Cão posicionado em decúbito esternal para a realização da rinoscopia cranial (A). Imagem endoscópica das conchas e dos meatos nasais normais (B, C e D). Imagem endoscópica dos etmoturbinados normais (E e F).

sangra facilmente e pode diminuir ainda mais a visibilidade. Em raças braquicefálicas é comum a presença de cornetos hiperplásicos, também denominados exuberantes, causando a obstrução parcial ou total dos meatos nasais.

A hemorragia, embora comum durante a rinoscopia, é mais fácil de ser induzida ou exacerbada se houver inflamação da mucosa e friabilidade dos tecidos. Alterações da mucosa como hiperemia ou irregularidades da superfície, presença de erosões e úlceras também são observadas em casos de doenças inflamatórias crônicas (Figuras 10A a C; Vídeo 6). Massas esbranquiçadas mucoides, de consistência friável na superfície da mucosa e com erosão dos cornetos, sugerem rinites fúngicas. As colônias de fungos são vistas na cavidade nasal e nos seios maxilares ou frontais e apresentam coloração que varia de esbranquiçada a esverdeada. Uma mistura de descargas de secreções mucoides, purulentas ou sanguinolentas acompanha essas infecções, obscurecendo e dificultando a visualização das placas fúngicas. Quando observadas, é imperativo que sejam biópsiadas para citologia e cultura com o objetivo de confirmação do diagnóstico. Descargas mucoides e hipertrofia ou hiperemia da mucosa são consistentes com rinite hipertrófica (idiopática).

A visualização e a remoção de corpos estranhos costumam ser difíceis, já que na maior parte das vezes os objetos estão cobertos por muco e secreção. Em algumas situações apenas um pequeno indício de coloração verde ou algum brilho causado pela luz do endoscópio fornece ao operador uma pista de que ele está olhando para um objeto estranho (Figuras 11A a C). Se houver a suspeita de corpo estranho e o objeto e não for encontrado durante a rinoscopia, uma alternativa para sua retirada é proteger a nasofaringe com compressas de gaze e, em seguida, irrigar vigorosamente as narinas anteriores com solução salina estéril. O objetivo é lavar a cavidade nasal e tentar expulsar o corpo estranho para a gaze posicionada na faringe ou mesmo para fora das narinas externas. No entanto, é imprescindível que não se esqueça de retirar a gaze antes de acordar o paciente. É importante lembrar

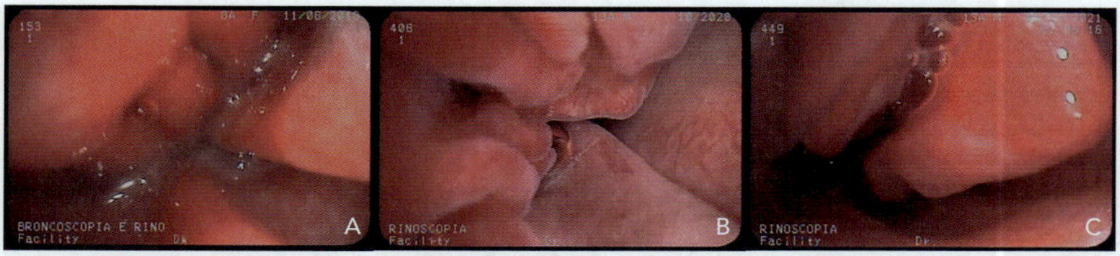

FIGURA 10 Rinoscopia cranial evidenciando mucosas nasais hiperêmicas e edemaciadas e com secreção de aspecto mucoide. Diagnóstico histopatológico de rinite linfoplasmocitária.

VÍDEO 6 Rinoscopia cranial. Mucosas hiperêmicas, secreção mucoide e fibrina em cavidade nasal. Realização de escovado pa citologia e biópsia. Diagnóstico de rinite linfoplasmocitária.

também que essa técnica de lavagem para a retirada de corpos estranhos nasais deve ser diferenciada da lavagem nasal traumática que costumava ser usada para o diagnóstico de tumores nasais.

As formações encontradas nos meatos nasais podem ser neoplásicas ou inflamatórias e devem sempre ser examinadas histopatologicamente para o diagnóstico definitivo. Elas têm coloração e aspecto variados, podendo ser polipoides, sólidas ou císticas, apresentam superfície irregular ou lisa, vascularizadas ou não. Na maioria das vezes, estão envoltas por secreções mucoides, sangue, coágulos, necrose ou inflamação, dificultando a coleta e a correta interpretação histopatológica, o que pode demandar nova coleta de fragmentos (Figura 12).

Quando a lesão está visível na cavidade nasal, as biópsias são realizadas sob a visão direta do endoscópio (Figura 7B; Vídeo 7). Porém, nos pacientes muito pequenos, nos quais não é possível a utilização de um endoscópio rígido, ou quando se utiliza o endoscópio flexível e as biópsias obtidas são

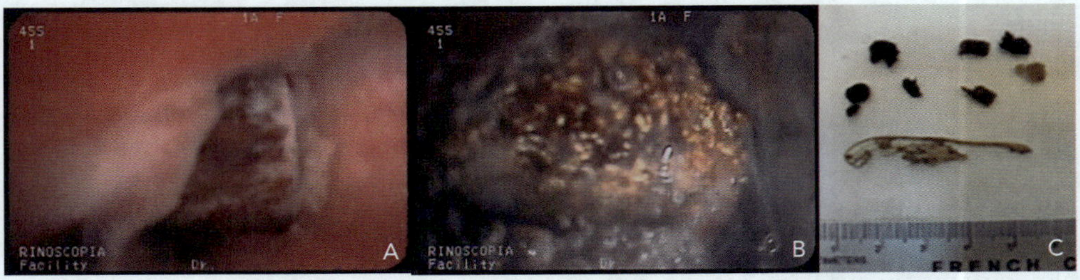

FIGURA 11 Corpo estranho em cavidade nasal cranial, com mucosas hiperêmicas e secreção mucoide (A e B). Os corpos estranhos após remoção – pequenas pedras e asa de inseto (C). O paciente apresentava secreção nasal bilateral e espirros.

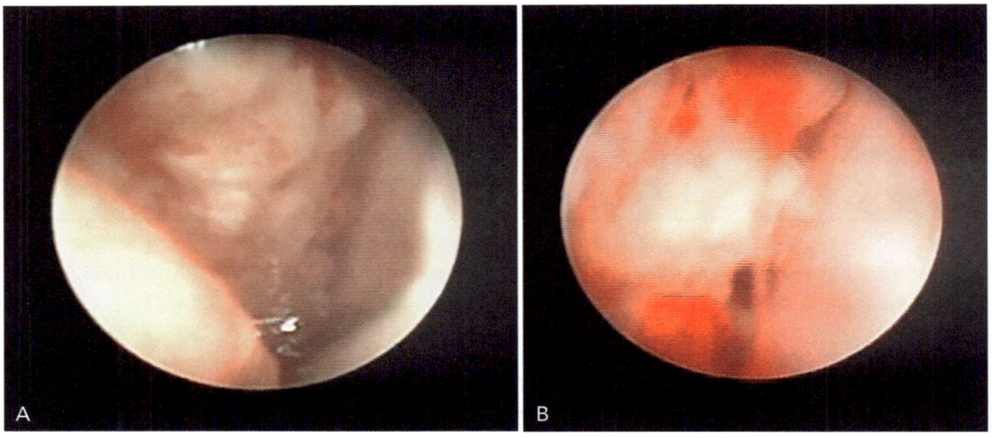

FIGURA 12 Rinoscopia cranial revelando proliferação irregular em meato comum. Diagnóstico histopatológico sugestivo de lúpus eritematoso discoide.

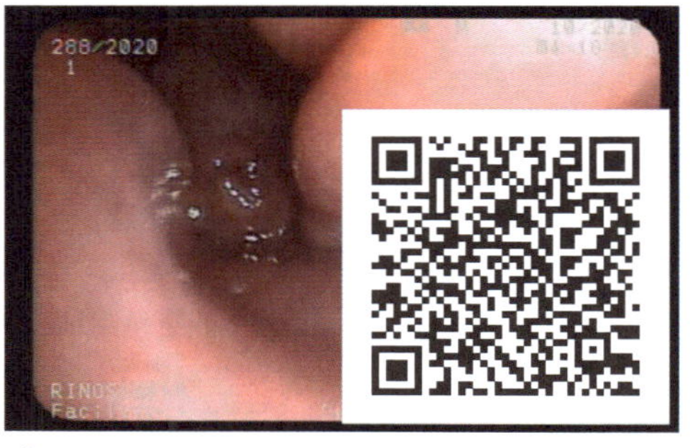

VÍDEO 7 Rinoscopia cranial – massa obstruindo meatos nasais e cavidade nasal sem obstrução.

extremamente pequenas e sem qualidade suficiente para diagnóstico, o sugerido é a utilização de pinças rígidas, tipo jacaré, introduzidas em paralelo e sob a visualização do endoscópio para a coleta de fragmentos maiores e mais representativos da lesão.

Algumas massas podem não ser identificadas durante a rinoscopia cranial, devido ao sangramento e à presença de secreções que comumente as envolvem e dificultam sua visualização, ou devido à localização, em geral na porção caudal da cavidade nasal. Nesses casos, nos quais a lesão não é visualizada por meio da rinoscopia, mas está presente no exame radiográfico ou na tomografia computadorizada, é indicada a realização de biópsias às cegas. É fundamental reforçar que as coletas de materiais devem ser realizadas após a completa inspeção e documentação da cavidade nasal, uma vez que o sangramento após a coleta de material tornará o exame mais difícil ou impossível.

A combinação da rinoscopia cranial e caudal, e a coleta e envio de biópsias de forma apropriada, são essenciais para o desenvolvimento de um plano diagnóstico e terapêutico específico para pacientes com doenças nasais (Figuras 7A a I; Figuras 13A a C).

LARINGOSCOPIA E FARINGOSCOPIA

A laringoscopia é o exame visual da laringe realizado para a avaliação da anatomia e função laringeana. A faringoscopia é o exame da orofaringe e nasofaringe e estruturas associadas, incluindo coanas, palato mole, tonsilas, arcos palatinos e epiglote.

O sintoma mais comum da doença laríngea em cães e gatos é a respiração ruidosa das vias aéreas craniais (estridor), embora a intolerância ao exercício, a dificuldade

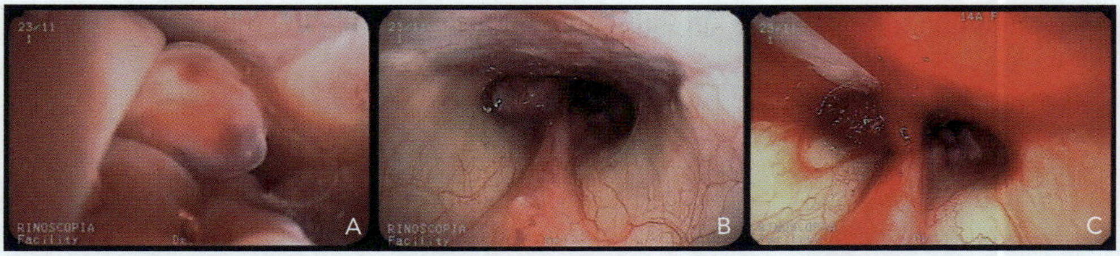

FIGURA 13 Rinoscopias cranial e caudal em paciente com diagnóstico histopatológico de adenocarcinoma. Rinoscopia cranial evidenciou a neoplasia causando obstrução de meatos nasais (A). Rinoscopia caudal revelou a obstrução parcial de coanas e o aspecto hemorrágico da nasofaringe após biópsia (B e C).

respiratória, o esforço inspiratório aumentado, o tempo inspiratório prolongado, a cianose, a alteração da voz, a perda de latido ou ronronar e a tosse após a alimentação ou ingestão de líquidos indiquem distúrbios estruturais ou da função laringeana. Animais com distúrbios faríngeos, como corpos estranhos, estenose, perfuração ou pólipos nasofaríngeos, podem apresentar desconforto respiratório, engasgos e dificuldade de deglutição.

Indicações

A laringoscopia e a faringoscopia são úteis para a confirmação de diagnósticos, a avaliação da evolução das doenças e o planejamento de tratamentos. Em casos de obstrução grave das vias aéreas, a laringoscopia é utilizada para auxiliar a intubação e estabilizar o paciente antes da inspeção.

Uma das principais indicações para a realização da laringoscopia é a avaliação de pacientes com suspeita de paralisia de laringe, nos quais há a incapacidade dos movimentos de abdução das cartilagens aritenoides durante a inspiração, o que resulta em sinais respiratórios característicos de obstrução parcial das vias aéreas.

O exame auxilia também na avaliação da região em casos de traumas, mordeduras, estrangulamento ou lesões causadas por uso incorreto de coleiras e enforcadores. Nessas situações a laringoscopia é vital para avaliar a integridade da anatomia e da função laringeana e a necessidade e viabilidade da intervenção cirúrgica. Em pacientes portadores da síndrome braquicefálica, a laringoscopia e a faringoscopia são indicadas para a inspeção do aspecto e comprimento do palato mole e do colapso laríngeo, que apresenta três estágios de gravidade:

- O grau I se caracteriza pela eversão dos ventrículos laterais ou sáculos laríngeos.
- O grau II se caracteriza pela perda de rigidez dos processos cuneiformes.
- O grau III, o mais grave, caracteriza-se pela completa fadiga dos processos corniculados das cartilagens aritenoides, resultando no completo colapso laríngeo e na obstrução da via aérea (Figura 14; Vídeo 8).

Os exames são indicados ainda para a realização de biópsias para o diagnóstico definitivo de neoplasias faríngeas ou laríngeas. E são úteis na avaliação de animais que apresentam dificuldade respiratória após a extubação, particularmente após cirurgias da cavidade nasal, laringe, faringe e traqueia.

Contraindicações e complicações

Existem poucas contraindicações para laringoscopia e faringoscopia. Em animais

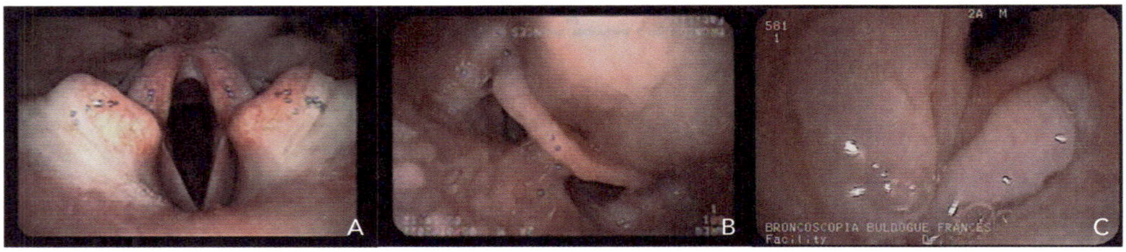

FIGURA 14 Imagem da laringe normal de cão (A). Prolongamento de palato causando o encarceramento das cartilagens aritenoides (B). Eversão de sáculos laríngeos – colapso laríngeo grau I (C).

VÍDEO 8 Laringoscopia e traqueobroncoscopia – palato prolongado e hipoplasia de traqueia.

com obstrução grave das vias aéreas craniais, a avaliação da laringe deve ser rápida e é indicada a intubação imediata logo após a avaliação. A estimulação da laringe e da faringe pode ocasionalmente resultar em descarga vagal maciça e bradicardia grave ou insuficiência cardíaca.

É recomendado o jejum alimentar de 12 horas antes da anestesia para minimizar o risco de regurgitação ou vômito e assim evitar a broncoaspiração.

Cães com paralisia laríngea podem apresentar polineuropatia generalizada e pneumonia por aspiração concomitante. O risco aumenta muito em pacientes com disfunção esofágica ou megaesôfago.

Preparo do paciente e técnica

A laringoscopia é geralmente realizada com o paciente em decúbito esternal. Um espéculo oral deve ser usado para garantir a proteção do equipamento e uma boa visualização da laringe. É um exame rápido e pode ser realizado em questão de minutos.

É possível avaliar a laringe utilizando uma lanterna, um laringoscópio, o endoscópio rígido ou flexível. O importante para a inspeção da laringe é que esses instrumentos promovam boa iluminação e mantenham a epiglote e a parede faríngea dorsal fora do campo visual. A lâmina do laringoscópio ou um abaixador de língua comum funcionam para abaixar a epiglote e melhorar a visão da porção ventral da faringe.

Uma vez que a avaliação funcional da laringe é uma das principais indicações do procedimento, o paciente deve ser examinado sob um plano leve de anestesia geral para que não haja interferência do anestésico nos movimentos de abdução e adução das aritenoides.

O plano anestésico deve ser ajustado para permitir que a cavidade oral do animal permaneça aberta sem risco de mordedura do equipamento e, ao mesmo tempo, para manter algum grau da função laríngea normal. Se o plano de anestesia for muito profundo, as cartilagens aritenoides podem permanecer em posição de adução ou paramediana e parecer paralisadas. Essa resposta pode levar a um diagnóstico falso ou incorreto de paralisia laríngea.

Certos agentes anestésicos demonstraram interferir na abdução laríngea, causando diminuição do tamanho da rima glótica.

Não foi estabelecido um único protocolo que melhor assegure a avaliação da função da laringe em pequenos animais. O tiopental intravenoso como agente anestésico único já foi indicado como medicamento de eleição para o exame, uma vez que mantém a função laríngea. Embora o anestésico promova depressão respiratória, seu uso como agente de indução, em um plano leve de anestesia, resulta em taquipneia, o que é ideal na avaliação da laringe. Porém, com a utilização cada vez menor desse anestésico, o propofol como agente de indução tem sido o mais utilizado para o exame da laringe em cães.

No entanto, como qualquer nível de anestesia ou protocolo anestésico utilizado pode promover a distorção do movimento laríngeo normal, gerando um falso positivo, em casos nos quais há dúvidas no diagnóstico, o uso do doxapram HCl (1 mg/kg intravenoso) tem sido recomendado. Após 15 a 20 segundos da administração, ocorre o aumento da frequência, a respiração torna-se mais profunda e o aumento do esforço ventilatório persiste por alguns minutos. O doxapram substitui os efeitos potencialmente depressivos da anestesia no movimento laríngeo. Assim, se a laringe parecer paralisada antes do doxapram e funcionar normalmente durante a administração da medicação, o endoscopista pode presumir que a função laríngea está, de fato, normal. Em contrapartida, se a função laríngea permanecer anormal após a administração de doxapram, o endoscopista pode concluir que a função laríngea está comprometida. A maior velocidade do fluxo de ar promove um aumento da pressão negativa das vias aéreas, o que resulta no movimento paradoxal das aritenoides, podendo levar à completa obstrução laríngea. Os efeitos colaterais do doxapram são mínimos e incluem salivação, tremores musculares (raro) e vômito (incomum).

A inspeção funcional da laringe envolve a avaliação das cartilagens aritenoides para abdução ativa durante a inspiração e adução passiva durante a expiração. Aritenoides e cordas vocais imóveis nos pacientes anestesiados de forma correta indicam paralisia bilateral, enquanto o movimento assimétrico das cartilagens é indicativo de doença unilateral.

O movimento paradoxal em pacientes com paralisia de laringe ocorre quando o aumento da pressão negativa nas vias aéreas durante a inspiração resulta na adução das aritenoides e a pressão positiva durante a expiração resulta em retorno passivo das aritenoides para sua posição de repouso, quadro encontrado em até 45% dos cães com paralisia de laringe. Esse movimento paradoxal pode imitar superficialmente o movimento normal, portanto atenção especial deve ser dada à fase da respiração durante o movimento da laringe. Para evitar diagnósticos falso-negativos em pacientes com movimento paradoxal das aritenoides, é recomendado que um assistente indique a fase de inspiração ao endoscopista que esteja realizando o procedimento.

A lidocaína tópica a 1% ocasionalmente é necessária para diminuir as respostas reflexas (p. ex., laringoespasmo, deglutição ou engasgos) que podem ser encontradas durante o procedimento. Isso é mais utilizado e exigido na espécie felina.

A inspeção laringoscópica inclui, além da avaliação da função e movimento laríngeo, o exame anatômico completo. As estruturas normais que devem ser avaliadas durante a laringoscopia incluem: cartilagens cricóidea, tireóidea e aritenóidea (também os processos corniculados e cuneiformes), pregas vestibulares, pregas vocais (cordas), sáculos laríngeos (ventrículos laterais), epiglote e dobras ariepiglóticas.

A mucosa normal deve ser rosada, os vasos superficiais podem ser visíveis e as secreções são mínimas. Hiperemia e edema da mucosa e secreções excessivas são alterações comumente encontradas em casos de doença laríngea. As anormalidades estruturais mais encontradas são o aumento das tonsilas e os diferentes estágios de colapso laríngeo. Essas alterações, de forma geral, são secundárias a doenças crônicas, à síndrome do braquicefálico e ao aumento das pressões inspiratórias negativas resultantes de paresia ou paralisia laríngea unilateral ou bilateral.

Os granulomas geralmente são secundários às cirurgias ou traumas anteriores e resultam em estenose do lúmen glótico, sendo responsáveis por sinais graves de obstrução das vias aéreas. Com menos frequência, rânulas faríngeas ou laríngeas, tumores ou corpos estranhos podem ser encontrados.

Após a realização da inspeção da função das cartilagens da laringe e das estruturas anatômicas, o paciente é intubado para a avaliação de outras regiões, como nasofaringe, traqueia e brônquios, dependendo da indicação do exame. É importante mencionar que as secreções, incluindo as sanguinolentas, encontradas na região da laringe podem ter origem na traqueia, vias aéreas caudais ou parênquima pulmonar.

Existem diferenças anatômicas entre a laringe felina e a canina. Os processos corniculados e cuneiformes das cartilagens aritenoides são bem desenvolvidos e muito mais proeminentes em cães do que em gatos. A laringe felina pode responder ao toque leve com espasmo, ocluindo ainda mais a via aérea cranial. Por esses motivos, é fundamental instilar lidocaína a 1% na superfície das estruturas laríngeas dos gatos antes da realização da laringoscopia. Também é importante que o operador seja muito cuidadoso ao manipular essa área.

BRONCOSCOPIA

A broncoscopia ou traqueobroncoscopia é o exame visual do trato respiratório caudal. O procedimento proporciona o melhor entendimento das doenças respiratórias em cães e gatos, facilitando seu diagnóstico e tratamento. É fundamental e indispensável na avaliação de pacientes com distúrbios das vias aéreas inferiores, sendo atualmente considerado o exame padrão ouro para o diagnóstico dessas doenças em pequenos animais.

A traqueobroncoscopia é utilizada tanto para a visualização das mucosas traqueal e brônquica quanto para a avaliação de alterações dinâmicas, estruturais e funcionais das vias aéreas, como colapsos dinâmicos e compressões. Auxilia na obtenção de amostras para citologia e cultura por meio dos lavados broncoalveolares e de escovados, e ocasionalmente na retirada de fragmentos para exame histopatológico para o estabelecimento do diagnóstico etiológico específico. E ainda na determinação de prognósticos de pacientes com doenças das vias aéreas inferiores.

Indicação

A traqueobroncoscopia é indicada quando os exames físico, radiográfico e laboratoriais e as tentativas terapêuticas instituídas, falharam na identificação de uma causa específica para a doença do trato respiratório inferior. As principais indicações diagnósticas para o uso da traqueobroncoscopia são investigação de tosse crônica ou aguda sem causa específica, hemoptise, realização de lavado broncoalveolar (LBA) e avaliação de desordens estruturais e funcionais, como nos casos de suspeita de colapso traqueal e brônquico. Outras indicações estão descritas no Quadro 1.

Dentre as possíveis utilizações terapêuticas da broncoscopia, destacam-se a remoção de corpos estranhos, a sucção de materiais aspirados, a remoção de secreções viscosas ou tampões mucosos, a implanta-

QUADRO 1 Principais indicações da broncoscopia

- Obtenção de material para microbiologia.
- Lavado broncoalveolar e escovado brônquico para citologia.
- Hemoptise.
- Tosse crônica ou aguda.
- Ruídos respiratórios e estridores.
- Avaliação de lesões obstrutivas extramurais, endomurais ou intramurais.
- Fístulas traqueobrônquicas ou broncoesofágicas.
- Torção lobar.
- Alterações radiográficas e infiltrados pulmonares desconhecidos.
- Sinais clínicos evidentes de doença respiratória sem alteração radiográfica.
- Diagnóstico de bronquites crônicas.
- Diagnóstico de neoplasia pulmonar primária ou metastática.
- Padrão respiratório anormal.
- Confirmação e graduação do colapso traqueal/brônquico.
- Diagnóstico diferencial para doença cardíaca ou respiratória.
- Identificação e retirada de corpos estranhos em traqueia e brônquios.
- Remoção de secreções e tampões mucosos.

ção de *stents* traqueais e brônquicos e, mais raramente, o auxílio na intubação.

Contraindicações e complicações

A broncoscopia é um procedimento seguro quando realizado por um endoscopista experiente, e não há contraindicações para o procedimento. As possíveis complicações relacionadas são os reflexos excessivos (laringoespasmo, broncoespasmo e tosse) e a hiporexia, além dos riscos inerentes ao procedimento anestésico necessário ao exame. Cuidados especiais devem ser tomados na avaliação de pacientes geriátricos, braquicefálicos e aqueles que apresentam doença respiratória grave.

Os pacientes considerados de alto risco são os que apresentam insuficiência cardíaca descompensada, arritmias e insuficiência respiratória. O procedimento deve ser realizado com cautela em pacientes com suspeita de obstrução traqueal parcial devido a estenose, massas ou suspeita de corpo estranho.

A hemorragia pode ser uma complicação após a biópsia, principalmente em pacientes com uremia, hipertensão pulmonar ou coagulopatias. Indivíduos imunocomprometidos podem apresentar risco aumentado de infecção após o exame.

Preparo do paciente, técnica e principais achados

Para a realização da broncoscopia, são necessários histórico completo, exame clínico minucioso do paciente, testes laboratoriais de rotina, exame radiográfico cervical e torácico e, em alguns casos, tomografia computadorizada. Os exames de imagem, assim como a avaliação cardiológica, devem ser feitos antes do procedimento endoscópico.

A traqueobroncoscopia é realizada em decúbito esternal, com a cabeça do paciente elevada e apoiada em um bloco ou almofada de espuma para facilitar a passagem do endoscópio. Um espéculo oral deve ser colocado para proteger o endoscópio de possíveis mordeduras.

O procedimento requer anestesia geral para o controle da tosse reflexa e do engasgo na passagem do endoscópio. O protocolo anestésico ideal deve fornecer a boa contenção do paciente, ter efeitos cardiorrespiratórios mínimos, ser de curta duração e permitir um período de recuperação suave. A pré-medicação com acepromazina e opioides, como o burtofanol, pode ser utilizada para a redução do reflexo da tosse, facilitando o exame. O uso de broncodilatadores ajuda na redução de broncoespasmos e melhora a oxigenação.

Em cães de grande porte, o tubo endotraqueal utilizado na anestesia geralmente tem um diâmetro grande o suficiente para permitir a passagem do endoscópio sem sua oclusão completa.

Nesses casos se utiliza um adaptador em formato T ou Y para a administração de oxigênio e/ou do anestésico volátil (Figura 15; Vídeo 9). Entretanto, a maioria dos pacientes indicados para a traqueobroncoscopia é de cães de porte médio ou pequeno, ou gatos com as vias aéreas estreitas, o que impede a passagem do endoscópio através do tubo endotraqueal. Nesses casos, para a realização do exame, o paciente é anestesiado e o tubo endotraqueal é posicionado para permitir a estabilização e oxigenação. Com o animal estabilizado e com a oximetria satisfatória, o tubo endotraqueal é removido e a broncoscopia realizada, com a passagem do endoscópio diretamente através da via aérea. Concluído o exame, o tubo endotraqueal é recolocado para permitir ventilação e recuperação do paciente. O uso de um anestésico local é indicado e ajuda na redução do laringoespasmo.

VÍDEO 9 Passagem do broncoscópio através do tubo endotraqueal.

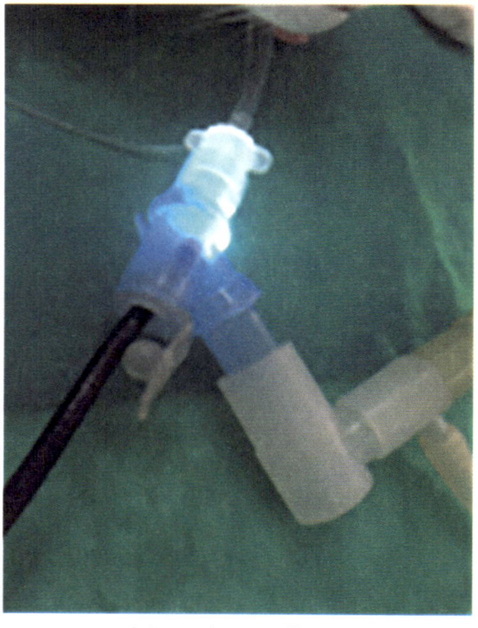

FIGURA 15 Adaptador em T e passagem do fibroscópio pelo tubo endotraqueal para a realização da traqueobroncoscopia.

A realização da broncoscopia sem tubo endotraqueal não permite ventilação assistida, portanto a suplementação de oxigênio pode ser fornecida através do canal de trabalho do endoscópio ou com a utilização de um cateter urinário posicionado e inserido na via aérea ao lado do aparelho. Deve-se ter cuidado para não insuflar demais as vias aéreas, principalmente se houver obstrução causada pelo endoscópio, uma vez que a dificuldade na saída do ar insuflado pode levar ao barotrauma. Os gatos, em especial, são muito suscetíveis à ruptura traqueal.

Atenção e precauções especiais são necessárias também para os pacientes com obstrução das vias aéreas craniais, como pólipo faríngeo posterior, palato mole alongado e espessado, paralisia ou colapso de laringe e massa ou colapso traqueal. Esses animais tendem a despertar da anestesia com o padrão de respiração inspiratório mais exacerbado, o que causa maior colapso das vias aéreas. Esses pacientes devem ser monitorados de forma especial e mantidos em observação até que estejam totalmente acordados. O tubo endotraqueal só deve ser removido com o paciente acordado e com reflexo de tosse. Em alguns casos, o uso de sedativos de ação curta é indicado para proporcionar maior conforto na recuperação. Casos mais graves necessitam de traqueostomia temporária até a recuperação do paciente.

Antes de iniciar a traqueobroncoscopia, todos os suprimentos e equipamentos necessários para sua realização devem estar preparados. O objetivo é minimizar ao máximo o tempo anestésico e maximizar os benefícios para o animal. Os tubos endotraqueais, as sondas para fornecimento de oxigênio, os fórceps de biópsia, as seringas de lavagem pré-carregadas, os tubos coletores, *swabs* para cultura e lâminas de citologia devem estar dispostos e organizados para facilitar seu acesso pelo endoscopista. O broncoscópio deve estar higienizado, esterilizado e pronto para uso, assim como o equipamento de monitoramento anestésico e qualquer dispositivo de captura de imagem.

A árvore brônquica é formada por uma série de ramificações conectadas que conduzem o ar para dentro e para fora dos alvéolos. Uma boa compreensão de sua estrutura normal e anatomia endoscópica é necessária para o reconhecimento e diagnóstico de anormalidades e doenças. A tarefa de aprender a anatomia traqueobrônquica pode ser desafiadora, uma vez que esses múltiplos ramos das vias aéreas se dividem em milhares de pequenos bronquíolos respiratórios (Figuras 16A e B).

Um número significativo de pacientes submetidos à traqueobroncoscopia apresenta doença laríngea concomitante. Por essa razão, uma avaliação minuciosa das vias aéreas craniais deve preceder a broncoscopia, para que sejam investigadas quaisquer alterações na anatomia, bem como na função ou no movimento da laringe e faringe. Após essa avaliação, o endoscópio avança pela traqueia cervical e intratorácica até a região da carina e a entrada de ramificações brônquicas principais esquerda e direita e, de forma sequencial, em todos os brônquios segmentares e subsegmentares. A quantidade de ramificações examinadas vai variar de acordo com o tamanho do paciente e do endoscópio.

A traqueia normal tem formato quase circular e é avaliada quanto à cor, vascularização, rigidez, tamanho, posição e movimento da membrana dorsal. As cartilagens traqueais são vistas como anéis em forma de C sob a superfície mucosa e são conectadas pela membrana dorsal. Essa fina faixa de músculo ajuda a orientar a imagem (Figuras 17A e B; Vídeo 10). A mucosa traqueal deve ser lisa, com coloração rosa claro e com os vasos submucosos visíveis, que, na doença inflamatória crônica, tornam-se mais proeminentes. Nessa condição, as vias aéreas apresentam uma aparência hiperêmica e edematosa, e é possível que ocorra sangramento na passagem do endoscópio. Nódulos ou lesões polipoides são ocasionalmente observados em cães com bronquite crônica e não devem ser confundidos com nódulos neoplásicos.

Uma pequena quantidade de secreção ou muco na traqueia e brônquios é normal em cães e gatos. A secreção excessiva costuma estar associada a processos inflamatórios crônicos, como bronquite crônica, broncopneumopatia eosinofílica, infecções fúngicas ou bacterianas (Figuras 18A a F; Figuras 19A e C; Vídeo 11). A hemorragia em geral ocorre nas lesões por traumas, corpos estranhos, neoplasias e torção lobar (Figuras 20A a C). Os casos de ruptura ou de fratura dos anéis traqueais são raros, porém, como representam risco de morte para os pacientes, são considerados emergenciais (Figuras 21A a C).

O estreitamento das vias aéreas é observado em animais com colapso traqueal e malácia traqueobrônquica. Em cães de raças pequenas, o colapso traqueal é relativamente comum e se caracteriza pelo achatamento dorsoventral da traqueia. Sua localização,

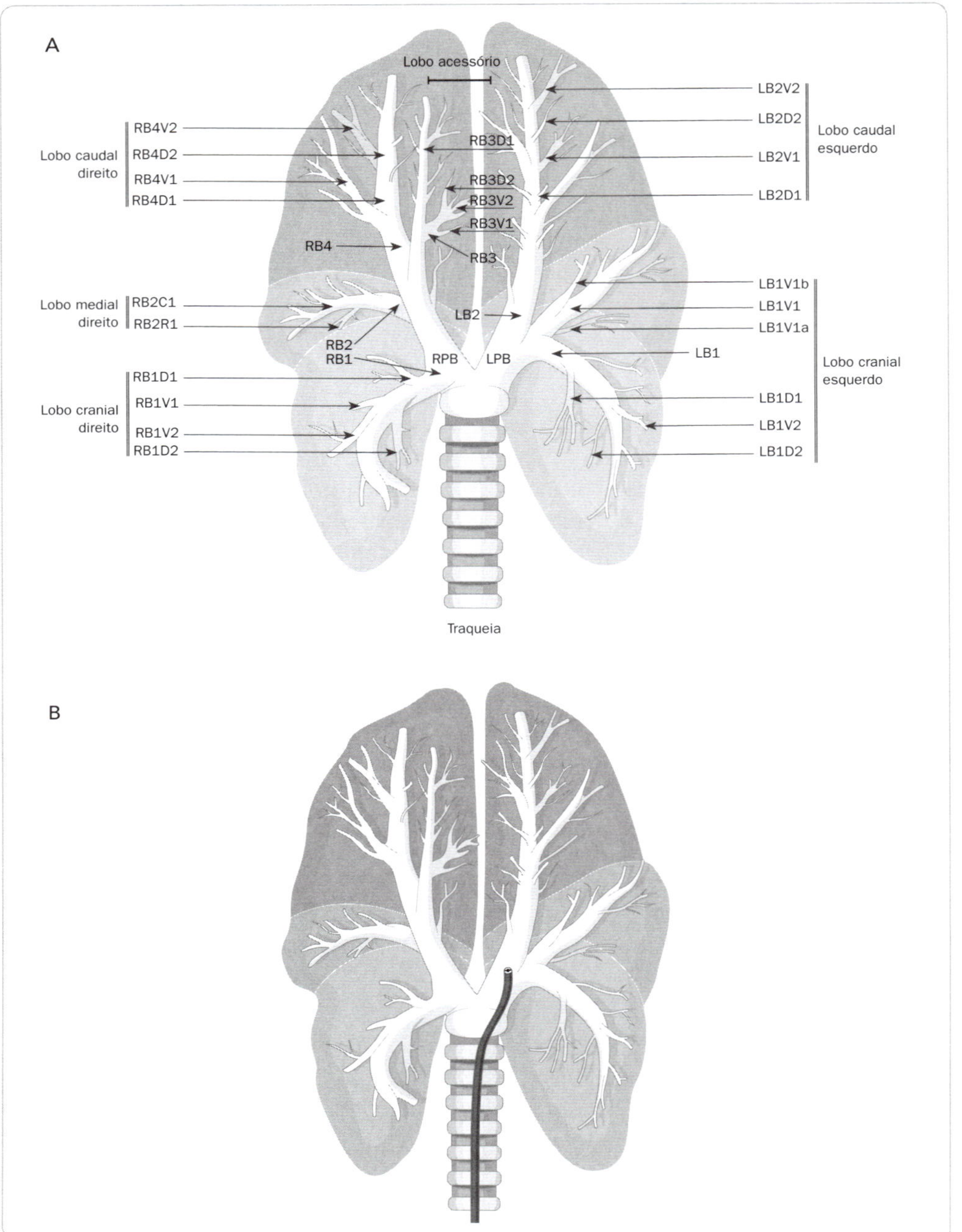

FIGURA 16 A: representação da árvore traqueobrônquica canina usando a nomenclatura endobrônquica. O esquema utiliza um sistema de números e letras para identificar os sete principais brônquios lobares, as ramificações segmentares e subsegmentares por ordem de origem e a orientação anatômica dorsal e ventral. B: representação do broncoscópio durante inspeção em ramificação brônquica.

Fonte: (A) adaptado de Amis e McKiernan (1986).

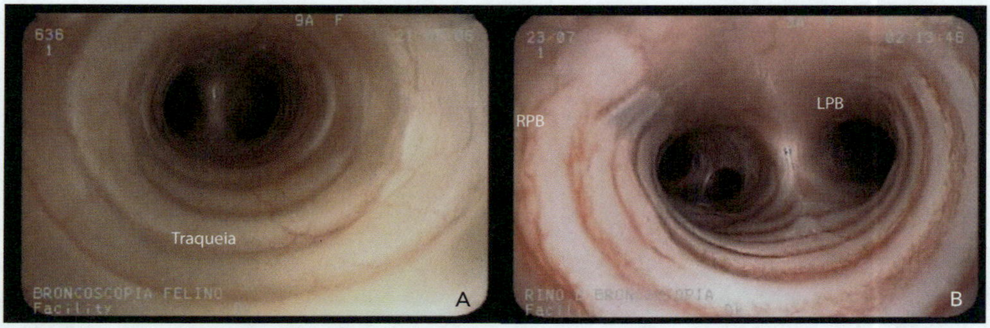

FIGURA 17 A: traqueia normal de felino. B: traqueia normal de canino.

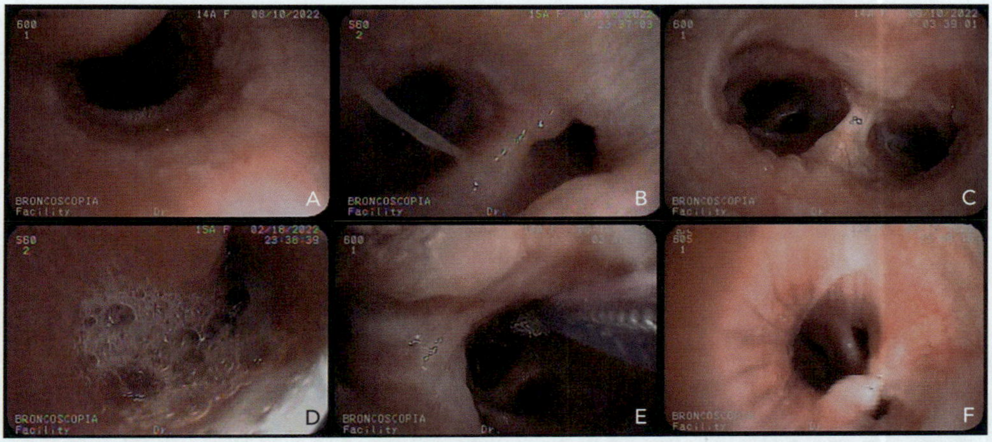

FIGURA 18 Imagens de broncoscopia em cão. Edema e hiperemia de mucosa traqueal (A). Edema e presença de secreção em brônquios segmentares (B e C). Líquido espumoso após lavado broncoalveolar (D). Escovado brônquico para realização de citologia (E). Diagnóstico de bronquite crônica supurativa. Imagem de proliferação polipoide em brônquio segmentar (F). Diagnóstico citológico de bronquite eosinofílica.

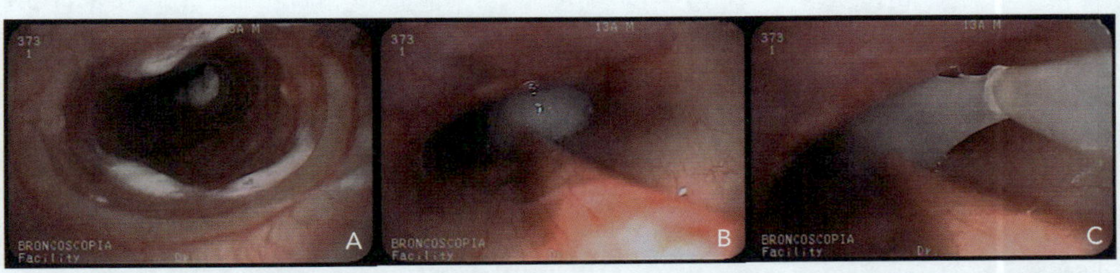

FIGURA 19 Paciente com história de secreção nasal bilateral e tosse crônica. Broncoscopia revelou hiperemia da mucosa e secreção em lúmen traqueal (A). Rinoscopia caudal revelou secreção em nasofaringe obstruindo coana esquerda (B). Aspiração da secreção com auxílio de sonda (C). Diagnóstico citológico de inflamação supurativa séptica e cultura positiva para *Klebsiella pneumoniae*.

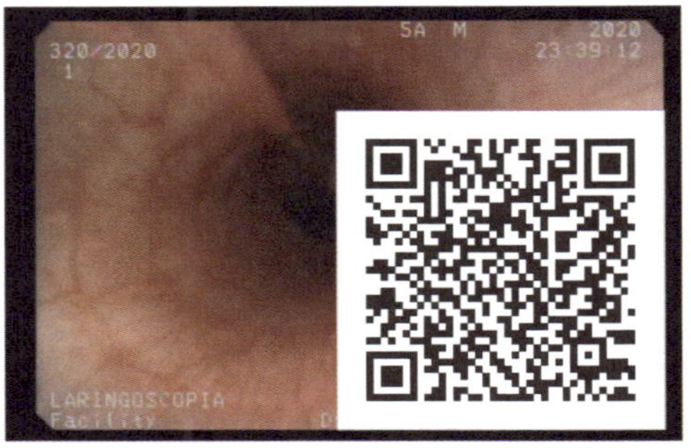

VÍDEO 10 Traqueobroncoscopia – traqueia normal.

VÍDEO 11 Secreção em nasofaringe e traqueia. Coleta de material através de sonda e aspiração.

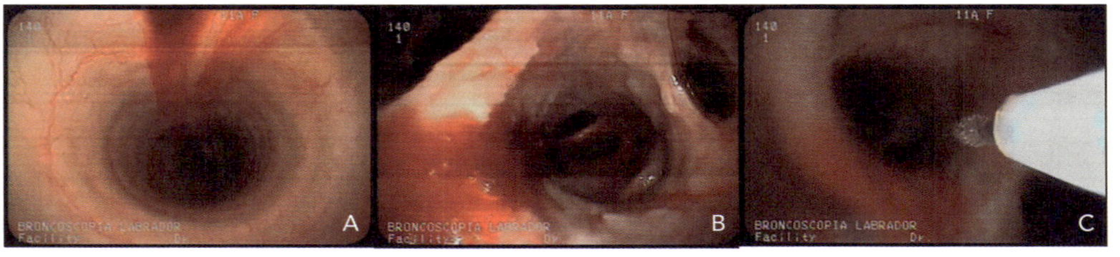

FIGURA 20 Imagem da traqueia cervical com estrias de sangue (A). Sangramento em brônquios segmentares (B). Imagem de escovado brônquico (C). Diagnóstico de hemangiossarcoma pulmonar.

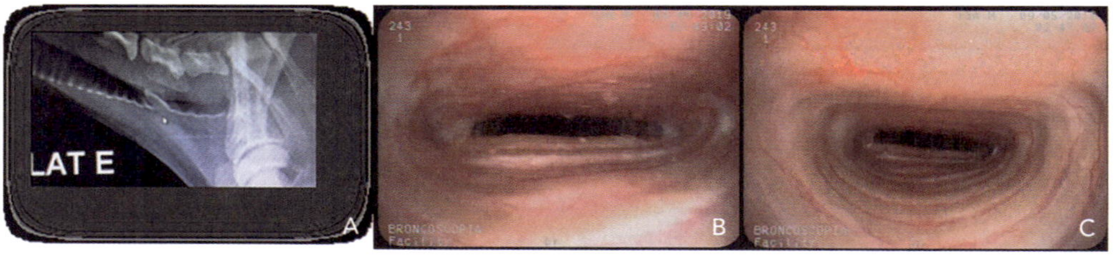

FIGURA 21 Imagem radiográfica – CRV/Rio de Janeiro – de fratura de anel traqueal (A). Imagens endoscópicas de redução da luz da traqueia decorrente de fratura de anel traqueal (B e C). Paciente apresentava dispneia grave e cianose e foi encaminhado para cirurgia para a correção da fratura.

extensão do segmento envolvido, alterações no diâmetro e gravidade (graus I a IV, de acordo com a redução da luz traqueal; *vide* Capítulo 13, "Doenças da traqueia") devem ser avaliadas durante cada fase da respiração, uma vez que o colapso é um processo dinâmico (Figuras 22A a G; Vídeo 12).

As raças braquicefálicas apresentam a hipoplasia traqueal com frequência, observando-se o lúmen traqueal malformado e estreito, muitas vezes com presença de secreção. Essa condição pode ser segmentar ou estar presente em toda a extensão da traqueia. O aspecto hipoplásico da traqueia

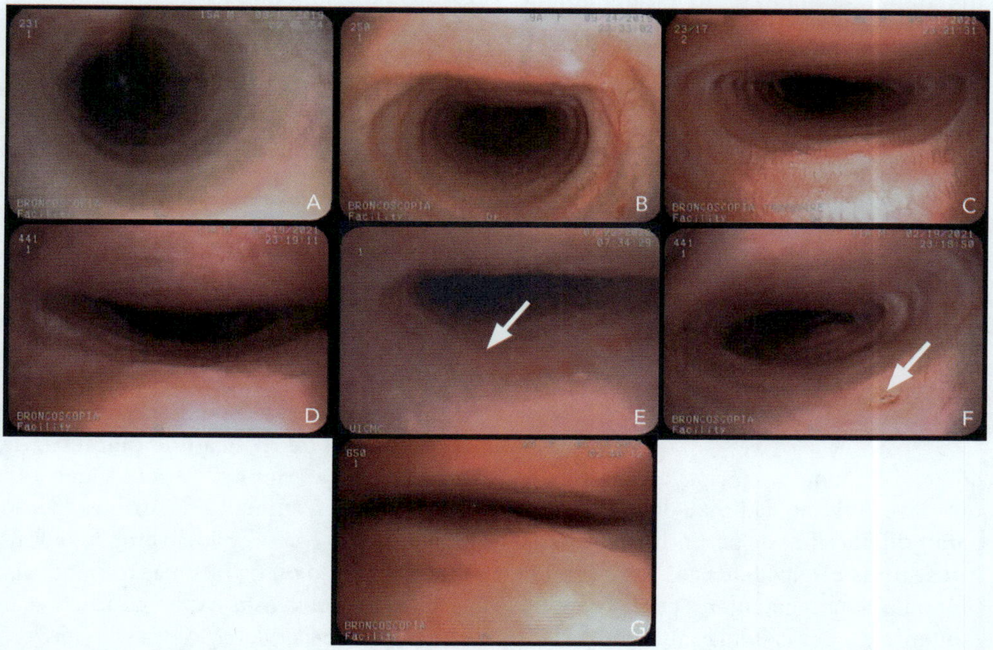

FIGURA 22 Imagem endoscópica da traqueia de calibre normal (A). Colapso traqueal grau I (B). Colapso traqueal grau III (C). Colapso grau III a IV (D a F). Nota-se lesão erosiva em mucosa (setas). Colapso grau IV (G).

VÍDEO 12 Traqueobroncoscopia – colapso traqueal grau IV e broncomalácia.

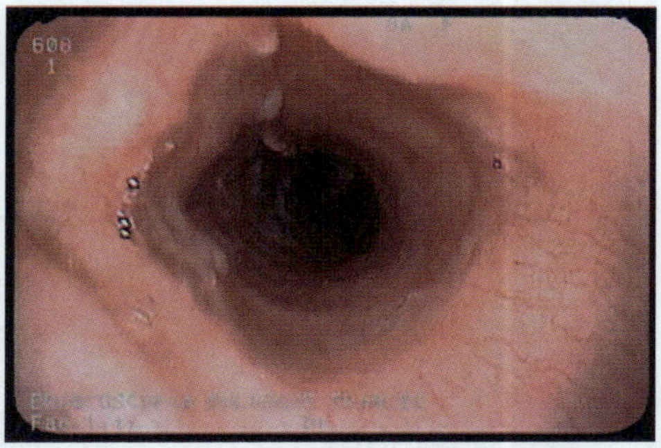

FIGURA 23 Traqueobroncoscopia de paciente braquicefálico: imagem de hipoplasia de traqueia causando a redução do lúmen traqueal.

em alguns pacientes deve ser confirmado com o auxílio de exame radiográfico (Figura 23; Vídeo 13).

Uma vez examinada a porção cervical, o endoscópio avança pela luz da traqueia intratorácica até a carina ou bifurcação traqueal, que é vista como uma divisão nítida entre os brônquios principais esquerdo e direito. O brônquio principal direito é observado mais à frente do endoscópio. Nesse momento, é realizada a inspeção das ramificações brônquicas ou lobares cranial direita, média direita, acessória e caudal

VÍDEO 13 Laringotraqueobroncoscopia – prolongamento de palato, traqueíte e hipoplasia traqueal.

direita. O brônquio principal esquerdo exige uma leve deflexão da ponta do endoscópio para a direita a fim de permitir sua entrada. Em seguida são avaliadas as ramificações brônquicas subsegmentares cranial e caudal esquerda e lobar caudal esquerda.

A árvore brônquica deve ser avaliada de forma sistemática e completa, permitindo a visualização de cada brônquio lobar e o maior número possível de divisões segmentares. É preciso que cada via aérea seja avaliada, e mudanças na forma, no tamanho e na aparência da mucosa, anotadas. As vias aéreas caudais normais devem ter divisões nítidas entre elas e uma mucosa com coloração rosa pálido.

As alterações encontradas na árvore brônquica podem ser focais ou generalizadas e incluem os processos inflamatórios e infecciosos, os tumores intraluminais, as compressões externas (neoplasias ou linfadenopatias), as bronquiectasias e os colapsos. Estes podem ser dinâmicos ou estáticos, ocorrer nos brônquios principais e/ou segmentares, de forma isolada ou em associação com o colapso da traqueia, e ser divididos em grau I, II ou III, de acordo com o percentual de redução do diâmetro da luz brônquica (Figura 24A a E; Vídeo 14). Pacientes com aumento do átrio esquerdo podem sofrer compressão do brônquio principal esquerdo ou da bifurcação traqueal.

A bronquiectasia é uma condição caracterizada pela dilatação das vias aéreas e pode estar associada a broncopneumonias eosinofílicas, bronquite crônica e pneumonia (Figura 25).

O diagnóstico de doenças neoplásicas e infecciosas do trato respiratório é auxiliado de forma significativa pela avaliação citológica e microbiológica do material coletado durante a broncoscopia. Os achados citoló-

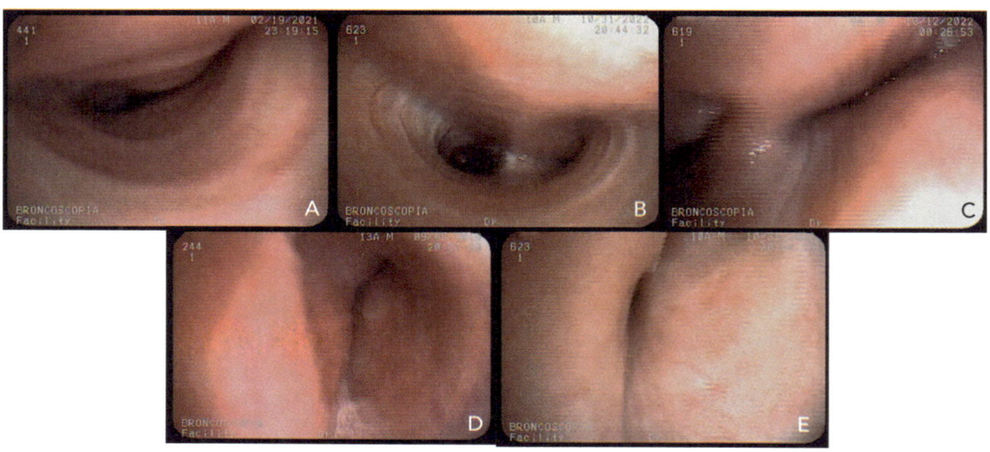

FIGURA 24 Traqueobroncoscopia em cão: colapso em ramificação brônquica principal esquerda (A e B). Colapso de brônquios segmentares (C a E).

VÍDEO 14 Laringotraqueobroncoscopia – prolongamento de palato e colapso brônquico.

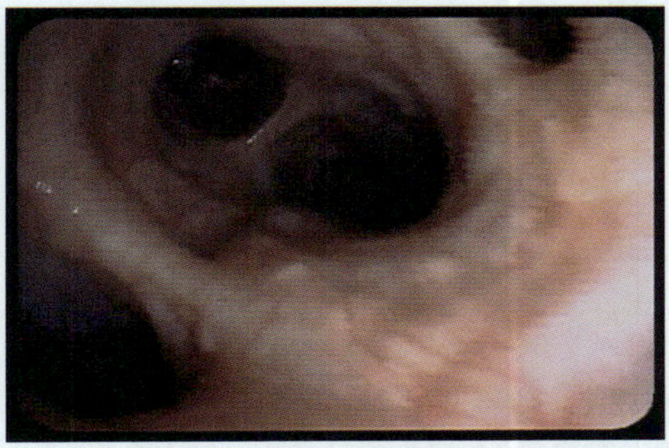

FIGURA 25 Dilatação dos brônquios segmentares, caracterizando a bronquiectasia em cão.

gicos são úteis no diagnóstico diferencial de doenças inflamatórias, como bronquites e infiltrados pulmonares eosinofílicos, doenças infecciosas e neoplasias. Os métodos mais utilizados para coleta são os escovados brônquicos e o LBA.

O LBA representa o melhor método, uma vez que as amostras são coletadas das vias aéreas caudais, fornecendo mais informações em pacientes com doença intersticial e alveolar. Os tipos de células inflamatórias encontradas no LBA fornecem ao clínico uma lista de diagnósticos diferenciais, já que agentes infecciosos específicos e uma população celular anormal podem ser encontrados. Para a realização do LBA, o broncoscópio é direcionado para uma ramificação brônquica específica e uma alíquota de solução salina é instilada diretamente através do canal de trabalho do aparelho ou através de sonda de lavagem. O volume sugerido é de 2 mL/kg, podendo variar de acordo com o estado clínico do animal. Após sua instilação, o fluido é deixado por alguns segundos nos brônquios e depois aspirado diretamente para um copo coletor estéril com o auxílio de um aspirador cirúrgico. A lavagem é repetida até que boas amostras sejam obtidas. Estas devem ter uma aparência espumosa, que indica a presença do surfactante (Figura 26). As amostras são coletadas de pelo menos dois

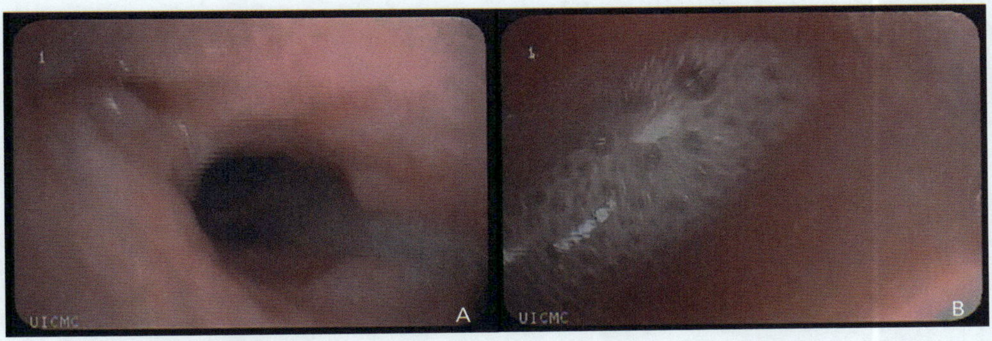

FIGURA 26 Traqueobroncoscopia em cão evidenciando brônquio segmentar edemaciado e com pequenas formações de aspecto polipoide, causando a diminuição da luz brônquica. A: nota-se presença de secreção mucoide. B: líquido de aspecto espumoso após o lavado broncoalveolar (LBA).

locais (geralmente dos lados esquerdo e direito), bem como de quaisquer áreas focais anormais vistas na broncoscopia ou no exame de imagem. Normalmente, cerca de 25 a 75% do fluido da lavagem é recuperado e deve ser enviado para análise citológica e microbiológica.

A citologia de escova pode ser útil na investigação de anormalidades focais e massas das vias aéreas (Figuras 18E e 20C). Biópsias também podem ser feitas, com fórceps inseridos pelo canal de trabalho, e são importantes para investigação de proliferações ou massas em traqueia e brônquios. As amostras em geral são pequenas, o que muitas vezes torna difícil sua interpretação pelo patologista. Por essa razão, recomenda-se a coleta de vários fragmentos.

BIBLIOGRAFIA COMPLEMENTAR

1. Amis TC, McKiernan BC. Systematic identification of endobronchial anatomy during bronchoscopy in the dog, Am J Vet Res. 1986;47:2649.
2. Elie M, Sabo M. Basics in canine and feline rhinoscopy. ClinTech Small Anim Pract. 2006;21(2)60-3.
3. Jackson AM, Tobias K, Long C, Bartges J, Harvey R. Effects of various anesthetic agents on laryngeal motion during laryngoscopy in normal dogs, Vet Surg. 2004;33(2):102-6.
4. Johnson LR. Clinical canine and feline respiratory medicine: an update. Elsevier; 2020.
5. Johnson LR, Johnson EG, Vernau W, Kass PH, Byrne BA. Bronchoscopy, imaging, and concurrent diseases in dogs with bronchiectasis: 2003-2014. J Vet Intern Med. 2016;30(1):247-54.
6. Johnson LR, Singh MK, Pollard RE. Agreement among radiographs, fluoroscopy and bronchoscopy in documentation of airway collapse in dogs. J Vet Intern Med. 2015;29(6):1619-26.
7. King LG. Textbook of respiratory disease in dogs and cats. 2.ed. Saunders; 2004.
8. Krainer D, Dupré G. Brachycephalic obstructive airway syndrome. Vet Clin North Am Small Anim Pract. 2022;52(3):749-80.
9. Macphail CM. Laryngeal disease in dogs and cats: an update. Vet Clin North Am Small Anim Pract. 2020;50(2):295-310.
10. Maggiori AD. An update on tracheal and airway collapse in dogs. Vet Clin North Am Small Anim Pract. 2020;50(2):419-30.
11. McCarthy TC. Veterinary endoscopy for the small animal practitioner. Elsevier; 2005.
12. Pietral M, Spinella G, Pasquali F, Romagnoli N, Bettini G, Spadari A. Clinical findings, rhinoscopy and histological evaluation of 54 dogs with chronic nasal disease. J Vet Sci. 2010;11(3):249-55.
13. Reinero CR, Masseau I. Lower airway collapse: revisiting the definition and clinicopathologic features of canine bronchomalacia Vet J. 2021;273:105682.
14. Rubin JA, Holt DE, Reetz JA, Clarke DL. Signalment, clinical presentation, concurrent diseases, and diagnostic findings in 28 dogs with dynamic pharyngeal collapse (2008-2013). J Vet Intern Med. 2015;29(3):815-21.
15. Tams TR, Rawlings CA. Small animal endoscopy. 3.ed. Mosby; 2011.
16. Zhu BY, Johnson LR, Vernau W. Tracheobronchial brush cytology and bronchoalveolar lavage in dogs and cats with chronic cough: 45 cases (2012-2014). J Vet Intern Med. 2015;29(2):526-32.

CAPÍTULO 8

Citologia e histopatologia do sistema respiratório

Elan Cardozo Paes de Almeida
Daniel de Araújo Viana

INTRODUÇÃO

As doenças do sistema respiratório são algumas das maiores causas de morbidade e mortalidade em animais de estimação, sendo portanto importantes para a saúde dos animais, para os clínicos e os proprietários. As doenças respiratórias são um grande problema de saúde em cães e gatos e podem ser categorizadas por classificação anatômica em cavidade nasal, faringe e laringe, traqueia e brônquios, pulmão, mediastino e cavidade torácica.

As causas comuns de doença nasal em cães incluem neoplasia nasal, rinite fúngica e rinite inflamatória não infecciosa, como a rinite linfoplasmocítica (LPR). Nos gatos com doenças nasais e paranasais crônicas, as causas mais importantes são a rinossinusite crônica idiopática (RSCI) e as neoplasias nasais, que são as mais frequentemente relatadas; as rinites fúngicas, pólipos nasofaríngeos, corpos estranhos nasais, estenose nasofaríngea e doenças periodontais que acometem a cavidade nasal são menos frequentes.

A síndrome obstrutiva das vias aéreas braquicefálicas (BOAS) é uma doença comumente encontrada nas vias aéreas superiores e se apresenta com combinação de anormalidades anatômicas, como palato mole alongado e colapso laríngeo em cães. Massas nasofaríngeas e hiperplasias do palato mole não relacionadas à BOAS são observadas em doenças faríngeas caninas, e paralisia geral é observada em doenças laríngeas.

As estenoses nasofaríngeas não são frequentes em cães e gatos, podem ser congênitas ou adquiridas e parciais ou totais; os diagnósticos diferenciais em casos de estenose nasofaríngea são: pólipos nasais, pólipos nasofaríngeos, neoplasia nasal, micoses nasais, corpos estranhos, sinusite, rinite bacteriana, rinite alérgica, LPR crônica, faringite linfoplasmocítica e laringite. Colapso traqueobrônquico (broncomalácia) e bronquite crônica (CB) são as duas formas mais comuns de doença traqueobrônquica em cães.

Doenças pulmonares em cães e gatos incluem doenças agudas (pneumonia bacteriana e por aspiração) e doenças crônicas (tumores pulmonares primários e doenças pulmonares intersticiais).

Os tumores do mediastino anterior, como timomas e linfomas, são doenças comuns do mediastino, e derrames pleurais, pneumotórax e hérnias diafragmáticas são comuns em doenças intratorácicas.

EXAMES DIAGNÓSTICOS

Vários exames podem ser utilizados no diagnóstico das afecções respiratórias em cães e gatos, dentre eles a ausculta pulmonar, a radiografia torácica, o lavado broncoalveolar associado a diversas análises, como citologia, cultura bacteriana e fúngica, e reação em cadeia da polimerase (PCR) para bactérias e vírus; a broncoscopia e a tomografia computadorizada (TC). A radiografia torácica é frequentemente o passo inicial na avaliação de pacientes com doença broncopulmonar, porém os padrões radiográficos não são específicos para um único processo patológico.

O exame citopatológico pode ser útil na diferenciação de processos neoplásicos e infecciosos. Para chegar a um diagnóstico definitivo com espécimes citopatológicos, é necessário recuperar células neoplásicas ou agentes infecciosos; caso contrário, os achados citopatológicos podem apenas apoiar o diagnóstico. O lavado broncoalveolar associado à análise citológica e microbiológica, que é um exame que fornece muitos resultados, é de baixo custo e de fácil realização. A punção de aspiração por agulha fina (PAAF) é uma técnica simples, econômica, exige sedação ou anestesia mínima ou nenhuma, tem relativamente poucas complicações, requer menos tempo de processamento, produz resultados imediatos e é menos invasiva do que biópsias percutâneas por agulha ou amostras de tecido obtidas cirurgicamente.

A avaliação histopatológica, que obtém amostras por meios mais invasivos, pode ser necessária para diagnosticar definitivamente lesões neoplásicas, infecciosas, inflamatórias não infecciosas, vasculares e fibróticas no parênquima pulmonar. O exame histopatológico das amostras pulmonares é necessário em casos de citopatologia inconclusiva, exclusiva ou não diagnóstica. Nos casos de inflamação não séptica do parênquima pulmonar não se pode descartar a possibilidade da neoplasia subjacente, e a avaliação histopatológica também pode ser indicada nesses casos, principalmente se a doença não responder à terapia apropriada.

Exame citopatológico

A citologia consiste na coleta de células isoladas ou grupamentos celulares a partir de lesões para diagnóstico. É um método rápido, barato e de fácil repetição, mas sua interpretação requer treinamento específico e parcimônia para evitar diagnósticos incorretos. Dentre os métodos principais de coleta citológica pode-se destacar a esfoliação (raspados, escovados, lavados, *imprints* e *scrapings*) e as coletas por agulha fina, com ou sem aspiração. Para o trato respiratório os mais comuns são os escovados, lavados e coletas por agulha fina, que serão abordados com mais detalhes a seguir. O processamento de amostras citológicas e as colorações são métodos simples e facilmente aplicáveis às amostras do trato respiratório.

Os escovados citológicos são realizados principalmente na cavidade nasal. O escovado nasal é um tipo de coleta por esfoliação que utiliza escovas citológicas (Figura 1A) introduzidas na cavidade nasal para obtenção de amostras. É realizado e indicado para lesões que se originam ou invadem a cavidade nasal dos cães e gatos. O processo de coleta se dá com a introdução da escova na cavidade nasal e a realização de movimento de rotação que vai transferir as células da cavidade para as cerdas da escova. Observe a introdução da escova na cavidade nasal de um felino (Figura 1B) e como essa escova se acomoda na cavidade nasal durante a coleta (Figura 1C). Idealmente, deve-se localizar a lesão na cavidade, pois a coleta é reali-

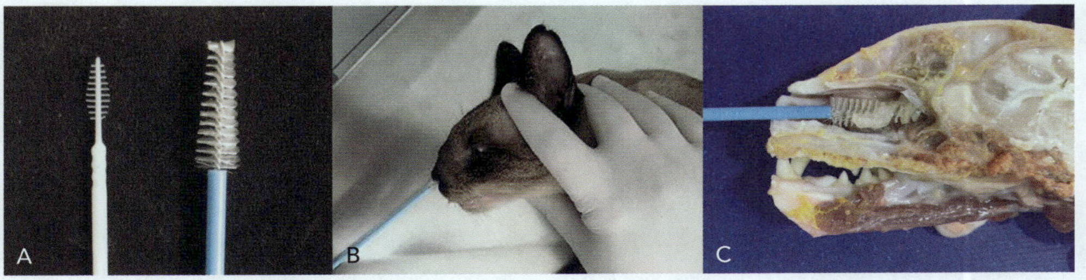

FIGURA 1 A: tipos de escovas citológicas. B: introdução da escova na cavidade nasal para coleta de material citológico. C: visualização da escova em cavidade nasal em secção longitudinal do crânio.

Fonte: acervo dos autores.

zada às cegas e a distância entre a entrada da cavidade e a lesão deve ser conhecida para que haja maior representatividade da amostra, sem danificar a cavidade nasal. Para animais de pequeno porte, devem-se utilizar escovas mais delgadas.

A PAAF consiste na utilização de agulhas finas (22 G ou 25 × 7 e 24 G ou 20 × 0,55) para, com ou sem aspiração, realizar a coleta de amostras citológicas. Ambas as formas de coleta envolvem a introdução da agulha na lesão e a realização de movimento de leque, com pressão negativa da seringa (com aspiração) ou apenas com a agulha (sem aspiração), que vai aumentar a representatividade da amostra. Apesar de esse ser o método mais comumente utilizado em lesões de animais, no trato respiratório ele é pouco usual, por conta do risco de lesão causado pelo processo de coleta. Sua utilização quase sempre é restrita às lesões da cavidade nasal ou em coletas transcirúrgicas nas demais regiões do trato respiratório.

Os lavados traqueal, traqueobrônquico ou broncoalveolar são os métodos de obtenção de amostras mais utilizados para as vias respiratórias condutoras. São injetados ou aspirados para análise posterior 1 a 2 mL de solução salina tamponada para cada 5 kg de peso do animal. A realização de lavados associados a broncoscopia pode utilizar maiores volumes de solução, uma vez que a aspiração através do broncoscópio é mais eficaz e não deixaria tanto fluido residual.

Após a coleta, as lâminas citológicas devem ser identificadas, mantidas secas ou em álcool (de 95% a absoluto) em potes porta-lâminas até o processamento. O envio ao laboratório deve acompanhar requisição com informações completas do paciente e seu tutor, descrição da lesão, forma de coleta e suspeita diagnóstica. Em casos não coletados pelo patologista, recomenda-se registro fotográfico da lesão para envio.

As amostras citológicas, obtidas por esfoliação ou aspiração, após a transferência do material para as lâminas, têm um processamento considerado simples. O material pode ser corado diretamente com corantes do tipo Romanowsky (Giemsa, Wright, May-Grunwald Giemsa) ou o Panótico rápido. Na suspeita de microrganismos, colorações específicas como PAS (ácido periódico-reativo de Schiff), Grocott ou Ziehl Nielsen podem ser realizadas. Os lavados precisam de armazenamento adequado em frascos com e sem anticoagulante (este último o adequado para culturas, já que o anticoagulante inativa o crescimento bacteriano), e sua avaliação requer análise quantitativa associada à qualitativa.

Exame histopatológico

Para a realização do exame histopatológico são necessários fragmentos de tecidos e órgãos dos animais obtidos por biópsia ou necropsia. O diagnóstico anátomo-histopatológico baseia-se no exame macroscópico e microscópico do material retirado com o objetivo de estabelecer um diagnóstico preciso, classificação do processo patológico envolvido, bem como relacionar características histológicas, moleculares, fenotípicas, etiológicas e imuno-histoquímicas que possam auxiliar o clínico e o cirurgião na determinação do tratamento e prognóstico do paciente.

A biópsia deve ser realizada posteriormente a um cuidadoso e detalhado histórico clínico, exame físico, análises laboratoriais e, quando necessária, avaliação radiográfica, ultrassonográfica ou outros métodos de diagnóstico por imagem e exame citopatológico. Depois da retirada da amostra de biópsia ou tecido após necropsia, utiliza-se solução de formol tamponado a 10% para fixação do tecido, e o material é enviado ao laboratório acompanhado de ficha de requisição que contenha todas as informações a respeito do paciente, inclusive as características macroscópicas da lesão.

Amostras muito pequenas, como a biópsia por agulha, devem ser colocadas em pedaço de papel-filtro seco, para aderir o fragmento ao papel, e posteriormente colocado no recipiente contendo a solução fixadora (formol 10%). Essa amostra deve permanecer recoberta com papel-filtro até sua completa fixação, o que permite que o patologista a localize facilmente. Tecidos flutuantes, como o pulmonar, precisam estar completamente submersos no fixador e devem estar recobertos por gaze. Se houver múltiplas lesões com características diferentes, deve-se colocar cada uma em um frasco diferente com identificação individual.

O fragmento de tecido não deve ser muito espesso para que sua fixação não seja prejudicada. Deve ter aproximadamente 1 a 2 cm de espessura, e o volume de fixador deve corresponder a 10 a 20 vezes o volume de tecido a ser fixado. Quando se efetuar a excisão cirúrgica de um nódulo grande, esse poderá ser fatiado para permitir uma fixação adequada, mantendo a margem cirúrgica pintada com tinta nanquim intacta. Em grandes massas, submeter a peça cirúrgica inteira para análise anatomopatológica; uma alternativa para o cirurgião é fatiar a massa e retirar amostras representativas, desde que se guarde o restante da massa como reserva, se houver a necessidade de uma reavaliação.

As amostras devem ser acondicionadas em recipiente rígido, de preferência frascos de plástico, identificadas por meio de etiquetas e novamente embaladas em saco plástico, de forma que fiquem completamente vedadas. As amostras ou a peça cirúrgica podem ser enviadas para o laboratório pelo correio, posterior ao seu tempo de fixação (2 a 3 dias), com proporção de 1:1 com o fixador (tecido formolizado ou envolto em papel-toalha umedecida com formalina) e em saco plástico selado.

A interpretação histopatológica do tecido removido, principalmente de neoplasias, não é totalmente definitiva e é dependente da qualidade e quantidade da amostra que foi submetida à análise, por exemplo, em biópsias incisionais em que não há envio da totalidade da lesão. Se o diagnóstico tecidual é incorreto ou inconclusivo, todas as etapas que se seguem no tratamento desse paciente também não estarão corretas.

DOENÇAS DO TRATO RESPIRATÓRIO SUPERIOR

Doenças nasais

De acordo com a natureza do exsudato, a rinite pode ser classificada como serosa, fibrinosa, catarral, purulenta ou granulomatosa. As reações inflamatórias podem progredir de uma a outra no curso da doença, ou os exsudatos podem ser mistos (rinite mucopurulenta, fibrino-hemorrágica ou piogranulomatosa). Para estabelecer a causa da inflamação, é necessário exame microscópico de esfregaços ou biópsia nasal e culturas bacterianas ou de fungos. As sequelas comuns da rinite são hemorragia, ulceração e pólipos (hiperplasia) surgindo da mucosa nasal inflamada.

Na escolha do método diagnóstico, deve-se ter em mente que o valor preditivo da citologia e histopatologia pode ser variável em lesões da cavidade nasal. A amostra citológica apresenta células que exsudam para a cavidade, e a amostra histopatológica traz a possibilidade de avaliação arquitetural. Em casos infecciosos, por exemplo, a ausência em amostras citológicas do agente ou de seus efeitos citopáticos não exclui a possibilidade de etiologia, uma vez que o agente pode estar no córion da mucosa nasal e não nas células que descamam. O mesmo pode ser dito para suspeita de neoplasias, já que a arquitetura tecidual vista na histopatologia pode elucidar dúvidas sobre atipias de organização tecidual ou invasão, que a citologia não consegue concluir.

Rinites infecciosas felinas

O complexo respiratório felino (CRF) é uma doença multifatorial que acomete o trato superior dos felinos, causada, isoladamente ou em conjunto, pelos agentes herpes-vírus felinos (FeHV-1) – rinotraqueíte viral felina, calicivírus felino, *Bordetella bronchiseptica*, *Chlamydophila felis* e menos frequentemente pelo *Mycoplasma* sp. As lesões causadas pelo herpes-vírus felino são reversíveis, mas as infecções se-

QUADRO 1 Padrões de rinites

Tipo de rinite	Sinais clínicos	Agente etiológico	Microscopia
Serosa	Fluido claro	▪ Agentes irritantes ▪ Frio ▪ Infecções virais ▪ Reações alérgicas	Hiperemia e edema
Catarral	Líquido viscoso espesso, translúcido ou ligeiramente turvo, contendo algumas células descamadas, leucócitos e restos celulares	▪ Adenocarcinoma nasal ▪ Infecção bacteriana	Hiperplasia de células caliciformes; neutrófilos na submucosa e na mucosa, na forma de placas de exsudato sobre a superfície da mucosa; marginados nos vasos, na lâmina própria e entre as células epiteliais em sua migração para a superfície da mucosa
Fibrinosa	Exsudação abundante do fibrinogênio plasmático, que coagula em fibrina	Infecções por fungos, como a aspergilose, podem causar rinite fibrinonecrótica grave	Edema perivascular com fibrina, neutrófilos infiltrando a mucosa e placas superficiais de exsudato com filamentos de fibrina misturados com leucócitos e restos celulares que cobrem o epitélio necrótico e ulcerado
Granulomatosa	Variável dependente se há infecção bacteriana secundária	Inflamação alérgica crônica ou infecção por organismos específicos: micoses sistêmicas, rinosporidiose, corpos estranhos	Infiltrado de macrófagos ativados com poucos linfócitos e plasmócitos

cundárias por bactérias (*Pasteurella multocida, B. bronchiseptica, Streptococcus* spp. e *Mycoplasma felis*) podem causar rinite e conjuntivite supurativas crônicas graves. Os corpúsculos de inclusão intranucleares são raramente observados nos gatos e estão presentes somente nas fases iniciais. As lesões pulmonares são contínuas às do trato respiratório superior, sendo caracterizadas por bronquite necrotizante a necrossupurativa, bronquiolite e alveolite com ocasional corpo de inclusão viral intranuclear, infiltração de leucócitos (neutrófilos) e exsudação variável de fibrina.

No calicivírus felino as lesões são rinite e conjuntivite mucopurulenta e pneumonia intersticial aguda difusa com bronquiolite necrosante.

Rinite inflamatória crônica canina

Amostras de biópsia nasal de cães com rinite inflamatória crônica idiopática são caracterizadas por um infiltrado principalmente linfoplasmocítico, apresentando também neutrófilos concomitantes; menos infiltrado eosinofílico também pode ser observado. As alterações epiteliais geralmente são leves, mas podem incluir hiperplasia epitelial e erosão. A remodelação ou destruição do turbinado pode também ser evidente. A maioria dos cães com sinais clínicos unilaterais apresenta lesão da mucosa nasal bilateral, e a gravidade da inflamação entre os dois lados da cavidade nasal varia geralmente.

Na rinite alérgica, são observados na mucosa nasal edema e infiltrado inflamatório constituído por eosinófilos, neutrófilos e alguns macrófagos.

Rinite fúngica

Histoplasmose

É uma doença zoonótica pela infecção fúngica sistêmica causada pelo fungo saprófita, oportunista e dimórfico *Histoplasma capsulatum*, que afeta principalmente o sistema monocítico fagocitário. É a segunda doença fúngica mais comum relatada em gatos após a criptococose e acomete os cães na mesma frequência. O diagnóstico é realizado associando os sinais clínicos com exames complementares e a identificação do *H. capsulatum* proveniente do organismo do animal. O histórico é importante, caso o animal tenha ficado em ambientes com presença de morcegos ou aves, principalmente em regiões endêmicas, fazendo da histoplasmose um importante diagnóstico diferencial nesses casos. O diagnóstico pode ser realizado por meio de exames diretos, como citologia e histopatologia, mas o exame micológico é considerado o mais efetivo, com a observação das estruturas do *H. capsulatum* em cultura. Podem-se realizar, ainda, técnicas biomoleculares para a caracterização do fungo. O organismo é encontrado nos tecidos na forma leveduriforme, arredondada ou ovalada, com aproximadamente 2,4 mcm, com um núcleo basofílico circundado por uma zona clara periférica e envolvido por uma fina parede celular única.

Nos exames citológicos, observa-se um processo inflamatório do tipo piogranulomatoso, com a presença de neutrófilos, alguns linfócitos e predomínio de macrófagos reativos e epitelioides. O fungo pode ter presença variável e ser encontrado livre no fundo de lâminas ou, como ocorre predominantemente, no citoplasma dos macrófagos.

Na biópsia de pele pode ser observada pele acantótica, ulcerada ou exsudativa. A derme, o panículo e o subcutâneo apresentam nódulos com infiltrado inflamatório de macrófagos e variável quantidade de neutrófilos, linfócitos e plasmócitos, formando granulomas ou piogranulomas; necrose e fibrose podem ser observadas. Os organismos são encontrados na maioria das vezes no centro dos granulomas e no interior de macrófagos. Esses organismos são mais bem evidenciados na coloração de ácido periódico-Schiff (PAS) e prata metanamina de Grocott (Figura 2). Os diagnósticos diferenciais incluem corpos estranhos e outras infecções granulomatosas causadas por fungos (*Cryptococcus neoformans* e *Sporothrix schenckii*) e bactérias.

Criptococose

É uma micose sistêmica oportunista causada pela levedura encapsulada *Cryptococcus neoformans*, saprófita, encontrada em solos ricos em nitrogênio, frequentemente isolada de solos contaminados por fezes de pombos. É considerada a micose sistêmica mais diagnosticada em gatos, e lesões cutâneas são observadas em 40% dos casos. A deformidade facial na região nasal é frequente em gatos com criptococose. Ocasionalmente, tecido granulomatoso pode ser observado sendo projetado para fora das narinas. A forma de apresentação desse organismo tanto na citologia quanto na histopatologia é a leveduriforme. São redondos a ovais e de 3,5 a 20 mcm e envoltos por uma cápsula espessa, que pode aumentar seu diâmetro até 40 mcm, e o brotamento a partir de uma base estreita pode ser visível.

Nos preparados citológicos há sempre abundância do microrganismo, e o exame direto com tinta nanquim preta demarca a cápsula que não aparece corada, permitindo a visualização do agente. Nos corantes de Romanowsky a cápsula é clara e os organismos se coram de róseo a roxo-azulado. Há poucas células inflamatórias, e quase sempre são macrófagos reativos e epitelioides que compõem um processo inflamatório do tipo granulomatoso ou piogranulomatoso quando estão presentes neutrófilos, linfócitos e plasmócitos associados (Figura 3).

Na análise histopatológica, a epiderme pode estar normal, discretamente acantótica ou ulcerada e exsudativa. Os nódulos são compostos por infiltrados difusos que atingem a derme, panículo e às vezes a subcútis, onde são observados inúmeros organismos circundados por cápsulas confluentes e descoradas, com aspecto espumoso e bolhoso ao tecido. Geralmente a inflamação é escassa, com neutrófilos, linfócitos e plasmócitos observados ao redor de vasos no local da lesão.

Esporotricose

É causada por espécies de fungos dimórficos do complexo *Sporothrix schenckii*, e sua ocorrência varia bastante entre regiões geográficas, sendo, por exemplo, endêmica no estado do Rio de Janeiro. É uma zoonose que pode ser transmitida dos gatos infectados para os humanos através de arranhaduras, mordeduras ou contato direto,

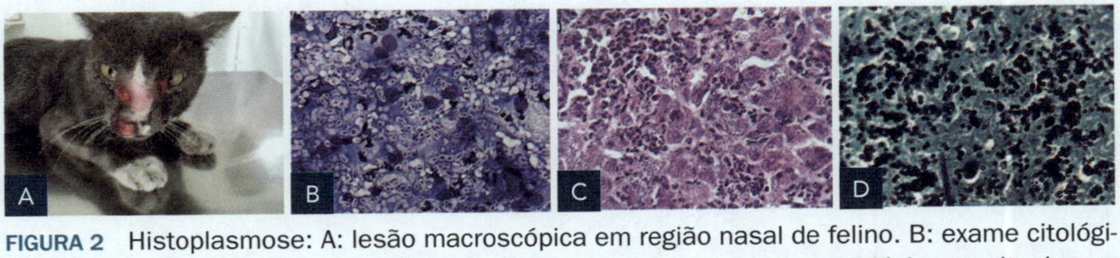

FIGURA 2 Histoplasmose: A: lesão macroscópica em região nasal de felino. B: exame citológico evidenciando processo inflamatório piogranulomatoso e o agente etiológico no citoplasma de macrófagos (coloração Panótico rápido). C: exame histopatológico de piogranuloma inflamatório com o agente infeccioso histoplasma em imagem negativa (coloração HE). D: coloração de Grocott da imagem C evidenciando em negro o histoplasma.

Fonte: acervo dos autores.

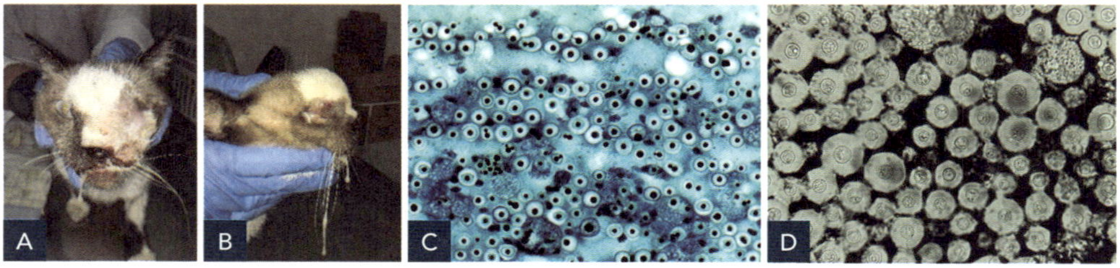

FIGURA 3 Criptococose. A e B: lesão macroscópica de rinite granulomatosa com secreção em felino. C: exame citológico evidenciando o agente etiológico (coloração Grocott). D: exame citológico a fresco observando a demarcação da cápsula e o agente central (coloração tinta nanquim preta).

Fonte: acervo dos autores.

constituindo um importante problema para a saúde pública nas regiões endêmicas. É uma doença cutânea primária, que pode progredir para envolvimento sistêmico fatal, porém o organismo pode colonizar a cavidade nasal; é comumente encontrado na mucosa dessa região em gatos com esporotricose.

Os *Sporothrix schenckii* são pequenos e alongados, em forma de "charuto", medindo 3 a 10 mcm de comprimento e 1 a 2 mcm de diâmetro tanto na citologia quanto na histopatologia. Citologicamente, tais estruturas estão no citoplasma de macrófagos dentro de um processo classificado como piogranulomatoso.

As amostras de biópsia podem ser coletadas com o auxílio de *punch* ou em cunha, preferencialmente retiradas de lesões intactas e não fistulantes. As lesões cutâneas da esporotricose são caracterizadas por nódulos e úlceras, e são frequentemente encontradas no plano nasal, além de diversas outras regiões do corpo. Na histopatologia a epiderme de cães e gatos se apresenta acantótica a ulcerada, exsudação variável e crostas; a inflamação se distribui de forma difusa para dermes superficial e profunda, panículo até o tecido subcutâneo; focos de necrose e infiltrado inflamatório composto de macrófagos entremeados por neutrófilos, linfócitos e plasmócitos podem ser observados em regiões perivasculares. O número de organismos nos felinos é mais abundante que nos caninos, e podem ser observados mesmo em coloração de rotina (HE), sendo vistos em grandes quantidades livres no interstício ou no interior de macrófagos; mais bem observados nas colorações de PAS ou prata metanamina de Grocott (Figura 4).

Pólipos nasofaríngeos

Os pólipos nasofaríngeos são massas inflamatórias que surgem da mucosa da nasofaringe, geralmente após rinite e sinusite crônica, sendo caracterizados microscopicamente por estroma bem vascularizado com células inflamatórias. São recobertos por epitélio pseudoestratificado ou escamoso. Seu diagnóstico se dá principalmente por meio da histopatologia, já que a avaliação da arquitetura tecidual é necessária para sua conclusão, uma vez que exames citológicos não seriam representativos de toda a estrutura da lesão.

Neoplasias

As neoplasias da cavidade nasal e dos seios paranasais podem se originar de qualquer um dos tecidos que formam essas estruturas, incluindo ossos (osteoma ou

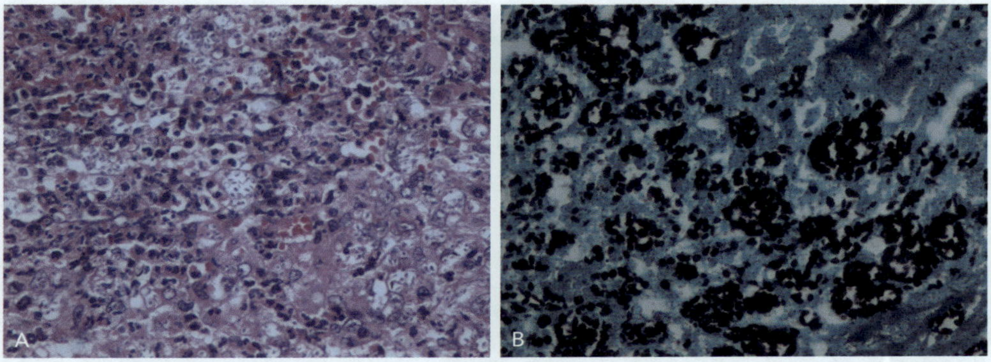

FIGURA 4 Esporotricose. A e B: lesão de rinite piogranulomatosa em canino com agente etiológico em formato de "charuto" no interior de macrófagos e livres (A: coloração HE; B: coloração Grocott).

Fonte: acervo dos autores.

osteossarcoma), cartilagens (condroma ou condrossarcoma), tecido conjuntivo (fibroma ou fibrossarcoma, mixoma ou mixossarcoma), vasos sanguíneos (hemangioma ou hemangiossarcoma) e todos os tipos diferentes de células glandulares e do epitélio de revestimento (adenoma, carcinoma e adenocarcinoma), inclusive o tumor venéreo transmissível em cães.

Os tumores da cavidade nasal e sinusal no gato são malignos em mais de 90% dos casos diagnosticados histologicamente, ocorrendo em animais mais velhos (entre 9 e 10 anos). Diagnósticos diferenciais para sinais nasais incluem rinite crônica, rinite infecciosa, corpo estranho, pólipo nasal, estenose nasofaríngea e trauma. O linfoma é o tipo de tumor mais comum diagnosticado na cavidade nasal e seios da face felina, seguido pelas neoplasias epiteliais (carcinoma, adenocarcinoma, carcinoma de células escamosas). Tipos de tumores relatados com menos frequência incluem sarcomas (fibrossarcoma, osteossarcoma, condrossarcoma), melanoma, plasmocitoma, neuroblastoma olfatório e lesões benignas, como hamartoma nasal, condroma e neurofibroma (Figura 5).

DOENÇAS DO TRATO RESPIRATÓRIO INFERIOR

Citologia pulmonar

As vias inferiores dos cães e gatos podem ser suscetíveis a uma grande variedade de doenças que podem comprometer as vias condutoras intrapulmonares desde os brônquios até os espaços alveolares. Doenças inflamatórias, infecciosas e neoplásicas estão entre as mais comuns que acometem o parênquima pulmonar.

O método de diagnóstico mais comum nas vias respiratórias inferiores são os lavados citológicos, descritos anteriormente. As amostras citológicas do trato respiratório inferior obtidas por lavado podem conter células do epitélio respiratório, células caliciformes, macrófagos e muco. A presença de grupamentos linfoides normais e associados aos brônquios pode trazer números variáveis dessas células aos preparados citológicos. Os

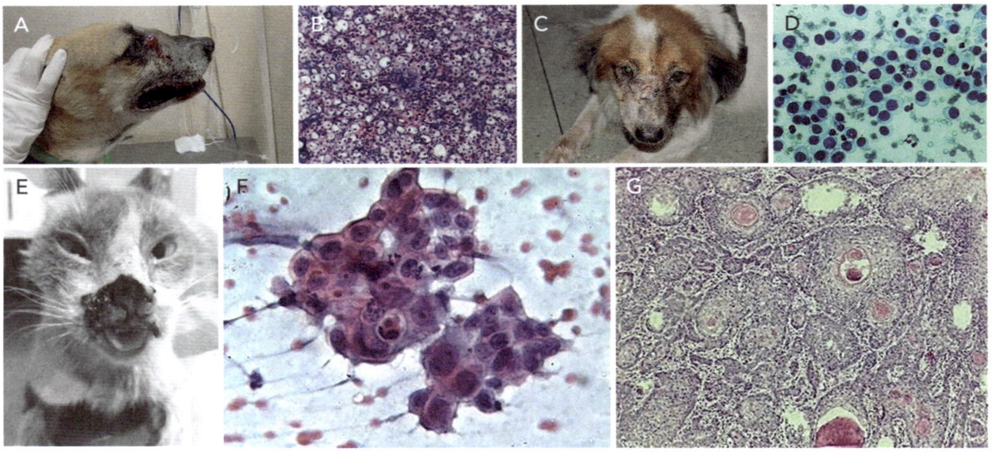

FIGURA 5 Neoplasias da cavidade nasal. A e B: condrossarcoma em cão (A: apresentação clínica. B: histopatologia corado em HE). C e D: tumor venéreo transmissível canino (TVTC) (C: apresentação clínica. D: citologia corada em Panótico). E, F e G: carcinoma de células escamosas em felino (E: apresentação clínica. F: citologia corada em Panótico. G: histopatologia e formações de pérolas córneas corada em HE).

Fonte: acervo dos autores.

demais leucócitos podem estar presentes em quantidades variáveis e em muitas ocasiões estar associados ao tipo de doença que se estabelece no parênquima. Por exemplo, a maior parte das infecções fúngicas gera processo inflamatório piogranulomatoso, portanto veem-se macrófagos, linfócitos, plasmócitos e neutrófilos nas amostras citológicas, bem como, na maior parte das ocasiões, o microrganismo causador do processo. Em processos de origem alérgica há um aumento da quantidade de muco nas amostras, assim como da quantidade de eosinófilos, mastócitos, macrófagos e neutrófilos.

Os casos de neoplasias exibem invariavelmente uma amostra hipercelular com critérios de malignidade, como o aumento da relação núcleo/citoplasma, núcleos excêntricos de cromatina grosseiramente distribuída e nucléolos evidentes, únicos ou múltiplos. Anisocariose e basofilia citoplasmática com vacuolização são frequentes nos processos neoplásicos.

Biópsia pulmonar

As técnicas de diagnóstico pulmonar podem ser divididas em categorias com base em sua capacidade de invasão e rendimento diagnóstico. É preferível utilizar procedimentos minimamente invasivos e de alto rendimento diagnóstico, porém nas patologias pulmonares poucos procedimentos apresentam as duas características. Os grupos de procedimentos para diagnóstico de doenças pulmonares podem ser classificados em:

- Grupo 1: minimamente invasivo, mas pode não produzir diagnóstico definitivo (Figura 7).
- Grupo 2: invasividade mínima e podem produzir diagnóstico definitivo quando combinado com procedimentos do grupo 1 (Figura 8).

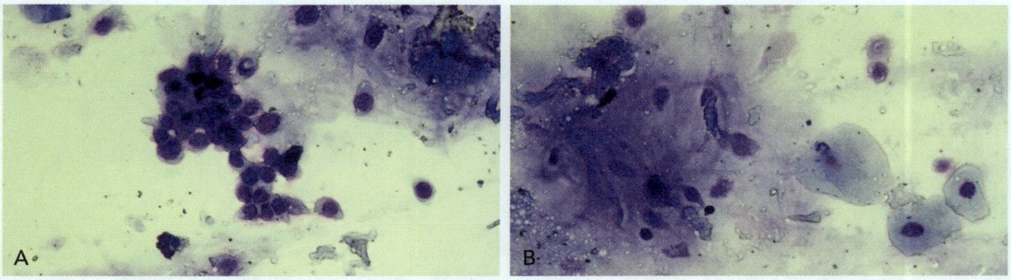

FIGURA 6 Lavado broncoalveolar. A: células colunares e pneumócitos em meio a muco (coloração Panótico rápido). B: células de descamação adjacentes a feixes de muco (coloração Panótico rápido).

Fonte: acervo dos autores.

- Grupo 3: procedimentos invasivos e capazes de colocar alguns pacientes em risco, mas podem ter o maior rendimento diagnóstico (Figura 9).

Biópsia pulmonar aberta

Um diagnóstico definitivo para a maioria das doenças pulmonares só é possível por meio do exame histopatológico. A literatura descreve diferentes métodos de biópsia pulmonar dependendo do caso: biópsia por broncoscopia, biópsia por agulha e biópsia pulmonar cirúrgica (cirurgia por toracoscopia ou toracotomia aberta). A escolha do método é feita de acordo com a localização e as características das amostras de biópsia

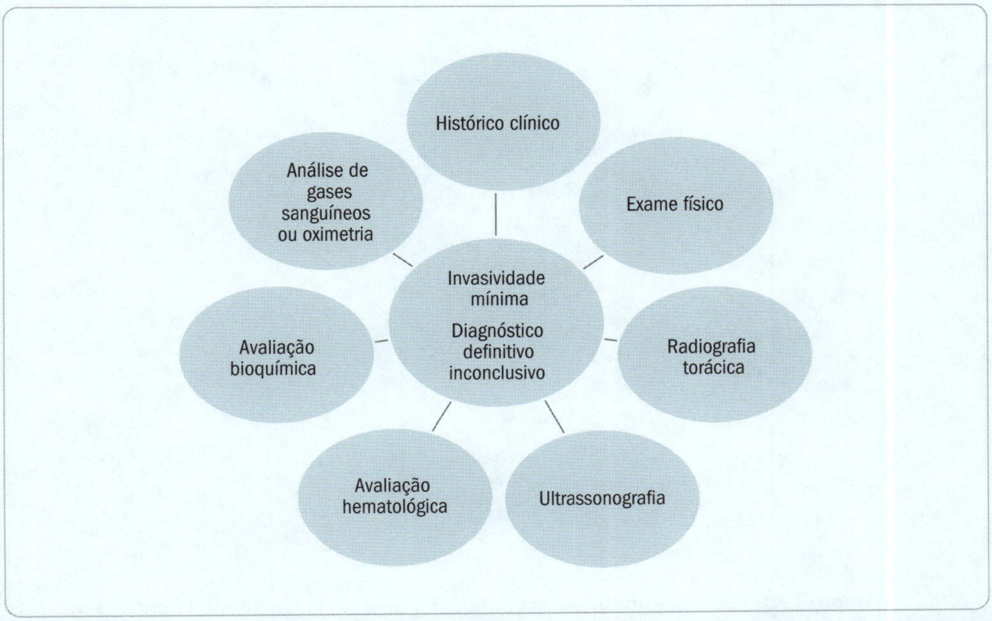

FIGURA 7 Grupo 1 – Procedimentos para diagnóstico de doenças pulmonares minimamente invasivas, mas podendo não produzir diagnóstico definitivo.

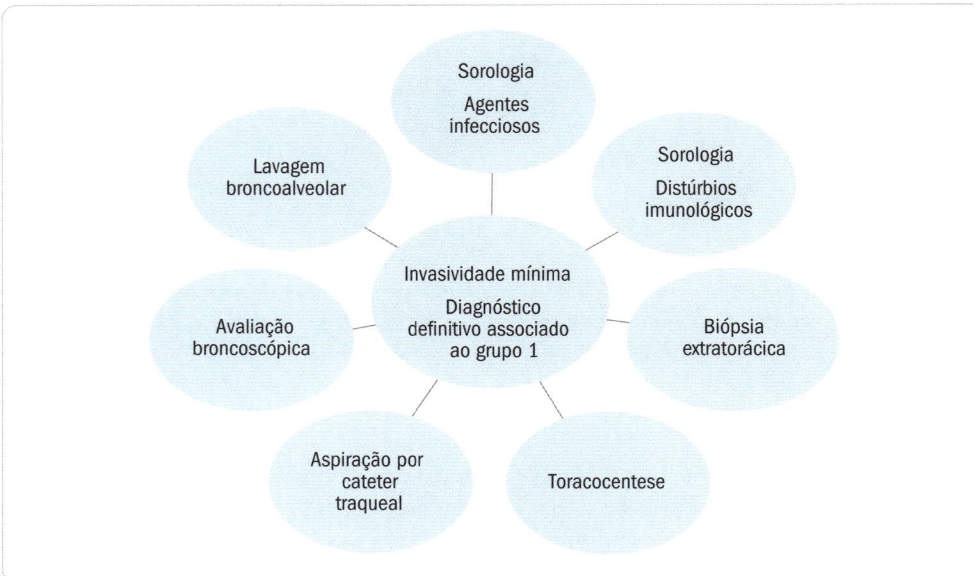

FIGURA 8 Grupo 2 – Invasividade mínima, podendo produzir um diagnóstico definitivo quando combinado com procedimentos do grupo 1.

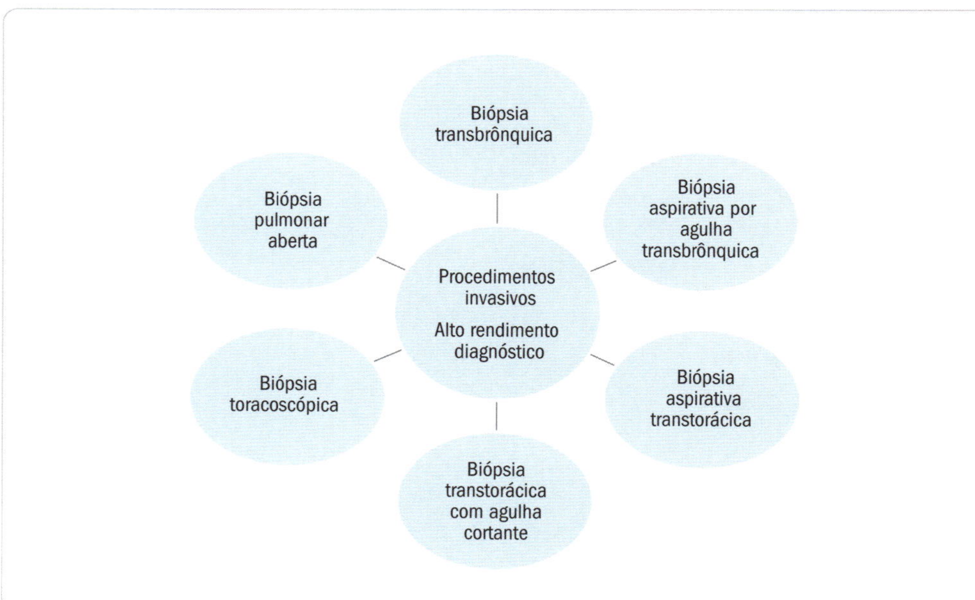

FIGURA 9 Grupo 3 – Procedimentos invasivos capazes de colocar alguns pacientes em risco, mas podendo ter o maior rendimento diagnóstico.

necessárias. Para o diagnóstico histológico de doenças pulmonares intersticiais difusas, o único método de amostragem de tecido pulmonar periférico com alto rendimento diagnóstico é representado por biópsias pulmonares cirúrgicas (BPC), que são altamente invasivas e têm uma relação risco/benefício desfavorável. As biópsias pulmonares cirúrgicas podem ser feitas por cirurgia toracoscópica assistida por vídeo, que é minimamente invasiva, ou toracotomia aberta.

Para o diagnóstico de doenças pulmonares intersticiais difusas e algumas neoplasias periféricas, o padrão-ouro é representado pelas biópsias pulmonares cirúrgicas. Em razão de sua invasividade e sua elevada percentagem de risco para o doente, na maioria dos casos não são realizadas, resultando em grave lacuna diagnóstica.

Entre as técnicas utilizadas para biópsia pulmonar incisional cirúrgica é descrita a técnica de toracoscopia paraxifoide transdiafragmática com dois portais em cães. Essa técnica é adequada para avaliação bilateral da cavidade torácica e obtenção de biópsia pulmonar, permitindo a aquisição de material para análise de qualquer lobo de ambos os pulmões, sendo uma técnica rápida e segura mesmo em animais com acometimento pulmonar, com quadro clínico estável.

A colheita de material de biópsia com pinça saca-bocado é eficiente quando associada à utilização de agulha 40/12. A lesão decorrente cicatriza sem necessidade de suturas.

Comparando dois dispositivos de coleta de biópsia – pinça de biópsia com dentes (1 × 1), 5 mm de diâmetro e 36 cm de comprimento, e agulha cortante guilhotina para tecidos moles semiautomática Biomedical Ÿ de 14 G e com 150 mm de comprimento, ambos demonstraram eficácia, porém a agulha cortante guilhotina semiautomática proporcionou melhor resultado diagnóstico quando comparada à pinça de biópsia, principalmente na coleta de nódulos tumorais maiores.

Biópsia associada à tomografia computadorizada

Para a realização do diagnóstico de lesões torácicas a investigação e o diagnóstico por imagem são de suma importância. A radiologia tem sido tradicionalmente considerada o procedimento diagnóstico de escolha para essas doenças, além de um diagnóstico citológico e histopatológico preciso. Na medicina humana, a TC e a biópsia guiada por TC são utilizadas na presença de lesões que não são adequadamente diagnosticadas com outros procedimentos. Foi realizado um estudo comparativo para a avaliação do valor clínico da PAAF por TC e biópsia tecidual (BT) de massas torácicas em cães e gatos. Nesse estudo, 59 das 62 amostras histopatológicas foram diagnósticas (95,2%). A citologia foi diagnóstica em 43 das 62 amostras (69,4%). A acurácia geral para biópsia por BAAF e BT foi de 67,7 e 95,2%, respectivamente. Combinando as duas técnicas, a acurácia média geral para o diagnóstico foi de 98,4%.

A citologia PAAF guiada por TC pode ser considerada uma técnica útil e confiável, sem complicações importantes, sendo utilizada especialmente para lesões pequenas ou localizadas próximas a órgãos vitais e, portanto, perigosas para biópsia de qualquer outra forma. Além disso, dentro de um mesmo exame é possível avaliar as lesões primárias e secundárias e doenças concomitantes. PAAF e BT percutâneas guiadas por TC para lesões torácicas, particularmente lesões pulmonares, mediastínicas e da parede torácica, são altamente recomendadas pela facilidade e rapidez de execução, risco reduzido de complicações, baixo custo e diagnóstico rápido com relativamente alta precisão. Além disso, mais de uma amostra pode ser coletada com risco muito baixo de complicações, aumentando a precisão diagnóstica do procedimento. Uma limitação geral seria quando uma lesão é menor que 3 ou 4 cm, não podendo ser biopsiada com a agulha automática, mas apenas com uma agulha fina, e não permitindo amostragem de biópsia tecidual guiada por TC. Em contrapartida, a biópsia tecidual com agulha grossa tem uma taxa de complicação discretamente maior, mas uma precisão diagnóstica superior.

Criobiópsia transbrônquica guiada por imagem

Na medicina humana, as criobiópsias pulmonares transbrônquicas foram introduzidas como alternativa às biópsias pulmonares cirúrgicas, apresentando alta eficácia e reduzida invasividade. Foi realizado um estudo com o objetivo de avaliar a viabilidade da nova técnica de criobiópsias transbrônquicas guiadas por imagem em cães, submetendo cadáveres caninos a criobiópsia pulmonar e biópsias pulmonares cirúrgicas, e comparando as amostras obtidas quanto à qualidade histopatológica. Foram comparadas 42 amostras de tecido pulmonar, e as criobiópsias pulmonares foram menores do que as biópsias cirúrgicas, mas com altos níveis de concordância na avaliação histológica. Esse estudo demonstra a viabilidade da técnica em cães e a coleta de espécimes com tamanho e características histológicas comparáveis aos de biópsias cirúrgicas. Além de reduzir a invasividade, os riscos são potencialmente menores quando comparados aos das biópsias cirúrgicas, reduzindo os tempos anestésicos em pacientes com função respiratória comprometida.

Doenças pulmonares

A resposta pulmonar a qualquer injúria é estereotipada, de forma que, para um dado padrão de reação, pode haver muitas causas. Na maioria das vezes a correlação anatomoclínica é necessária para estabelecer um diagnóstico específico, e existem padrões básicos de reações nas doenças pulmonares difusas (Quadro 2).

QUADRO 2 Padrões básicos de reações nas doenças pulmonares difusas
Dano alveolar difuso (agudo ou em organização)
Hemorragia alveolar
Bronquiolite obliterante com pneumonia em organização (padrão BOOP)
Fibrose intersticial (usualmente com "favo de mel")
Pneumonia intersticial descamativa (padrão DIP)
Infiltrado celular intersticial granulomatoses (com ou sem necrose)

Fonte: Capelozzi (1998).

Dano alveolar difuso (DAD)

É um padrão histológico muito comum (e não um diagnóstico específico), encontrado nas doenças pulmonares intersticiais agudas (infecções, inalação de tóxicos, drogas, colagenoses, radioterapia, reações alérgicas agudas – pneumonia de hipersensibilidade, síndromes hemorrágicas agudas, idiopática – pneumonia intersticial aguda). Na histopatologia é observado edema, necrose epitelial, exsudato fibrinoso nos espaços aéreos e membranas hialinas. Quando há organização e reparo, ocorre hiperplasia de pneumócitos II, reabsorção das membranas hialinas e do exsudato intra-alveolar, com proliferação fibrocelular ao longo do interstício e no interior dos espaços aéreos.

Síndromes hemorrágicas alveolares

É observado grande número de macrófagos com hemossiderina nos espaços aéreos nas hemorragias crônicas. Nas formas agudas, o quadro histológico é dominado pela inflamação dos capilares, com grande número de neutrófilos nos septos alveolares e ao redor das pequenas veias. As principais causas são colagenoses, hemossiderose pulmonar idiopática, drogas e idiopatia.

Bronquiolite obliterante com pneumonia em organização (padrão BOOP)

Pode ser o padrão histológico básico de reação de muitas entidades, notadamente a BOOP idiopática (também conhecida como pneumonia organizante criptogênica). A característica histológica mais proeminente é o envolvimento irregular dos espaços aéreos por tampões de tecido de granulação nos bronquíolos, ductos alveolares e alvéolos. Causas mais comuns: infecções em organização, DAD em organização, drogas e inalantes tóxicos, colagenoses, alveolite alérgica extrínseca, pneumonia eosinofílica crônica, reação periférica a abscessos, infartos e idiopática.

Fibrose intersticial

Fibrose pulmonar idiopática (FIPI) é o protótipo da pneumonia intersticial crônica com fibrose intersticial e faveolamento. Caracteriza-se pelo aspecto variado, que inclui zonas de tecido pulmonar normal, zonas de faveolamento e zonas de fibrose ativa. Fibrose intersticial pode ser observada em pneumonia intersticial usual, pneumonia intersticial linfocítica, colagenoses, drogas, pneumoconioses, sarcoidose, histiocitose, infecções, aspiração, pneumonia de hipersensibilidade, radioterapia crônicas.

Pneumonia intersticial descamativa (PID-padrão)

Existe aumento no número dos macrófagos alveolares, associado a alterações inflamatórias nas paredes alveolares. Exemplos incluem: pneumonia intersticial descamativa (DIP) propriamente, bronquiolite respiratória do fumante, histiocitose, hemorragia alveolar crônica, reações crônicas a drogas, pneumoconioses etc. As características citológicas dos macrófagos envolvidos nessas condições variam consideravelmente e podem auxiliar no diagnóstico.

Granulomatoses

Poucas pneumonias intersticiais têm o quadro histopatológico dominado por granulomas necrotizantes ou não necrotizantes. Incluem: sarcoidose, alveolite alérgica extrínseca, reações a drogas, infecções granulomatosas, pneumoconioses, pneumonia aspirativa, linfomas. Nessas situações há algumas chaves diagnósticas com base na distribuição anatômica e nas características qualitativas das lesões.

Pneumonia em cães

As pneumonias em cães podem ser divididas em causas infecciosas (traqueobronquite infecciosa – tosse dos canis –, cinomose) e não infecciosas (uremia e intoxicação por paraquat).

Cinomose

É uma doença causada por um morbilivírus que invade o trato respiratório superior e pode provocar pneumonia viral ou, pelos efeitos imunossupressores, infecções bacterianas secundárias. As lesões microscópicas são observadas nos pulmões com edema alveolar, bronquiolite necrosante, necrose e esfoliação dos pneumócitos, espessamento das paredes alveolares em razão de infiltrado inflamatório mononuclear intersticial e hiperplasia de pneumócitos tipo II; inclusões eosinofílicas estão presentes nas células epiteliais no núcleo e no citoplasma ou em ambos no epitélio bronquiolar e pulmonar.

Adenovírus canino tipo II (CAV-2)

As lesões pulmonares são inicialmente de pneumonia broncointersticial, com necrose e esfoliação do epitélio bronquiolar e alveolar e edema, posteriormente proliferação de pneumócitos tipo II, infiltração leve de neutrófilos e linfócitos no interstício alveolar e bronquite e bronquiolite hiperplásicas. Grandes inclusões virais basofílicas intranucleares são vistas nas células epiteliais bronquiolares e alveolares. A doença é às vezes associada ou pode ser confundida com o complexo da traqueobronquite infecciosa (tosse dos canis).

Herpes-vírus canino 1

O herpes-vírus canino (CHV-1) causa traqueíte ulcerativa, pneumonia intersticial, necrose focal e inflamação nos rins, fígado e cérebro. Foi também identificado como causa da ceratoconjuntivite ulcerativa em cães idosos.

Influenza canina (gripe canina)

As lesões pulmonares são geralmente leves e transitórias, mas os cães infectados são suscetíveis a broncopneumonia bacteriana secundária. As lesões mais relevantes nos cães que morrem inesperadamente da influenza canina são hemorragias pleurais e pulmonares. Microscopicamente, há traqueíte, bronquite e bronquiolite necrosante com exsudação de neutrófilos e macrófagos. Vasculite e trombose são observadas ocasionalmente nos pulmões. O antígeno da influenza pode ser demonstrado por imuno-histoquímica no epitélio das vias aéreas e em macrófagos alveolares.

Pneumonias bacterianas dos cães

As pneumonias bacterianas nos cães ocorrem quando os mecanismos de defesa pulmonares foram lesados. Os agentes envolvidos na pneumonia secundária a cinomose ou após a aspiração de conteúdos gástricos são: *Pasteurella multocida*, *Streptococcus* spp., *Escherichia coli*, *Klebsiella pneumoniae* e *Bordetella bronchiseptica*.

Pneumonias micóticas de cães

A lesão pulmonar é uma pneumonia multifocal, nodular, piogranulomatosa ou granulomatosa. Microscopicamente, ocorre necrose e infiltração de neutrófilos, macrófagos e linfócitos, e a proliferação de fibroblastos finalmente leva à encapsulação do granuloma. As hifas fúngicas são geralmente visíveis no centro da lesão e nas paredes dos vasos sanguíneos. As micoses sistêmicas (profundas) são causadas por *Blastomyces dermatitidis*, *Histoplasma capsulatum*, *Coccidioides immitis* e *Cryptococcus neoformans*.

Pneumonias parasitárias de cães

A toxoplasmose é caracterizada por necrose focal em torno do protozoário. As lesões pulmonares são pneumonia intersticial necrosante multifocal grave, com proliferação marcada de pneumócitos tipo II e infiltrados de macrófagos e neutrófilos. Outras lesões da toxoplasmose disseminada incluem hepatite necrosante focal, miocardite, esplenite, miosite, encefalite e oftalmite. Os parasitas aparecem microscopicamente como pequenos cistos basofílicos (3 a 6 mcm) encontrados livres em tecidos afetados ou dentro do citoplasma de muitas células epiteliais e macrófagos. Achados semelhantes podem ser vistos esporadicamente em cães infectados com *Sarcocystis canis*, e requer-se imuno-histoquímica para diferenciar esse protozoário do *Toxoplasma gondii*.

O *Angiostrongylus vasorum* e a *Dirofilaria immitis* são parasitas das artérias pulmonares e do ventrículo direito e podem produzir diferentes formas de lesões pulmonares. Os parasitas adultos podem causar arterite crônica, que resulta em hipertensão pulmonar, trombose arterial pulmonar (Figura 10), pneumonia intersticial (eosinofílica) granulomatosa, fibrose intersticial pulmonar, insuficiência cardíaca congestiva do lado direito e, finalmente, síndrome da veia cava caudal. Outras lesões

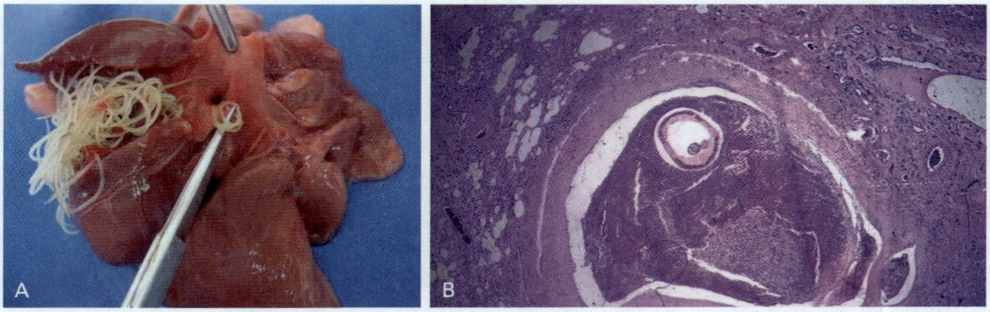

FIGURA 10 *Dirofilaria immitis*. A: parasitas adultos em ventrículo direito e artéria pulmonar no cão. B: histopatologia pulmonar demonstrando artéria pulmonar contendo um trombo e o segmento do parasita (coloração HE).

Fonte: Daniel de Araújo Viana e Elan Cardozo Paes de Almeida.

incluem hemorragias petequiais pleurais e, nos estados avançados, hemossiderose pulmonar difusa, granulomas parasitários ao redor de ovos e larvas e infartos pulmonares multifocais. As larvas causam lesão alveolar, espessamento das paredes alveolares com eosinófilos e linfócitos (pneumonia intersticial) e granulomas multifocais ou coalescentes com células gigantes.

Pneumonia por aspiração em cães

É uma importante forma de pneumonia em cães quando materiais vomitados ou regurgitados são aspirados para os pulmões ou quando fármacos ou meios de contraste radiográficos são introduzidos acidentalmente nas vias aéreas. A pneumonia por aspiração pode ser unilateral ou afetar com mais frequência o lobo cranial direito. A aspiração em cães e gatos é mais grave pelo baixo pH do conteúdo gástrico (pneumonite química). Em casos graves, os cães e os gatos morrem rapidamente de choque séptico e síndrome do desconforto respiratório agudo (SARA), que é caracterizado microscopicamente por dano alveolar difuso, edema pulmonar rico em proteína, alveolite neutrofílica e formação de membranas hialinas típicas junto às paredes alveolares. Nos animais que sobrevivem aos estágios agudos da aspiração, as lesões pulmonares progridem para broncopneumonia.

Pneumonias de gatos

As infecções do trato respiratório superior são mais comuns e importantes em gatos. As pneumonias são raras exceto quando existe imunossupressão ou aspiração de conteúdo gástrico. Infecções virais como a rinotraqueíte felina e a calicivirose podem causar lesões nos pulmões, mas a menos que haja invasão bacteriana secundária não causam pneumonia fatal.

Asma felina

Na asma felina o exame histopatológico do pulmão geralmente é realizado em caso de diagnóstico *post mortem*, sendo observada hiperplasia e hipertrofia das células caliciformes e glândulas brônquicas, hipertrofia da musculatura lisa e erosão epitelial com infiltração de células inflamatórias nas vias respiratórias, especialmente de eosinófilos.

Pneumonias bacterianas de gatos

Bactérias da flora nasal, como *Pasteurella multocida* e outros, são ocasionalmente associadas com broncopneumonia secundária em gatos. A *Pasteurella multocida* causa otite média e meningite, mas seu papel como patógeno respiratório está principalmente associado com o piotórax.

Os gatos são suscetíveis a três tipos de infecções micobacterianas: tuberculose clássica, lepra felina e micobacteriose atípica. A tuberculose clássica nos gatos é rara e geralmente causada por *Mycobacterium bovis*, mas também em menor grau por *Mycobacterium tuberculosis* e *Mycobacterium avium*. A via usual de infecção para a tuberculose felina é a oral, através de leite não pasteurizado ou carne infectada, portanto as lesões granulomatosas ocorrem principalmente no intestino e linfonodos mesentéricos, de onde podem se disseminar por meio de fagócitos infectados para outros órgãos. A aparência sólida e não caseosa dos nódulos tuberculosos é macroscopicamente semelhante a neoplasmas; portanto, devem ser diferenciados de neoplasmas pulmonares (p. ex., linfossarcoma).

Pneumonias micóticas de gatos

A criptococose (*Cryptococcus neoformans* pulmonar) é a micose sistêmica mais frequente em gatos. Os gatos comprometidos imunologicamente por leucemia felina (FeLV), Aids felina (FIV) e má nutrição ou tratamento com corticosteroides são os mais suscetíveis à infecção clínica. As lesões mais comuns são rinite granulomatosa, sinusite, otite média e interna, pneumonia, dermatite ulcerativa e meningoencefalite. A lesão pulmonar na criptococose é uma pneumonia granulomatosa multifocal; são pequenos focos brancos gelatinosos. Microscopicamente, as lesões contêm grande número de organismos fúngicos (4 a 10 mcm de diâmetro sem a cápsula) e somente alguns poucos macrófagos, linfócitos e células gigantes multinucleadas. Essa cápsula espessa de polissacarídeos não cora bem com HE, e existe amplo espaço vazio ou halo em torno da levedura.

Pneumonia lipídica (lipoide)

A pneumonia lipídica endógena consiste em uma doença pulmonar subclínica obscura de gatos, e ocasionalmente de cães, não relacionada com aspiração de material estranho. Embora a patogênese não seja compreendida, presume-se que lipídios do surfactante pulmonar e de células degeneradas se acumulem dentro dos macrófagos alveolares, alguns dos quais saem do pulmão através do elevador mucociliar. As lesões macroscópicas são nódulos firmes multifocais brancos dispersos por todo o pulmão. Microscopicamente, os alvéolos estão preenchidos com macrófagos espumosos carregados de lipídios acompanhados de infiltração intersticial de linfócitos e plasmócitos, fibrose e epitelização alveolar.

Pneumonia lipídica exógena ocorre acidentalmente em gatos que receberam óleo mineral de seus proprietários na tentativa de remover bolas de pelo (pneumonia por aspiração).

Pneumonias por aspiração

Comumente em consequência de vômito, regurgitação, disfagia, complicação anestésica ou depois da administração acidental de alimento, medicamentos orais ou de meios de contraste na traqueia (iatrogênica). As lesões pulmonares são semelhantes às descritas para cães, sendo que o tipo de lesão pulmonar depende da composição química e bacteriana do material aspirado.

Fibrose pulmonar idiopática felina

Rara doença de felinos, de etiologia incerta, caracterizada por nódulos fibróticos no pulmão e subpleurais, resultando em que a superfície pleural se assemelha à cirrose nodular do fígado. Os interstícios alveolares e peribronquiolares afetados se apresentam espessados pela fibrose excessiva e deposição abundante de matriz extracelular. As paredes alveolares ficam revestidas difusamente por pneumócitos tipo II hiperplásicos cuboides, e o lúmen alveolar contém com frequência células esfoliadas e resíduos necróticos.

Pneumonias parasitárias de gatos

O *Aelurostrongylus abstrusus*, conhecido como verme pulmonar felino, é um parasita que ocorre em gatos que frequentam locais onde existem lesmas e caramujos, necessários como hospedeiros intermediários. Pode causar doença respiratória crônica com tosse e perda de peso e, às vezes, dispneia grave e morte, particularmente se existem infecções bacterianas secundárias. As lesões macroscópicas são nódulos subpleurais multifocais granulomatosos, de cor âmbar, de até 1 cm de diâmetro, distribuídos nos pulmões. Na incisão, esses nódulos podem conter exsudato viscoso. Microscopicamente, os parasitas e seus ovos e larvas enroladas estão nos bronquíolos e nos alvéolos, onde causam bronquiolite catarral, hiperplasia das glândulas submucosas e, mais tardiamente, alveolite granulomatosa, fibrose alveolar e hiperplasia fibromuscular.

A dirofilariose felina causada pela *Dirofilaria immitis* também é um parasita de artéria pulmonar e seus ramos. A primeira fase consiste na chegada de vermes imaturos às artérias pulmonares caudais; a presença e a morte da maioria desses vermes causam uma reação inflamatória vascular e parenquimal aguda local. A segunda fase inicia com a morte de parasitas adultos, resultando em inflamação pulmonar e tromboembolismo, seguido de lesão pulmonar aguda e morte. Uma terceira fase consiste no desenvolvimento de doença respiratória crônica, em animais que sobrevivem à segunda fase, em razão de lesões pulmonares permanentes (Figura 11).

Neoplasias

As neoplasias nos pulmões podem ser classificadas em neoplasias pulmonares primárias e metastáticas. O carcinoma pulmonar é o tipo de tumor mais frequentemente encontrado em cães e gatos (Figura 12), seguido por sarcoma, adenoma e tumor neuroendócrino pulmonar. Os achados citopatológicos de carcinomas pulmonares primários apresentavam acentuada população de células epiteliais cúbicas com moderada anisocariose, em arranjos trabeculares ou densos agregados celulares, com fundo contendo material sugestivo de muco (Figura 13).

No exame histopatológico de carcinomas primários há proliferação de células epiteliais neoplásicas, com moderado pleomorfismo e anisocariose, com núcleo oval vacuolizado em arranjos sólidos, trabeculares, tubulares ou acinares separados por estroma fibrovascular (Figura 14).

Um padrão incomum de metástase de carcinomas pulmonares primários ocorre para os dígitos em felinos, o que levou ao reconhecimento da "síndrome digitopulmonar felina".

Os osteossarcomas, carcinomas de células escamosas, melanomas (Figura 15), hemangiossarcomas e os carcinomas mamários em cães e gatos são os principais causadores de metástase pulmonar, porém qualquer tumor maligno pode produzir metástases.

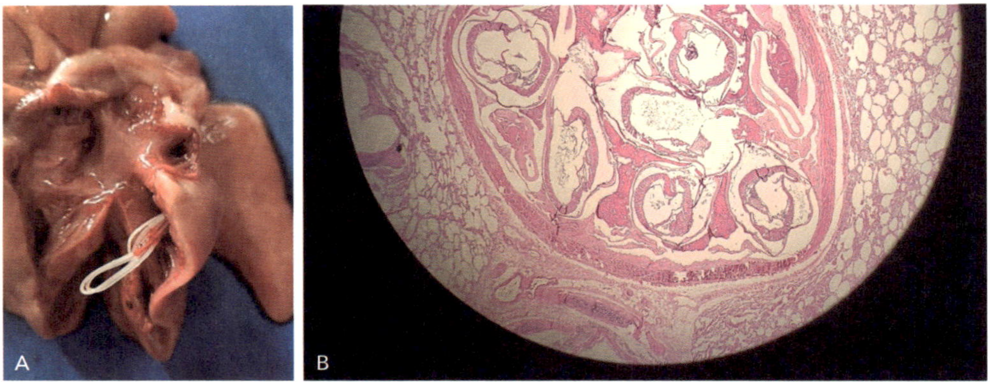

FIGURA 11 *Dirofilaria immitis.* A: parasitas adultos em ramo da artéria pulmonar no felino. B: histopatologia pulmonar demonstrando ramo da artéria pulmonar contendo vários segmentos do parasita (coloração HE).

Fonte: Bruno Alberigi e Elan Cardozo Paes de Almeida.

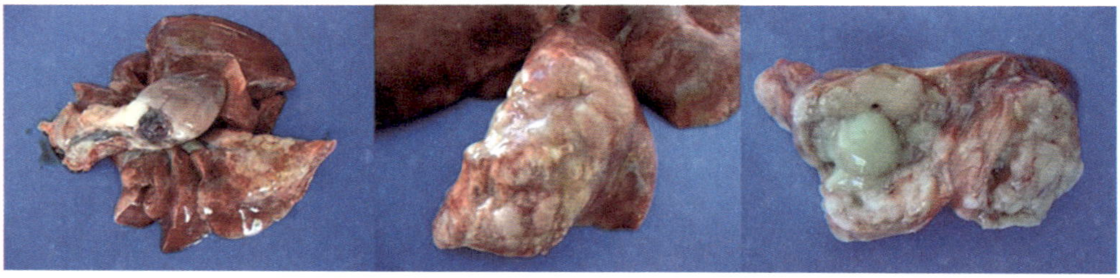

FIGURA 12 Pulmão felino. Adenocarcinoma pulmonar. Lobo pulmonar caudal direito com massas multifocais a coalescentes, multilobados a cístico, contendo muco.

Fonte: Cardoso et al. (2021).

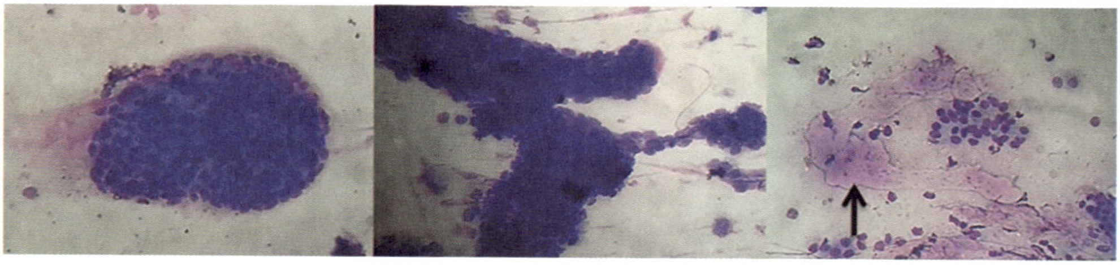

FIGURA 13 Felino, citologia (PAAF) de nódulo pulmonar com acentuada celularidade de células epiteliais neoplásicas arranjadas em trabéculas ou em densos agregados celulares com presença de muco ao fundo (seta).

PAAF: punção de aspiração por agulha fina.
Fonte: Cardoso et al. (2021).

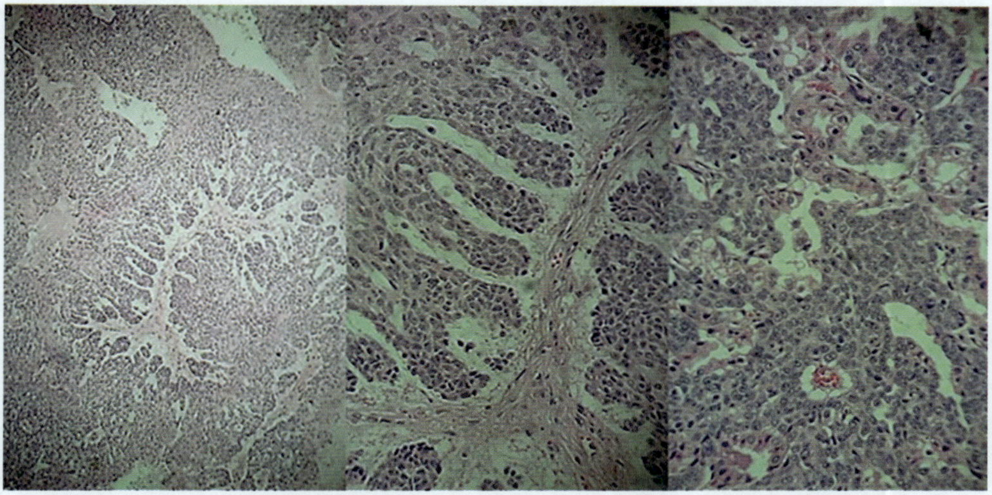

FIGURA 14 Histologia de carcinoma pulmonar de felino do nódulo com células neoplásicas em arranjos sólidos, trabeculares, tubulares ou acinares separados por estroma fibrovascular, apresentando moderado pleomorfismo.

Fonte: Cardoso et al. (2021).

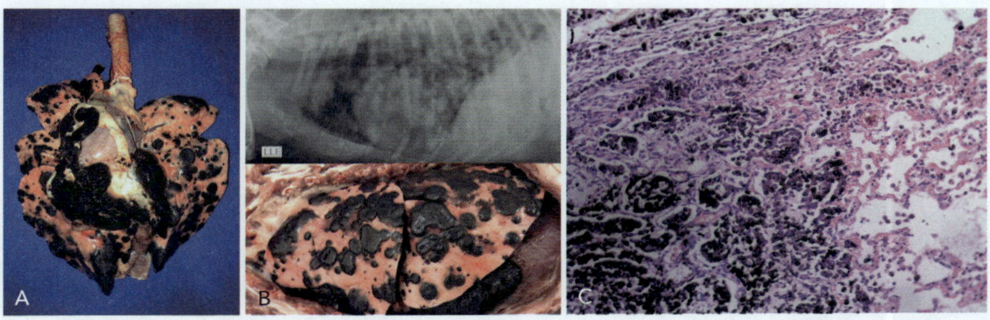

FIGURA 15 Metástase de melanoma. A e B: inúmeros focos metastáticos de melanoma distribuído em todos os lobos pulmonares em cão. C: histopatologia pulmonar caracterizando focos de melanócitos neoplásicos no parênquima pulmonar (coloração HE).

Fonte: acervo dos autores.

CONSIDERAÇÕES FINAIS

As doenças respiratórias em cães e gatos têm etiologia muito diversa e podem ser extremamente desafiadoras quanto a seu manejo e diagnóstico. No Brasil, pouco ainda se investe em exames diagnósticos nas enfermidades respiratórias em cães e gatos, e não estão implantados na rotina do médico-veterinário, portanto existe a necessidade de estudar tais exames e compreender sua eficácia e indicação.

Um diagnóstico mais aprimorado deve ser o objetivo em doenças respiratórias, e para sua obtenção é importante a associação de vários exames diagnósticos e a interpretação dos resultados em conjunto. A partir do diagnóstico obtido, é possível conhecer a casuística das afecções respiratórias presentes na rotina clínica.

A subutilização dos métodos diagnósticos nas afecções respiratórias resulta muitas vezes em diagnósticos incorretos ou imprecisos, com consequente tratamento inadequado, o que gera gastos desnecessários e a não resolução da enfermidade, levando o paciente até mesmo a óbito.

BIBLIOGRAFIA COMPLEMENTAR

1. Alberigi B, Lemos NMO, Farias BN, Almeida EC, Mendes-de-Almeida F, Labarthe N. Unusual pulmonary thromboembolism in a Dirofilaria immitis infected dog. Braz J Vet Med. 2020;42:e000320.
2. Al-Hyani OHA. Comparative study for lung biopsy in dogs. Iraqi J Vet Sci. 2011;25:35-40.
3. Azar MM, Hage CA. Laboratory diagnostics for histoplasmosis. J Clin Microbiol. 2017;55(6):1612-20.
4. Basso PC, Raiser AG, Brun MV, Guizzo Junior N, Feranti JPS, Motta AC, et al. Biópsia pulmonar incisional por toracoscopia paraxifoide transdiafragmática com dois portais em cães. Pesq Vet Bras. 2010;30(7):566-72.
5. Berent AC. Diagnosis and management of nasopharyngeal stenosis. Vet Clin North Am Small Anim Pract. 2016;46(4):677-89.
6. Capelozzi VL. Dificuldades na interpretação de biópsias em doenças pulmonares difusas. J Pneumol. 1998;24(1):30-42.
7. Cardoso JFR, Menezes RS, Moura M, Paes-de-Almeida EC. Adenocarcinoma pulmonar com metástase hepática em gato: relato clínico, radiológico, anatomopatológico e citopatológico. Pubvet. 2021;15(3):1-9.
8. De Berry JD, Norris CR, Samii VF, Griffey SM, Almy FS. Correlation between fine-needle aspiration cytopathology and histopathology of the lung in dogs and cats. J Am Anim Hosp Assoc. 2002;38:327-36.
9. Dear JD. Bacterial pneumonia in dogs and cats: an update. Vet Clin North Am Small Anim Pract. 2020;50:447-65.
10. Drak AK, Couppie P, Blanchet D, Adenis A, Epelboim L, Blaizot R, et al. Cytological and histopathological spectrum of histoplasmosis: 15 years of experience in French Guiana. Front Cell Infect Microbiol. 2020.
11. Ehrhart NP. Biopsy and sentinel lymph node mapping principles. In: Vail DM, Thamm DH, Liptak, JM. Withrow & MacEen's small animal clinical oncology. 6th ed. St. Louis: Elsevier; 2020.
12. Falerno I, Tamburro R, Collivignarelli F, Della Salda L, Navas L, Terragni L, et al. Comparison between image-guided transbronchial cryobiopsies and thoracoscopic lung biopsies in canine cadaver: a pilot study. Animals. 2022;12:1388.
13. Fratini LM, Gomes C, Queiroga L, Santos FR, Fantinatti AP, Pavarini SP, et al. Biópsia pulmonar com agulha cortante guilhotinada e pinça de biópsia por toracoscopia transdiafragmática em cães com alterações pulmonares. Pesq Veterinario Bras. 2018;38(11):2117-23.
14. Gremião IDF, Menezes RC, Schubach TMP, Figueiredo ABF, Cavalcanti MCH, Pereira SA. Feline sporotrichosis:epidemiological and clinical aspects. Medical Mycology. 2015;53:15-21.
15. Gross TL, Ihrke PJ, Walder EJ, Affolter VK. Doenças de pele do cão e do gato: diagnóstico clínico e histopatológico. São Paulo: Roca; 2009.
16. Hawkins E, DeNicola D, Kuehn N. Bronchoalveolar lavage in the evaluation of pulmonary disease in the dog and cat. J Vet Int Med. 1990;4:267-74.
17. Hawkins E, DeNicola D, Plier M. Cytologic analysis of bronchoalveolar lavage fluid in the diagnosis of spontaneous respiratory tract disease in dogs:a retrospective study. J Vet Int Med. 1995;9:386-92.
18. Larsson CE. Esporotricose. Braz J Vet Res Anim Sci. 2011;48(3):250-9.
19. Lobetti RG. Idiopathic lymphoplasmacytic rhinitis in 33 dogs. JJ S Afr Vet Assoc. 2014;85:1151-5.
20. Lobetti RG. A retrospective study of chronic nasal disease in 75 dogs. J S Afr Vet Assoc. 2009;80:224-8.
21. López A. Sistema respiratório. In: McGavin MD, Zachary JF. Bases da patologia em veterinária. 4ª ed. Rio de Janeiro: Elsevier; 2009.
22. Nakazawa Y, Ohshima T, Fujita M, Fujiwara-Igarashi A. Retrospective study of 1050 dogs with respiratory symptoms in Japan (2005-2020). Vet Med Sci. 2023;9:638-44.
23. Norris CR, Griffey SM, Samii VF, Christopher MM, Mellema MS. Thoracic radiography, bronchoalveolar lavage cytopathology, and pulmonary parenchymal histopathology: a comparison of diagnostic results in 11 cats. JAAHA. 2002;38(4):337-45.
24. Norris CR, Griffey SM, Walsh P. Use of keyhole lung biopsy for diagnosis of interstitial lung diseases in dogs and cats: 13 cases (1998-2001). JAVMA. 2002;221(10):1453-9.

25. Paes-de-Almeida EC, Ferreira AMR. Biópsia tumoral. In: Costa FVA, et al. Oncologia felina. Rio de Janeiro: LF Livros; 2017.
26. Reinero C. Interstitial lung diseases in dogs and cats part I: The idiopathic interstitial pneumonias. The Veterinary Journal. 2019;243:48-54.
27. Reinero C. Interstitial lung diseases in dogs and cats part II: Known cause and other discrete forms. The Veterinary Journal. 2019;243:55-64.
28. Santos IR, Raiter J, Lamego ÉC, Bandinelli MB, Dal Pont Tribunal Pleno, Siqueira KS, et al. Feline pulmonary carcinoma: gross, histological, metastatic, and immunohistochemical aspects. Vet Pathol. 2023;60(1):8-20.
29. Vekšins A. Feline upper respiratory tract disease: computed tomography and laboratory diagnostic. Veterinary World. 2022;15(7):1880-6.
30. Vignoli M, Tamburro R, Felici A, Del Signore F, Dettori A, Di Tommaso M, et al. Clinical value of CT-guided fine needle aspiration and tissue-core biopsy of thoracic masses in the dog and cat. Animals. 2021;11:883.

CAPÍTULO 9

Hemogasometria nas doenças respiratórias

Cristiane Divan Baldani
Ágatha Ferreira Xavier de Oliveira

HEMOGASOMETRIA

O emprego da hemogasometria vem crescendo cada vez mais na rotina clínica veterinária, uma vez que essa análise auxilia no diagnóstico e caracteriza a gravidade da doença, além de permitir o monitoramento de sua progressão e a resposta ao tratamento. O emprego desse exame em face das doenças respiratórias e metabólicas ganha destaque ao fornecer informações fidedignas sobre a oxigenação do paciente, ventilação e equilíbrio ácido-básico.

Inúmeras abordagens teóricas são utilizadas na avaliação do estado ácido-básico do paciente. No entanto, o objetivo deste capítulo é fornecer uma abordagem prática para a compreensão dos resultados obtidos na análise gasométrica, sem maiores explicações sobre os princípios e métodos empregados no exame.

A natureza da amostra a ser utilizada (arterial, venosa ou mista), assim como os cuidados pré-analíticos, são fatores de extrema importância para a correta interpretação dos resultados. O sangue arterial fornece informações mais direcionadas à oxigenação (carga de oxigênio dos pulmões para o sangue), ventilação (descarga de dióxido de carbono [CO_2] do sangue para os pulmões) e o estado ácido-básico do paciente. A gasometria venosa, por sua vez, fornece informações sobre o estado ácido-básico e a ventilação, isto é, pressão parcial venosa de dióxido de carbono ($PvCO_2$). Em pacientes adequadamente perfundidos, a $PvCO_2$ é normalmente de 4 a 6 mmHg maior que a pressão arterial parcial de dióxido de carbono ($PaCO_2$), de modo que, na prática clínica, a avaliação da PCO_2 pode ser efetuada tanto a partir de amostras de sangue venoso quanto arterial. Assim, se o objetivo do médico-veterinário for avaliar a *performance* pulmonar, preferivelmente o sangue arterial deverá ser utilizado, uma vez que essa amostra informará a respeito da hematose e permitirá o cálculo do conteúdo de oxigênio que está sendo oferecido aos tecidos (pressão parcial ou tensão de oxigênio [PO_2]). No entanto, se o objetivo for avaliar apenas a parte metabólica, a gasometria venosa pode ser empregada.

Os cuidados na obtenção do sangue, particularmente arterial, são fundamentais, devendo-se utilizar seringas pré-heparinizadas com heparina sódica ou seringas específicas para esse tipo de exame que contenham heparina de lítio liofilizada. É ideal que as seringas de coleta contenham filtros para evitar a formação de bolhas de ar no sangue. As bolhas de ar devem ser removidas imediatamente, e a seringa deverá ser vedada com uma tampa de borracha (condições anaeróbicas) para evitar a exposição da amostra ao ambiente, com consequente troca de gases.

O sangue deverá ser analisado o mais rapidamente possível, preferencialmente logo após a coleta, pois leucócitos e plaquetas consomem oxigênio e produzem dióxido de carbono (CO_2). Além disso, hemácias consomem glicose e produzem consequentemente ácido lático, que, via ácido carbônico, aumenta a concentração de dióxido de carbono. Com isso, alterações importantes podem ocorrer nos valores medidos dos gases sanguíneos de acordo com o tempo de armazenamento; caso não seja possível a avaliação imediata, a amostra deve ser armazenada em água gelada (4 °C) por no máximo 2 horas. Após esse período, recomenda-se nova coleta. As medições de PCO_2 e PO_2 tendem a aumentar ligeiramente ao longo do tempo com o uso de seringas de plástico (o oxigênio se difunde do plástico para a amostra de sangue mais rápido do que é metabolizado pelas células sanguíneas nucleadas), ao passo que com seringas de vidro a PO_2 tende a diminuir com o passar do tempo.

Por vezes, erros de coleta, manuseamento e armazenamento da amostra destinada à hemogasometria podem gerar resultados falsos, alterando por completo a interpretação do estado do animal. As principais causas de erros pré-analíticos na hemogasometria estão apresentadas no Quadro 1.

QUADRO 1 Principais efeitos dos erros na amostra sobre os resultados dos gases sanguíneos

Erro	Consequência
Hemodiluição com heparina	↑PO_2
	↓PCO_2
	↓pH
	↓HCO_3
	↓Cálcio ionizado
Bolhas de ar na amostra	↑PO_2 em 21% O_2
	↓PO_2 se em suplementação de O_2
Atraso na análise da amostra (> 20 minutos)	↑PCO_2
	↓PO_2
	↓pH

PCO_2: pressão parcial de dióxido de carbono; PO_2: pressão parcial de oxigênio.
Fonte: adaptado de Sidari (2021).

Os principais parâmetros determinados na hemogasometria são: potencial de hidrogênio (pH), pressão parcial de oxigênio (PO_2), pressão parcial de dióxido de carbono (PCO_2), bicarbonato (HCO_3) e a diferença de bases ou excesso de bases (EB). É importante mencionar que alguns parâmetros são efetivamente mensurados e os demais calculados a partir de fórmulas previamente programadas. Em termos gerais, assume-se que pH, PO_2 e PCO_2 são mensurados e HCO_3 e EB calculados.

Para fins de interpretação da hemogasometria, HCO_3 e EB permitem avaliar o componente metabólico do estado ácido-básico do paciente, enquanto a PCO_2 avalia a ventilação e representa o componente respiratório. A oxigenação, avaliada pela PO_2, também é parte do componente respiratório, no entanto, como mencionado anteriormente, pode ser aferida somente a partir de amostras de sangue arterial.

Um dos maiores desafios na prática clínica é a interpretação adequada dos resultados obtidos na hemogasometria. Romansky (1986) sugere um guia prático de quatro passos a fim de facilitar a compreensão sobre alterações evidenciadas nas diversas enfermidades, que mais recentemente tem sido adaptado para cinco passos, os quais serão discutidos a seguir. No Quadro 2, encontram-se os valores de referência da gasometria arterial e venosa para cães e gatos.

QUADRO 2 Valores normais de gases sanguíneos e intervalos de referência

Cães	Arterial	Venoso
pH	7,351-7,463	7,351-7,443
PO_2 (mmHg)	80,9-103,3	47,9-56,3
PCO_2 (mmHg)	30,8-42,8	33,6-41,2
HCO_3 (mEq/L)	18,8-25,6	20,8-24,2
Gatos		
pH	7,31-7,462	7,277- 7,409
PO_2 (mmHg)	95,4-118,2	112
PCO_2 (mmHg)	25,2-36,8	32,7-44,7
HCO_3 (mEq/L)	14,4-21,6	18-23,2

PCO_2: pressão parcial de dióxido de carbono; PO_2: pressão parcial de oxigênio.
Fonte: adaptado de Sidari (2021).

PASSO 1: AVALIAÇÃO DO pH

O pH do sangue representa o equilíbrio geral de todos os processos ácidos e básicos do organismo, sendo determinado pela razão entre os componentes metabólicos (HCO_3) e respiratórios (PCO_2) e calculado com base na equação de Henderson-Hasselbalch, em que alfa (α) é o coeficiente de solubilidade do dióxido de carbono (igual a 0,03):

$$pH \approx \frac{[HCO_3^-]}{[\alpha PCO_2^-]}$$

Assim, mudanças nas concentrações dos íons H^+ (expressa pelo pH) são determinadas pelas interações entre a PCO_2 e a concentração plasmática de HCO_3, sendo as alterações na concentração de HCO_3 relacionadas aos componentes metabólicos e as de PCO_2 com os componentes respiratórios. O controle da PCO_2 pelo sistema nervoso central e sistema respiratório e o controle do HCO_3 pelos rins estabilizam o pH arterial pela excreção ou retenção de ácido ou álcali no organismo a fim de manter a homeostase do organismo.

A acidemia refere-se à redução do pH sanguíneo abaixo de 7,35, e a alcalemia, ao aumento do pH sanguíneo acima de 7,45, sendo o pH 7,4 considerado neutro. Logo, o pH indica o grau de acidez ou alcalinidade do sangue e o estado do equilíbrio ácido-básico. Para manter a homeostase gasosa no sangue, o pH sistêmico é mantido por meio de tampões químicos extra e intracelulares (instantâneo) em conjunto com mecanismos reguladores respiratórios (que ocorrem em minutos) e renais (que ocorrem em horas ou dias).

Havendo distúrbio ácido-básico respiratório ou metabólico, os tampões do corpo imediatamente absorvem prótons (na acidose) ou liberam prótons (alcalase) para compensar as mudanças no H^+. Isso é muito eficaz, de modo que ocorrem alterações mínimas no pH se a anormalidade ácido-básica for leve. No entanto, uma vez que os sistemas tampões estejam sobrecarregados, o pH mudará e dará início a respostas compensatórias com o objetivo principal de manter o hidrogênio (que dita o pH) dentro de limites estritamente definidos.

Nesse contexto, os rins e os pulmões são cruciais para manter o equilíbrio ácido-básico normal. Os pulmões controlam a remoção de dióxido de carbono (CO_2) e, portanto, do ácido carbônico (H_2CO_3) do líquido extracelular. A reação desse processo pode ser assim representada:

$$CO_2 + H_2O \leftrightarrow H_2CO_3 \leftrightarrow H^+ + HCO_3^-$$

Os rins, por sua vez, embora sejam relativamente lentos para responder, constituem um potente sistema regulatório, eliminando o excesso de ácido ou base do organismo. Os rins são fundamentais para a excreção de H^+, seja diretamente ou indiretamente pela incorporação ao amônio (NH_4) ao di-

-hidrogênio-fostato (H_2PO_4) ou ao bissulfato (HSO_4), e conservação do HCO_3^-. Ademais, fatores que alteram a excreção de Na, Cl e K irão tipicamente influenciar a excreção renal de H^+ e HCO_3^-.

PASSO 2: AVALIAÇÃO DO COMPONENTE RESPIRATÓRIO

O componente respiratório é avaliado pela quantidade de H_2CO_3 existente no sangue, o qual está presente basicamente sob a forma de dióxido de carbono mais água (H_2O). Logo, sua quantidade pode ser determinada pela PCO_2, sendo este o parâmetro que irá fornecer informações sobre a ventilação minuto na hemogasometria.

A ventilação refere-se à capacidade de o animal efetivamente mover o gás para dentro e para fora dos pulmões para facilitar a troca gasosa. Tanto a hipoxemia (redução de oxigênio no sangue) quanto a hipercapnia (aumento de PCO_2 no sangue) podem servir como estímulos para ventilação, embora o dióxido de carbono seja o principal componente. Assim, o dióxido de carbono sanguíneo reflete o equilíbrio entre sua produção e eliminação. É digno de nota que o dióxido de carbono é um gás facilmente difusível, que atravessa a barreira hematoencefálica sem dificuldade. Assim, seu influxo para o sistema nervoso central altera o pH intersticial cerebral. Este, por sua vez, é detectado por porções quimiossensíveis do centro respiratório na medula. O que ocorre é que os quimiorreceptores centrais e os vasos sanguíneos cerebrais são de fato responsivos ao líquido cefalorraquidiano (LCR) e à concentração de íons de hidrogênio no interstício cerebral, e não ao dióxido de carbono em si. Uma alteração no LCR e no dióxido de carbono intersticial cerebral causa uma alteração proporcional na concentração de íons e uma mudança inversa no pH. Após um tempo relativamente curto, no entanto, o LCR e a concentração intersticial de bicarbonato se ajustam para reverter a mudança na concentração de hidrogênio causada pela mudança original do dióxido de carbono. Mudanças compensatórias substanciais ocorrem dentro de 4 horas, e o processo está praticamente completo após aproximadamente 24 horas. Assim, mesmo pequenas alterações na PCO_2 arterial resultam em alterações imediatas na ventilação. Por outro lado, geralmente a hipoxemia não estimula a ventilação até que a PO_2 caia entre 50 e 60 mmHg.

A hipoventilação é caracterizada por aumentos na PCO_2 (hipercapnia) ocasionados pela retenção de dióxido de carbono sanguíneo e consequentemente redução no pH, levando a uma acidose respiratória. Na maioria dos casos, a acidose respiratória é causada por uma falha ventilatória, em que quantidades normais de dióxido de carbono produzidas pelo metabolismo tecidual não podem ser excretadas adequadamente pela ventilação. As causas mais comuns de hipoventilação incluem aquelas que afetam o controle nervoso da respiração (p. ex., anestesia, sedação), mecânica respiratória (p. ex., hérnia diafragmática, doença do espaço pleural) ou fluxo inadequado de ar pelas vias aéreas (p. ex., obstrução das vias aéreas superiores ou inferiores) ou alvéolos.

A hiperventilação, por sua vez, caracteriza-se pela diminuição da PCO_2 (hipocapnia) à medida que o dióxido de carbono é expelido dos alvéolos, acarretando aumento do pH e consequente alcalose respiratória. As causas da hiperventilação incluem hipoxemia, doença pulmonar, dor, ansiedade, ventilação mecânica inadequada, dentre outros. A hiperventilação também pode se desenvolver como uma compensação para a acidose metabólica.

É importante mencionar que existem diferenças entre a PCO_2 arterial ($PaCO_2$) e a venosa ($PvCO_2$), as quais devem ser levadas em consideração durante a interpretação dos resultados da hemogasometria. A $PvCO_2$ é sempre maior que a $PaCO_2$, sendo a diferença geralmente de 4 a 6 mmHg em pacientes estáveis. Quase 75% do dióxido de carbono produzido pelo metabolismo tecidual é transportado para os pulmões sob a forma de HCO_3. Isso se deve ao fato de que o dióxido de carbono que entra nas hemácias é convertido (via ácido carbônico) em H^+ e HCO_3^-. O íon H^+ é tamponado pela hemoglobina e o HCO_3 difunde-se para fora da hemácia a partir da troca com o cloreto. A capacidade da hemoglobina de se ligar ao H está inversamente relacionada a sua ligação ao oxigênio (efeito Haldane), portanto a elevação na concentração de oxigênio venoso está também associada a prejuízos no transporte de dióxido de carbono e ao aumento do gradiente de PCO_2 arterial/venoso.

A $PaCO_2$ média é de 37 mmHg em cães normais, e consideravelmente menor no gato (31 mmHg). Considera-se no geral que uma $PaCO_2$ abaixo de 32 mmHg no cão e de 26 mmHg no gato representa hiperventilação e alcalose respiratória. Já valores de $PaCO_2$ acima de 43 mmHg no cão e de 36 mmHg no gato sugerem hipoventilação e acidose respiratória. A literatura científica cita que uma $PaCO_2$ acima de 60 mmHg geralmente está associada com acidose respiratória excessiva e hipoxemia (ao respirar o ar ambiente), e considera-se a hipoventilação o suficiente para justificar a instituição de terapia. Valores de $PaCO_2$ abaixo de 20 mmHg estão associados com alcalose respiratória grave e diminuição do fluxo sanguíneo cerebral, o que pode prejudicar a oxigenação cerebral. As principais causas de hiperventilação e hipoventilação estão listadas no Quadro 3.

QUADRO 3 Principais causas de hipo e hipercapnia

Causas de hipocapnia	Causas de hipercapnia
Hipotensão	Hipoventilação
Febre	Obstruções aéreas
Sepse	Problemas na parede torácica
Excitação/exercício	Doenças do parênquima pulmonar
Dor	Ventilação manual inapropriada
Doença do parênquima pulmonar precoce	Reinalação do ar do espaço morto
Citocinas (inflamações sistêmicas)	Terapia recente com bicarbonato (em pacientes com comprometimento ventilatório)
Ventilação manual inapropriada	Hipertermia maligna
Tromboembolismo pulmonar	

Fonte: adaptado de King (2004).

PASSO 3: AVALIAÇÃO DO COMPONENTE METABÓLICO

A avaliação do componente metabólico para o equilíbrio ácido-básico é realizada pela concentração de HCO_3 e o excesso de base (EB). Valores de referência para HCO_3 variam de 19 a 23 mEq/L em cães e de 17 a 21 mEq/L em gatos; valores inferiores a esses intervalos indicam acidose metabólica, enquanto valores superiores indicam alcalose metabólica.

A concentração de HCO_3 é calculada a partir da determinação do pH e PCO_2, não sendo, portanto, independente da atividade respiratória. Assim, na tentativa de isolar o componente metabólico das influências respiratórias, emprega-se o conceito de excesso de base (EB). O EB leva em consideração todos os sistemas tampão do organismo, incluindo o HCO_3, para prever a quantidade de ácido ou álcali necessária para retornar o compartimento do líquido extracelular à neutralidade (pH = 7,4), enquanto a PCO_2 é mantida constante em 40 mmHg. Ao padronizar os efeitos do componente respiratório, deve-se compreender o EB como representativo de todos os distúrbios metabólicos ácido-básicos em um paciente. Normalmente, adota-se como referência um EB de 0 ± 4 mEq/L, e valores inferiores (EB < –4) indicam acidose metabólica; valores mais elevados (EBecf > +4), alcalose metabólica.

A acidose metabólica pode ser causada por aumento na geração de íons de hidrogênio (H^+) a partir de ácidos endógenos (p. ex., lactato, cetonas) ou exógenos (p. ex., etilenoglicol, salicilatos) e pela incapacidade dos rins de excretar H^+ provenientes de proteínas da alimentação (insuficiência renal). Esses aumentos de H^+ no organismo acabam sendo tamponados com diminuições de HCO_3, produzindo uma redução na razão HCO_3:PCO_2 e, subsequentemente, uma diminuição no pH. Além disso, a acidose metabólica pode ser causada por uma perda direta de bicarbonato (HCO_3) através do trato gastrointestinal (diarreia) ou dos rins (acidose tubular renal) ou, menos comumente, pelo uso excessivo de fluidos intravenosos que não contenham bicarbonato ou seus precursores (p. ex., solução salina).

Já a alcalose metabólica pode ocorrer por perda de H^+ (vômito do conteúdo estomacal) ou por ganho de HCO_3 (p. ex., administração de bicarbonato de sódio, alcalose hipoclorêmica causada pelo uso de diuréticos de alça).

Importante mencionar que a interpretação dos valores de PCO_2 e HCO_3 na hemogasometria permitem identificar a causa primária da alteração ácido-básica do paciente, observando se a redução ou aumento desses parâmetros está ocorrendo na mesma direção ou na direção contrária do pH. Assim, se o pH estiver reduzindo/aumentando e a concentração de HCO_3 acompanhando na mesma direção, sugere-se que a alteração primária é metabólica. Em contrapartida, se um desses parâmetros estiver aumentando e o outro reduzindo, a condição metabólica não é primária. O mesmo entendimento se aplica para a avaliação da PCO_2 (Figura 1).

PASSO 4: AVALIAÇÃO DA RESPOSTA COMPENSATÓRIA

A resposta compensatória do paciente na prática clínica pode ser verificada quando os resultados obtidos de pH, HCO_3, PCO_2 e EB se alteram no mesmo sentido, ou seja, quando aumentam ou diminuem paralelamente (Quadro 4). Usualmente, o distúrbio primário leva a uma alteração no pH, enquanto as alterações compensatórias tentam normalizar a relação HCO_3:PCO_2 e retornar o pH para a neutralidade (Figura 2). Assim, as alterações compensatórias em PCO_2 e HCO_3 são paralelas, conforme demonstrado pela direção das setas em cada linha do Quadro 4.

Usualmente as alterações de pH decorrentes de um componente (p. ex., metabólico) são compensadas por alterações no componente contrário (p. ex., respiratório) a fim de manter a proporção adequada da contribuição metabólica e respiratória, garantindo a manutenção do pH do organismo. Por exemplo, havendo acidose metabólica, a concentração de HCO_3 diminui, reduzindo assim a relação HCO_3:PCO_2 e resultando em acidemia (pH < 7,35). Na maioria dos casos ocorre uma compensação com redução da PCO_2 ou hiperventilação na tentativa de manter a proporção HCO_3:PCO_2. No entanto, a compensação fisiológica raramente resolve por completo a anormalidade ácido-básica primária e nunca

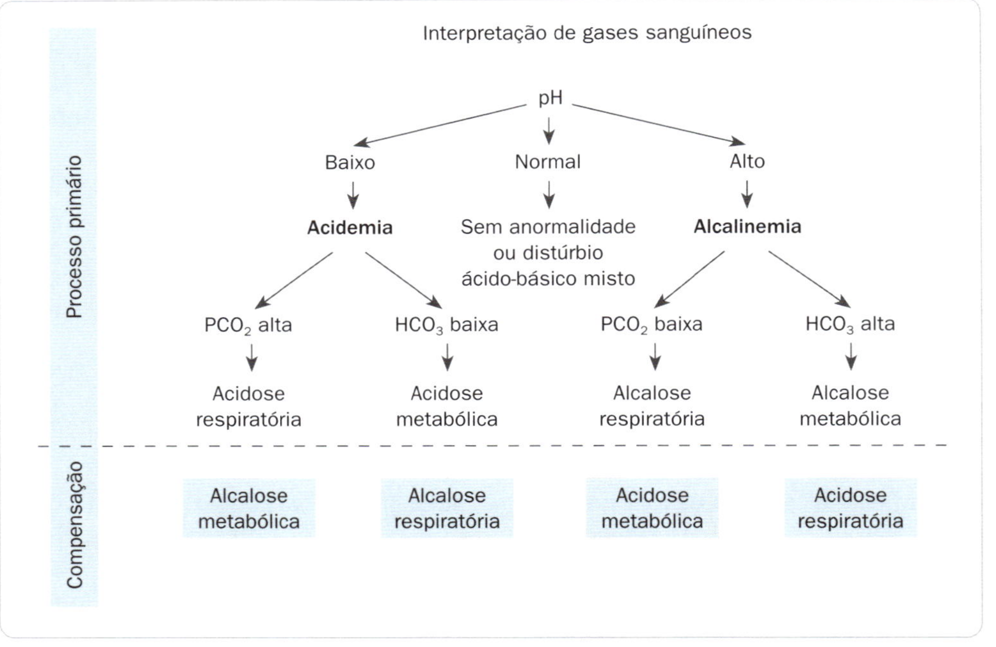

FIGURA 1 Interpretação de gases sanguíneos: processos primários e compensatórios.

QUADRO 4 Os quatro distúrbios ácido-básicos primários e suas alterações compensatórias

Condição	Desordem primária	Compensação
↓pH e ↓HCO_3^- (↓EBecf)	Acidose metabólica	↓PCO_2
↑pH e ↑HCO_3^- (↑EBecf)	Alcalose metabólica	↑PCO_2
↓pH e ↑PCO_2	Acidose respiratória	↑HCO_3^- (↑EBecf)
↑pH e ↓PCO_2	Alcalose respiratória	↓HCO_3^- (↓EBecf)

Fonte: Rose e Post (2001).

leva à supercompensação. Portanto, o pH geralmente se desvia do neutro mesmo após compensação adequada, embora possa estar dentro do intervalo de referência em pacientes com distúrbios ácido-básicos leves.

A acidose metabólica é o distúrbio ácido-básicos mais comum em pequenos animais. Se a acidose metabólica for o distúrbio primário, ela será representada por um pH mais baixo, um EB negativo ou menor que a concentração de HCO_3 e uma diminuição compensatória na PCO_2 na tentativa de eliminar o excesso da carga ácida do organismo.

A resposta compensatória pode ser avaliada se adequada ou não para o paciente utilizando fórmulas que permitam uma quantificação dos índices almejados e assim prevejam a resposta esperada ao distúrbio primário (Quadro 5). Apesar de essas respostas não terem sido avaliadas objetivamente em gatos, na maioria dos casos as respostas são semelhantes às dos cães. As respostas agudas duram menos de 2 dias, enquanto as respostas crônicas podem levar de 2 a 5 dias para atingir o efeito máximo.

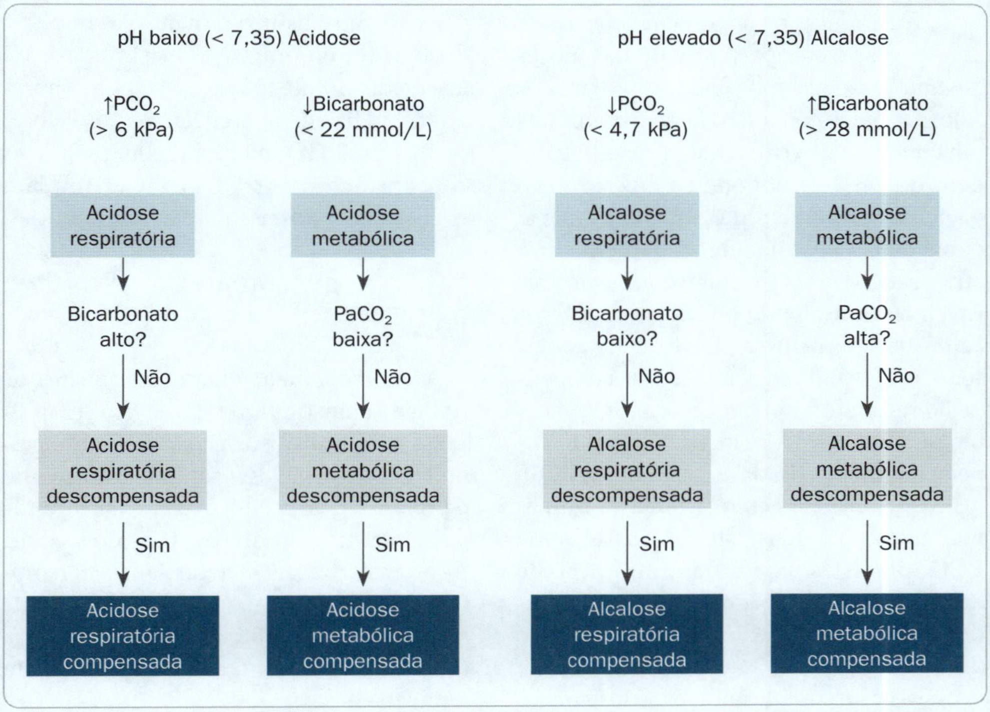

FIGURA 2 Interpretação de gases sanguíneos: processos primários e compensatórios.
Fonte: adaptada de Higgins (2012).

QUADRO 5 Respostas compensatórias em cães com distúrbios ácido-básicos metabólicos e respiratórios

Desordem primária	Compensação esperada
Acidose metabólica $\downarrow HCO_3^-$ ($\downarrow$BEecf)	$\downarrow PCO_2$ de 0,7 mmHg a 1 mEq/L diminui $[HCO_3^-]$ (±3)
Alcalose metabólica $\uparrow HCO_3^-$ ($\uparrow$BEecf)	$\uparrow PCO_2$ de 0,7 mmHg a 1 mEq/L aumenta $[HCO_3^-]$ (±3)
Acidose respiratória aguda $\uparrow PCO_2$	$\uparrow [HCO_3^-]$ de 0,15 mEq/L a 1 mmHg aumenta PCO_2 (±2)
Acidose respiratória crônica $\uparrow PCO_2$	$\uparrow [HCO_3^-]$ de 0,35 mEq/L a 1 mmHg aumenta PCO_2 (±2)
Alcalose respiratória aguda $\downarrow PCO_2$	$\downarrow [HCO_3^-]$ de 0,25 mEq/L a 1 mmHg diminui PCO_2 (±2)
Alcalose respiratória crônica $\downarrow PCO_2$	$\downarrow [HCO_3^-]$ de 0,55 mEq/L a 1 mmHg diminui PCO_2 (±2)

$[HCO_3^-]$: concentração de bicarbonato; PCO_2: pressão parcial de dióxido de carbono.
Fonte: adaptado de Autran de Morais e Di Bartola (1991).

Ao quantificar o grau de alterações compensatórias e compará-lo com os valores esperados (calculados), pode-se avaliar se os valores do paciente estão dentro ou fora de uma margem de erro definida. Se estiverem dentro da margem, pode-se sugerir que o paciente apresenta um distúrbio primário e está compensando adequadamente; por outro lado, se estiverem fora, o paciente provavelmente apresenta múltiplos distúrbios ácido-básicos primários (distúrbio ácido-básico misto). Por exemplo, uma compensação respiratória inapropriada (PCO_2) em um quadro de acidose metabólica ($\downarrow HCO_3$) pode ser diagnosticada comparando a PCO_2 determinada pela hemogasometria com as mudanças esperadas (isto é, calculadas) na PCO_2 previstas para cada diminuição de mEq/L em HCO_3 (primeira linha no Quadro 5). Quando a PCO_2 medida é menor do que o esperado, a alcalose respiratória primária está complicando a acidose metabólica. Como exemplo de um paciente com distúrbio misto, cita-se um cão hiperventilando com insuficiência renal. Dor, medo e excitação podem causar hiperventilação (diminuição da PCO_2), além da compensação calculada para a acidose metabólica, que, nesse paciente, é resultado da acidose urêmica associada à insuficiência renal. Em contrapartida, quando a PCO_2 medida é maior do que o esperado, a acidose respiratória primária está complicando a acidose metabólica. Um exemplo seria um paciente traumatizado (p. ex., atropelado por um carro) com acidose lática decorrente de choque e hipoventilação (aumento da PCO_2) decorrente de pneumotórax impedindo a expansão pulmonar adequada.

Em resumo, deve-se suspeitar de um distúrbio ácido-básico simples quando o paciente atingir os valores de compensação esperados e, em contrapartida, quando os valores não estão dentro do esperado, suspeitar de um distúrbio misto. Além disso, deve-se ter em mente a possibilidade de um distúrbio misto quando o pH se apresenta na faixa de referência, mas os valores de PCO_2 e HCO_3 não estão; ou quando as concentrações de PCO_2 e HCO_3 mudam em direções opostas, ou seja, não paralelas.

PASSO 5: AVALIAÇÃO DA OXIGENAÇÃO

Conforme mencionado anteriormente, somente amostras arteriais devem ser utilizadas para avaliar a oxigenação (função pulmonar), devendo esta ser entendida como o processo pelo qual o oxigênio se difunde passivamente dos alvéolos para o sangue. As artérias dorsais metatarsianas ou femorais/safena medial são as mais comumente utilizadas, no entanto as artérias braquial, radial, auricular e linguais também podem ser acessadas.

A quantidade de oxigênio no sangue pode ser expressa de três formas distintas:

1. Pressão parcial de oxigênio dissolvido no plasma (PO_2; unidades mmHg).
2. Saturação de oxigênio arterial (SaO_2; unidades %).
3. Teor total de oxigênio no sangue (conteúdo O_2; unidades mililitros de oxigênio por 100 mL de sangue total).

A PaO_2 compreende atualmente o parâmetro usual para definir o estado de oxigenação arterial do paciente, uma vez que representa a pressão de vapor do oxigênio dissolvido no plasma. Por ser um parâmetro independente da hemoglobina, não é afetada pela presença de anemia. Valores normais de PaO_2 ao nível do mar variam entre 80 e 110 mmHg, sendo PaO_2 maior que 110 mmHg definida como hiperoxemia e PaO_2 menor de 80 mmHg hipoxemia (Quadro 6).

QUADRO 6 Causas de hipoxemia em cães e gatos

Causas de hipoxemia
Baixo O_2 inspirado
Fornecimento inadequado de O_2 ao circuito respiratório
Reinalação do ar do espaço morto
Hipoventilação
Mistura venosa
Baixo V/Q
Broncoespasmo
Estreitamento das vias aéreas decorrente do acúmulo de líquido/exsudato
Vias aéreas curtas/colapso alveolar
Estase posicional, especialmente com hipoventilação
Aumento da tensão superficial decorrente do acúmulo de fluido/exsudato
Compressão externa dos pulmões
Defeito na difusão
Lesão por inalação
Shunt anatômico
Persistência do canal arterial
Defeito septal ventricular
Baixo O_2 venoso
Baixa entrega de O_2
Baixo débito cardíaco
Disfunções cardíacas
Hipovolemia
Baixa concentração de O_2
Anemia
Hipertermia
Alto consumo de O_2
Atividade muscular

Fonte: King (2004).

A saturação de oxigênio arterial (SaO_2) é uma medida importante, uma vez que reflete a quantidade de oxigênio que está sendo transportada para os tecidos do corpo pelos eritrócitos no sangue arterial. A oxigenação adequada aos tecidos é essencial para o funcionamento normal dos órgãos e sistemas do corpo, e sua falta pode levar a hipóxia, lesão tecidual e até à morte. A medição da SaO_2 pode ser especialmente importante em animais com doença respiratória ou cardiovascular. A SaO_2 também é monitorada durante a anestesia, quando os animais estão sob sedação e podem ter uma diminuição da função respiratória, o que pode levar a hipóxia. A monitorização da SaO_2 é geralmente realizada por meio de um oxímetro de pulso, que mede a quantidade de luz vermelha e infravermelha transmitida através do tecido vascular para determinar a SaO_2. Ela é frequentemente monitorada juntamente com outros parâmetros, como frequência cardíaca, frequência respiratória e pressão arterial, para avaliar a função respiratória e cardiovascular adequadas do animal.

A SaO_2, também denominada percentual de saturação arterial da hemoglobina (SaO_2), pode ser facilmente compreendida tendo em mente que cada molécula de hemoglobina pode carregar até quatro moléculas de oxigênio, situação na qual se considera-se "saturada" de oxigênio. Se todos os sítios de ligação na molécula de hemoglobina estiverem carregando oxigênio, a saturação é 100%. Os valores normais de SaO_2 (saturação de oxigênio arterial) em cães e gatos variam ligeiramente dependendo da idade do animal, da presença de doenças subjacentes e do método de sua mensuração. Além disso, a SaO_2 nem sempre reflete a concentração real de oxigênio nos tecidos do animal. Portanto, é importante interpretar os valores de SaO_2 juntamente com outras informações clínicas para avaliar a oxigenação e a perfusão. No geral, os valores de referência em cães e gatos adultos em condições normais são de 95 a 100%. Níveis abaixo de 70% são observados em situações críticas de hipóxia tecidual, resultando no fornecimento inadequado de oxigênio aos tecidos, e pode estar associado a baixa pressão de oxigênio no sangue arterial em doenças pulmonares, anemias graves, envenenamento por monóxido de carbono e diminuição da perfusão tecidual localizada ou generalizada.

Na rotina clínica, a SaO_2 é extrapolada a partir da PO_2 diretamente medida pelos analisadores de gases sanguíneos utilizando a curva padrão de dissociação da oxi-hemoglobina (CDO) (Figura 3). Essa curva é importante para compreender como a hemoglobina se liga e libera oxigênio em diferentes condições fisiológicas. A CDO tem uma forma sigmoidal, o que significa que a afinidade da hemoglobina pelo oxigênio aumenta à medida que mais moléculas de oxigênio se ligam a ela. No entanto, uma vez que a hemoglobina está parcialmente saturada com oxigênio, sua afinidade pelo oxigênio aumenta ainda mais, o que leva a uma rápida saturação de todas as moléculas de hemoglobina com oxigênio. A interpretação da curva de dissociação da hemoglobina é importante porque ajuda a entender como a hemoglobina libera oxigênio aos tecidos onde a PO_2 é mais baixa. Em condições normais, a hemoglobina é capaz de liberar oxigênio aos tecidos que precisam, mas em algumas situações, como no caso de doenças respiratórias ou cardiovasculares, a curva de dissociação pode ser alterada e comprometer a entrega adequada.

Uma curva de dissociação da hemoglobina deslocada para a direita, ou seja, com

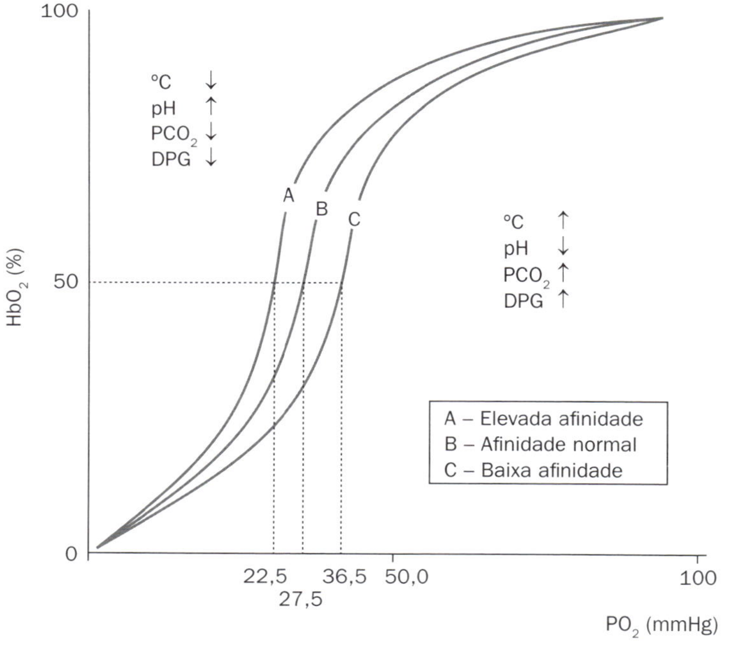

FIGURA 3 Curva de dissociação da hemoglobina e os fatores que influenciam a posição da curva de dissociação da HbO_2. A curva B refere-se a um indivíduo normal a 38°C, pH 7,4, PCO_2 de 35 mmHg. As curvas A e C ilustram o efeito da P50 com variações na temperatura, pH, PCO_2 e 2,3-difosfoglicerato (2,3-DPG).

Fonte: adaptada de Fortis e Nora (2000).

maior PO_2 necessária para alcançar uma dada saturação de oxigênio, indica menor afinidade da hemoglobina pelo oxigênio, o que ocorre em condições como acidose, hipercapnia, aumento da temperatura corporal e aumento da concentração de 2,3-difosfoglicerato (2,3-DPG) no sangue. Em contrapartida, uma curva de dissociação da hemoglobina deslocada para a esquerda, ou seja, com menor PO_2 necessária para alcançar uma dada saturação de oxigênio, indica maior afinidade da hemoglobina pelo oxigênio, o que ocorre em condições como alcalose, hipocapnia, hipotermia e diminuição da concentração de 2,3-DPG no sangue.

Portanto, a interpretação da curva de dissociação da hemoglobina pode ser útil para entender como as condições fisiológicas e patológicas afetam a entrega de oxigênio aos tecidos e para guiar o tratamento de pacientes com insuficiência respiratória ou outras doenças que afetam a oxigenação.

A posição da CDO é definida pela chamada P_{50}, pressão parcial do oxigênio (PaO_2), que corresponde a concentrações iguais (50%) das formas oxi e desoxi da hemoglobina e expressa a afinidade da hemoglobina pelo oxigênio. A afinidade do oxigênio pela Hb é dependente do nível de 2,3-DPG, do pH (concentração hidrogeniônica), da PCO_2 e da temperatura corporal. Tal entendimento se torna relevante, uma vez que a P_{50} constitui uma maneira comum de definir a posição da CDO, permitindo avaliar na prática clínica se a curva está se deslocando para a esquerda (valor P_{50} mais baixo) ou para a direita (valor de P_{50} mais alto).

Os valores de referência de P_{50} para cães são de 28 e 30 mmHg e para felinos entre 32 e 37 mmHg, o que representa um deslocamento relativo para a direita da curva de dissociação da oxi-hemoglobina no gato, de modo que os valores de referência da curva em cães não devem ser utilizados em gatos.

A hipoxemia refere-se à redução do conteúdo arterial de oxigênio (PaO_2) < 80 mmHg e tem basicamente três causas: baixa concentração de oxigênio inspirado, hipoventilação (causas no Quadro 6) e mistura venosa. O diagnóstico da hipoxemia pode ser efetuado por níveis baixos da pressão parcial de oxigênio no sangue arterial (PaO_2) ou por queda da saturação da hemoglobina (SaO_2).

Pacientes hipoxêmicos podem desenvolver níveis inadequados de oxigênio tecidual. Existe um verdadeiro sistema com diversas variáveis envolvidas no processo de manutenção dos níveis de oxigenação adequados. Qualquer falha nessa cascata pode gerar situações de deficiência na oxigenação. A captação, o transporte de oxigênio e o débito cardíaco são fundamentais na determinação da liberação de oxigênio aos tecidos. A cascata do sistema de oxigenação começa com a pressão parcial de oxigênio no ar inspirado (PiO_2), que pode ser calculada multiplicando-se a fração de oxigênio no ar inspirado pela pressão barométrica. A PiO_2 no nível do mar em cães e gatos é similar à dos seres humanos, 159 mmHg. A concentração de oxigênio no ar que se respira no nível do mar é de 21%, o que resulta em uma PiO_2 de 159 mmHg no nível do mar, em todos os animais vertebrados, incluindo cães e gatos. No entanto, é importante ressaltar que a PiO_2 pode variar dependendo da altitude, uma vez que a pressão atmosférica diminui com o aumento da altitude. Por exemplo, a PiO_2 em cães e gatos diminui com a altitude, sendo de 103 mmHg a 5 mil pés acima do nível do mar e de 53 mmHg a 10 mil pés acima do nível do mar. É importante monitorar a PiO_2 durante a anestesia ou em situações em que o animal pode estar com problemas respiratórios para garantir que o animal esteja recebendo oxigênio suficiente para atender a suas necessidades metabólicas.

A garantia de suprimento de oxigênio para a manutenção dos processos oxidativos intracelulares é dependente de uma série de etapas e variáveis fisiológicas, a saber: captação e troca gasosa pulmonar, que dependem da concentração fracional de oxigênio no ar inspirado (FiO_2), PO_2 no ar inspirado (PiO_2), pressão parcial de oxigênio no ar alveolar (PaO_2), ventilação alveolar íntegra, eficiente troca gasosa e relação ventilação perfusão (V/Q) normal. A circulação sanguínea deve ser capaz de perfundir os tecidos e tornar o oxigênio disponível às células. Esse processo depende fundamentalmente do conteúdo arterial de oxigênio e do débito cardíaco. Ambas as variáveis interferem na continuidade do sistema de oxigenação, na distribuição, no consumo e na extração de oxigênio pelos tecidos.

A hipóxia, por sua vez, é definida como a uma inadequada oxigenação tecidual, sendo frequentemente resultante da hipoxemia, mas, em algumas situações, pode acontecer com oxigênio arterial normal, como no caso de envenenamento pelo monóxido de carbono ou pelo cianeto. Portanto, a hipóxia pode ou não ser precedida por queda no conteúdo total de oxigênio. As principais causas de hipóxia em animais incluem:

- Insuficiência respiratória: pode ser causada por várias doenças pulmonares, como pneumonia, bronquite, enfisema, asma, edema pulmonar, entre outras. A insuficiência respiratória também pode ser causada por obstruções das vias aéreas, como corpos estranhos, tumores ou espasmos da musculatura das vias aéreas.
- Anemia: é a diminuição do número de glóbulos vermelhos no sangue, responsáveis pelo transporte de oxigênio. A anemia pode ser causada por várias doenças, como hemorragias, doenças inflamatórias e/ou infecciosas, carências nutricionais, entre outras.
- Insuficiência cardíaca: é a incapacidade do coração de bombear sangue suficiente para satisfazer as necessidades do corpo. Pode ser causada por várias doenças cardíacas, como doença valvular, cardiomiopatia, arritmias, entre outras.
- Intoxicações: algumas substâncias tóxicas podem causar hipóxia em animais, como cianeto, monóxido de carbono, metanol, etilenoglicol, entre outras.
- Hipotermia: é a diminuição da temperatura corporal abaixo do normal, o que pode levar à diminuição da demanda de oxigênio pelos tecidos e órgãos.

Os mecanismos fisiológicos compensatórios da deficiência de oxigênio manifestam-se:

- Com aumento da ventilação por excitação dos quimiorreceptores carotídeos.
- Com aumento do débito cardíaco, do fluxo sanguíneo cerebral e do fluxo sanguíneo para os órgãos mais nobres, por ativação do sistema nervoso simpático.
- Pela vasoconstrição pulmonar hipóxica e por alterações na curva de dissociação da oxi-hemoglobina, para facilitar a liberação de oxigênio aos tecidos.

As respostas compensatórias podem fornecer subsídios indiretos para o diagnóstico de hipoxemia/hipóxia. As medidas das variáveis relacionadas ao diagnóstico de hipóxia atualmente disponíveis fornecem informações indiretas ou sobre o sistema fisiológico da oxigenação com um todo.

A mistura venosa ocorre quando uma parte do sangue venoso passa pela circulação pulmonar sem ser oxigenada. Fisiologicamente, ocorre em pequeno grau via circulação brônquica e via arterialização subótima enquanto o sangue atravessa regiões do pulmão com baixa relação ventilação/perfusão (V/Q). Assim, a mistura venosa representa uma parte do sangue venoso misto que alcança a circulação arterial sistêmica (veias pulmonares, átrio esquerdo e ventrículo esquerdo) através da circulação brônquica e das veias de Thebésius, sem passar pelas trocas gasosas pulmonares.

Uma mistura venosa também pode ser de origem patológica, podendo ocorrer nos quadros de sepse, insuficiência hepática, malformações arteriovenosas, êmbolos pulmonares e *shunts* anatômicos cardíacos direito-esquerdo. Uma comunicação interventricular, septo atrial ou ducto arterioso também podem ser responsáveis por uma mistura venosa anatômica. Nessas situações, as pressões do lado direito do coração têm que exceder as pressões do lado esquerdo, permitindo que o sangue se direcione da direita para a esquerda. Esse não é um mecanismo comum de hipoxemia e não responde à oxigenoterapia ou ventilação por pressão positiva, mas requer intervenção cirúrgica. Cinco mecanismos estão envolvidos na formação da mistura venosa patológica:

1. Número elevado de unidades pulmonares V/Q baixas.
2. Atelectasia ou enchimento alveolar (unidades pulmonares não ventiladas, mas perfundidas).
3. Difusão deficiente.
4. *Shunts* anatômicos da direita para a esquerda.
5. Baixo teor de oxigênio venoso.

Regiões em que a relação ventilação/perfusão (V/Q) é baixa (ou seja, a perfusão excede a ventilação) ocorrem secundariamente à hipoventilação regional em decorrência do estreitamento das vias aéreas pelo broncoespasmo (reflexo ou induzido por doença), acúmulo de líquido ao longo das paredes das vias aéreas inferiores ou edema epitelial. Como consequência, há a arterialização subótima do sangue que flui através dessa área, assim como a hipoventilação global reduz a PaO_2 e aumenta a $PaCO_2$. Esse é um mecanismo comum de hipoxemia na doença pulmonar leve a moderada, sendo tipicamente responsivo a oxigenoterapia, assim como a hipoxemia pela hipoventilação global. Mesmo que os alvéolos estejam hipoventilados, altas concentrações de oxigênio inspirado maximizam a oxigenação do sangue que flui através da área, e é possível que os valores de PaO_2 estejam dentro do esperado para pulmões normais. Regiões em que a relação V/Q é baixa podem ser também determinadas pelo aumento do fluxo sanguíneo para a região (p. ex., em razão do aumento do débito cardíaco ou débito cardíaco mal distribuído, como pode ocorrer no tromboembolismo pulmonar). É importante compreender que as regiões em que V/Q são elevadas não contribuem para hipoxemia; nesse caso, a hiperventilação determina um aumento no oxigênio alveolar e capilar.

Quando a relação V/Q está elevada, a ventilação excede a perfusão e usualmente ocorre por eventos tromboembólicos, em que a perfusão é bloqueada para áreas ventiladas, aumentando o espaço morto fisiológico. Entretanto, a presença de embolismo pulmonar também libera substâncias vasoativas que promovem vasoconstrição regional ou difusa. Assim, a hiperventilação acaba por aumentar a relação V/Q. No entanto, pode não haver compensação da redução de oxigênio causada por áreas de baixa relação V/Q, promovendo sangue relativamente dessaturado, uma vez que toda a Hb disponível está completamente saturada e não pode aumentar mais o conteúdo total de oxigênio.

A presença de colapso alveolar e vias aéreas estreitas estabelecem regiões do pulmão que não são ventiladas, mas ainda são perfundidas. Essa situação pode ocorrer em animais inconscientes e em repouso, em razão da estase posicional e da hipoventilação, estando os pulmões sadios. O colapso espontâneo de pequenas vias aéreas e dos alvéolos constitui um mecanismo comum de hipoxemia em doenças pulmonares moderadas a graves. O acúmulo de fluidos nas vias aéreas aumenta a tensão superficial do revestimento fluido e, consequentemente, a tendência para o colapso, pois o sangue que flui pela área não consegue ser arterializado. Esse mecanismo de hipoxemia não é responsivo à oxigenoterapia, uma vez que o oxigênio não chega à área de trocas gasosas. Recomenda-se que essas unidades pulmonares sejam abertas pela inflação de pressão positiva e se tornem funcionais, promovendo troca gasosa.

O equilíbrio entre a PO_2 alveolar e capilar, à medida que o sangue flui através dos capilares pulmonares, demanda tempo. Normalmente o equilíbrio está completo quando o sangue já percorreu aproximadamente um terço dos alvéolos capilares. À medida que os níveis de oxigênio venoso reduzem, aumenta o tempo para atingir o equilíbrio. O baixo nível de oxigênio venoso é geralmente decorrente da menor oxigenação dos tecidos, em que a contínua remoção de quantidades normais de oxigênio de um suprimento que já está reduzido resulta na diminuição sistêmica do oxigênio capilar e venoso.

O cálculo da mistura venosa, embora também envolvendo várias suposições, pode constituir uma alternativa de avaliação das trocas alveolocapilares. Esse cálculo está baseado na diferença de conteúdo arteriovenoso de oxigênio e reflete totalmente a intensidade da hipóxia, mesmo quando os níveis de oxigênio do paciente (expressos pela PaO_2 e pela saturação da oxi-hemoglobina) estão na faixa íngreme da curva de saturação. Quando esse cálculo é efetuado com o paciente respirando o ar do ambiente, todos os cinco mecanismos de hipóxia (pontuados anteriormente) devem ser considerados. Mas, caso o cálculo seja efetuado com o paciente respirando 100% de oxigênio, o mecanismo que determina a baixa relação V/Q deve ser excluído.

A determinação do oxigênio alveolar (PAO_2) é comumente utilizada com a mensuração do oxigênio arterial (PaO_2) como um índice para avaliar a eficiência da oxigenação dos pulmões. No entanto, o oxigênio alveolar não é equivalente ao oxigênio inspirado. Isso ocorre porque o sangue venoso fornece continuamente dióxido de carbono para os alvéolos e remove o oxigênio à medida que atravessa o leito capilar. Para cada molécula de oxigênio removida dos alvéolos, uma molécula de dióxido de carbono é adicionada aos alvéolos, na mesma proporção do consumo metabólico de oxigênio e produção de dióxido de carbono.

Outro indicador importante da função de trocas gasosas pulmonares que pode ser obtido rapidamente pela gasometria arterial é o cálculo da diferença alveoloarterial de oxigênio $P(A\text{-}a)O_2$. A $P(A\text{-}a)O_2$ é uma medida utilizada para avaliar a eficiência das trocas gasosas pulmonares em animais e reflete a diferença entre a PO_2 no alvéolo pulmonar e a PO_2 no sangue arterial.

A PO_2 no alvéolo pulmonar é influenciada por vários fatores, como a concentração de oxigênio inspirado, o fluxo de sangue pulmonar e a eficiência da difusão de oxigênio através da membrana alveolocapilar. Já a PO_2 no sangue arterial depende da quantidade de oxigênio que é transportada pelos eritrócitos e da eficiência da entrega de oxigênio aos tecidos. Em condições normais, a diferença alveoloarterial de oxigênio é baixa, refletindo uma boa eficiência das trocas gasosas pulmonares. No entanto, em algumas doenças respiratórias ou cardiovasculares essa diferença pode aumentar, indicando uma redução na eficiência da oxigenação do sangue arterial.

O aumento da $P(A\text{-}a)O_2$ pode ser causado por uma variedade de condições, incluindo pneumonia, edema pulmonar, embolia pulmonar, doença pulmonar obstrutiva crônica (DPOC), entre outras. O diagnóstico e o tratamento precoces dessas condições são fundamentais para prevenir complicações graves e melhorar o prognóstico do animal.

Clinicamente, a presença de $P(A\text{-}a)O_2$ normal (5 a 15 mmHg) exclui doença pulmonar e sugere que a hipoxemia arterial (PaO_2 < 80 mmHg) se deve a hipoventilação (aumento da $PaCO_2$) ou diminuição do oxigênio inspirado. Valores maiores que 15 mmHg são consistentes com mistura venosa significativa, e pacientes com gradiente acima de 25 mmHg provavelmente apresentam doença do parênquima pulmonar, embora doenças cardiovasculares também possam afetar esse valor.

A relação PaO_2:FiO_2 é outro indicador que pode ser facilmente calculado para avaliar a eficiência da oxigenação enquanto o paciente estiver recebendo suplementação de oxigênio. Como regra, a PaO_2 normal deve ser aproximadamente 5 vezes maior que a FiO_2. Por exemplo, um animal respirando 40% de oxigênio deve ter uma PaO_2 normal em torno de 200 mmHg. A relação para esse paciente seria 200/0,4 (= 500), ou seja, normal. Valores entre 300 e 500 representam comprometimento pulmonar leve; 200 a 300 são consistentes com comprometimento moderado; e valores < 200 são indicativos de mistura venosa (comprometimento pulmonar grave).

Inúmeros outros fatores podem influenciar os valores dos gases sanguíneos. A PaO_2 foi avaliada em pacientes geriátricos e não parece ser afetada pela idade, embora haja um estudo que demonstrou que cães geriátricos apresentam $P(A\text{-}a)O_2$ ligeiramente maior do que cães mais jovens. Também se observou uma leve alcalinização em cães jovens e geriátricos após as refeições, havendo um aumento no pH, HCO_3 e EB. Além disso, cães braquicefálicos demonstraram ter PaO_2 mais baixa e PCO_2 mais alta do que cães mesocefálicos ou dolicocéfalos. Ademais, foi demonstrado que o anestésico inalatório isoflurano diminui a vasoconstrição pulmonar hipóxica, acarretando leves reduções na PaO_2.

ALTERAÇÕES HEMOGASOMÉTRICAS ESPERADAS EM PACIENTES COM DOENÇAS RESPIRATÓRIAS

Os resultados da hemogasometria em animais com doenças respiratórias podem variar em função da natureza e gravidade da doença envolvida (Kellum, Stepien, 2013; Hopper, Silverstein, 2018; Gomiero, Aguiar, 2018). De maneira geral, as alterações mais comuns de serem observadas em animais com problemas respiratórios incluem:

- Hipoxemia: baixos níveis de oxigênio no sangue arterial. Isso pode ocorrer em animais com doenças pulmonares que impedem a transferência de oxigênio dos pulmões para o sangue, como pneumonia, enfisema pulmonar, edema pulmonar, entre outras.
- Hipercapnia: altos níveis de dióxido de carbono no sangue arterial. Isso pode ocorrer em animais com doenças respiratórias que afetam a eliminação de dióxido de carbono do organismo, como DPOC, insuficiência respiratória, entre outras.
- Acidose respiratória: queda do pH sanguíneo decorrente do aumento da concentração de dióxido de carbono. Isso pode ocorrer em animais com problemas respiratórios que levam a uma retenção

excessiva de dióxido de carbono, como DPOC, asma, bronquite, entre outras.

- Alcalose respiratória: elevação do pH sanguíneo decorrente da diminuição da concentração de dióxido de carbono. Isso pode ocorrer em animais com problemas respiratórios que levam a uma eliminação excessiva de dióxido de carbono, como hiperventilação.

É importante ressaltar que tais alterações podem variar de acordo com a gravidade da doença e outros fatores, como a presença de outras doenças concomitantes e a resposta imunológica do indivíduo. O diagnóstico e o tratamento adequado devem ser baseados não somente nos resultados da hemogasometria, e sim em associação à avaliação clínica e laboratorial.

HEMOGASOMETRIA PARA CÃES BRAQUICÉFALOS

Animais braquicéfalos habitualmente apresentam síndromes respiratórias em função da ocorrência de deformidades anatômicas do trato respiratório superior. A obstrução de vias aéreas pode ser proveniente de casos de estenose de narina (EN), prolongamento de palato mole (PPM) e/ou hipoplasia de traqueia (HT), o que podem tornar a perfusão de gases comprometida e levar a quadros de hipóxia e acidose respiratória secundária. Como sinais clínicos, os cães desenvolvem intolerância ao exercício, intermação, dispneia, ronco, estertores e perturbações do sono – o que, se agravado, apresenta grande risco de morte. Correções cirúrgicas de estenose a partir de exérese (rinoplastia) têm demonstrado reduzir substancialmente a resistência à entrada do ar nas narinas, diminuindo assim o esforço na inspiração.

A hemogasometria arterial é uma ferramenta diagnóstica importante para o diagnóstico da síndrome respiratória braquicefálica e é extremamente útil no monitoramento da resposta do paciente ao tratamento. Estudos que avaliaram a hemogasometria arterial de cães das raças Bulldog Inglês, Bulldog Francês, Pug e Shih-tzu comparando o sangue de pacientes pré e pós-rinoplastia em razão de EN demonstraram significativa redução nos valores médios de PCO_2, TCO_2, HCO_3^- e valores de excesso de bases, hematócrito e hemoglobina, além de aumento de pH, PO_2 e SO_2. Tais achados indicam, de forma concisa, uma melhora na condição ventilatória dos animais, sendo nestes detectadas alterações após 30 dias da correção cirúrgica. Efeito similar foi observado em estudo conduzido para cães da raça Boxer que realizaram estafilectomia pelo PPM, sendo detectado por meio da hemogasometria expressiva redução de PCO_2 em 14 dias após procedimento cirúrgico.

Em resumo, o entendimento da hemogasometria e sua interpretação adequada podem ser de grande importância para o diagnóstico, prognóstico e tratamento de doenças respiratórias em animais, ajudando a melhorar a qualidade de vida e a sobrevida desses pacientes.

BIBLIOGRAFIA COMPLEMENTAR

1. Autran de Morais HA, Di Bartola SP. Ventilatory and metabolic compensation in dogs with acid-base disturbances. J Vet Emerg Crit Care. 1991;1:39-49.
2. Bateman SW. Making sense of blood gas results. Vet Clin North Am Small Anim Pract. 2008;38(3):543-57.
3. Clare M, Hopper K. Mechanical ventilation: indications, goals, and prognosis. Compend Contin Educ Pract Vet. 2005;27(3):194-208.
4. De Morais HA. Metabolic acidosis: a quick reference. Vet Clin North Am Small Anim Pract. 2008;38(3):439-42.
5. Duke-Novakovski T, De Laforcade A. Monitoring and therapy for respiratory emergencies. Vet Clin North Am Small Anim Pract. 2015;45(4):687-704.

6. Dupré G, Heidenreich D. Brachycephalic syndrome. Vet Clin Small Anim. 2016;46:691-707.
7. Fortis EAF, Nora FS. Hipoxemia e hipóxia pre-operatória: conceito, diagnóstico, mecanismos, causas e fluxograma de atendimento. Rev Bras Anestesiol. 2000;50(4):317-29.
8. Foy D, De Morais HA. Metabolic acidosis: a quick reference. Vet Clin North Am Small Anim Pract. 2008;38(3):435-8.
9. Gomiero LM, Aguiar AJ. Hemogasometria: uma ferramenta diagnóstica para doenças respiratórias. Clínica Veterinária. 2018;137:68-75.
10. Haskins SC. Interpretation of blood gas measurements. In: King LG (ed.). Textbook of respiratory disease in dogs and cats. St. Louis: Saunders; 2004. p.181-93.
11. Higgins C. Why measure blood gases? A three-part introduction for the novice. Part 2. Acutecaretesting. 2012. Available: https://acutecaretesting.org/en/articles/why-measure-blood-gases-a-three-part-introduction-for-the-novice-part-2).
12. Hopper K, Silverstein D. Hemogasometria em animais de companhia. In: King LG, Côté E. Tratado de medicina interna de pequenos animais. Elsevier: Brasil, 2018. p.142-8.
13. Jonhnson RA. Respiratory acidosis: a quick reference. Vet Clin North Am Small Anim Pract. 2008;38(3):431-4.
14. Jonhson RA. Respiratory alkalosis: a quick reference. Vet Clin North Am Small Anim Pract. 2008;38(3):427-30.
15. Kellum HB, Stepien RL. Hemogasometria em pequenos animais. In: Manual de terapia intensiva em medicina veterinária. São Paulo: Roca; 2013. p.85-92.
16. King LG. Blood gases and oxygen tension based indices. In: Respiratory medicine. Ventilation, Seventh International Veterinary Emergency and Critical Care Symposium. Scientific Proceedings. Florida, 2000.
17. King LG. Textbook of respiratory disease in dogs and cats. Philadelphia: Elsevier; 2004.
18. Mazzaferro EM. Monitoring anestesia. In: Hackett TB, Mazzaferro EM. Veterinary emergency and critical care procedures. 2nd ed. Hoboken: John Wiley & Sons; 2012. p.79-106.
19. Mendes AF, Silva GSOD, Silva VM, Silva SCG, Braga SP, Leite CR, et al. Hemogasometria arterial pré e pós-rinoplastia em cães braquicefálicos portadores de estenose de narina. Arquivo Brasileiro de Medicina Veterinária e Zootecnia. 2019;71:137-42.
20. Rieser TM. Arterial and venous blood gas analyses. Top Compan Anim Med. 2013;28:86-90.
21. Romanski SO. Interpreting ABGs in four easy steps (continuing education credit). Nursing. 1986;16(9): 58-64.
22. Rose BD, Post TW. Introduction to simple and mixed acid-base disorders. In: Clinical physiology of acid-base and electrolyte disorders. 5.ed. New York: McGraw-Hill Book Co; 2001.
23. Sanderson LGD. Gasometria arterial – artigo de revisão: interpretação. [Trabalho de conclusão de curso.] Porto Ferreira, 2012. Available: http://www.redentor.inf.br/arquivos/pos/publicacoes/21082012Microsoft%20Word%20-%20trabalho%20conclusao%20de%20curso.pdf (acesso 15 mar 2023).
24. Sidari A. The veterinary nurse's role in reading blood gases. Today's Veterinary Nurse. 2021. Available: https://todaysveterinarynurse.com/category/summer-2021/.
25. Slawuta P, Gliska-Suchocka K, Cekiera A. The use of elements of the Stewart model (strong ion approach) for the diagnostics of respiratory acidosis on the basis of the calculation of a value of a modified anion gap in brachycephalic dogs. Pol J Vet Sci. 2015;18:217-22.
26. Swathi S, Ajithkumar S, Unny NP, Beena V, Sunanda C. Arterial blood gas analysis in labrador retriever dogs with upper and lower respiratory tract diseases. J Vet Anim Sci. 2020;51(1):75-8.

CAPÍTULO 10

Distúrbios das fossas nasais, dos seios nasais e da nasofaringe

Karen Denise da Silva Macambira Barbosa
Diefrey Ribeiro Campos

INTRODUÇÃO

Doenças da cavidade nasal, dos seios nasais e da nasofaringe são comuns na rotina de atendimento clínico de pequenos animais. Os sinais clínicos muito se assemelham, independentemente da causa, e incluem principalmente espirros, secreção nasal, estertores e dispneia obstrutiva inspiratória em casos mais graves. Distúrbios nessa região do trato respiratório são frequentemente associados a edema de mucosa por inflamação e processo infeccioso bacteriano secundário. Esses fatores somados tornam o diagnóstico dessas doenças desafiador, e é necessária uma abordagem clínica minuciosa para correto diagnóstico e intervenção terapêutica mais adequada.

Neste capítulo, serão abordadas as principais doenças da cavidade nasal, dos seios paranasais e da nasofaringe que acometem cães e gatos, ressaltando seus aspectos clínicos, diagnósticos e terapêuticos.

MANIFESTAÇÕES CLÍNICAS

Espirro e espirro reverso

O espirro é um reflexo caracterizado pela liberação súbita e explosiva de ar dos pulmões pela cavidade nasal e pela boca para expelir partículas e está presente na maioria das doenças que acometem a cavidade nasal e os seios paranasais. Podem ocorrer de forma paroxística ou persistente e geralmente estão associados à presença de secreção nasal. O curso e a progressão auxiliam no diagnóstico, por exemplo: espirros com curso agudo e persistente podem ser associados com a presença de corpo estranho, infecção do trato respiratório superior em felinos e, menos comumente, a ácaros nasais. O espirro reverso é uma inspiração forçada, de alta sonoridade, provocada por irritação nasofaríngea e acompanhada de esforço inspiratório. Pode ocorrer com frequência variável, sendo considerado idiopático. Outras causas incluem presença de corpo estranho, ácaros nasais e infecções virais.

Secreção nasal

A secreção nasal ocorre principalmente em doenças de cavidade nasal e seios paranasais, podendo estar presente em outros distúrbios do sistema respiratório, como pneumonia bacteriana e traqueobronquite infecciosa canina. Pode ser caracterizada principalmente pela localização (unilateral ou bilateral) e pela aparência (serosa, mucoide, purulenta, hemorrágica ou uma combinação desses tipos). As características de cada tipo e os diagnósticos diferenciais podem ser encontrados no Quadro 1.

Outros sinais clínicos

Outras alterações podem ser encontradas em pacientes com afecções respiratórias em trato superior e estão correlacionadas com a causa e a gravidade da doença. Em casos de neoplasias nasais são comuns a presença de estertores e a deformidade facial (Figura 1A), epífora e exoftalmia.

Na rinite fúngica, além da presença de secreção nasal mucopurulenta ou hemorrágica, pode ser observada despigmentação nasal (principalmente em casos de aspergilose). Em pacientes com rinite bacteriana pode ser evidenciada a presença de halitose, hiporexia e dor, considerando o fato de a causa principal ser a doença periodontal agravada com fístula oronasal. E, a depender da gravidade de obstrução secundária à formação de massa, processos inflamatórios ou infecciosos, a dispneia obstrutiva inspiratória pode ser encontrada.

MÉTODOS DIAGNÓSTICOS

Histórico, anamnese e exame físico

Estes constituem os três pilares principais empregados para obter diagnóstico preciso. Processos agudos ocorrem em menos de 15 dias, e geralmente são acompanhados de espirros de início súbito e boa condição corporal. Os tutores devem ser questionados sobre a exposição a corpos estranhos, como o costume de cavar e farejar locais

QUADRO 1 Características e diagnósticos diferenciais das secreções nasais

Tipo	Características	Diagnósticos diferenciais
Serosa	Consistência aquosa Coloração transparente	Corpo estranho Infecções virais Fisiológica Sinal precoce de secreção purulenta
Mucoide	Consistente e esbranquiçada Acelular Alto teor de proteína	Doença nasal crônica não infecciosa
Purulenta	Amarelada ou esverdeada Opaca e consistente Presença de neutrófilos, bactérias e/ou fungos	Infecção bacteriana (geralmente secundária) Infecção fúngica (*Aspergillus*, *Cryptococcus*, *Penicillium*, *Rhinosporidium*) Corpo estranho, neoplasias, pólipos nasofaríngeos Abscesso e fístula oronasal, deformidade de palato Rinossinusite crônica felina Rinite crônica, linfoplasmocitária canina
Hemorrágica	Presença de secreção hemorrágica	Trauma, corpo estranho Neoplasia Rinite fúngica Desordens sistêmicas (distúrbios de coagulação, vasculite, hipertensão arterial sistêmica, policitemia, hiperviscosidade sanguínea)

propícios. Em caso de presença de secreção mucopurulenta, o *status* vacinal de pacientes caninos deve ser indagado a fim de investigar a possibilidade de cinomose. Em pacientes felinos, a investigação de exposição a vírus respiratórios deve ser considerada em caso de contato com outros filhotes ou gatos. Em casos crônicos e com piora progressiva, neoplasia nasal e rinite fúngica podem ser mais cogitadas, e nesses casos a alteração em escore corporal pode ser mais evidente. Na ausência de piora progressiva, as doenças de cunho inflamatório tornam-se mais prováveis, como a rinite linfoplasmocitária canina.

A presença de secreção nasal unilateral (Figura 1B) pode estar relacionada à presença de corpos estranhos e fístula oronasal (Figura 1C). Neste último caso, pode ocorrer acometimento nasal bilateral também, a depender da gravidade da doença periodontal, que é a principal causa, e a avaliação minuciosa da cavidade oral é recomendada. Neoplasias e infecções fúngicas inicialmente podem causar secreção nasal unilateral e, com a progressão e a gravidade da doença, ocasionar acometimento bilateral. Isso pode ser observado durante o exame físico, aproximando uma lâmina de vidro de microscopia da cavidade nasal. A condensação de ar não será visível facilmente diante da narina que tiver fluxo de ar obstruído total ou parcialmente. Em animais que apresentem epistaxe e ao exame físico é detectada a presença de equimose, e a possibilidade de coagulopatias deve ser considerada.

Assimetria de face, exoftalmia e dificuldade de retração do globo ocular podem ser observadas em pacientes com neoplasias expansivas, e a dor à palpação dos ossos nasais pode ser evidente. A avaliação dos palatos duro e mole também é importante para a investigação de fendas palatinas, erosões ou mesmo de infiltrações neoplásicas. Despigmentação e ulceração de plano nasal podem estar presentes em animais com infecções fúngicas, em especial a aspergilose. Ulcerações e formações nodulares em espelho nasal ou dentro da cavidade nasal podem ocorrer em infecções fúngicas (Figura 1D) e doenças neoplásicas (Figura 1E).

Diagnóstico por imagem

Os exames de imagem são úteis para investigação diagnóstica, e sobretudo, para avaliação da gravidade e extensão das lesões, e incluem radiografia, tomografia computadorizada e rinoscopia.

A radiografia nasal pode revelar alterações sutis e comuns a boa parte das doenças, e a associação com outros métodos diagnósticos é recomendada. Deve ser realizada preferencialmente com o animal anestesiado, nas projeções laterais, ventrodorsal, intraoral e seio frontal ou tangencial. A lise e a deformação óssea podem ser evidentes em casos de neoplasias. Em casos de acúmulo de muco, processo inflamatório e presença de massas, pode ocorrer aumento da radiopacidade na região acometida (Figura 2A).

A tomografia computadorizada permite avaliação mais precisa que a radiografia em relação à extensão de lesão, em especial em doenças neoplásicas. Permite excelente avaliação dos ossos turbinados, septo nasal, palato duro e lâmina cribiforme, além da localização e extensão de massas (Figura 2C), favorecendo o planejamento cirúrgico quando tiver indicação, além de orientar o local para realizar coleta de material para biópsia. A rinoscopia permite a inspeção direta da cavidade nasal. Podem ser visualizados e removidos corpos estranhos (Figura 2B). Outras anormalidades estruturais são passíveis de serem encontradas, como a presença de placas fúngicas, lesões tumorais, áreas inflamadas e com erosão. Nessas situações, há a possibilidade de coleta de material para análise histopatológica e microbiológica.

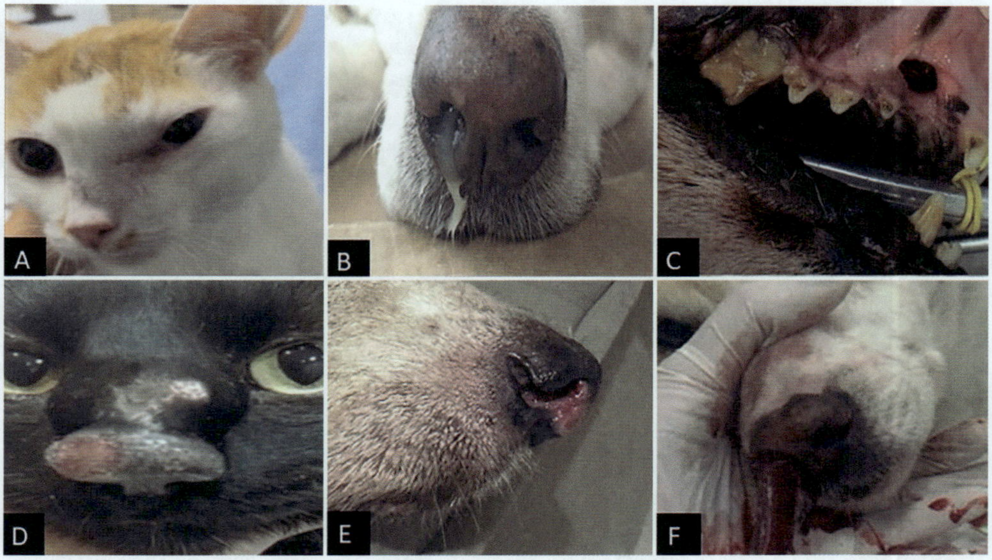

FIGURA 1 Alterações encontradas em exame físico de pacientes com doença nasal. A: paciente com neoplasia nasal apresentando assimetria de face. B: secreção mucopurulenta unilateral. C: paciente com rinossinusite crônica secundária a fístula oronasal em decorrência de doença periodontal grave. D: paciente com esporotricose apresentando lesões nodulares em espelho nasal. E: lesões ulcerativas no plano nasal em paciente com neoplasia. F: secreção nasal hemorrágica.

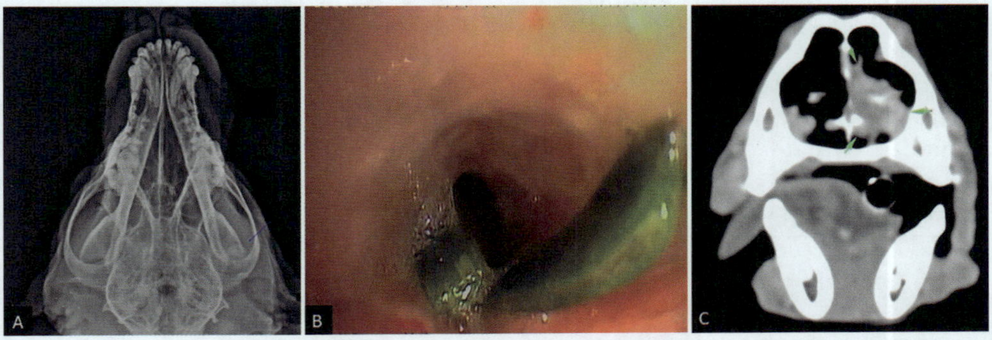

FIGURA 2 Alguns achados de imagem em pacientes com doença nasal considerando diferentes modalidades diagnósticas. A: aumento de densidade em seio nasal e frontal esquerdo, com diminuição de arquitetura em osso frontal. B: rinoscopia evidenciando presença de corpo estranho (grama). C: tomografia revelando presença de estrutura amorfa, irregular, aderida ao septo nasal, com ausência de lise óssea.

Fonte: imagem de rinoscopia gentilmente cedida pela Dra. Ana Lúcia (Endoimagem).

Outros métodos diagnósticos

A lavagem nasal ou hidropropulsão pode ser realizada para coleta de material para análise citológica e microbiológica, e ocasionalmente são visualizadas hifas fúngicas, células neoplásicas ou ácaros nasais. Porém, a biópsia guiada por rinoscopia é mais indicada, visto que algumas doenças, em especial as de caráter inflamatório, não cursam comumente com lesões ulcerativas, e o diagnóstico apenas com hidropropulsão e citologia torna-se improvável.

A biópsia guiada por rinoscopia é necessária para o diagnóstico definitivo e indicada na grande maioria dos casos, sendo o único método inclusive para diagnosticar a rinite linfoplasmocitária canina. É necessária para confirmação do tipo de neoplasia e pode identificar também agentes infecciosos, como os fungos, por meio de colorações especiais. A turbinectomia pode ser considerada quando outras técnicas menos invasivas não se mostraram eficientes, e a coleta de material pode ser realizada por rinotomia. Deve-se ter cautela em animais com distúrbios de coagulação. As amostras devem ser encaminhadas para avaliação histopatológica e para cultura bacteriana e fúngica. São preferencialmente coletadas da porção caudal, evitando o uso de *swabs* para minimizar risco de contaminação.

PRINCIPAIS DOENÇAS

Rinite bacteriana

Na grande maioria dos casos, as rinites bacterianas ocorrem de forma secundária a uma doença de base. As bactérias presentes na cavidade nasal se proliferam quando há desequilíbrio das defesas normais da mucosa, podendo ocorrer secundariamente a infecções virais, fúngicas, corpos estranhos, traumas, doença periodontal com formação de fístula oronasal, neoplasias, pólipos nasofaríngeos, traumas. Portanto, a terapia antimicrobiana empírica geralmente resulta em melhora clínica temporariamente, e a busca pela causa-base é de extrema importância. Algumas infecções virais (como adenovírus tipo 2, vírus da cinomose canina, coronavírus respiratório canino, vírus influenza canino, herpes-vírus canino, pneumovírus canino e vírus da parainfluenza canina) e bacterianas (*B. bronchiseptica*, *S. equi* subespécie *zooepidemicus* e *Mycoplasma* spp.) podem cursar com tosse e espirros, secreção nasal e ocular, a depender do agente causador, e a febre pode estar presente, porém é um achado incomum.

A cultura de materiais preferencialmente coletados por biópsia é indicada, e as infecções são clinicamente relevantes quando há crescimento expressivo de um único agente isolado. O tratamento com amoxicilina (22 mg/kg a cada 12 horas), clindamicina (5 a 11 mg/kg a cada 12 horas) ou doxiciclina (5 mg/kg a cada 12 horas ou 10 mg/kg a cada 24 horas, em casos de infecção por *Bordetella* e *Mycoplasma*) pode ser realizado por 7 a 10 dias em infecções de curso agudo, podendo ser mantido por 4 a 6 semanas em casos crônicos. Se a resposta não for favorável na primeira semana, o fármaco precisa ser descontinuado. Outras opções terapêuticas devem ser consideradas, preferencialmente obtidas por cultura, e a investigação de outros distúrbios primários deve ser cogitada.

Rinite fúngica

Os agentes causadores principais da rinite fúngica são o *Aspergillus fumigatus* e o *Penicilium* em cães e o *Cryptococus neoformans* e o *Sporotrhix braziliensis* em gatos. Afeta animais jovens e de meia-idade, em especial os mesaticefálicos e os dolicocefálicos.

A aspergilose ocorre principalmente nos cães. Ao exame físico, podem-se identificar despigmentação em cavidade nasal e ulcerações, sensibilidade à palpação de face e secreção nasal mucopurulenta, mucoide ou puramente hemorrágica (Figura 3A). Na rinoscopia são visualizadas placas fúngicas, esbranquiçadas, tornando possível a coleta do material para cultura. As alterações radiográficas incluem áreas da cavidade nasal mais radioluscentes, sem destruição óssea do vômer, podendo ocorrer alterações em placa cribiforme. Os *Aspergillus* podem ser visualizados em cortes histológicos com colorações específicas, em associação com infiltrado neutrofílico ou linfoplasmocítico. Um resultado de cultura positivo, associado a outros achados clínicos e diagnósticos, confirma a infecção. A sorologia por Elisa pode ser implementada no diagnóstico também, apresentando especificidade de 96,8% e sensibilidade de 88,6%. O tratamento tópico é o recomendado para aspergilose após o debridamento das placas fúngicas durante a rinoscopia. O enilconazol ou clotrimazol 10% são administrados após implantação cirúrgica de tubos nos seios nasais e frontais, a cada 12 horas, por 7 a 10 dias, sendo mais eficazes e com efeitos colaterais que a administração oral de itraconazol. Este último tem indicação em casos de acometimento além do seio nasal e seios frontais, na dose de 5 mg/kg a cada 12 horas por 60 a 90 dias, ou mais. Para um cão de raça grande pode-se utilizar um cateter de Foley de 24 F, inserido pela cavidade oral até a região nasofaríngea, enquanto um cateter urinário de polipropileno de 10 F é passado pela cavidade nasal até o canto medial do olho, e um cateter de Foley de 12 F é passado adjacente ao cateter de polipropileno. A solução é introduzida pelos cateteres de polipropileno, sendo 5 a 10 mL de enilconazol, e clotrimazol 50 mL em cada narina. Recomenda-se a repetição do protocolo se não houver melhora em até 2 semanas.

A criptococose e a esporotricose acometem mais comumente os gatos, e são consideradas zoonoses. Podem causar lesões nodulares, ulcerativas, associadas a

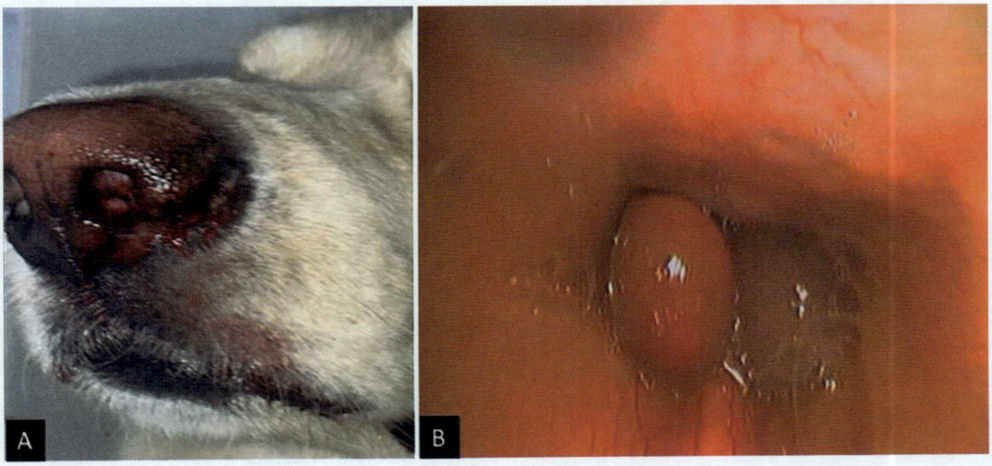

FIGURA 3 A: paciente apresentando secreção nasal hemorrágica. B: na rinoscopia foram visualizadas proliferações teciduais em região nasofaríngea, com resultado positivo para *Penicillium* em cultura fúngica.

Fonte: imagem de rinoscopia gentilmente cedida pela Dra. Ana Lúcia (Endoimagem).

espirros e secreção nasal mucopurulenta ou hemorrágica. A criptococose pode provocar alterações sistêmicas envolvendo o sistema nervoso central, inflamação intraocular, linfadenopatia e nódulos cutâneos. A esporotricose, por sua vez, também pode provocar alterações sistêmicas em infecções disseminadas. O diagnóstico para ambas é indicado por meio de citologia e/ou histopatologia, utilizando a coloração de Romanowsky e/ou Gram ou Giemsa, visto que o resultado de cultura demora e só são realizadas em laboratórios com nível de biossegurança 2. O fármaco de escolha é o itraconazol 100 mg/gato ou 20 mg/kg para pacientes com menos de 3 kg, e em casos resistentes a associação com iodeto de potássio 2,5 a 20 mg/kg é recomendado. O critério de cura é quando todos os sinais desaparecem, e o tratamento deve ser mantido ainda 1 mês depois. Outras opções de tratamento adjuvantes incluem *spray* nasal de clotrimazol 10% e criocirurgia.

Rinite linfoplasmocítica canina

A rinite linfoplasmocítica é uma doença de cunho inflamatório, de origem desconhecida e de caráter crônico e progressivo. A exposição a agentes irritantes inalatórios, como fumaça de cigarro, pode estar envolvida na fisiopatogenia, porém ainda não elucidada. A secreção nasal mucoide ou mucopurulenta bilateral é o achado mais comum, e ausência de linfadenopatia, alterações em palato e cavidade nasal e de deformidade facial aumentam a suspeita diagnóstica. Pode acometer animais de qualquer idade, mais comumente em adultos jovens, em especial os Whippets e os Dachshunds.

A radiografia de cavidade nasal revela aumento de radiodensidade relacionada ao acúmulo de muco e à presença de inflamação. Na rinoscopia também são observadas alterações sutis como hiperemia de mucosas, presença de secreção e mucosa friável em casos mais graves. A biópsia guiada seguida de avaliação histopatológica é o padrão-ouro de diagnóstico, e evidencia infiltrado inflamatório tipicamente linfoplasmocítico, além de hiperplasia epitelial, fibrose e hiperplasia glandular. O tratamento é feito com administração de corticoides por via oral e é superior ao uso de anti-inflamatórios não esteroidais, com dose imunossupressora de prednisolona ou prednisona 2 mg/kg nas 2 primeiras semanas, iniciando o desmame depois até manter dose de manutenção de 0,5 a 1 mg/kg em dias alternados preferencialmente.

Parasitas nasais

O ácaro *Pneumonyssoides caninum* e o nematoide *Capillaria boehmi* são os principais parasitos da cavidade nasal. Ambos causam espirros frequentes, balançar de cabeça, espirros reversos e secreção nasal serosa, mucopurulenta ou epistaxe. O diagnóstico pode ser obtido por visualização direta na rinoscopia, ou pela avaliação citológica do lavado nasal. A capilaríase também pode ser diagnosticada por exames fecais de flutuação. O tratamento pode ser feito com ivermectina 0,2 mg/kg por via oral dose única ou febendazol 25 a 50 mg/kg a cada 12 horas por 10 a 14 dias. Para infecções por *P. caninum*, além da ivermectina, outras opções incluem a milbemicina oxima 0,5 a 1 mg/kg a cada 7 a 10 dias, em 3 doses, selamectina 6 a 24 mg/kg em uso tópico a cada 2 semanas com três tratamentos, ou moxidectina tópica.

Neoplasias nasais

Os tumores de cavidade nasal são em sua maioria malignos e correspondem a até 82% do total de neoplasias que afetam o trato respiratório. Geralmente acometem animais mais idosos, mas os mais jovens também podem ser afetados. As alterações clínicas encontradas possuem caráter crônico e evolutivo, como espirros, presença de secreção mucopurulenta ou hemorrágica, estertores, assimetria facial e roncos. Outras anormalidades envolvidas incluem apatia, perda de peso, anorexia, alterações oculares como exoftalmia e secreção ocular; e neurológicas como ataxia e convulsão em casos mais graves. O diagnóstico deve ser realizado com associação de técnicas como radiografia de cavidade nasal, tomografia e rinoscopia com biópsia. A metástase pulmonar é relativamente incomum, podendo ocorrer em 3 a 30% dos casos, portanto a radiografia torácica também deve ser acrescentada na investigação diagnóstica.

As alterações de lise e acometimento ósseo tendem a ser mais graves em casos neoplásicos do que em outras doenças. A rinoscopia permite a visualização direta da massa ou nódulo, facilitando a coleta das amostras para biópsia. Os tipos mais comuns em cães incluem os tumores de células redondas, os de origem epitelial (adenocarcinomas, carcinoma espinocelular e indiferenciados) e mesenquimal (osteossarcoma e condrossarcoma); já em gatos são linfomas e carcinomas. O tratamento depende do tipo envolvido (ver Capítulo 18, "Neoplasias do sistema respiratório").

Corpo estranho nasal

Corpos estranhos nasais são infrequentes na rotina, correspondendo a 1,7% dos casos de doenças de cavidade nasal. Acometem principalmente animais jovens. São adquiridos no ato de farejar, e incluem grama, projéteis, espinhos, agulha, anzol. A sintomatologia clínica tende a ser aguda, com espirros frequentes, secreção nasal inicialmente serosa ou mucoide e movimentos de sacudir de cabeça. Corpos estranhos radiopacos são facilmente observados na radiografia de cavidade nasal. A rinoscopia é útil na visualização e remoção do corpo estranho. As complicações devem ser tratadas.

Complexo respiratório felino

O complexo respiratório felino (CRF) é uma síndrome causada em 90% dos casos por dois vírus respiratórios importantes: o herpes-vírus felino tipo 1 (HVF-1) e o calicivírus felino (CVF). Em menor escala, agentes bacterianos podem estar envolvidos como agentes etiológicos primários dessa enfermidade, como *Bordetella bronchiseptica*, *Chlamydophila felis* (anteriormente conhecida como *Chlamydia psittacie* var. *felis*) e *Mycoplasma* spp.

O HVF-1 é um vírus envelopado com uma fita simples de DNA. Como todos os vírus dessa família, o HVF-1, após a primeira infecção, permanece de forma latente nos gânglios do trigêmeo e pode sofrer reativação por eventos estressores. O CVF é um vírus não envelopado com genoma composto por uma fita simples de RNA positivo. Esse vírus tem alto potencial de mutação, portanto podem ser isoladas diferentes variáveis, e as cepas podem variar em sua patogenicidade. Alguns gatos, depois da exposição ao CVF, podem permanecer assintomáticos e ainda assim eliminar vírus e infectar outros animais.

Dentro dos agentes bacterianos, *B. bronchiseptica* é uma bactéria Gram-negativa aeróbica com transmissão cruzada entre cães e gatos muitas vezes associada a traqueíte e raramente associada a doença da cavidade nasal. *Chlamydophila felis* é uma bactéria Gram-negativa e obrigatoriamente parasitos intracelulares que, em gatos, têm sido reconhecidos como causa de doenças oculares, nasais e infecções do trato respiratório inferior; no entanto, os sinais oculares predominam para esse agente bacteriano. O gênero *Mycoplasma* tem sua participação na etiologia do CRF muito discutida, uma vez que são bactérias comensais a esse sistema. No entanto, com frequência cada vez maior vem sendo isolado de animais com sinais clínicos respiratórios e oculares, sobretudo em animais de abrigo.

A infecção por esses agentes etiológicos, sobretudo HVF-1 e CVF, é amplamente distribuída em todo o mundo e cursa com alta morbidade e baixa mortalidade. A transmissão ocorre pela exposição direta a outros gatos infectados, principalmente a secreções oculares, nasais ou orais. Aerossóis originados dos animais durante os quadros de espirros são importantes dispersores desses vírus, uma vez que as gotículas geradas podem se espalhar por até 2 metros de distância. O grupo de risco para essa enfermidade é o de gatos, em sua grande maioria filhotes, que vivem em grandes grupos, como casas multigatos, abrigos e colônias de gatos; animais que apresentem algum grau de imunossupressão, como a infecção por retrovírus, ou animais submetidos a tratamentos imunossupressores.

Sinais clínicos

De forma geral, os sinais clínicos do CRF são agudos e inespecíficos, como apatia, anorexia e febre. Os sinais específicos para essa doença estão relacionados a três sítios diferentes: olhos, cavidades nasal e oral. Sinais clínicos como secreção nasal (Figura 4A) ou ocular podem começar com o aspecto seroso e evoluir para mucopurulento, espirros, tosse, conjuntivite, ceratite (ulcerativa ou não), sialorreia e úlceras de cavidade oral (Figura 4B).

Gatos com HVF-1 podem desenvolver sequestro corneano. Clinicamente, a predisposição para o desenvolvimento de um grupo determinado de sinais clínicos pode sugerir o agente etiológico, no entanto o diagnóstico definitivo só pode ser realizado com base em testes específicos (discutidos a seguir) por sua sobreposição.

O HVF-1 é um vírus epiteliotrófico, e durante o processo de multiplicação viral causa morte e necrose do epitélio predispondo à colonização secundária por bactérias comensais oportunistas. Por ser um vírus que prefere se multiplicar em temperaturas menores, raramente faz viremia, e quadros pneumônicos causados por esse vírus estão relacionados com animais debilitados ou recém-nascidos. Em casos raros, esse vírus pode causar lesões erodoulceradas na região de face, lesão conhecida como dermatite herpética. Para o CVF já foram descritas cepas com predileção pela multiplicação em tecido pulmonar, causando pneumonia exsudativa aguda, ou líquido sinovial, levando ao desenvolvimento de quadros de sinovite e poliartrite. Por ser um vírus com alta capacidade de sofrer mutações, algumas cepas se tornam adaptadas a replicação nas células endoteliais, levando a vasculite generalizada e causando disfunção em múltiplos órgãos e evoluindo para o óbito. Esse quadro é conhecido por calicivirose sistêmica, que, por sua alta mortalidade, é observada em surtos esporádicos.

Os agentes bacterianos primários como *B. brochiseptica*, *C. felis* e *Mycoplasma* spp. cursam com as mesmas manifestações clínicas. Um diferencial importante para infecções por *C. felis* é o desenvolvimento de sinais clínicos oculares mais acentuados do que os respiratórios. Um sinal clínico marcante da infecção por essa bactéria é o desenvolvimento de acentuada quemose sem o desenvolvimento de úlcera de córnea (Figura 4C).

Diagnóstico

O diagnóstico para o CRF é clínico, baseado no histórico e em sinais clínicos apresentados pelo paciente. Animais origi-

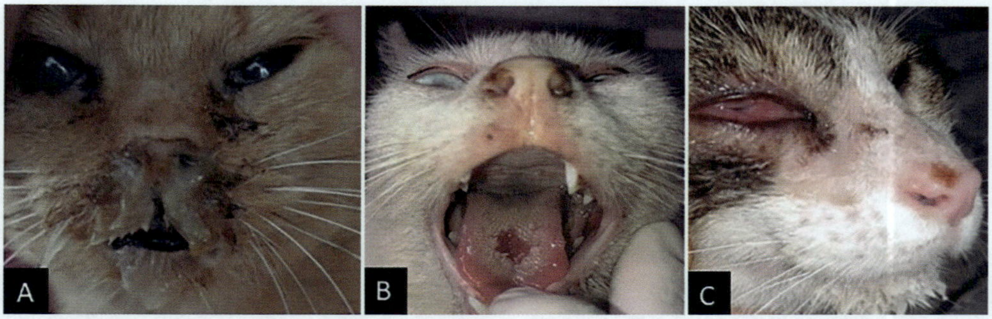

FIGURA 4 Sinais clínicos observados em gatos com complexo respiratório felino. A: secreção nasal mucopurulenta em um gato. B: presença de ulceração na cavidade oral (língua). C: gato com intensa quemose decorrente de infecção por *Chlamydophila felis*.

nários de locais onde existe alta densidade populacional de gatos com sinais clínicos de doença do trato respiratório superior indicam fortemente essa enfermidade. Exames laboratoriais com hemograma e bioquímica sérica trazem informações importantes sobre o estado geral do paciente e auxiliam na abordagem da conduta terapêutica, no entanto não são capazes de fazer o diagnóstico definitivo.

Testes para determinação dos agentes etiológicos podem incluir cultura, reação em cadeia da polimerase (PCR), exame histopatológico e coloração por imunofluorescência. O material enviado pode variar de acordo com o laboratório que executar o exame. Culturas paras os agentes virais e bacterianos envolvidos no CRF não são realizadas de rotina na maioria dos laboratórios de diagnóstico. Apesar de a PCR poder realizar o diagnóstico do agente etiológico envolvido, é importante destacar que resultados negativos podem ocorrer pela incapacidade de o teste detectar todas as cepas disponíveis (principalmente para CVF). Além disso, vírus podem ser detectados em PCR realizados de *swabs* da nasofaringe de gatos saudáveis, e a detecção também pode ocorrer em gatos vacinados com vírus atenuados.

A questão mais importante sobre o diagnóstico é que, independentemente do agente etiológico que esteja causando a síndrome de CRF, pouco irá interferir no tratamento instituído para esses animais, uma vez que mais de um agente etiológico pode estar associado nessa patologia.

Tratamento

Os sinais clínicos em alguns casos são autolimitantes, e sua resolução ocorre de forma espontânea em 2 a 3 semanas. No entanto, alguns animais vão precisar de tratamento médico, uma vez que a doença pode progredir de maneira grave, principalmente em filhotes.

O tratamento de suporte e o de enfermagem são essenciais para garantir a boa recuperação desses animais. É importante lembrar que os agentes etiológicos do CRF são altamente contagiosos, e cuidados de higiene devem ser adotados após a manipulação desses animais. Além disso, quando necessária a internação de animais com suspeita de infecção por vírus respiratórios, eles devem ficar isolados para evitar a contaminação dos outros gatos internados.

Pela grande produção de secreção em vias respiratórias, febre e úlceras orais, muitos animais deixam de se alimentar.

Nesse contexto, o suporte nutricional com alimento úmido com alta digestibilidade e alto teor de calorias pode ajudar a evitar a desnutrição e a inanição desses animais. O uso de sonda nasoesofágica muitas vezes não é possível pelo tamanho dos animais (muitas vezes são filhotes de semanas ou meses de vida) e pela grande inflamação causada nas vias aéreas superiores. O uso de orexígenos como mirtazapina (2 mg/gato, via oral, qd 48 horas) ou ciproeptadina (2 mg/gato, via oral, BID). Somado à anorexia, gatos com CRF muitas vezes não conseguem também manter a ingestão hídrica, o que leva à desidratação. Por esse motivo, muitos dos pacientes se beneficiam da reposição hídrica intravenosa.

Cuidados de enfermagem como a limpeza das secreções nasal e ocular podem melhorar a qualidade de vida desses animais. O uso de descongestionante nasal com fenilefrina 0,25% ou oximetazolina 0,025% (1 gota por narina, SID, no máximo por 3 dias) pode ajudar na obtenção de alívio e conforto respiratório dos animais.

Nebulização com solução fisiológica realizada 1 ou 2 vezes ao dia pode ajudar na fluidificação das secreções e na hidratação das vias aéreas superiores. O uso de acetilcisteína durante a nebulização é contraindicado pelo desenvolvimento de broncoespasmo nesses animais. Alguns autores sugerem o uso tópico de antibióticos aminoglicosídeos como gentamicina durante a nebulização; pode ser benéfico em alguns pacientes, no entanto essa utilização carece de estudos controlados para comprovação da eficácia.

O uso de mucolíticos por via oral pode favorecer a fluidificação e a eliminação das secreções nasais do paciente. A N-acetilcisteína (3 a 10 mg/kg, BID, por 15 dias) ou a bromexina (3 a 6 mg/gato, SID ou BID, por 15 dias) podem auxiliar os animais nesse processo.

A antibioticoterapia deve ser instituída quando há suspeita do envolvimento bacteriano primário (isto é, *B. brochiseptica*, *C. felis* e *Mycoplasma* spp.) no CRF ou infecção oportunista secundária. A escolha do antibiótico utilizada nos casos não complicados é realizada de forma empírica com base no espectro de ação. A realização de cultura e antibiograma da secreção nasal ou de *swabs* intranasais não reflete de maneira fidedigna o agente etiológico e a suscetibilidade envolvidos na infecção. Normalmente a necessidade de administração de antibióticos não ultrapassa 10 a 15 dias. Os principais antibióticos utilizados para o tratamento de CRF estão descritos no Quadro 2.

QUADRO 2 Antibióticos utilizados no tratamento de gatos com complexo respiratório felino

Medicação	Posologia	Observações
Amoxicilina com ou sem clavulanato	22 mg/kg a cada 8-12 horas	–
Ampicilina	22 mg/kg a cada 8 horas	–
Azitromicina	5-10 mg/kg por 3 dias, depois a cada 48 horas	–
Doxiciclina	5-10 mg/kg a cada 12 horas	Risco de desenvolvimento de esofagite, administrado com alimentação ou com bólus de água
Enrofloxacino	5 mg/kg a cada 24 horas	Risco de degeneração retiniana
Marbofloxacino	2,5-5,5 mg/kg a cada 24 horas	–
Padrofloxacino	5 mg/kg a cada 24 horas	–

A doxiciclina é o antibiótico de escolha quando existe o envolvimento de *C. felis* e *Mycoplasma* spp. Nesses casos a duração da antibioticoterapia deve ser prolongada, podendo se estender por 30 a 42 dias para completa eliminação do agente bacteriano. Apesar de já existirem trabalhos mostrando a eficácia das quinolonas para o tratamento da infecção por *C. felis*, na opinião dos autores o tratamento com a doxiciclina costuma apresentar maior eficácia.

A L-lisina (500 mg/gato, SID, fornecida com alimento) já foi indicada como tratamento adjuvante para infecções pelo HVF-1. A proposta terapêutica seria reduzir a replicação viral com a suplementação desse aminoácido e com isso reduzir a gravidade dos sinais clínicos apresentados pelo gato. Contudo, há falta de estudos controlados que comprovem sua eficácia clínica. O uso de imunomoduladores como o interferon alfa recombinante humano (rHuIFN-alfa-2b) e o interferon ômega felino recombinante (rfeIFN-ômega) já foi relatado como terapia adjuvante para o CRF, auxiliando na redução dos sinais clínicos.

Terapias com fármacos com atividade antiviral têm indicação para o tratamento da infecção para o HVF-1, contudo não existem terapias com esse grupo de medicação para o tratamento do CVF. Dentre os antivirais que podem ser utilizados em gatos para o tratamento do HVF-1 com mínimo efeito colateral, pode ser destacado o fanciclovir. A posologia descrita na literatura é variável, sendo a dose de 62,5 mg/gato, via oral, BID, por um período de 21 a 30 dias.

Gatos com ceratite ulcerativa ocasionada pela presença de HVF-1 devem ser tratados com colírios contendo antibióticos de amplo espectro, associados a colírios de atropina e substitutos da lágrima. Colírios ou pomadas oftálmicas contendo: trifluridina 1% ou idoxuridina 0,1% (1 gota/olho a cada 4 horas, durante 21 dias). Em animais com conjuntivite causada por *C. felis*, o tratamento com pomadas oftálmicas de tetraciclina ou cloranfenicol administrada de 2 a 4 vezes ao dia é eficaz.

Úlceras orais devem ser tratadas com a finalidade de reduzir o desconforto do animal e favorecer que eles voltem a se alimentar sozinhos. A substituição da dieta seca por úmida favorece a alimentação, uma vez que o alimento úmido requer menor mastigação e lesiona menos as úlceras. Além disso, pode-se usar antissépticos orais (digluconato de clorexidina a 0,12%) e pomadas contendo acetato de triancinolona.

As modalidades terapêuticas relatadas acima são possibilidades para serem implementadas no tratamento do CRF, contudo cada caso deve ser avaliado individualmente a fim de saber qual é a real necessidade do paciente. É importante lembrar que a maioria dos animais vai melhorar somente com o tratamento de suporte e o de enfermagem.

Prevenção

Segundo o último guia de vacinação felina publicado pela American Animal Hospital Association e pela American Association of Feline Practitioners, publicado no ano de 2020, as vacinas para os vírus respiratórios HVF-1 e CVF são consideradas obrigatórias para gatos. No Brasil, essas vacinas estão disponíveis nas formas de vacina inativada e viva atenuada associadas ao parvovírus felino (PVF).

A vacinação não impede a infecção dos gatos pelos vírus respiratórios, no entanto torna mais brandos os sinais clínicos quando ocorrem. O protocolo vacinal para filhotes deve iniciar por volta da sexta à oitava semana de vida, seguido de doses de reforço a cada 3 a 4 semanas até o filhote completar 16 semanas de vida. Estudos mostram que um terço dos gatos não respondem imunologicamente à vacinação nesse protocolo, por possuírem anticorpos maternos neutralizantes até a vigésima semana de vida. Por esse motivo, a revacinação após 6 meses da última dose é sugerida.

Para gatos adultos não vacinados, são necessárias 1 ou 2 doses, dependendo do risco de infecção do animal. A revacinação para HVF-1 e CVF pode ser realizada a cada 3 anos para animais com baixo risco de serem expostos aos agentes patogênicos e anualmente para gatos considerados de alto risco. Uma sugestão de protocolo vacinal pode ser observada na Figura 5.

Apesar de disponíveis no mercado brasileiro, as vacinas para *B. bronchiseptica* e *C. felis* são consideradas não essenciais para gatos, ficando recomendado seu uso somente para locais onde exista a comprovação do envolvimento desses agentes infeciosos no CRF.

Além da vacinação, outra medida preventiva é a descontaminação de consultórios e internações quando animais com suspeita de CRF estão presentes nesses ambientes. O HVF-1 é um vírus envelopado, o que lhe confere sensibilidade à maioria dos desinfetantes utilizados em clínicas veterinárias. Em contrapartida, o CVF é um vírus extremamente resistente ao ambiente, podendo sobreviver durante dias a semanas em superfícies secas e por ainda mais tempo em superfícies úmidas. Além disso, é resistente à maioria dos desinfetantes utilizados de forma rotineira em clínicas veterinárias, sendo sensível ao hipoclorito de sódio 1%.

Rinossinusite crônica

A rinossinusite crônica (RSC) é caracterizada como a inflamação da cavidade e seios nasais com período superior a 4 semanas, podendo ser contínua ou intermitente. Essa enfermidade é diagnosticada em pelo menos 35% dos gatos que apresentam como sinal clínico secreção nasal.

O envolvimento direto e ativo dos vírus respiratórios (HVF-1 e CVF) nessa doença parece incerto. Muito provavelmente, danos estruturais na mucosa nasal e ossos turbinados causados pelo HVF-1 parecem ser um fator predisponente para seu desenvolvimento, associado a infecção bacteriana secundária e a resposta imunológica inadequada. Alguns gatos aparentemente desenvolvem um quadro de rinite em face

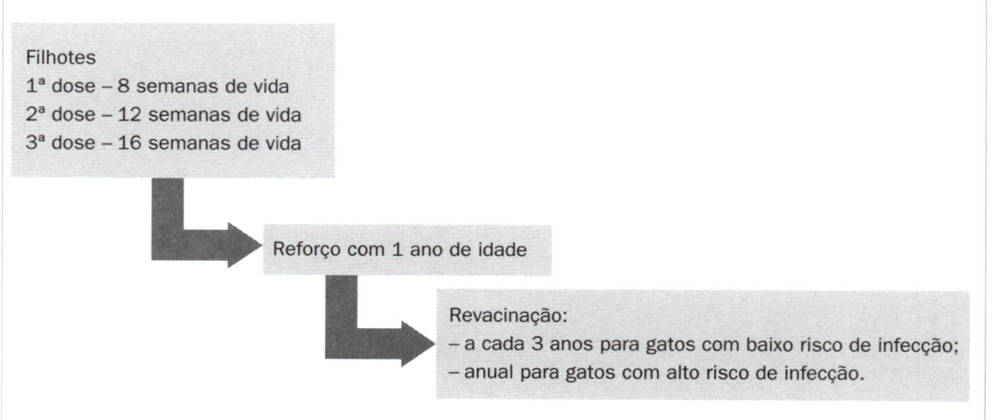

FIGURA 5 Sugestão de protocolo vacinal para vírus respiratórios (herpes-vírus felino e calicivírus felino) em gatos a partir do nascimento.

de alérgenos, no entanto a prevalência desse tipo de rinite na população felina permanece pouco conhecida.

Na maioria dos casos de RSC os gatos apresentam como principal sinal clínico secreção nasal contínua (Figura 6) e intermitente, associados ou não a espirros, porém são animais que não apresentam alterações em outros sistemas ou sinais inespecíficos. Nesses gatos a secreção nasal pode variar de serosa a mucopurulenta, podendo ser uni ou bilateral, associada a estertores respiratórios. Outros sinais clínicos menos frequentes são anorexia, dispneia e febre. Os sinais clínicos de ceratoconjuntivite e úlceras orais não são observados nesses pacientes.

Diagnóstico

O diagnóstico do RSC é realizado pela exclusão de outras enfermidades que possam cursar com secreção nasal crônica. Dentre elas, devem ser incluídas no diagnóstico diferencial: neoplasias (lindoma, adenocarcinoma, sarcoma), pólipo nasofaríngeo, corpo estranho, infecções fúngicas (*Cryptococcus*, *Sporotrix* spp., *Aspergilus* e *Penicillium* spp.), traumas, alterações congênitas (fenda palatina, animais braquicefálicos), doença dentária (fístula oronasal e abscessos dentários).

Exames laboratoriais como hemograma e bioquímica podem ser realizados para avaliação geral do paciente e na tentativa de excluir o envolvimento de doenças sistêmicas que possam estar relacionadas com o quadro clínico. A realização de exames de cultura bacteriana associada ao antibiograma, assim como PCR da secreção para identificação do agente etiológico, enfrenta grandes limitações, uma vez que na maioria dos casos não existe relação entre o agente identificado nos exames e a causa da doença.

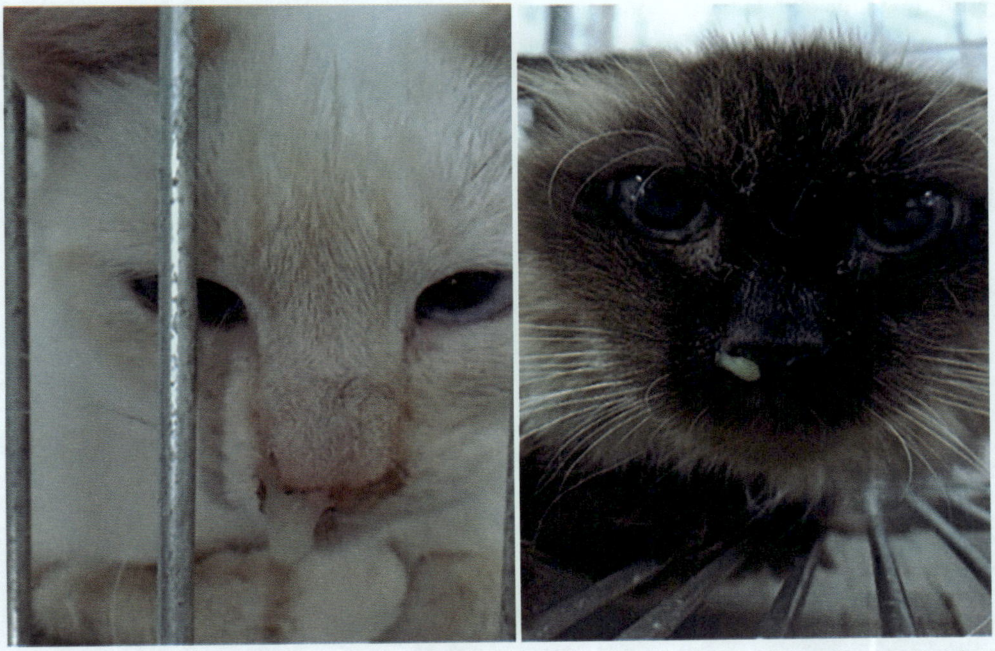

FIGURA 6 Gatos com secreção ocular mucopurulenta há mais de 30 dias e diagnosticados com rinossinusite crônica.

Exames com resultados mais próximos da realidade podem ser obtidos de lavados nasais ou de biópsias realizadas por rinoscopia.

A radiografia e a tomografia computadorizada podem auxiliar no diagnóstico, no entanto ambos necessitam de anestesia para obtenção de imagens de qualidade. Imagens condizentes com aumento da opacidade de tecidos moles (uni ou bilateral), erosão e lise dos ossos do corneto nasal e presença de massas dentro da cavidade nasal podem ser identificadas. Contudo, tais lesões podem ser comuns a outras enfermidades, por exemplo, neoplasias. O exame endoscópico da cavidade nasal e da nasofaringe pode trazer informações mais precisas nesses animais. A rinoscopia com fibra fina permite a visualização da cavidade nasal e a observação de hiperemia, ulcerações, aumento na quantidade de muco, massa e destruição dos ossos turbinados. Além disso, esse exame permite a coleta de material para exame citológico, histopatológico, cultura e antibiograma de maneira mais fidedigna, pois coleta do local exato das lesões.

Tratamento

Quanto ao tratamento do RSC, é de extrema importância conscientizar o tutor de que na maioria dos casos essa doença não tem cura, e recorrências do quadro clínico vão acontecer na maioria dos pacientes. A terapia é multimodal e envolve o uso de antibioticoterapia, antivirais, auxílio na eliminação da secreção, anti-histamínicos, anti-inflamatórios e em alguns casos cirurgias.

A antibioticoterapia deve ser realizada sempre que possível com antibiótico de amplo espectro e, diferentemente do descrito para CRF, deve ser realizada por um período maior, podendo se estender por 6 a 8 semanas. Os antibióticos e doses que podem ser utilizados para o tratamento do RSC estão descritos no Quadro 2. O uso de antivirais como fanciclovir e lisina é controverso, uma vez que na maioria desses pacientes não existe infecção ativa pelo HVF-1, portanto pouco se beneficiariam dessa terapia.

A redução e a fluidificação da secreção nasal melhoram a qualidade respiratória dos animais e auxiliam na eficácia da antibioticoterapia. Para isso, lavados nasais, nebulização e o uso de descongestionantes nasais podem ser utilizados. A terapia é a mesma descrita para CRF, contudo com maior duração. Animais que apresentem dor aparente na face causada pelo quadro de RSC podem se beneficiar do uso de anti-inflamatórios não esteroidais para aliviar o desconforto na fase inicial do tratamento.

Gatos que apresentem infiltrado linfoplasmocítico ou eosinofílico no exame citológico ou histopatológico podem se beneficiar do uso de anti-histamínicos e corticoides. Estes podem ser administrados por via oral ou tópica (no caso dos corticoides). No caso de boa resposta terapêutica à corticoterapia, o objetivo é encontrar a menor dose no maior intervalo de tempo possível para evitar recidivas ou aumentar o espaço entre crises. Anti-histamínicos devem ser a primeira escolha em gatos considerados grupo de risco para o uso de corticosteroides. A reativação de HVF-1 pode ocorrer com o uso de corticoides.

Pólipo nasofaríngeo

Pólipos nasofaríngeos são massas com crescimento polipoide não neoplásicas que se originam da tuba auditiva em direção à nasofaringe ou à orelha média. Normalmente ocorrem em gatos jovens com idade até 1,5 ano, porém já foram descritas em animais mais velhos. Sua etiologia é incerta, porém se acredita que tenha envolvimento de uma predisposição genética associada a quadros de inflamação crônica (resultante de otites externas/médias ou CRF/RSC).

Os sinais clínicos mais frequentes são secreção nasal crônica e refratária a antibioticoterapia, estertores respiratórios, espirros, tosse, disfagia e dispneia. Como essa enfermidade pode acometer a orelha média e externa, sinais como meneios cefálicos, secreção otológica, prurido otológico e síndrome de Horner podem também estar presentes.

Deve-se suspeitar de pólipos nasofaríngeos em gatos que apresentem secreção nasal crônica refratária a antibioticoterapia. No exame físico, em alguns casos pode-se observar o palato mole deslocado ventralmente por compressão da massa na nasofaringe. Exames de imagem como a radiografia (Figura 7A) do crânio podem evidenciar a presença de massas na nasofaringe ou espessamento e opacidade das bulas timpânicas, podendo sugerir a presença de pólipos nasofaríngeos. Quando disponíveis, tomografia computadorizada e ressonância magnética podem ser utilizadas como métodos diagnósticos com acurácia superior à das radiografias. Rinoscopia é uma modalidade que pode ser utilizada para o diagnóstico, já que permite visualização e remoção da massa. O tratamento consiste na remoção cirúrgica ou por rinoscopia/fibrotoscopia. Para o procedimento cirúrgico, a massa deve ser abordada pela cavidade oral a partir da retração rostral do palato mole e da avulsão da massa (Figura 7B). O sucesso terapêutico consiste em remover completamente a massa; falhas nesse processo podem resultar em recidivas. Após a remoção é necessária a confirmação por meio de exame histopatológico com a observação de um tecido de granulação. A antibioticoterapia é necessária para controlar a infecção bacteriana secundária.

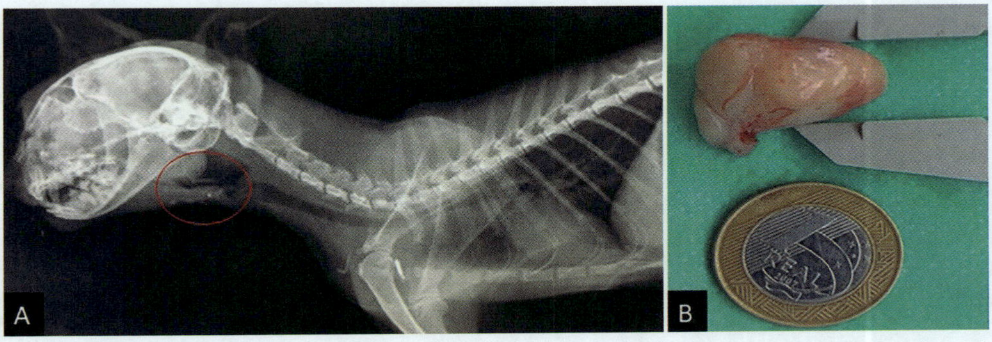

FIGURA 7 Gata com 1 ano de idade. A: radiografia lateral evidenciando massa com radiopacidade aumentada na topografia de nasofaringe. B: pólipo nasofaríngeo após sua remoção cirúrgica.

BIBLIOGRAFIA COMPLEMENTAR

1. Cohn LA. Canine nasal disease: an update. Vet Clin North Am Small Anim Pract. 2020;50(2):359-74.
2. Greci V, Mortellaro CM. Management of otic and nasopharyngeal, and nasal polyps in cats and dogs. Vet Clin Am Small Anim Pract. 2016;46(4):643-61.
3. Gremião IDF, Rocha EMS, Montenegro H, Carneiro AJ, Xavier MO, et al. Guideline for the management of feline sporotrichosis caused by Sporothrix brasiliensis and literature revision. Braz J Microbiol. 2021;52(1):107-24.
4. Kuehn NF. Diagnostic imaging for chronic nasal disease in dogs. J Small Anim Pract. 2014;55(7):341-2.

5. Lobetti R. Idiopathic lymphoplasmacytic rhinitis in 33 dogs. J S Afri Vet Assoc. 2014;85(1):1-5.
6. Lobetti RG. A retrospective study of chronic nasal disease in 75 dogs. J S Afri Vet Assoc. 2009;80(4):224-8.
7. Muilenburg RK, Fry TR. Feline nasopharyngeal polyps. Vet Clin North Am Small Anim Pract. 2002;32(4):839-49.
8. Nguyen D, Barrs VR, Kelman M, Ward MP. Feline upper respiratory tract infection and disease in Australia. J Feline Med Surg. 2019;21(10):973-8.
9. Plickert HD, Tichy A, Hirt A. Characteristics of canine nasal discharge related to intranasal diseases: a retrospective study of 105 cases. J Small Anim Pract. 2014;55:145-52.
10. Reed N. Chronic rhinitis in the cat: an update. Vet Clin North Small Anim Pract. 2020;50(2):311-29.
11. Stone AE, Brummet GO, Carozza EM, Kass PH, Petersen EP, Sykes J, et al. 2020 AAHA/AAFP feline vaccination guidelines. J Feline Med Surg. 2020;22(9):813-30.
12. Sharman M, Lenard Z, Hosgood G, Mansfield C. Clotrimazole and enilconazole distribution within the frontal sinuses and nasal cavity of nine dogs with sinonasal aspergillosis. J Small Anim Pract. 2012;53(3):161-7.
13. Sykes JE. Pediatric feline upper respiratory disease. Vet Clin North Small Anim Pract. 2014;44(2):331-42.
14. Sykes JE, Greene CE. Infectious diseases of the dog and cat. Elsevier Health Sciences; 2013.
15. Talavera J, Sebastián P, Santarelli G, Barrales I, Del Palacio MJF. Reverse sneezing in dogs: observational study in 30 cases. Vet Sci. 2022;9(12):665.

CAPÍTULO 11

Síndrome do braquicefálico

Mário dos Santos Filho
Daniel Carvalho Hainfellner

COMPLEMENTO DIGITAL

Os vídeos estão disponíveis na plataforma digital complementar desta obra. Utilize o *QR code* abaixo para acessar a plataforma (senha: **pneumo-vet**):

INTRODUÇÃO

Entre a população canina, pode-se observar o crescimento exponencial das raças braquicefálicas nos últimos anos. Tal fato pode ser explicado pela sociabilidade destas, e também pelo fato de a conformação craniana assemelhar-se à de crianças, tendo seu eixo transversal maior do que o longitudinal, sendo as mais apreciadas pelo homem: os Buldogues Inglês e Francês, Pug, Shih-Tzu, Lhasa Apso, Boston Terrier, Maltês, Pequinês, Yorkshire Terriers, Pinscher Miniatura e Chihuahuas.

A braquicefalia almejada pelo homem, na busca de um padrão de beleza para agrado próprio, resultou em consequências drásticas para a saúde dos animais. Essas raças são acometidas pela síndrome do cão braquicefálico, na qual alterações anatômicas primárias levam à obstrução e turbilhonamento do fluxo aéreo e consequente aumento da pressão negativa no interior das vias aéreas, propiciando o desenvolvimento de alterações anatômicas obstrutivas secundárias.

Tais alterações ocorrem individualmente ou em conjunto, e seu número e gravidade podem causar desde um brando desconforto respiratório até dispneia obstrutiva inspiratória e óbito. A proporção de cães extremamente braquicefálicos que possuem pelo menos uma desordem de via aérea superior é extremamente maior quando comparados a cães não braquicefálicos (22% *versus* 9,7%).

A síndrome do cão braquicefálico pode ocasionar diferentes graus de obstrução na passagem de ar no interior do sistema respiratório. Compreendem tanto as vias aéreas anteriores como as posteriores (em casos de hipoplasia de traqueia e colapso brônquico), e estão relacionadas com o desconforto respiratório, e sinais clínicos de tosse, ronco e espirros. Além disso, espirro reverso, apneia, cianose e síncope também podem ser observados. Com o aumento de pressão negativa dentro da cavidade torácica pode ocorrer alteração no sistema gastrointestinal, ocasionando regurgitações, esofagites e estomatites.

DEFINIÇÃO E ETIOPATOGENIA

A síndrome braquicefálica é caracterizada pela configuração do crânio com seu eixo longitudinal curto (eixo occipitofrontal) (Figura 1), e pelo conjunto de alterações anatômicas primárias decorrente dos cruzamentos ao longo dos anos, que podem alterar a passagem de ar, modificando o fluxo contínuo e laminar, que deveria transcorrer naturalmente, para o fluxo turbilhonar.

Em cães braquicefálicos ocorre a anquilose precoce na cartilagem da base do crânio, levando à condrodisplasia do eixo longitudinal, encurtando-o quando comparado ao eixo transversal, sendo essa alteração mais acentuada em cães da raça Pug. Ainda nos cães dessa raça, percebe-se alta incidência da ausência ou tamanho extremamente reduzido dos seios paranasais frontais.

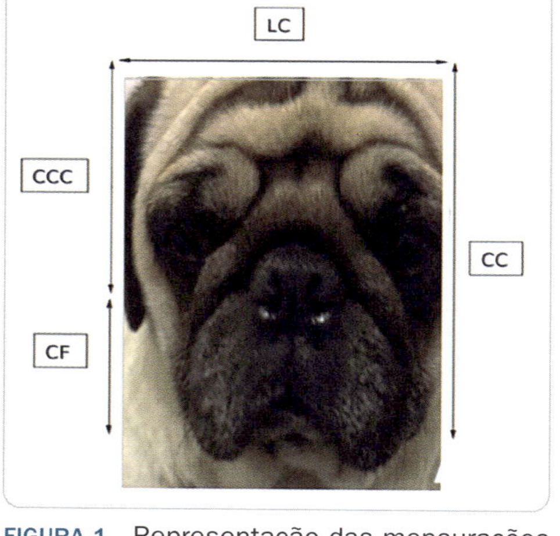

FIGURA 1 Representação das mensurações cranianas.

CC: comprimento craniano; CCC: comprimento da caixa craniana; CF: comprimento facial; LC: largura craniana.
Fonte: acervo dos autores.

Esses animais podem apresentar prognatismo relativo em razão do encurtamento da maxila e não do alongamento da mandíbula.

A narina é a estrutura que delimita a entrada das vias aéreas, compreendendo as aberturas do nariz externo; são cobertas externamente por um epitélio espesso, sem pelos e por mucosa na parte interna. Além disso, placas de cartilagem nasal estão presentes sob o epitélio. Em raças braquicefálicas, essas placas são curtas, espessadas e posicionadas medialmente, e são o principal achado da síndrome nos gatos, que não possuem agravamentos secundários como os vistos em cães.

A obstrução, ao longo do tempo, pode ter por consequência o aumento da pressão negativa no interior da via aérea, proporcionando o desenvolvimento de alterações anatômicas secundárias que exacerbam a síndrome.

EPIDEMIOLOGIA

Por ser uma síndrome com alterações congênitas, as manifestações clínicas ocorrem desde o momento do nascimento, agravando-se com o passar do tempo, principalmente sob atividade física, estresse calórico e redução da umidade do ar. Dessa forma, não se relaciona diretamente a uma faixa etária, e sim ao padrão racial e aos graus de homozigose dos cruzamentos, para a expressão fenotípica das alterações. As raças mais acometidas são os Buldogues Franceses, Pugs e Buldogues Ingleses, sendo estes últimos os responsáveis pela maior ocorrência da hipoplasia de traqueia. Nos felinos, a principal raça envolvida é a dos Persas.

Em Buldogues Franceses é citada a ocorrência de hipoplasia de traqueia, mais incidente em machos. Os anéis traqueais se apresentam com diâmetro reduzido e as extremidades podem estar sobrepostas.

FISIOPATOLOGIA E SINAIS CLÍNICOS

Os sinais clínicos irão variar de acordo com a quantidade e o grau das alterações anatômicas. De acordo com as combinações de processos obstrutivos e sua soma, podem ser observados: ronco, dispneia obstrutiva inspiratória (Vídeo 1), cianose, tosse, engasgos, vômitos e nos casos mais graves síncopes, convulsões, choque e óbito.

O aumento fisiológico da pressão negativa no interior da cavidade torácica responsável pela entrada do ar, causada pela contração do músculo diafragma durante o movimento de inspiração, é exacerbado pelas obstruções anatômicas primárias, pois a força para que o ar transpasse essas obstruções necessita ser maior, o que agrava a síndrome.

Os cães realizam a termorregulação pela respiração. As conchas nasais caninas têm conformação mais complexa do que as humanas, sendo mais ramificadas e a ventral de maior tamanho e revestida por epitélio respiratório e não olfatório. A glândula nasal lateral produz uma secreção que é liberada por um ducto excretor com abertura no vestíbulo nasal, onde goteja e escorre por uma calha formada pela *plica alaris*, que se ramifica na concha nasal ventral. O líquido goteja nessa concha e se espalha com a ajuda do fluxo aéreo. A termorregulação ocorre por evaporação, pelo contato entre o líquido e o fluxo aéreo, processo prejudicado pelas conchas nasais aberrantes.

VÍDEO 1 Paciente Pug, após admissão em quadro de intermação e dispneia, alocado em ambiente refrigerado, para prover intervenção emergencial.

Fonte: acervo dos autores.

Alterações em laringe são bastante frequentes em cães braquicefálicos (50 a 95%) e ocorrem pela condromalácia ou em associação aos fatores predisponentes já citados anteriormente, principalmente pelo aumento da pressão negativa, podendo acarretar edema da mucosa laríngea e do palato mole, e colapso laríngeo.

O colapso laríngeo, amplamente associado ao colapso brônquico, é classificado em três estágios:

1. Eversão dos sáculos laríngeos.
2. Deslocamento mediano dos processos cuneiformes das cartilagens aritenoides.
3. Colapso dos processos corniculados com perda do arco dorsal da rima da glote.

A eversão dos sáculos laríngeos acomete aproximadamente 53 a 66% dos animais, podendo ser acompanhada da hipertrofia e da projeção intraluminal das amígdalas, que acomete de até 56% dos cães braquicefálicos. O colapso laríngeo pode acometer até 53% dos cães braquicefálicos e piora o prognóstico.

As alterações digestórias comumente relatadas, principalmente em Buldogues Franceses, têm origem esofágica, gástrica e duodenal mais frequentemente. Acredita-se que o aumento da pressão negativa intratorácica seja um importante causador de refluxos gastroesofágicos, que acarretam esofagites (37%), faringites e laringites. Além disso, também foi observada, em estudos realizados por meio de endoscopia, inflamação difusa gástrica (89%) e duodenal (53%).

DIAGNÓSTICO

O diagnóstico geralmente é baseado no relato dos tutores, exame clínico e exames de imagem. O exame clínico possibilita mensurar a gravidade da síndrome, por meio de anamnese, histórico, idade, raça, sexo e presença de sinais clínicos, questionando o tutor sobre o início e sua frequência, além do momento em que ocorrem e a gravidade.

O diagnóstico clínico durante a avaliação se baseia no histórico clínico, principalmente do padrão de dispneia. Por meio da inspeção da cavidade oral e narinas, é observado o grau de estenose (Figura 2), bem como a possibilidade de prolongamento do palato.

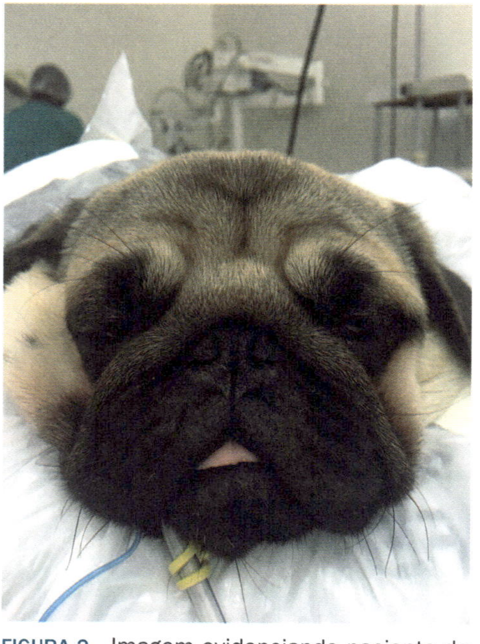

FIGURA 2 Imagem evidenciando paciente da raça Pug com estenose de narinas de grau importante.

Fonte: acervo dos autores.

Exames complementares, como a laringoscopia direta, podem ser incluídos na inspeção da cavidade oral e estabelecer a visualização do prolongamento de palato e eversões de sáculos laríngeos, quando presentes (Figura 3).

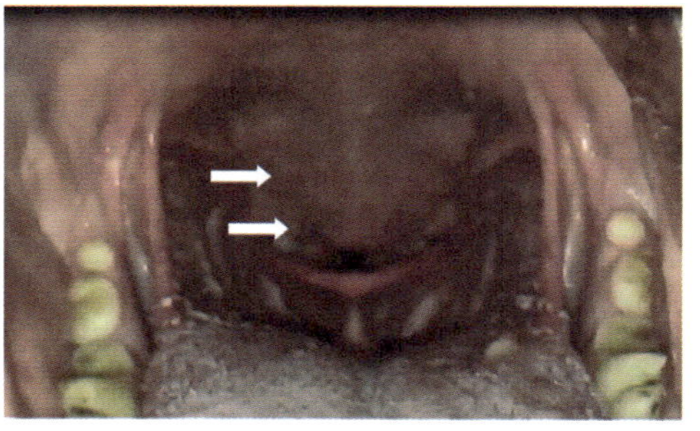

FIGURA 3 Imagem evidenciando prolongamento de palato em paciente Buldogue Inglês, após a realização de laringoscopia.

Fonte: acervo dos autores.

A avaliação radiográfica torácica permite avaliar alterações cardíacas e pulmonares secundárias ou concomitantes à síndrome, como a *cor pulmonale*, representada pelo aumento do contato entre o coração e o esterno na radiografia torácica de projeção lateral e com aspecto de "D invertido" na projeção dorsoventral, que pode sugerir, como na projeção ventrodorsal, a borda cardíaca direita mais saliente em região de 9 até 11 horas (Figura 4), além de aumento em eixo apical, próximo ao bordo esternal, na projeção laterolateral (Figura 5).

Outro achado são pneumonias por aspiração, identificadas pelo padrão alveolar em campo pulmonar, onde o parênquima pulmonar se torna mais radiopaco. Hérnia hiatal também pode ser um achado.

A hipoplasia ou o colapso de traqueia e brônquios também podem ser diagnosticados por radiografia cervical e torácica (Figura 6). A redução de todo o lúmen traqueal, a sobreposição das cartilagens traqueais e a redução ou ausência da membrana traqueal dorsal são achados concomitantes.

O diagnóstico da hipoplasia é feito pela mensuração e a razão entre o diâmetro traqueal (TD) e o diâmetro da entrada torácica (TD:TI), sendo os valores, para confirmação do diagnóstico, menores do que 0,2 em animais não braquicefálicos e 0,16 em animais braquicefálicos. Em Buldogues Ingleses, em que a hipoplasia traqueal apresenta ampla frequência, o valor de referência é reduzido para 0,12 (Figura 7).

Outra técnica descreve o diâmetro da luz traqueal, medido no ponto médio entre

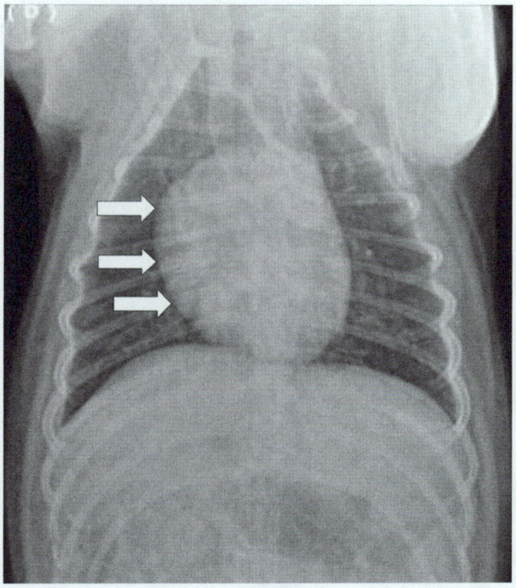

FIGURA 4 Imagem radiográfica em posicionamento ventrodorsal, em paciente Pug, com 2 anos de idade, sendo possível observar discreto remodelamento direito (setas).

Fonte: acervo dos autores.

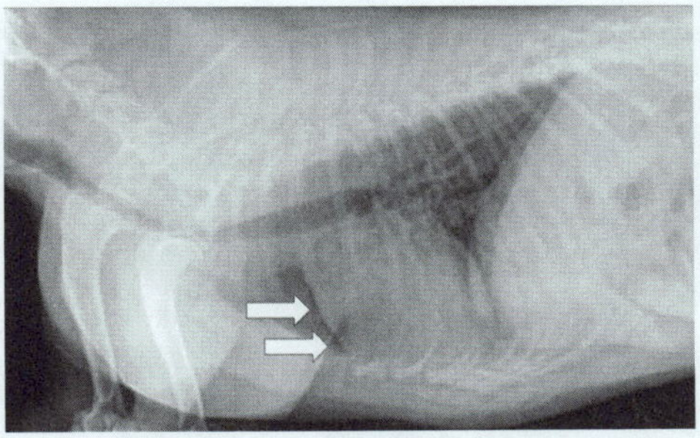

FIGURA 5 Imagem radiográfica em posicionamento laterolateral, em paciente Pug, com 2 anos de idade, apresentando aumento de eixo apical, em contato com o bordo esternal (setas).

Fonte: acervo dos autores.

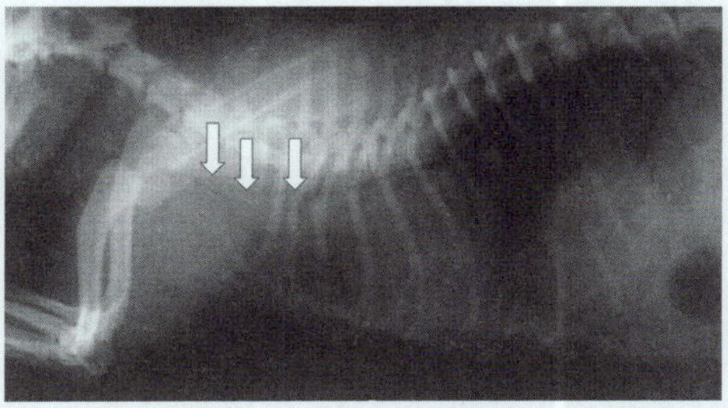

FIGURA 6 Imagem radiográfica em posicionamento laterolateral direito de um Pug, com 2 anos de idade, apresentando hipoplasia de traqueia (setas).

Fonte: acervo dos autores.

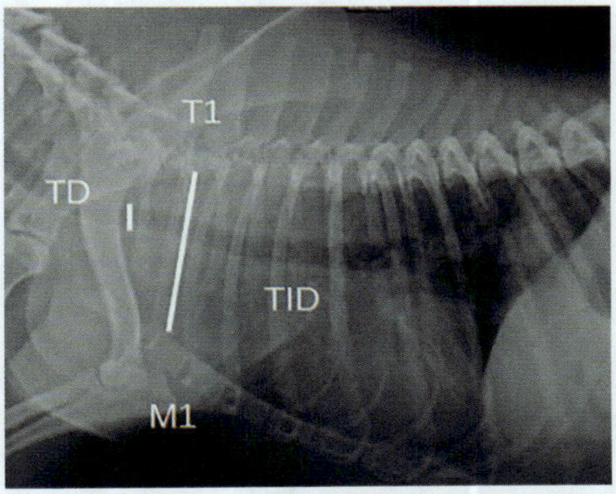

FIGURA 7 Imagem radiográfica de paciente canino, Pug, macho, 4 anos, evidenciando a mensuração do diâmetro traqueal (TD) e da entrada do tórax (TID) para o cálculo da razão entre ambos, sendo o valor do achado na imagem menor que 0,16 na razão TD:TI, o que confirma o diagnóstico de hipoplasia traqueal.

Fonte: acervo dos autores.

a entrada torácica e a carina, em relação à largura da terceira costela (TT:3R), sendo os valores normais definidos como > 2,028 ou > 3 e a hipoplasia traqueal definida por TT:3R entre 1 e 2.

A tomografia computadorizada auxilia na visualização e mensuração das alterações de narinas e vestíbulo nasal, cavidade nasal, seios paranasais, nasofaringe e orofaringe. Outro estudo mostrou que, na avaliação traqueal de Buldogues Ingleses, a tomografia computadorizada é 19% mais vantajosa do que a radiografia (Figura 8).

A endoscopia respiratória vem a ser o exame padrão-ouro para visualização direta dos processos obstrutivos das vias aéreas ao longo da cavidade anterior, bem como posterior, sendo possível avaliar qualitativamente a formação de edemas e metaplasias de tecido polipoide. Para visualização dos cornetos nasais aberrantes e da região nasofaríngea, com o cão intubado, pode-se realizar rinoscopia retrógrada com um endoscópio flexível. Com o cão extubado, pode-se avaliar as estruturas da laringe; eversão de sáculos laríngeos, alterações na movimentação de adução e abdução das cartilagens laríngeas, movimentos paradoxais das cartilagens aritenoides e colapso laríngeo podem ser observados.

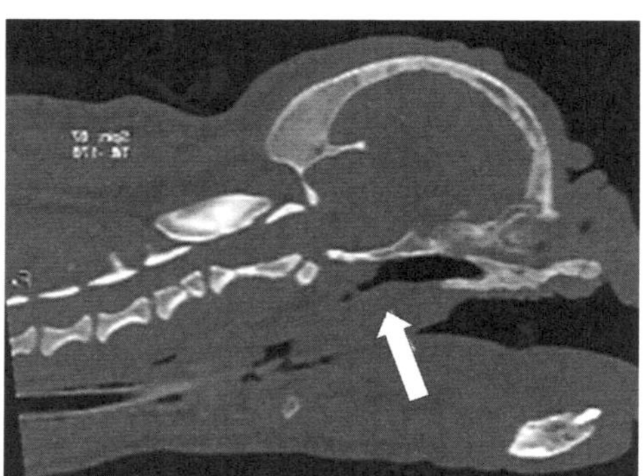

FIGURA 8 Tomografia computadorizada indicando alongamento e hipertrofia de palato mole em Buldogue Francês de 2 anos de idade (seta).

Fonte: acervo dos autores.

TRATAMENTO

O tratamento clínico é paliativo e visa apenas à estabilização do paciente, sendo curativo o tratamento cirúrgico. Para controle da inflamação e angústia respiratória associada a intermação, é importante o uso de corticosteroides via endovenosa, bem como sedação e aporte de oxigênio. O tratamento ambulatorial envolve também a prescrição de corticosteroides, broncodilatadores, mucolíticos e nebulização.

Tratamento emergencial

O tratamento clínico pode ser realizado com tranquilizantes, corticoterapia por via intravenosa, oral ou aerossolização, oxigenoterapia e repouso em local calmo, dependendo da gravidade dos sintomas apresentados.

O acesso intravenoso deve ser garantido rapidamente, sem estressar o animal, e a oferta de oxigênio deve ser realizada após a sedação (acepromazina: 0,005 a 0,02 mg/kg, IV ou SC, butorfanol: 0,2 a 0,4 mg/kg IV, IM ou SC ou diazepam: 0,2 mg/kg, IV), que deve ser precoce para reduzir a angústia dos pacientes (Vídeo 2).

O tratamento anti-inflamatório também é importante para os pacientes em dispneia obstrutiva inspiratória, podendo ser utilizados dexametasona sódica 0,05 a 0,1 mg/kg, intravenoso (IV) ou prednisona 0,5 a 1 mg/kg, IV.

A aerossolização com dipropionato de beclometasona (400 mcg) diluído em solução fisiológica (3 mL) também se mostra bastante eficaz.

Em casos emergenciais extremos, o animal deve ser intubado. Se não for possível,

VÍDEO 2 Paciente Pug, após a realização de tranquilização e oferta de oxigenoterapia via máscara.

Fonte: acervo dos autores.

a intubação endotraqueal ou traqueostomia temporária são opções a serem consideradas.

Tratamento clínico

Os cães braquicefálicos podem ser tratados clinicamente, de forma conservadora, visando à melhora do seu bem-estar, assim como à redução do risco do desenvolvimento de quadros emergenciais, ou seja, de angústia respiratória. O tratamento paliativo pode ser realizado com o uso de tranquilizantes, corticoterapia por via IV ou nebulização, oxigenoterapia e repouso em local calmo.

A refrigeração do ambiente, assim como a utilização de métodos que visem à reversão de quadros de hipertermia, como o contato direto com gelo e a aplicação de álcool sobre as patas, pode ser útil, visto que esses pacientes podem desenvolver tais quadros pelas dificuldades de termorregulação. Além disso, a temperatura dos animais deve ser aferida, sendo 39,5°C o limite máximo considerado dentro da normalidade, assim que chegam para a consulta, em dispneia.

Ainda nesses quadros, o acesso intravenoso deve ser garantido, assim que possível, sem estressar o animal, e a oferta de oxigênio deve ser realizada após a sedação [com acepromazina (0,005 a 0,02 mg/kg, IV ou SC), butorfanol (0,2 a 0,4 mg/kg IV, IM ou SC) ou diazepam (0,2 mg/kg, IV)], que deve ser precoce, para reduzir o estresse dos pacientes.

O tratamento anti-inflamatório também é importante para os pacientes com dispneia obstrutiva inspiratória, podendo ser utilizados dexametasona sódica, 0,05 a 0,1 mg/kg, IV, ou prednisona 0,5 a 1 mg/kg, por via endovenosa. A nebulização com dipropionato de beclometasona diluído em solução fisiológica também se mostra bastante eficaz na ação anti-inflamatória das vias aéreas superiores. Em casos emergenciais extremos, o animal deve ser intubado, e, caso a intubação seja difícil, intubação endotraqueal ou traqueostomia temporária são opções a serem consideradas.

Nos casos brandos, indica-se a utilização de corticoterapia oral, além de broncodilatadores e corticosteroides via aerossolização. As doses e bases recomendadas são: prednisona ou prednisolona 1 mg/kg a cada 12 horas, acetilcisteína 10 mg/kg a cada 12 horas, por 15 a 21 dias, e aminofilina 10 mg/kg, a cada 12 horas, por, no mínimo, 30 dias. O controle do peso, a redução de estímulos estressantes como agitação extrema e calor, são de suma importância na prevenção do desenvolvimento de quadros emergenciais de dispneia.

Além do tratamento do sistema respiratório, as alterações gástricas também devem ser tratadas, sendo o uso de inibidores da secreção de íons de hidrogênio e drogas procinéticas gástricas os mais indicados.

Tratamento cirúrgico

O tratamento cirúrgico é curativo e visa à correção das alterações anatômicas, tanto primárias quanto secundárias, e à redução da ação deletéria na via aérea e sistêmica, melhorando o bem-estar e a qualidade de vida dos animais. A indicação cirúrgica, de acordo com a fisiopatologia, se faz quanto mais proximal e mais precoce possível, visto que as obstruções mais externas são as mais deletérias. A idade a partir de 6 meses foi a consensual para o início da correção cirúrgica por diversos autores, porém estudos revelam que animais submetidos tardiamente às correções também são agraciados com a melhora dos sinais clínicos.

Estenose de narinas

Para a reversão da estenose de narinas, diversas técnicas de rinoplastia são descritas, por exemplo, várias técnicas de alaplastia, alapexia, amputação da asa nasal e vestibuloplastia.

Atualmente a alaplastia é bastante indicada e consiste em uma incisão em forma de cunha na asa nasal, com a junção das bordas resultantes da incisão. Essa incisão pode ser feita verticalmente, horizontalmente ou lateralmente com bisturi n. 11 ou 15, ou com o uso de um *punch*. Para a junção dos bordos da incisão em cunha, recomenda-se o uso de fio monofilamentoso absorvível, realizando de 4 a 6 suturas interrompidas.

A incisão vertical compreende uma incisão em forma cunha da asa da narina, com extensão da incisão em direção caudal, incluindo uma porção da cartilagem alar. A abertura da narina ocorre pelo estreitamento da asa. A técnica horizontal consiste na amputação da asa. O diâmetro transversal da narina é aumentado, pelo mesmo princípio da técnica vertical. A técnica lateral culmina na remoção de uma porção da borda caudolateral da asa da narina e uma secção em forma de cunha da pele adjacente da asa da narina; assim como a técnica vertical, a asa da narina é levantada, aumentando a entrada de ar.

A técnica de incisão com *punch* compreende uma incisão arredondada na asa da narina; como vantagem, foi observado que, além de se ter um padrão de incisão, o sangramento, quando ocorre, não obscurece o campo cirúrgico de modo prejudicial. Assim como as outras técnicas de alaplastia, as narinas são alargadas pelo estreitamento da espessura da asa da narina.

A alapexia compreende a abdução permanente, sem remoção em forma de cunha. Essa técnica é indicada para casos em que a flacidez das asas da narina é esperada no pós-operatório ou pela maior mobilidade da cartilagem nasal lateral, visto que essas são as maiores complicações da alaplastia. Amputação da asa nasal é indicada por causar sangramento rápido; todavia, como a cicatrização ocorre por granulação, esteticamente pode não ser agradável até a completa recuperação.

A vestibuloplastia vem sendo utilizada amplamente em vez de somente realizar a alaplastia, por envolver na cirurgia a porção dorsomedial e caudal da asa, resultando em um vestíbulo largo e aberto, melhorando o fluxo aéreo (Figura 9).

Cavidade nasal

A turbinectomia e a variação a *laser* (Late) têm como objetivo a correção da obstrução causada por cornetos nasais, ventral e medial, aberrantes. Estudos mostram que a Late, quando associada à estafilectomia, resulta na diminuição de 55% da resistência intranasal, de 3 a 6 meses após a cirurgia, em comparação com valores pré-operatórios. O recrescimento dos cornetos foi observado em estudos, todavia com menos áreas onde as mucosas de cornetos diferentes se tocam, indicando redução da obstrução. O efeito da turbinectomia na termorregulação requer, porém, maiores estudos.

Palato mole

A técnica mais relatada para a correção do prolongamento do palato mole é a esta-

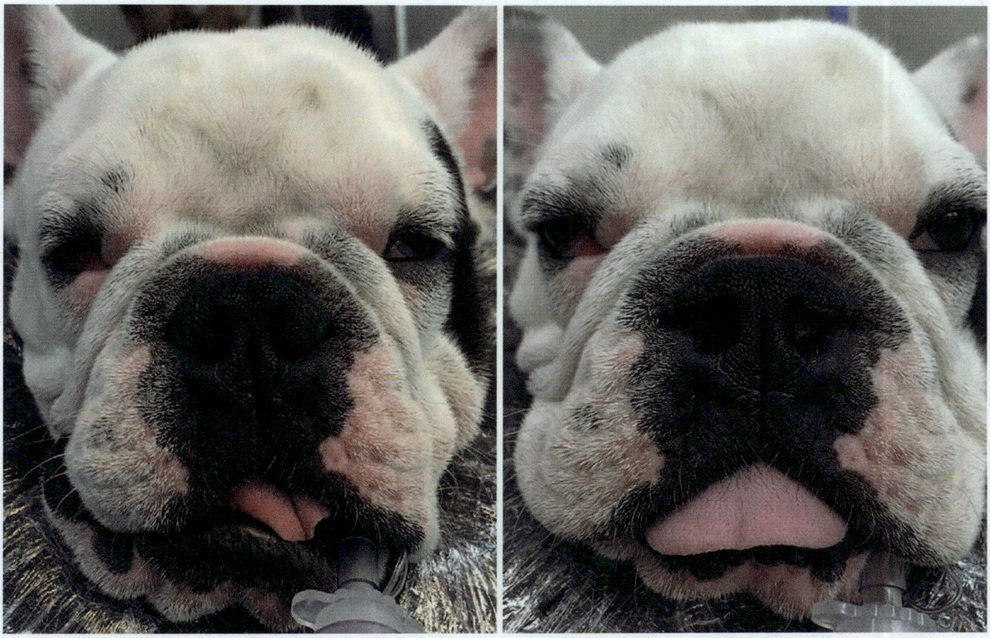

FIGURA 9 Imagens evidenciando antes e após procedimento de alavestibuloplastia em paciente canino, Buldogue Francês, macho, adulto.
Fonte: acervo dos autores.

filectomia, que compreende a remoção da porção excessiva do palato que se projeta para o interior da rima da glote, obstruindo-a. A borda caudal do palato é fixada com pinças Allis ou suturas e a porção excedente pode ser removida com o uso de bisturi, tesoura, eletrocoagulação monopolar, dióxido de carbono ou *laser* de iodo. O cuidado com uma remoção excessiva é essencial para evitar a ocorrência de refluxo nasofaríngeo.

Outra técnica que se mostra mais eficaz, pois trata, além do prolongamento, da hiperplasia do palato mole, é a técnica de palatoplastia de retalho dobrado, que, além de desobstruir a rima da glote, alivia a obstrução nasofaríngea. Essa técnica compreende a remoção de uma porção da mucosa do palato, na região de orofaringe, tornando-o mais fino, e seu dobramento em sentido cranial sobre si próprio até a abertura nasofaríngea caudal, tornando-o mais curto.

A correção do palato mole tem como função não só a desobstrução da rima da glote, mas também a abertura do espaço nasofaríngeo, por ainda ser incerto qual é o principal responsável pelos sinais clínicos da síndrome, quando comparados.

Correção da laringe

Das alterações que acometem a laringe, a excisão dos sáculos laríngeos evertidos é uma das cirurgias indicadas e bastante realizadas, podendo-se proceder com eletrocauterização, tesouras, laços de amígdalas ou pinça de biópsia laríngea, após a tração dos sáculos evertidos com pinças Allis. A cicatrização ocorre por segunda intenção, e a hemorragia pode ser controlada com leve compressão. Em razão das complicações pós-operatórias, principalmente o reaparecimento das alterações, propõe-se que essa correção ocorra somente caso a eversão seja prejudicial à respiração.

Algumas complicações pós-operatórias podem ser reportadas, tais como edema laríngeo, regurgitação ou vômito e pneumonia por aspiração. Refeições compostas por alimento macio no pós-operatório podem ser úteis na prevenção de disfagia e consequente pneumonia por aspiração.

A laringectomia parcial é altamente associada ao óbito (50%) e pneumonia aspirativa, já não sendo mais recomendada. As correções cirúrgicas das estruturas mais rostrais tendem a prevenir o colapso de laringe, não havendo então a necessidade da correção cirúrgica dessa estrutura. Vale ressaltar que em Pugs, ou raças que sofrem de condromalácia, as cartilagens aritenoides tendem a girar para dentro durante a inspiração, reduzindo a eficácia das cirurgias laríngeas corretivas. Para casos de colapso de laringe, a traqueostomia permanente é uma opção de tratamento.

A lateralização cricoaritenoide combinada com caudolateralização tireoaritenoide (laringoplastia aritenoide), em animais dos estágios II e III da paralisia de laringe, pode ter benefícios, uma vez que aumenta a rima da glote e restabelece fluxo aéreo em alguns pacientes com essa condição.

Tonsilas palatinas e tecidos adjacentes

A tonsilectomia, assim como a remoção dos tecidos moles adjacentes na faringe, especialmente em sua face dorsal, também podem ser realizados, todavia estudos mais aprofundados do benefício dessas correções e técnicas cirúrgicas para sua realização ainda são necessários. Além do mais, as tonsilas, após as correções cirúrgicas das estruturas mais rostrais, tendem a voltar às suas criptas de origem.

Traqueia

A traqueostomia permanente era muito indicada antigamente, mas, pela alta taxa de complicações (86%), deve ser recomendada para casos arresponsivos a qualquer tipo de tratamento.

Tratamento por manejo multimodal

Em muitos casos, o manejo ambiental para controle de temperatura, bem como umidificação do ambiente e controle de alérgenos e irritantes, ajuda a reduzir a inflamação das vias aéreas.

Nos quadros de dispneia obstrutiva inspiratória, a refrigeração do ambiente, o contato direto com gelo e a aplicação de álcool sobre as patas para a reversão de quadros de hipertermia são importantíssimos. A temperatura corpórea tem como limite máximo 39,5°C em quadros de dispneia.

É recomendado aos tutores fazer passeios em momentos mais frescos do dia para não piorar o processo de inflamação pela intermação, além de não oferecer petiscos e alimentos não convencionais para a espécie, a fim de não propiciar quadro de ganho de peso, que pode evoluir para sobrepeso, piorando o quadro clínico respiratório.

PROGNÓSTICO

Com a intervenção cirúrgica precoce, principalmente das alterações anatômicas mais rostrais, o prognóstico tende a ser bom, melhorando o bem-estar e a qualidade de vida do animal e evitando a progressão da doença com efeitos secundários, como disfagias, eversão de sáculos laríngeos, flatulências e *cor pulmonale*.

BIBLIOGRAFIA COMPLEMENTAR

1. Bofan AB, Ionascu I, Sonea A. Brachycephalic airway syndrome in dogs. Scien Wor Series Clin Vet Med. 2015;61(1):103-12.
2. Caccamo R, Buracco P, La Rosa G, Cantatore M, Romussi S. Glottic and skull indices in canine brachycephalic airway obstructive syndrome. BMC Veter Res. 2014;1:10-2.
3. Carvalho IC, Santos Filho M, Hainfellner DC, Veiga CCP, Mendonça DA, Knackfuss F, et al. Brachycephalic syndrome in dogs: endoscopic findings in the airways. Acta Scie Veter. 2022;50(1):1-14.
4. Catriona MM. Laryngeal disease in dogs and cats: an update. Vet Clin Nor Ame: Small Ani Prac. 2020;50(2):295-310.
5. Dupré G, Heidenreich D. Brachycephalic syndrome. Vet Clin Small Ani. 2016;1:1-17.
6. Hussein AK, Sullivan M, Penderis J. Effect of brachycephalic, mesaticephalic, and dolichocephalic head conformations on olfactory bulb angle and orientation in dogs as determined by use of in vivo magnetic resonance imaging. Amer Jour Vet Res. 2012;73:946-51.
7. Ingman J, Naslund V, Hansson K. Comparison between tracheal ratio methods used by three observers at three occasions in English Bulldogs. Acta Veter Scand. 2014;1:56-79.
8. Kaye BM, Borofka SAEB, Haagsman A, Haar GT. Computed tomographic, radiographic and endoscopic tracheal dimensions in English Bulldogs with grade 1 clinical sings of Brachycephalic Airway Syndrome. Vet Radiol Ultras. 2015;56(6):609-16.
9. Lindsay B, Cook D, Wetzel J-M, Siess S, Moses P. Brachycephalic airway syndrome: management of post-operative respiratory complications in 248 dogs. Aust Vet Jour. 2020;98(5):173-80.
10. Oechtering G. Brachycephalic syndrome: new information on an old congenital disease. Vet Foc. 2010;20(2):2-9.
11. O'Neill DG, Jackson C, Guy JH, Church DB, McGreevy PD, Thomson PC, et al. Epidemiological associations between brachycephaly and upper respiratory tract disorders in dogs attending veterinary practices in England. Can Gens Epid. 2015;2(1):1-10.
12. Pohl S, Roedler FS, Oechtering GU. How does multilevel upper airway surgery influence the lives of dogs with severe brachycephaly? Results of a structured pre and postoperative owner questionnaire. Veterinary Jour. 2016;210(1):39-45.
13. Shales C. Factors, diagnosis and treatment of BOAS in dogs. Veter Tim. 2014;1:16-8.
14. Stacy DM. Brachycephalic airway syndrome. Topi Compan Med. 2013;28(1):91-6.
15. Trostel CT, Frankel DJ. Punch resection alaplasty technique in dogs and cats with stenotic nares: 14 cases. J Am Vet Med Assoc. 2010;46(1):5-11.

CAPÍTULO 12

Doenças da laringe

Ana Maria Barros Soares
Aguinaldo Francisco Mendes Junior

COMPLEMENTO DIGITAL

Os vídeos estão disponíveis na plataforma digital complementar desta obra. Utilize o QR code abaixo para acessar a plataforma (senha: **pneumo-vet**):

CONSIDERAÇÕES GERAIS

A laringe é um órgão do sistema respiratório, de formato tubular e semirrígido, localizado na região do pescoço. Liga a faringe à traqueia e desempenha funções importantes, como o controle do fluxo de ar para a traqueia durante a respiração, a proteção das vias aéreas durante a deglutição e a produção de sons durante a vocalização. É fundamental que o clínico esteja familiarizado com as estruturas que compreendem a faringe e a laringe, assim como com suas funções durante a inspiração, expiração, deglutição e fonação.

A faringe é um órgão comum ao sistema respiratório e digestório. É subdividida em três regiões: a nasofaringe e a orofaringe, que estão separadas pelo palato mole, e a laringofaringe, onde estão a laringe e o esôfago. Nas paredes laterais da orofaringe se alojam as duas tonsilas palatinas. Como a faringe e a laringe estão intimamente ligadas, distúrbios em uma região podem lesionar a outra e vice-versa.

A parte estrutural da laringe é formada pelas cartilagens cricoide, pela tireoide, pela epiglote e por um par de cartilagens aritenoides. No cão, cada aritenoide apresenta um processo cuneiforme, localizado na parte dorsal, e um processo corniculado, localizado na parte rostral. No gato, as cartilagens aritenoides não incluem os processos cuneiformes e corniculados. A glote constitui o aparelho vocal da laringe, e é formada pelas pregas vocais, pelos processos vocais e pelos sáculos laríngeos, que são divertículos da mucosa situados rostral e lateralmente às pregas vocais. O espaço entre as pregas e os processos vocais de um lado e de outro é denominado rima da glote (Figura 1).

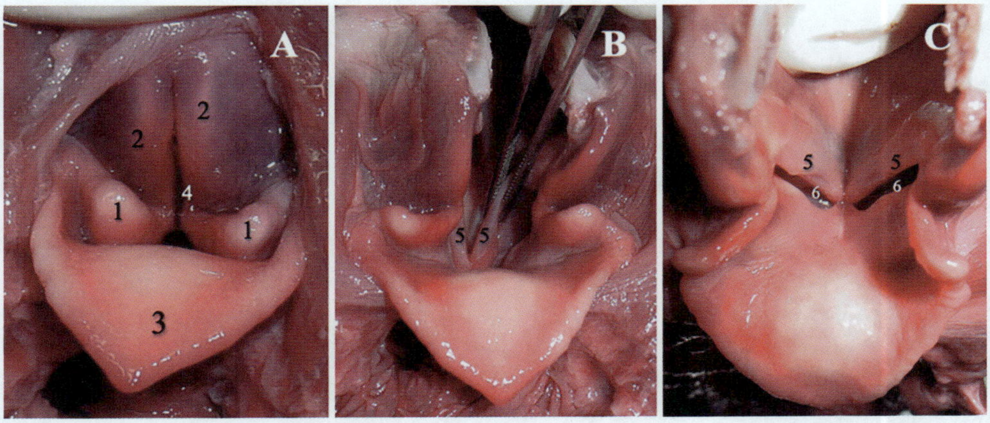

FIGURA 1 Anatomia da laringe canina. A: processo cuneiforme (1), processo corniculado (2), epiglote (3), rima da glote (4). B e C: após o corte das aritenoides é possível observar as pregas vocais (5) e os sáculos laríngeos (6).
Fonte: Ana Maria Barros Soares.

No processo respiratório, durante a inspiração, as cartilagens aritenoides e as pregas vocais se abduzem, resultando na abertura da glote e permitindo a passagem do ar pela rima glótica. Essa movimentação é gerada pela contração do músculo cricoaritenóideo dorsal, tratando-se, portanto, de um deslocamento ativo. Já na expiração as cartilagens aritenoides se aduzem, porém de modo passivo, não sendo, então, a fase da expiração afetada por lesões dinâmicas laríngeas. No decorrer da deglutição, a laringe se eleva e a epiglote movimenta-se para baixo, fechando a glote e permitindo a passagem do alimento para o esôfago. Na fase respiratória, ela se eleva e o ar passa pela rima da glote para as vias respiratórias.

As doenças da laringe, tanto no cão quanto no gato, provocam a perda dos movimentos e dos mecanismos de proteção normais do órgão. Tais alterações ocasionam obstrução parcial ou total do fluxo de ar para os pulmões, acarretando manifestações variáveis relacionadas à obstrução de vias aéreas craniais. Essas obstruções de vias aéreas exigem esforços inspiratórios que criam pressões negativas excessivas na laringe e na faringe, sugando os tecidos moles adjacentes para o lúmen e causando inflamação e edema laríngeo e orofaríngeo.

MANIFESTAÇÕES CLÍNICAS DAS DOENÇAS DA LARINGE E DA FARINGE

As manifestações clínicas das doenças laríngeas são semelhantes, afetam tanto o sistema respiratório quanto o digestório e apresentam sinais e sintomas similares. As apresentações podem ser sutis, como mudança no tom ou intensidade do latido do cão ou do miado e ronronar do gato. Sintomas mais evidentes que chamam a atenção do tutor incluem intolerância ao exercício, angústia respiratória, cianose de mucosas, respiração estridulosa, presença eventual de tosse, engasgos e disfagia. Alguns pacientes apresentam aspiração subclínica de conteúdo gástrico ou de líquidos e sólidos, ou mesmo pneumonia por aspiração, que se traduzem em tosse, taquipneia e ruídos pulmonares anormais. Com a progressão da doença ou em manifestações agudas, ambientes de temperaturas elevadas ou eventos exacerbantes, como estresse, exercício físico e excitação, podem culminar em edema pulmonar pós-obstrutivo ou intermação e levar o animal à morte.

O histórico e a anamnese são fundamentais, uma vez que a coleta detalhada de informações fornece indícios essenciais do tempo de evolução e da gravidade da enfermidade. É importante notar que nem sempre os tutores identificam as manifestações iniciais das lesões na região da laringe, pois se habituam com a condição apresentada pelo animal e não reconhecem a sintomatologia. Além disso, tanto os cães quanto os gatos compensam a dificuldade respiratória com a diminuição do ritmo de exercícios.

Durante o exame físico, a observação das fases normais dos movimentos respiratórios constitui um dado importante, pois a fase respiratória expiratória normal é passiva e mais prolongada que a inspiratória. As doenças que afetam a laringe e a região da faringe geralmente se manifestam por um esforço inspiratório prolongado quando comparado à expiração, denominado dispneia inspiratória de padrão obstrutivo.

No padrão obstrutivo a frequência respiratória com o animal em repouso pode estar ligeiramente elevada. O que fica mais evidente durante a observação do clínico é o esforço inspiratório (Vídeo 1). Além disso, a turbulência do ar através da abertura laríngea estreitada provoca o ruído inspiratório de alta intensidade denominado estridor inspiratório, um chiado no momento inspiratório, audível mesmo sem o uso do estetoscópio (Vídeos 2 e 3). Eventualmente, quando as lesões provocam obstruções fixas, o padrão obstrutivo poderá ser misto, isto é, poderá ser observado durante a inspiração e a expiração, levando a um estridor bifásico. O estridor é um ruído bem frequente em doenças da laringe. Quando há acometimento da faringe, os ruídos são mais graves, como ronco (Vídeo 4), estertor (Vídeo 5) e espirro reverso (Vídeo 6).

Durante a ausculta, após a avaliação da região torácica, o estetoscópio deve ser posicionado no pescoço e na região da laringe e será de grande valia para identificar os ruídos advindos dessa região. Após o exame físico rotineiro, caso o paciente não

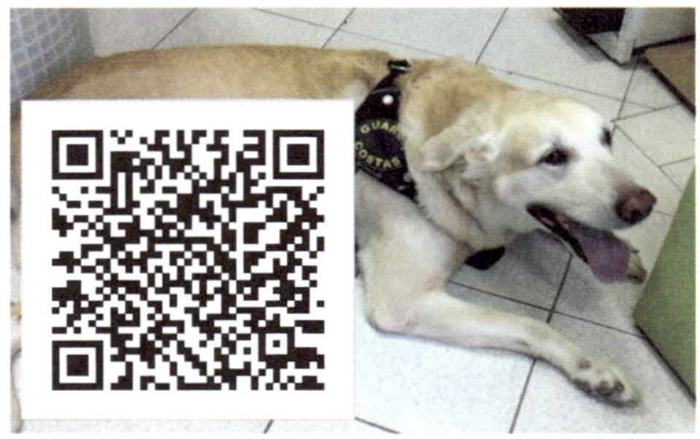

VÍDEO 1 Cão da raça Labrador Retriever, macho, 12 anos, portador de paralisia laríngea. Observe dispneia inspiratória e cianose de mucosas.

Fonte: acervo da autora Ana Maria Barros Soares.

VÍDEO 2 Cão da raça Pit Bull, macho, 3 anos, portador de paralisia laríngea. Observe estridor inspiratório audível.

Fonte: Ana Maria Barros Soares.

apresente angústia respiratória, o clínico pode induzir o animal a um pequeno trote. O exercício aumenta o esforço inspiratório, o que facilita a avaliação do grau de acometimento e a identificação do estridor e do padrão respiratório da obstrução de vias aéreas craniais.

VÍDEO 3 Cão da raça Buldogue Francês, macho, 10 anos, portador de neoplasia laríngea. Observe estridor inspiratório audível.

Fonte: Equipe Narizinho.

VÍDEO 4 Cão da raça Buldogue Inglês, macho, 4 anos, portador da síndrome dos braquicéfalos. Observe dispneia inspiratória e ronco.

Fonte: Equipe Narizinho.

VÍDEO 5 Cão sem raça definida, fêmea, 8 anos. Observe estertor causado por cisto nasofaríngeo.

Fonte: Aguinaldo Francisco Mendes Junior.

VÍDEO 6 Cão da raça Buldogue Francês, macho, 4 anos, portador da síndrome dos braquicéfalos. Observe espirro reverso.

Fonte: Aguinaldo Francisco Mendes Junior.

As manifestações clínicas e o exame clínico detalhado, incluindo a palpação externa da região do pescoço, direcionam a escolha dos meios auxiliares para o diagnóstico. Em geral, os exames se iniciam com radiografias das regiões do pescoco e torácica e/ou a inspeção interna do local por meio da laringoscopia. Já o tratamento e o prognóstico estão relacionados ao diagnóstico e ao grau de evolução da doença.

DISTÚRBIOS LARÍNGEOS E FARÍNGEOS

As lesões primárias da laringe, ou seja, do próprio órgão, são de origem congênita/hereditária ou adquiridas. Já as lesões secundárias advêm de alterações de estruturas anatômicas ou de lesões adjacentes. As condições mais frequentes incluem paralisia de laringe, colapso de laringe, neoplasias e laringite. Independentemente da doença, obstruções na laringe e/ou na faringe levam ao aumento na resistência da passagem do ar e a uma pressão intraluminal negativa aumentada durante a inspiração.

Paralisia laríngea

A paralisia de laringe constitui um sinal clínico de uma síndrome ou doença subjacente que afeta a inervação e/ou a musculatura intrínseca da laringe. Consiste na incapacidade de abdução das cartilagens aritenoides durante a inspiração, permanecendo em posição paramediana, o que ocasiona uma obstrução parcial ou total nas vias aéreas craniais. Acomete mais cães do que gatos e pode ter origem congênita ou adquirida. A congênita geralmente ocorre em animais com menos de 1 ano de idade. Já a adquirida, que é a mais frequente, afeta animais idosos e é, em geral, de evolução lenta.

A lesão pode ser uni ou bilateral. A unilateral aparece sob a forma de dispneia inspiratória obstrutiva de intensidade moderada. Na bilateral, essa dispneia inspiratória é grave e pode levar o animal ao colapso respiratório. Os primeiros sinais incluem alteração do latido, estridor inspiratório, intolerância ao exercício, engasgos e tosse ocasionais ao ingerir alimentos ou água. A doença mais grave resulta em cianose, angústia respiratória, edema pulmonar, intermação e morte. Na presença de desordens neuromusculares podem ocorrer fraqueza dos membros, disfagia, alterações esofágicas e megaesôfago. Porém, a progressão dos sinais clínicos é variável e está relacionada à etiologia e à progressão da doença. Os animais podem apresentar sinais por vários meses ou anos antes que ocorra uma angústia respiratória.

Paralisia laríngea congênita

A paralisia laríngea congênita, com ou sem a polineuropatia, manifesta-se em cães antes de 1 ano de idade. Na maioria das raças há uma polineuropatia ou neuropatia juvenil associada a paralisia laríngea. As raças predispostas incluem American Staffordshire Terrier, Bouvier de Flandres, Bull Terrier, Bull Terrier miniatura, Cão dos Pirineus, Dálmata, Husky Siberiano e mestiços, Husky do Alasca, Leonberger, Malamute do Alasca, Pastor-Alemão branco, Rottweiler e Terrier Preto da Rússia. Os animais afetados apresentam sinais de obstrução de vias aéreas craniais, como estridor, cianose e intolerância ao exercício. Já as alterações neuromusculares dependem da doença primária.

As raças Husky Siberiano e os cruzamentos de Husky do Alasca/Siberiano e de Malamute do Alasca/Siberiano apresentam paralisia laríngea congênita sem polineuropatia e degeneração walleriana no nervo laríngeo recorrente. Os sinais clínicos incluem estridor, dispneia e perda de resistência. No Husky do Alasca e no Pastor-Alemão de pelagem branca a neuropatia laríngea pode estar associada a características fenotípicas como olhos azuis e marcas faciais de coloração branca.

Cães com polineuropatia e paralisia de laringe apresentam diversas anormalidades neuromusculares. Na raça American Staffordshire Terrier a doença é causada pela degeneração axonal e desmielinização e acomete filhotes de 1 a 6 meses de idade. Os sinais clínicos incluem ataxia, tetraparesia, postura plantígrada, regurgitação e, ocasionalmente, megaesôfago. Em alguns exemplares a progressão é lenta, e, quando submetidos a correção cirúrgica da paralisia de laringe, o período de vida se estende de 1 a 2 anos, com prognóstico reservado. As raças Dálmata e Rottweiler apresentam degeneração axonal dos nervos motores e sensoriais de origem autossômica recessiva, sendo acometidos animais com idade inferior a 1 ano. Os sinais clínicos incluem hiporreflexia, atrofia muscular, megaesôfago e paralisia facial, lingual e laríngea. É progressiva, de evolução rápida e consequente de prognóstico ruim. Na raça Terrier Preto da Rússia também tem origem autossômica recessiva e acomete animais antes dos 6 meses. Os principais sinais clínicos são fraqueza dos membros pélvicos, ataxia e diminuição da propriocepção e tônus A progressão da doença é rápida e grave, e os cães afetados morrem aos 6 meses de idade.

Paralisia laríngea adquirida

A paralisia da laringe adquirida pode ser induzida por doenças que levem sobrecarga inspiratória à região da laringe, traumas, danos iatrogênicos durante cirurgias de pescoço ou torácicas, neoplasias, intoxicações por organofosforados, infecções, lesões imunomediadas e neuropatias.

Em gatos, a doença adquirida não é comum, atinge animais idosos e não há predisposição de raça ou gênero. Quando presente, a paralisia pode estar associada a neoplasias, traumas e danos iatrogênicos, como após correção cirúrgica de persistência do ducto arterioso e tireoidectomia. Existe uma prevalência aumentada para a paralisia laríngea unilateral esquerda.

Cães de raças grandes e gigantes, com idade acima de 9 anos, do gênero macho, apresentam maior predisposição. Entre elas encontram-se o Labrador Retriever, que é a raça mais predisposta, São Bernardo, Setter Irlandês e Golden Retriever. Esses animais de grande porte podem desenvolver uma forma específica de paralisia laríngea adquirida como parte de uma neuropatia generalizada e progressiva denominada "polineuropatia e paralisia laríngea de início geriátrico" (GOLPP), muito comum no Labrador. Na GOLPP os animais apresentam, inicialmente, paralisia laríngea e, em seguida, disfagia e megaesôfago. O quadro clínico evolui com pneumonia por aspiração, degeneração neuromuscular gerando atrofia e fraqueza muscular.

Algumas raças de cães com risco aumentado para hipotireoidismo são as mesmas que apresentam paralisia laríngea, porém não existe comprovação da associação das duas doenças. Como essa endocrinopatia pode causar axonopatia generalizada, os testes de função tireóidea são incluídos em cães portadores de paralisia laríngea adquirida, embora não haja remissão da paralisia laríngea nos cães afetados, mesmo após o tratamento do hipotiroidismo.

Síndrome dos braquicéfalos

A síndrome braquicefálica se caracteriza por deformidades anatômicas obstrutivas em vias aéreas craniais que desencadeiam lesões nos sistemas respiratório, cardiovascular e digestório (*vide* Capítulo 11, "Síndrome do braquicefálico"). Nessa doença existem alterações anatômicas primárias e secundárias. Os componentes primários são estenose de narinas (Figura 2), cornetos nasais aberrantes, espaços intranasais reduzidos, estreitamento de naso e orofaringe, prolongamento de palato mole (Figuras 3B e C), macroglossia "relativa" e hipoplasia de traqueia.

Nem sempre todas as anormalidades estão presentes em um único animal, porém cada uma delas contribui para a obstrução das vias aéreas craniais e a consequente sobrecarga inspiratória. Essa sobrecarga provoca alterações secundárias, como edema e inflamação da oro e nasofaringe e da laringe, além de eversão e inflamação das tonsilas (Figura 3C), e dos sáculos laríngeos (Vídeo 7), tornando esses animais mais suscetíveis ao colapso faríngeo, à paralisia e ao colapso laríngeo.

Associados às alterações secundárias do sistema respiratório ocorrem os distúrbios gastrintestinais, como disfagia, engasgo,

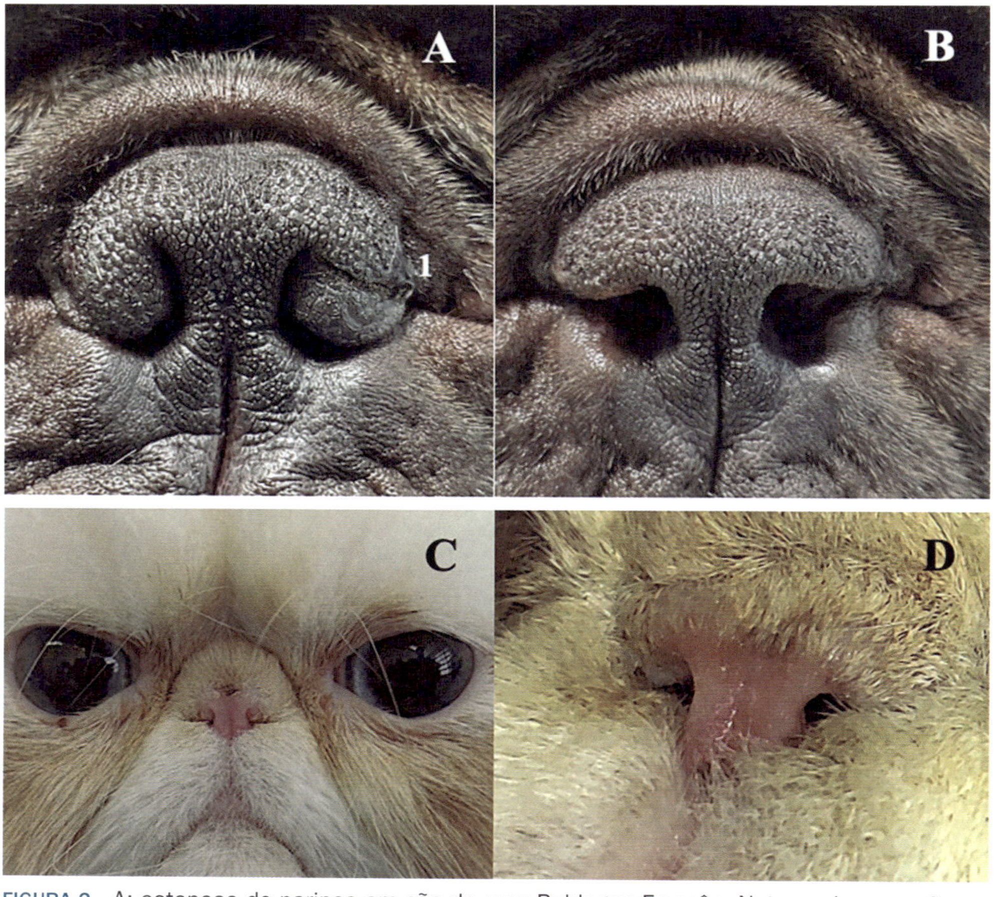

FIGURA 2 A: estenose de narinas em cão da raça Buldogue Francês. Nota-se demarcação na narina esquerda delimitando a área a ser excisada (1). B: imagem após a correção da estenose, rinoplastia com *laser* diodo. C: estenose de narinas em gato da raça Persa. D: imagem após a rinoplastia realizada com *laser* diodo.

Fonte: Equipe Narizinho.

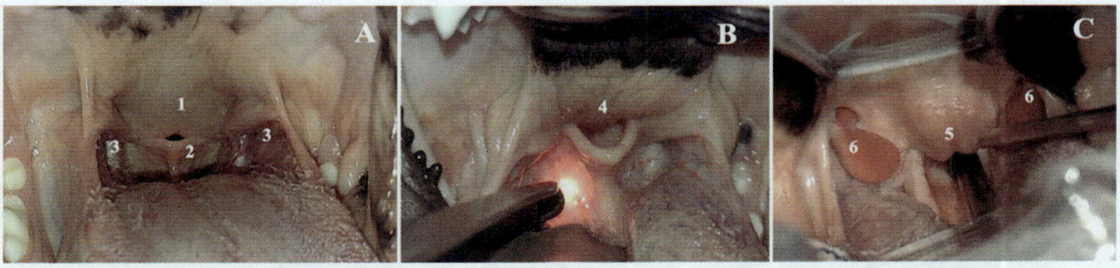

FIGURA 3 A: imagem da região da orofaringe de um cão sem alterações anatômicas ou inflamatórias. Notam-se palato mole (1) próximo à ponta da epiglote (2), e localização das duas fossas palatinas (3) onde ficam as tonsilas. B: palato mole alongado (4). C: palato mole alongado (5) e as duas tonsilas palatinas inflamadas e evertidas (6).

Fonte: Equipe Narizinho.

VÍDEO 7 Cão da raça Buldogue Inglês, macho, 4 anos, portador da síndrome dos braquicéfalos. Observe estenose de narinas, palato mole alongado, eversão dos sáculos laríngeos e das tonsilas.

Fonte: Equipe Narizinho.

regurgitação, flatulência, vômito, esofagite e gastrite, o que, juntamente com os quadros de regurgitação, refluxo gastresofágico e vômito, pode ocasionar esofagite, faringite, laringite e pneumonia por aspiração.

Colapso laríngeo

A obstrução crônica das vias aéreas craniais causa aumento da resistência à entrada do ar e crescimento da pressão negativa intraglótica. Em consequência da sobrecarga inspiratória nas regiões da faringe e da laringe, ocorrem fadiga e degeneração das aritenoides, levando ao colapso laríngeo, que pode ou não estar associado à paralisia laríngea.

É classificado em três estágios. No primeiro estágio, ocorre a eversão dos sáculos laríngeos, com sinais variáveis de edema e inflamação relacionados ao tempo de evolução (Figuras 4A, B e C). O segundo estágio se caracteriza pelo colapso ariepiglótico, com desvio medial dos processos cuneiformes (Figura 4D), e o terceiro, pelo colapso dos processos corniculados, com perda do arco dorsal da rima glótica (Figura 4E). É mais comum em raças braquicefálicas, e mais evidente nos Pugs (Vídeo 8). O estágio do colapso laríngeo e o grau de obstrução impactam diretamente a apresentação clínica da doença.

Lesões traumáticas

Traumas na região cervical ou torácica podem levar a lesões na laringe. Ferimentos contusos na cervical, lesões iatrogênicas por cirurgias torácicas ou no pescoço, como tireoidectomia, tanto geram lesões na inervação como podem induzir alterações cicatriciais que distorcem a anatomia da laringe. O nervo laríngeo recorrente é responsável pela abdução das cartilagens aritenoides

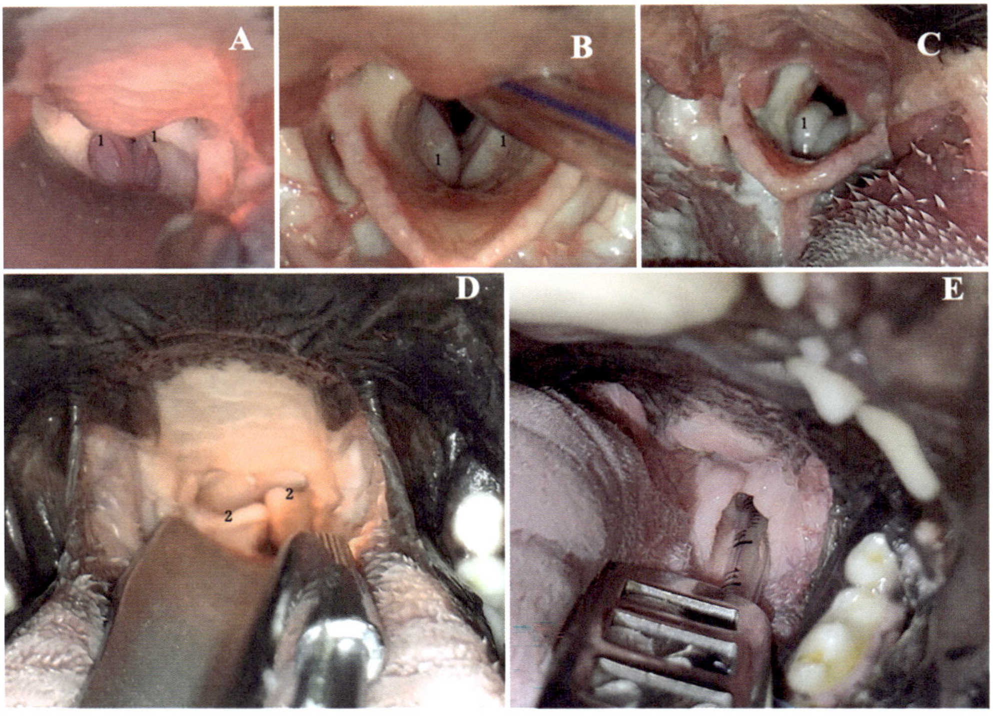

FIGURA 4 Diferentes estágios do colapso laríngeo. A, B e C: exemplos do primeiro estágio do colapso laríngeo – de eversão dos sáculos (1). Observa-se a presença de vascularização, sinais de eversão aguda (A) e subaguda (B). C: eversão crônica avançada. D: segundo estágio, com desvio medial dos processos cuneiformes (2). D: terceiro estágio, com colapso dos processos corniculados e perda do arco dorsal da rima glótica.

Fonte: Equipe Narizinho.

VÍDEO 8 Cão da raça Pug, fêmea, 2 anos. Observe colapso laríngeo.

Fonte: Equipe Narizinho.

durante a inspiração. Lesão nesse nervo provocará paresia ou paralisia laríngea.

Laringite e lesões inflamatórias

Múltiplos fatores podem influenciar a inflamação da laringe. As lesões inflamatórias apresentam-se na forma difusa com edema e eritema (Figura 5A) ou mais localizadas como granuloma, infiltrações eosinofílica e linfocítico-plasmocítica. Tanto no cão quanto no gato, a laringite pode ocorrer por causas irritativas, processos infecciosos, alérgicos, traumáticos, como lesão por corpo estranho e entubação endotraqueal. Independentemente da causa, os sinais estão associados à obstrução de vias aéreas craniais, como estridor, tosse e cianose, e casos graves podem resultar em angústia respiratória. Nos braquicéfalos, o refluxo gastrintestinal, a regurgitação e o vômito são frequentes, e lesões inflamatórias granulomatosas localizadas são, muitas vezes, confundidas com neoplasia, manifestando-se como granulomas de cordas vocais (Figura 5B).

Massas e neoplasias

As massas e neoplasias que mais afetam a laringe têm origem em tecidos adjacentes (Figura 6). Já as neoplasias primárias são incomuns tanto nos cães quanto nos gatos (veja capítulo 18, "Neoplasias do sistema respiratório"). As neoplasias podem levar à distorção das estruturas normais ou à obstrução laríngea, acarretando sinais de dificuldade inspiratória e expiratória. A obstrução se dá pela diminuição do lúmen da laringe ou por compressão ou invasão de massas de tecidos adjacentes.

DIAGNÓSTICO

Os diferenciais para doença laríngea incluem condições que também resultam em sinais clínicos de obstrução das vias aéreas craniais, como alterações nasais, faríngeas e traqueais. A suspeita de lesão localizada na região da laringe ou da faringe pode ser comprovada com a associação da história clínica ao exame físico do animal, mas, muitas vezes, com o animal acordado, já se tem uma noção (Vídeo 9).

O achado clássico no exame físico é a presença de estridor inspiratório. A palpação da região do pescoço pode revelar presença de massa, ao passo que a observação da musculatura e do tônus muscular e um exame neurológico podem levar a suspeita de neuropatias. O diagnóstico definitivo envolve um ou mais exames complementares, como laringoscopia, biopsia, radiografia,

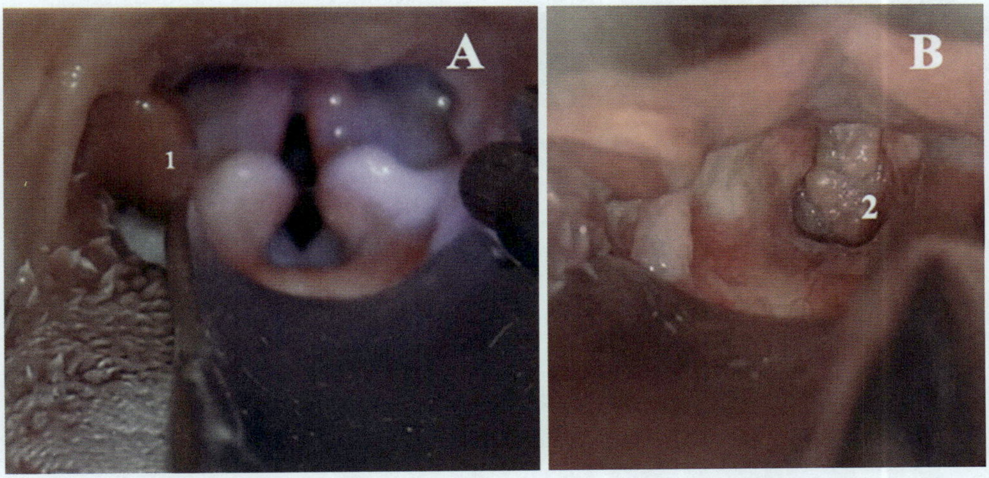

FIGURA 5 A: inflamação e edema da laringe e tonsila palatina direita evertida (1). B: nota-se, na rima da glote, lesão inflamatória, granulomatosa, originária da prega vocal esquerda de um Buldogue Francês, macho, 4 anos (2).

Fonte: Equipe Narizinho.

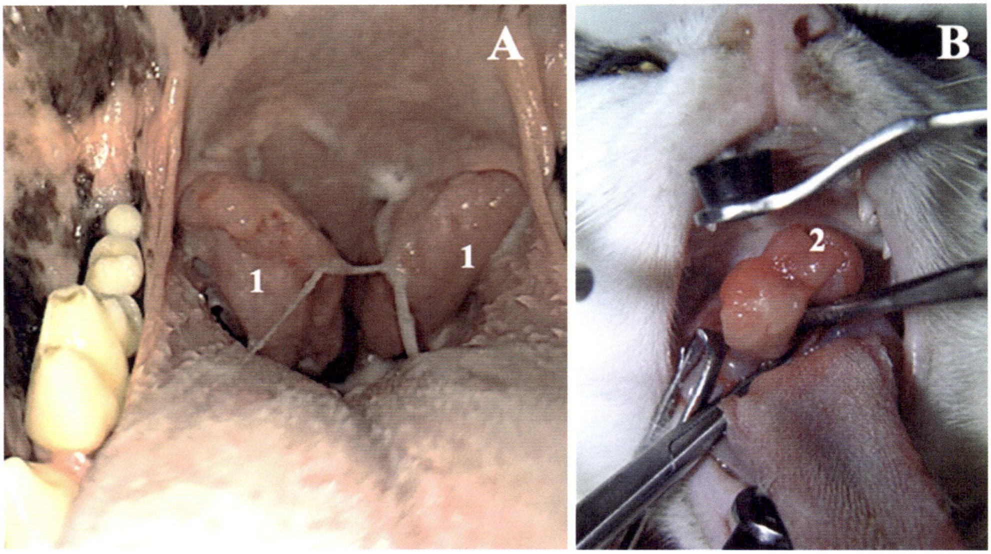

FIGURA 6 A: imagem da região de orofaringe de um cão, da raça Bernese, de 7 anos. Notam-se tonsilas palatinas aumentadas e friáveis (1) em razão da neoplasia. B: pólipo (2) retirado da nasofaringe de um gato, de raça Pelo Curto Brasileiro, de 6 meses.

Fonte: Ana Maria Barros Soares.

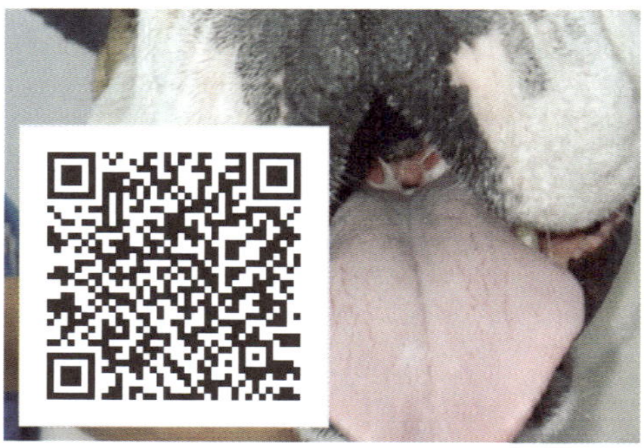

VÍDEO 9 Cão da raça Buldogue Inglês, macho, 2 anos. Observe alterações na região da faringe: edema, inflamação, muco, eversão das tonsilas e palato mole alongado.

fluoroscopia, ultrassonografia, tomografia, ressonância magnética e testes laboratoriais.

Radiografia e fluoroscopia

A avaliação radiográfica é indicada como exame inicial, não invasivo, para pesquisa de alterações nas regiões do tórax e do pescoço. Na cavidade torácica podem estar presentes pneumonia por aspiração e edema pulmonar agudo. Na região do pescoço, a posição lateral facilita a visualização das regiões da faringe, da laringe e da traqueia cervical. Podem ser identificadas como anormalidades do palato mole, estreitamentos de naso e orofaringe, hipoplasia traqueal, megaesôfago, massas e corpos estranhos.

Recentemente foi proposto o uso da radiografia laríngea como ferramenta de auxílio para o diagnóstico de paralisia laríngea bilateral. Para isso se adotou o decúbito lateral direito, com os ventrículos laríngeos visualizados mais dilatados e arredondados nos animais afetados. Embora os ventrículos laríngeos arredondados provoquem suspeita de paralisia laríngea, ocasionalmente essas características podem estar presentes em cães sem sinais de doença respiratória.

A fluoroscopia (ou radioscopia) tem sido usada para o diagnóstico de lesões faríngeas e laríngeas, bem como do colapso de traqueia dinâmico. A avaliação fluoroscópica, por ser um exame dinâmico em tempo real de aquisição de imagens, é um excelente meio de diagnóstico para visualização de alterações funcionais e principalmente para os consequentes distúrbios respiratórios e digestórios, além de ser muito usada no diagnóstico de desordens aerodigestivas. Por meio da fluoroscopia, com o animal em estação e deglutindo alimentos líquidos, é possível identificar a movimentação das estruturas e detectar colapso faríngeo, retroversão epiglótica, refluxo gastroesofágico e aspiração subclínica.

Laringoscopia e faringoscopia

Estes exames permitem a visualização da anatomia e dos movimentos na região da laringe, da faringe e de estruturas adjacentes. A observação direta com o laringoscópio ou um abaixador de língua e uma fonte de luz direcionada permite inspecionar a laringe durante as fases da respiração. Porém, o uso do endoscópio proporciona um exame mais abrangente, inclusive na avaliação da nasofaringe e início da traqueia. Neste tópico, será descrito o exame direto realizado com o laringoscópio.

A anestesia é imprescindível para a condução do exame, porém não se indica o uso de sedação, apenas do agente indutor, sendo propofol o fármaco de escolha. Ela deve ser mantida em plano superficial e o anestésico administrado gradualmente até que a boca possa ser aberta, porém com a manutenção de um leve tônus na mandíbula e da respiração espontânea. Para avaliação da função laríngea em gatos a alfaxalona pode fornecer resultados mais fidedignos que o propofol.

O paciente deve ser posicionado em decúbito esternal, sem que haja pressão no pescoço. O auxiliar abre a boca do animal e o examinador observa a faringe e a parte superior da laringe. Em seguida, com o auxílio do laringoscópio (Figura 7) ou de um abaixador de língua, o examinador traciona e deprime ligeiramente a língua, as aritenoides e a rima glote ficam visíveis e o movimento das aritenoides é observado.

O diagnóstico de paralisia laríngea requer muita atenção ao plano anestésico e observação da coordenação das fases respiratórias com os movimentos de abdução e adução das aritenoides. Em animais normais as aritenoides abduzem durante a inspiração e aduzem durante a expiração. Animais com paralisia laríngea bilateral não apresentam movimentação das aritenoides, ou, em alguns casos, a movimentação é bem limitada. Quando a lesão é unilateral, apenas o lado afetado estará paralisado.

Ainda com o auxílio do laringoscópio e uma leve pressão na base da língua ou na epiglote, observa-se se existe eversão dos sáculos laríngeos, considerado o primeiro estágio da paralisia laríngea, muito comum nos braquicéfalos. Nos casos mais graves, a adução completa das aritenoides provoca obstrução da rima da glote, o que caracte-

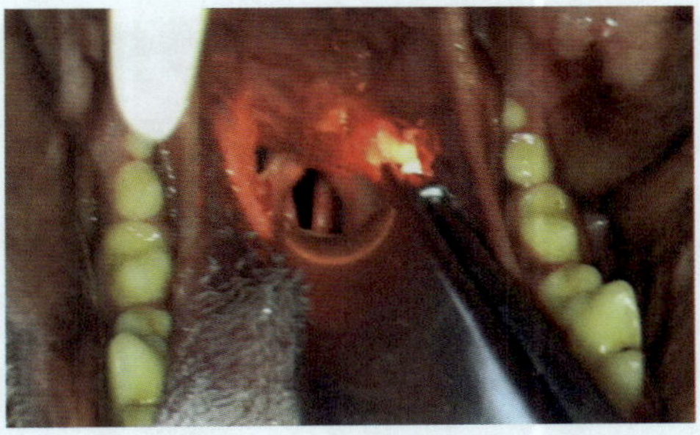

FIGURA 7 Visualização da laringe por exame direto com laringoscópio.
Fonte: Equipe Narizinho.

riza o enfraquecimento das cartilagens e o colapso laríngeo.

A melhor forma de avaliação dos movimentos das aritenoides é pedir para o auxiliar informar os momentos de inspiração e expiração observados no tórax do paciente enquanto o examinador visualiza as aritenoides. Isso porque alguns animais apresentam movimento paradoxal. Nesse caso, durante a inspiração, a pressão negativa relativa do fluxo de ar entrando na traqueia faz com que as aritenoides colapsem passivamente e aduzam no momento inspiratório. Já durante a expiração, a saída do ar dá a falsa impressão de que as aritenoides estão abduzindo (Vídeo 10). Caso não haja a informação sobre o momento respiratório, o examinador pode ter a falsa impressão de que a movimentação está correta.

Durante a avaliação, se houver dúvidas quanto ao exame, um estimulante respiratório de ação central, o doxapram, pode auxiliar no diagnóstico. Uma injeção em bólus de 1 a 2 mg/kg doxapram é administrada por via intravenosa. O início da ação se dá em 15 a 20 segundos e se estende por até 2 minutos. O doxapram vai estimular os centros respiratórios, aumentando a amplitude da inspiração e a frequência respiratória (Vídeo 11). O clínico deve observar que o aumento da força inspiratória associado

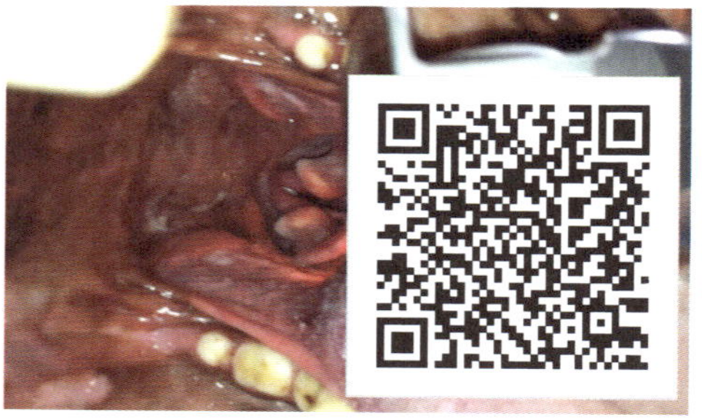

VÍDEO 10 Laringoscopia de cão da raça Labrador Retriever, fêmea, 11 anos. Observe movimento paradoxal das aritenoides.

Fonte: Equipe Narizinho.

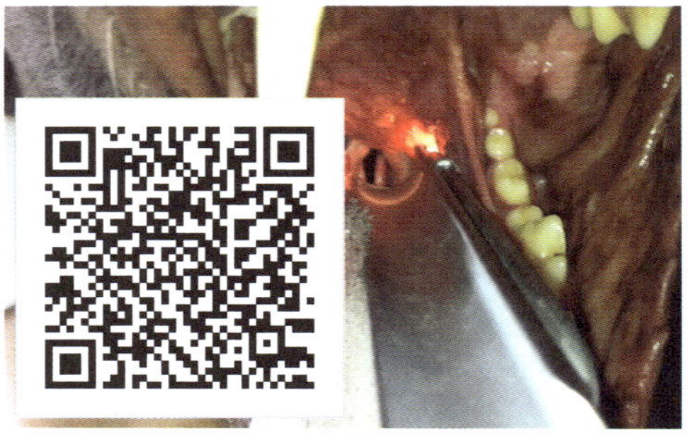

VÍDEO 11 Laringoscopia de cão da raça Labrador Retriever, macho, 13 anos. Observe que a amplitude e a frequência respiratória aumentam após a administração de doxapram, ficando mais evidente a paralisia laríngea e o movimento paradoxal da aritenoides.

Fonte: Equipe Narizinho.

à lesão laríngea pode favorecer o refluxo esofágico ou o fechamento acentuado da rima da glote. Nesses casos, o animal deve ser entubado para que não haja broncoaspiração de conteúdo ou edema pulmonar pós-obstrutivo.

Dando prosseguimento ao exame, após a avaliação dos movimentos da laringe deve-se aprofundar o plano anestésico e entubar o paciente. A entubação favorece a apreciação mais minuciosa das regiões da orofaringe e laringe, pois com o animal entubado o examinador pode proceder ao exame com mais calma. Cabe ressaltar que a laringoscopia realizada com o laringoscópio ou com o abaixador de língua e uma fonte de luz não permite a visualização adequada da nasofaringe. Já o procedimento é satisfatório para a inspeção das tonsilas, do tamanho e espessura do palato mole, do aspecto da epiglote e da presença de granulomas, neoplasias e corpos estranhos.

Tomografia computadorizada e ressonância magnética

São modalidades utilizadas para visualizar a anatomia da laringe e da faringe, mais precisas na identificação de massas externas ou no interior das vias aéreas que resultam em compressão ou obstrução. A tomografia é mais utilizada, porém a ressonância apresenta resolução superior dos tecidos moles que compõem as vias aéreas craniais. Em ambos os exames é imperativo o uso de anestesia.

Ultrassonografia

A ultrassonografia do pescoço é mais utilizada para a localização de lesões ou alterações na tireoide, bem como de linfonodos, cistos e massas, sendo útil também na orientação da realização de aspiração por agulha. A análise funcional da laringe torna-se mais complexa pela presença de ar e fica atrelada à experiência do examinador.

Exames laboratoriais

Os exames de rotina, como hemograma completo, perfil bioquímico sérico e análise da função tireóidea, geralmente são normais. Os testes genéticos de DNA estão disponíveis para algumas raças e devem ser incluídos na triagem de possíveis reprodutores, porquanto facilitam a seleção adequada e a redução gradual dos portadores de genes associados à paralisia laríngea.

TERAPÊUTICA

O tratamento das doenças laríngeas depende da gravidade, da progressão dos sinais e da causa primária. Animais que apresentam um leve estridor inspiratório permitem que o clínico tenha tempo para chegar ao diagnóstico e traçar um plano terapêutico. Em pacientes com sinais mais graves, a única saída para restabelecer a patência das vias aéreas, mesmo que parcialmente, são os procedimentos emergenciais medicamentosos e/ou cirúrgicos.

Manejo e terapia medicamentosa

Não há tratamento disponível que retarde a progressão da doença ou reverta qualquer neuropatia subjacente. Todas as condutas de manejo buscam dar conforto e minimizar efeitos indesejáveis gerados pela lesão laríngea, uma vez que pequenas mudanças na rotina podem aumentar o tempo e a qualidade de vida do animal. Em casos leves, o manejo adequado é fundamental, como induzir a perda de peso, restringir exercícios e estresse, evitar locais de temperatura ambiente elevada e optar pelo peitoral em vez de coleira de pescoço. Outra conduta indicada é fornecer alimento e água em comedouros posicionados na altura do esterno, o que facilita a deglutição e a apreensão dos alimentos.

Para diminuição do edema e da inflamação, indica-se o uso de anti-inflamatório esteroidal na inalação, associado a administração oral e/ou injetável. Os animais muito agitados podem ser beneficiados pelo uso de tranquilizantes e os que apresentam pneumonia por aspiração são tratados com antimicrobianos apropriados.

Terapia emergencial

Aos pacientes em angústia respiratória com cianose de mucosas e hipertermia deve-se garantir a oxigenação adequada, com diminuição da temperatura corpórea e redução do estresse. A suplementação de oxigênio é fundamental e é o primeiro passo. Em alguns casos, pelo estresse e pela falta de via adequada para o fornecimento de oxigênio, a sedação será necessária. Caso não seja suficiente para estabilizar o paciente, recomendam-se a anestesia e a entubação temporária.

O animal deve ser mantido em infusão contínua de propofol, com administração de uma dose intravenosa de anti-inflamatório esteroidal (0,3 mg/kg) para o controle do edema e da inflamação da laringe. Caso a extubação não seja viável em algumas horas, o próximo passo será a traqueostomia temporária até a realização da cirurgia corretiva.

Terapia cirúrgica

De acordo com a gravidade dos sinais respiratórios e a capacidade de estabilizar o paciente, a cirurgia será eletiva ou emergencial. Os objetivos da cirurgia são proporcionar uma abertura glótica ampla o suficiente para permitir oxigenação e ventilação adequadas e ainda manter a cobertura glótica normal durante a deglutição. Porém, antes da realização de qualquer procedimento cirúrgico é imprescindível que o tutor entenda que a cirurgia não restaura a função normal da laringe.

Numerosas técnicas cirúrgicas são descritas para a correção da paralisia de colapso laríngeo, como ventriculocordectomia, laringectomia parcial, lateralização das aritenoides, colocação de *stent*, traqueostomia temporária ou permanente, entre outras. A traqueostomia permanente só é recomendada quando os pacientes não respondem a outros tratamentos médicos ou cirúrgicos. Atualmente, as duas técnicas mais utilizadas são a lateralização unilateral da aritenoide e a laringectomia parcial.

Lateralização unilateral da aritenoide

Consiste na lateralização unilateral da cartilagem aritenoide, mantendo-a permanentemente abduzida e evitando sua adução passiva durante a inspiração. O processo resulta no aumento na abertura da rima da glote e na consequente diminuição da resistência à passagem do ar pela laringe. O procedimento pode ser executado por três técnicas distintas: a lateralização cricotiroaritenoidea (LCTA), a cricoaritenóidea (LCA) e a tiroaritenóidea (LTA). Em gatos, como as cartilagens são mais frágeis, indica-se a aritenoidectomia parcial unilateral com *laser* diodo.

A LCA por via transcutânea é a mais utilizada, pois as complicações pós-cirúrgicas são menores. A maioria dos cães se recupera rapidamente, e a melhora na inspiração é observada imediatamente após a cirurgia. Mesmo assim, após a cirurgia o animal deve permanecer internado em observação por pelo menos 24 horas.

As principais preocupações no pós-operatório imediato são edema, fratura da cartilagem, ruptura do fio de sutura e pneumonia aspirativa. O risco de aspiração torna-se mais acentuado quando há doença neuromuscular que leve a alteração na motilidade esofágica ou gere megaesôfago. Porém, em muitos pacientes a progressão da doença neurodegenerativa é lenta e a cirurgia pode salvar ou aumentar o tempo e a qualidade de vida. Cabe ressaltar que mesmo em cães sem alterações neurodegenerativas a pneumonia aspirativa é uma possibilidade constante para o resto da vida. Complicações da lateralização incluem tosse, engasgos, disfagia e intolerância a exercício.

Laringectomia parcial com *laser*

A laringectomia parcial engloba várias técnicas, como ventriculectomia, saculectomia (Figura 8), epiglotectomia, aritenoidectomia total ou parcial e combinações. É indicada em situações de massas, neoplasias, paralisia de laringe e eversão dos sáculos. Antes do uso do *laser*, eram procedimentos que provocavam altos índices de insucesso, com complicações frequentes como edema e hemorragia. Atualmente, as laringectomias parciais são realizadas por meio da vaporização e da fotoablação com *laser* diodo de alta potência. O procedimento se dá via transoral, com ou sem videoendoscópio, porém o uso de endoscópio facilita e aumenta a precisão cirúrgica. Na paralisia laríngea

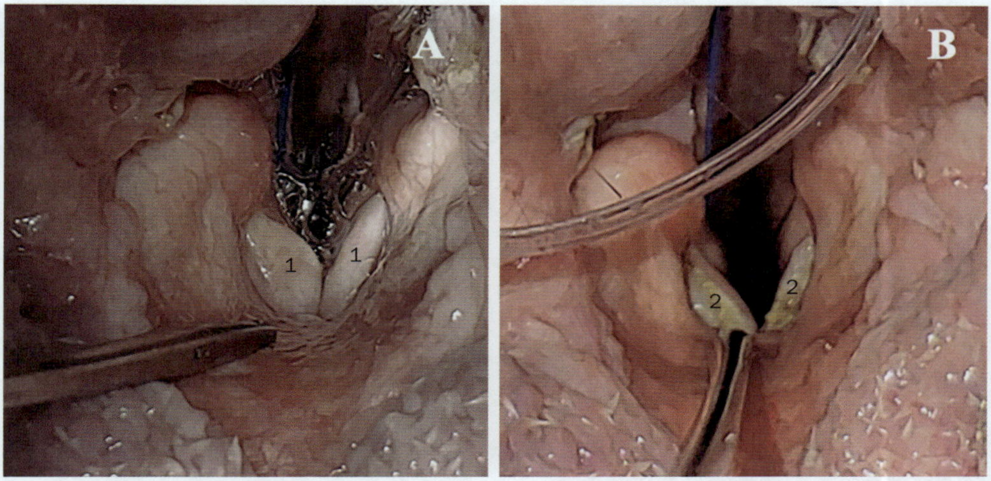

FIGURA 8 A: sáculos laríngeos evertidos (1). B: imagem após a realização da saculectomia com *laser* diodo (2).

Fonte: Equipe Narizinho.

bilateral, a conduta mais indicada é a aritenoidectomia parcial unilateral, na qual parte do processo corniculado é removida, resultando em aumento do diâmetro da glote.

A lasercirurgia, quando comparada às cirurgias tradicionais e à eletrocoagulação, é mais segura e o tempo cirúrgico é menor. No trans e no pós-operatório, constata-se um índice menor de hemorragia, edema, inflamação e dor. Isso porque o *laser* diodo interage com o tecido alvo e, além da ação bioestimuladora, sela vasos sanguíneos, linfáticos e terminações nervosas. Os riscos de complicações no pós-operatório imediato são hemorragia, edema e pneumonia aspirativa. Outras manifestações assemelham-se às observadas na lateralização unilateral da aritenoide.

PROGNÓSTICO E CUIDADOS PÓS-OPERATÓRIOS

O prognóstico para paralisia laríngea adquirida é mais favorável que para a congênita. Animais com miopatias e/ou neuropatias têm uma sobrevida mais curta, pois há progressão da degeneração neuromuscular. Porém, para a obtenção de resultados positivos a longo prazo é fundamental informar o tutor sobre a importância dos cuidados de manejo pós-cirúrgico.

Devem-se evitar estresse, latidos, exercícios extenuantes e locais de temperatura elevada, além de qualquer outra situação de estresse na laringe ou de aumento na frequência e na força inspiratória. Para animais muito agitados são indicados tranquilizantes durante as 2 semanas iniciais de cicatrização. Por mais que pareça óbvio, é fundamental enfatizar que cães não podem entrar em piscinas ou lagos, ou no mar, pois é grande o risco de aspiração e/ou morte por afogamento, principalmente dos traqueostomizados.

Outro ponto importante é a alimentação: os alimentos devem ser umedecidos, de preferência em formato de almôndegas ou papa mais consistente, e divididos em 3 a 4 porções diárias. Nos primeiros dias de recuperação, durante a ingestão de alimentos e água o paciente pode apresentar disfagia, engasgos (Vídeo 12) e tosse, que geralmente diminuem com o passar do tempo.

Os comedouros devem ser posicionados acima do chão, de tal forma que, ao se alimentar, o animal não abaixe a cabeça ou dobre demasiadamente o pescoço (Figura 9).

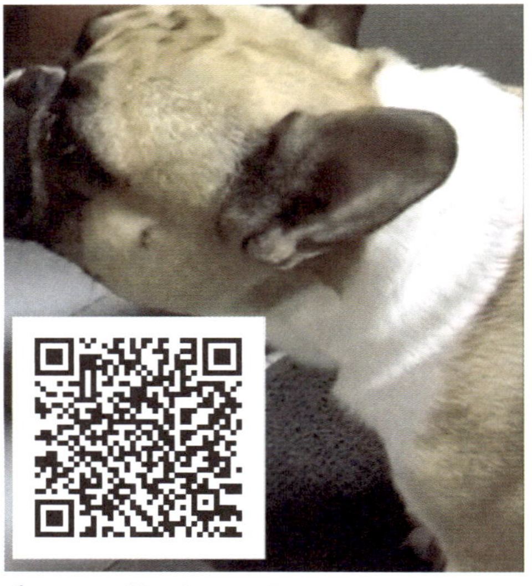

VÍDEO 12 Cão da raça Buldogue Francês, macho, 4 anos, submetido a estaflectomia. Nos primeiros dias após a cirurgia apresentou engasgos durante a ingestão de alimento pastoso.

Fonte: Equipe Narizinho.

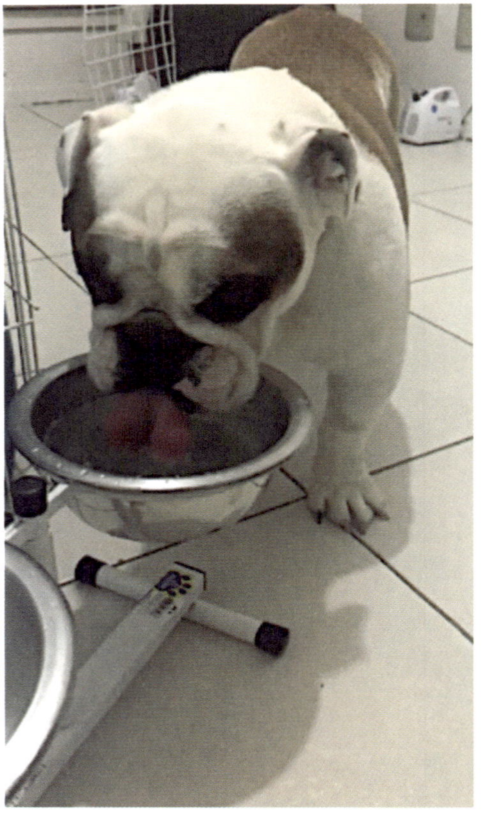

FIGURA 9 Ilustração da altura dos comedouros para alimentação de animais com doenças laríngeas ou faríngeas. Devem estar acima do chão, de tal forma que, ao se alimentar, o animal não abaixe a cabeça ou dobre demasiadamente o pescoço.

Fonte: Equipe Narizinho.

BIBLIOGRAFIA COMPLEMENTAR

1. Collivignarelli F, Bianchi A, Vignoli M, Paolini A, Falerno I, Dolce G, et al. Subtotal epiglottectomy and ablation of unilateral arytenoid cartilage as surgical treatments for grade III laryngeal collapse in dogs. Animals. 2022;12(9):1118.
2. Dixon A, Tiervers MS, Packham L, Black V. Infiltrative laryngeal disease in dogs. J Small Anim Pract. 2020;61(9):568-75.
3. Domínguez-Ruiz M, Reinero CR, Vientos-Plotts A, Grobman ME, Silverstein D, Gomes E, et al. Association between respiratory clinical signs and respiratory localization in dogs and cats with abnormal breathing patterns. Vet J. 2021;(277):105761.
4. Freiche V, German AJ. Digestive diseases in brachycephalic dogs. Vet Clin North Am Small Anim Pract. 2021;51(1):61-78.
5. Grobman ME, Masseau I, Reinero CR. Aerodigestive disorders in dogs evaluated for cough using respiratory fluoroscopy and videofluoroscopic swallow studies. Vet J. 2019;251:105344.
6. Hawkins EC. Respiratory system disorders. In: Nelson RW, Couto CG. Small animal internal medicine. 6th ed. Canada: Elsevier; 2020. p.257-81.

7. Krainer D, Dupré G. Brachycephalic obstructive airway syndrome. Vet Clin North Am Small Anim Pract. 2022;52(3):749-80.
8. Letko A, Minor KM, Friedenberg S, Shelton GD, Salvador JP, Mandigers PJJ, et al: A CNTNAP1 missense variant is associated with canine laryngeal paralysis and polyneuropathy. Genes (Basel). 2020;11(12):1426.
9. MacPhail C, Fossum TW. Surgery of the upper respiratory system. In: Fossum TW. Small animal surgery. 5th ed. Philadelphia: Elsevier; 2019. p.833-83.
10. Macphail CM. Laryngeal disease in dogs and cats: an update. Vet Clin North Am Small Anim Pract. 2020;50(2):295-310.
11. Monnet E. Small animal soft tissue surgery. 2nd ed. India: John Wiley & Sons; 2023.
12. Phillips H. Updates in upper respiratory surgery. Vet Clin North Am Small Anim Pract. 2022;52(2):339-68.
13. Rasouliha SH, Barrientos L, Anderegg L, Klesty C, Lorez J, Chevallier L, et al. A RAPGEF6 variant constitutes a major risk factor for laryngeal paralysis in dogs. PLoS Genet. 2019;15(10):3-17.
14. Torrent E, Pastor J, Fresno L, Vigueras I, Casanova MI, Ramis A, et al. Laryngeal granuloma due to Leishmania spp. infection in a dog. J Comp Pathol. 2018;158:6-11.
15. Touzet C, Hahn H, Gomes E, Bismuth C, Le Boedec K. Assessment of survey radiography as a method of diagnosing bilateral laryngeal paralysis in dogs. Vet Radiol Ultrasound. 2023;64(2):183-93.
16. Vandenberghe H, Escriou C, Rosati M, Porcarelli L, Caride AR, Anor S, et al. Juvenile-onset polyneuropathy in American Staffordshire Terriers. J Vet Intern Med. 2018;32(6):2003-12.
17. von Pfeil DJF, Zellner E, Fritz MC, Langohr I, Griffitts C, Stanley BJ. Congenital laryngeal paralysis in Alaskan Huskies: 25 cases (2009-2014). J Am Vet Med Assoc. 2018;253(8):1057-65.

CAPÍTULO 13

Doenças da traqueia

Aguinaldo Francisco Mendes Junior
Ana Maria Barros Soares
Flávia Silva Raja Gabaglia Toledo

CONSIDERAÇÕES GERAIS

A traqueia é o órgão do sistema respiratório que, em conjunto com as narinas, a cavidade nasal, a faringe, a laringe e os brônquios, faz a condução do ar até os pulmões. Ela se estende desde a porção final da cartilagem cricoide da laringe, na altura do corpo do áxis, até aproximadamente a quinta vértebra torácica, onde, imediatamente dorsal à base cardíaca na altura do quarto ao sexto espaço intercostal, segmenta-se nos brônquios principais direito e esquerdo, originando a carina da traqueia.

Estruturalmente, é um órgão tubular e flexível constituído por anéis semicirculares com as paredes laterais e ventrais compostas por cartilagem hialina, ordenados paralelamente e ligados por tecido fibroelástico, denominados ligamentos anulares (Figura 1). Dorsalmente os anéis traqueais são separados por uma membrana composta por mucosa, tecido conjuntivo e músculo liso, o que permite que aconteçam pequenas variações no diâmetro do órgão a depender da necessidade ventilatória.

No que se refere à histologia, a traqueia é formada por quatro camadas diferenciadas: mucosa, submucosa, musculocartilaginosa e adventícia. A camada mucosa é composta por epitélio de revestimento colunar ciliado pseudoestratificado. A submucosa é rica em fibras elásticas e adipócitos, enquanto a camada musculocartilaginosa é constituída por tecido conjuntivo fibroelástico, anéis cartilaginosos e músculo liso traqueal; finalmente, a camada adventícia é constituída por tecido conjuntivo preso à camada musculocartilaginosa e ao tecido conjuntivo que envolve a traqueia.

A traqueia é dividida em duas porções, cervical e torácica. Essa demarcação anatômica acontece na altura do primeiro par de

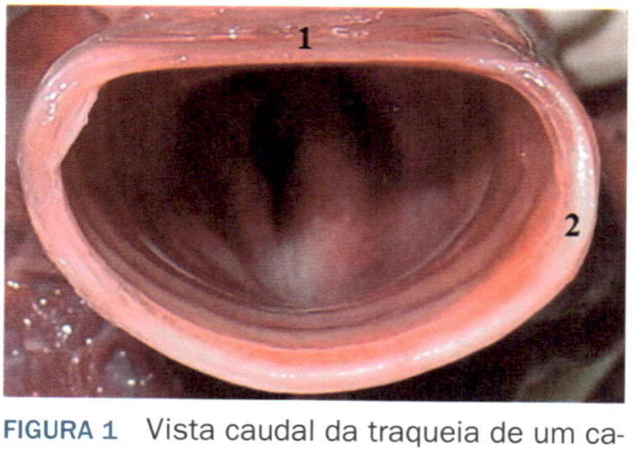

FIGURA 1 Vista caudal da traqueia de um canino. 1: membrana traqueal dorsal. 2: anéis cartilaginosos.
Fonte: Ana Maria Barros Soares.

costelas, local onde o órgão apresenta maior curvatura e menor diâmetro.

Além da função de via condutora do fluxo de ar, fisiologicamente a traqueia auxilia na remoção de muco e de sujidades através do sistema mucociliar. A redução do lúmen traqueal em 25% ou menos é considerada variação anatômica esperada pelas mudanças de pressão que ocorrem no ciclo respiratório. Porém, alterações no diâmetro de lúmen traqueal acima desse percentual implicam diretamente em sua capacidade fisiológica funcional, gerando sinais clínicos importantes nos animais acometidos.

COLAPSO DE TRAQUEIA

Etiologia

Apontado como uma das causas mais comuns de tosse em cães, o colapso de traqueia é caracterizado pelo achatamento dorsoventral dos anéis cartilaginosos e prolapso da membrana dorsal para o interior do lúmen da traqueia, levando ao estreitamento do órgão quando a pressão extraluminal excede a pressão intraluminal, causando o colapso das vias aéreas e dificultando assim a passagem do ar. Até o momento, a etiologia do colapso traqueal não é totalmente elucidada, todavia já se sabe ser uma desordem de origem multifatorial, podendo ser congênita ou adquirida.

O colapso traqueal é um processo crônico, degenerativo e progressivo resultante do enfraquecimento da cartilagem hialina da traqueia pela redução ou ausência de glicosaminoglicanos e sulfato de condroitina, alterando a matriz orgânica dos anéis traqueais e tornando-os hipocelulares. Dessa forma há a perda na habilidade de retenção de água, o que leva à incapacidade da traqueia de manter sua rigidez funcional e sua patência, e à consequente redução do diâmetro luminal.

Outro fator que contribui para a ocorrência do colapso traqueal é o aumento da pressão transtraqueal. Entre as possíveis causas desse aumento encontram-se a inflamação crônica, alterações nas fibras elásticas da membrana traqueal dorsal e dos ligamentos anulares, a deficiência na inervação do músculo traqueal e o colapso das pequenas vias aéreas nos pulmões.

Os animais mais frequentemente acometidos são cães de pequeno porte, de meia-idade a idosos, sugerindo a existência de anormalidade primária associada a fatores secundários levando à progressão da doença e ao aparecimento dos sinais clínicos. A afecção pode acometer a porção cervical, torácica ou ambas, assim como os brônquios principais e bronquíolos, condição esta denominada traqueobroncomalácia.

A transição cervicotorácica é o local de maior ocorrência do colapso em razão da curvatura acentuada da traqueia e do menor diâmetro e espessura dos anéis. O colapso pode ser estático ou dinâmico. Alguns animais apresentam o colapso estático com redução do lúmen independentemente da fase do ciclo respiratório. A traqueia cervical tende a colapsar durante a inspiração, como resultado das pressões intratorácicas negativas geradas pela expansão da caixa torácica e das vias aéreas. A porção intratorácica, juntamente com os brônquios principais e lobares, tende a colapsar durante a expiração, categorizando o colapso dinâmico, agravando a inflamação, edema traqueal, alterações ou falha no aparelho mucociliar, o aumento da secreção e a retenção de muco nas vias aéreas.

Manifestações clínicas

O colapso traqueal é uma das mais importantes causas de tosse em cães. Os sinais clínicos decorrentes dessa afecção podem surgir em qualquer idade, porém seu diagnóstico e mais comum em cães de meia-idade e idosos. Não é observada a predisposição sexual.

As raças de pequeno porte e miniatura (*toys*), como Chihuahua, Lulu-da-pomerânia, Poodle Miniatura, Shih-tzu, Lhasa Apso e Yorkshire Terrier, assim como raças braquicefálicas, como o Pug, são as mais acometidas. Cães de raças grandes e gatos raramente são diagnosticados com colapso traqueal.

A apresentação clínica do colapso traqueal é variada. Usualmente, a principal queixa referida é uma tosse alta, não produtiva, que se agrava ao longo do tempo, sendo mais intensa em momentos de excitação, estresse ou após alimentação. Alguns animais podem apresentar um quadro intermitente, com pioras e melhoras espontâneas.

Episódios de mímica de vômito ou expectoração após as crises de tosse, na tentativa de remover secreções respiratórias das vias aéreas, são frequentemente relatados, fato que aumenta a atenção do responsável.

A redução do lúmen traqueal pode induzir a taquidispneia, intolerância ao exercício e baixa tolerância às temperaturas elevadas. Isso causa aumento do ruído respiratório em função da grande turbulência no fluxo de ar, que tende a se agravar com esforço físico e excitação. A obesidade constitui um fator complicador, normalmente agravando o quadro de dificuldade respiratória.

Cianose e síncope podem acontecer secundárias à obstrução completa das vias respiratórias, por estímulo vagal ou pela hipertensão pulmonar. Estertores úmidos audíveis na traqueia cervical, sialorreia, ronco e engasgos também podem ser observados em casos crônicos ou mais graves da doença.

Uma parcela dos pacientes acometidos pelo colapso traqueal pode se manter assintomática, não exibindo os sinais clínicos característicos. Isso ocorre porque o fluxo respiratório pode ser mantido em repouso de maneira a suprir as necessidades fisiológicas do animal.

Os principais diagnósticos diferenciais são as afecções causadoras de tosse crônica, como bronquite crônica, broncomalácia, hipoplasia e estenose de traqueia, neoplasias traqueais.

Diagnóstico

Para o diagnóstico assertivo do colapso traqueal, é necessário estabelecer uma relação entre histórico, anamnese e exame físico do paciente. A suspeita é fortemente levantada com base na raça do animal, idade e presença de tosse e dispneia.

O colapso traqueal cervical geralmente provoca dificuldade respiratória na inspiração, enquanto o colapso intratorácico resulta em esforço expiratório. Caso o paciente se apresente em grande excitação ou em angústia respiratória, pode ocorrer cianose, distrição respiratória inspiratória e aumento anormal da temperatura.

A palpação da traqueia em geral provoca tosse em cães afetados, indicando sensibilidade traqueal inespecífica. Essa palpação deve ser realizada com cautela, porque alguns animais podem entrar em quadros persistentes de tosse e tornam-se cianóticos.

A auscultação traqueal pode ressaltar estridores e estertores inspiratórios em razão do estreitamento do diâmetro traqueal cervical, devendo ser diferenciados de outras causas de obstrução do trato respiratório cranial.

A auscultação pulmonar pode variar, desde ruídos normais, presença de sibilos ou crepitação. É de extrema importância atentar para que sons de trato respiratório cranial não comprometam a avaliação dos sons pulmonares. A auscultação cardíaca deve ser realizada em busca de sinais como sopro que ocorrem em doenças cardíacas comuns em cães de pequeno porte.

Cães acometidos com colapso de traqueia comumente manifestam hepatomegalia, e, apesar de o motivo não estar totalmente esclarecido, o aumento do fígado pode estar relacionado a alta resistência das vias aéreas, hepatopatia esteroide e ainda a obesidade.

A traqueia desempenha função essencial na respiração, e a avaliação de sua morfologia é de suma importância na pesquisa diagnóstica, uma vez que a maioria das afecções traqueais pode alterar seu formato e complacência. Com esse objetivo variadas técnicas de imagem são empregadas no diagnóstico do colapso traqueal, incluindo radiografia, fluoroscopia e endoscopia.

O exame radiográfico da traqueia é amplamente utilizado na pesquisa do colapso em função da pronta disponibilidade na maioria dos estabelecimentos veterinários, baixo custo, não necessitar de sedação ou anestesia e não ser invasivo. A imagem radiográfica do colapso de traqueia é caracterizada pela diminuição do lúmen traqueal no sentido dorsoventral (Figura 2).

A aquisição das imagens deve ser realizada nas projeções dorsoventral e lateral das regiões cervical e torácica. Durante a

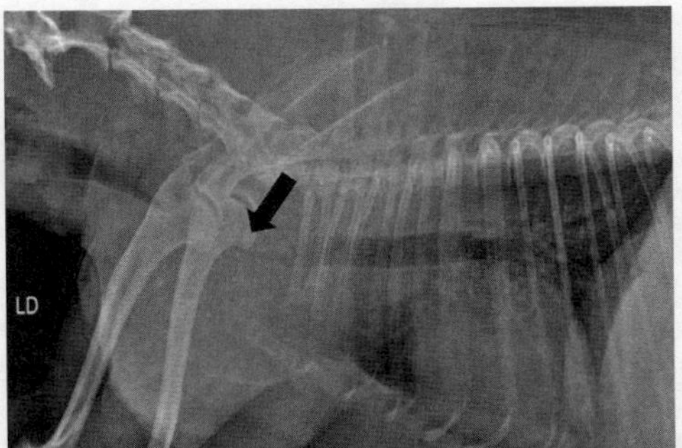

FIGURA 2 Exame radiográfico demonstrando o colapso traqueal (seta) em um cão da raça Yorkshire Terrier.

Fonte: Rômulo Caldas Braga.

realização do exame radiográfico em projeção lateral, os membros torácicos devem ser posicionados em ângulo reto em relação à coluna vertebral, enquanto a cabeça e o pescoço devem ser estendidos em posição neutra, sem extensão excessiva.

Em função do caráter dinâmico da afecção, as imagens devem ser obtidas durante as fases de inspiração e expiração. O colapso do segmento cervical é evidenciado em projeções radiográficas laterais durante a fase inspiratória, pois a pressão negativa intrapleural expande o lúmen das vias respiratórias intratorácicas, enquanto a pressão luminal cervical torna-se negativa. Em contrapartida, o colapso do segmento intratorácico é mais bem demonstrado na fase expiratória, quando a pressão intrapleural se torna positiva.

Apesar da aplicabilidade do exame radiográfico no diagnóstico do colapso traqueal, este é um método considerado de triagem, no qual o resultado deve ser avaliado de forma minuciosa pela possibilidade de ocorrência de falso-positivo ou falso-negativo.

A fluoroscopia permite uma avaliação dinâmica da traqueia em todo o ciclo respiratório assim como durante a tosse, demostrando maior sensibilidade no diagnóstico de afecções traqueais quando comparado à radiografia.

A broncoscopia é uma técnica em que se introduz um broncoscópio pela cavidade oral, permitindo a visualização direta do lúmen da traqueia e evidenciando a localização da lesão, aspecto morfológico da mucosa (Figura 3).

A broncoscopia permite, igualmente, avaliar o grau de colabamento dos anéis traqueais (Quadro 1) e é considerada o exame "padrão ouro" para o diagnóstico do colapso traqueal. O exame é minimamente invasivo e possibilita ainda a avaliação dos brônquios principais, lobares e sublobares para veri-

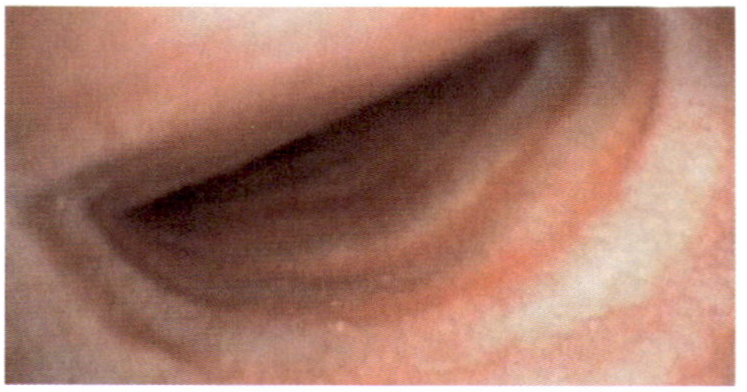

FIGURA 3 Broncoscopia demonstrando o colapso traqueal grau IV em um cão da raça Yorkshire Terrier.

Fonte: Flávia Toledo.

QUADRO 1 Sistema de classificação em graus do colapso de traqueia baseado nos achados de broncoscopia

Graduação	Redução do lúmen traqueal (%) e demais critérios visuais.
Grau I	Redução de aproximadamente 25% do lúmen traqueal. A membrana dorsal é ligeiramente pendular, e os anéis traqueais mantêm um formato circular.
Grau II	Redução de aproximadamente 50% do lúmen traqueal. A membrana traqueal dorsal apresenta-se alargada e pendular, e os anéis traqueais estão parcialmente colabados.
Grau III	Redução de aproximadamente 75% do lúmen traqueal. A membrana traqueal dorsal quase entra em contato com a superfície dos anéis traqueais, que apresentam um colabamento grave.
Grau IV	Redução de 90 a 100% do lúmen traqueal. A membrana traqueal toca a superfície ventral da traqueia, ocasionando obliteração luminal total.

Fonte: adaptado de Tangner e Hobson (1982).

ficação da ocorrência de broncomalácia, achado comum em cães diagnosticados com o colapso traqueal.

Quando realizado por um profissional treinado, trata-se de um procedimento simples e rápido, estando os riscos associados à necessidade do uso de anestesia geral. É recomendado que o paciente mantenha um plano anestésico superficial, que, em conjunto com a manipulação das vias aéreas durante o exame, resulte em respirações mais forçadas, aumentando a probabilidade na identificação do colapso de traqueia. A realização da broncoscopia é imprescindível no planejamento de procedimento cirúrgico de colocação de próteses traqueais.

Tratamento

A abordagem terapêutica a ser instituída ao paciente com colapso traqueal deverá ser definida a partir da extensão e localização da afecção, assim como na gravidade dos sinais clínicos apresentados pelo animal, sendo na maioria dos casos o tratamento medicamentoso a escolha inicial.

O manejo ambiental é de extrema importância no controle dos sinais clínicos do paciente. A perda de peso é essencial para melhor resposta das demais medidas terapêuticas, devendo, quando necessário, ser iniciadas dietas de restrição calórica, associadas a exercícios físicos leves e ao tratamento de doenças que interferem diretamente na manutenção de um bom escore de condição corporal, como hipotireoidismo e hiperadrenocorticismo. A redução do percentual de gordura corporal aumenta a complacência torácica e reduz o tecido adiposo cervical e abdominal, melhorando significativamente a tosse e a dispneia.

Os animais devem ser mantidos em ambientes frescos e arejados, livres de fumaça e demais agentes irritantes do sistema respiratório, da mesma forma que se deve evitar a realização de exercícios físicos extenuantes e o uso de coleiras cervicais ou enforcadores.

Alguns pacientes podem se apresentar em intensa dispneia e angústia respiratória, caracterizando um quadro emergencial no qual são requeridos suporte e estabilização imediata. Para redução da ansiedade e melhora do padrão respiratório, recomenda-se suplementação de oxigênio e sedação, podendo-se empregar inicialmente o butorfanol na dose de 0,05 a 0,1 mg/kg por via subcutânea a cada 4 a 6 horas, como agente único ou associado a acepromazina 0,01 a 0,1 mg/kg subcutâneo a cada 4 a 6 horas. O protocolo de sedação vai depender diretamente do conhecimento e prática do médico-veterinário com os diversos fármacos sedativos disponíveis.

O uso de corticosteroides deve ser avaliado na emergência visando reduzir a inflamação e o edema das vias aéreas anteriores. Os animais devem ser mantidos em ambiente refrigerado, pois, dada a obstrução das vias aéreas, eles são predispostos a desenvolver hipertermia.

Não estão disponíveis atualmente no mercado medicações que comprovadamente melhorem o metabolismo e regenerem a cartilagem traqueal, sendo possível a ocorrência de agudização dos sinais clínicos.

Para o paciente estabilizado, o tratamento consiste em uma combinação de fármacos antitussígenos, antibióticos, broncodilatadores e anti-inflamatórios esteroidais, com um bom controle sintomático em cerca de 70% dos pacientes.

Os corticoesteroides são utilizados com o objetivo de diminuir a inflamação traqueal decorrente do colapso repetido das vias aéreas. Em razão dos possíveis efeitos colaterais, como ofegância e ganho de peso, seu uso com ação sistêmica deve ser pontual.

Fármacos como prednisona e prednisolona em doses anti-inflamatórias de 0,5 mg/kg a cada 12 ou 24 horas por um período de 5 a 7 dias podem trazer efeito satisfatório. Os esteroides inalatórios como propionato de fluticasona, administrado com o auxílio de espaçador (Figura 4) e máscara, e a beclometasona, administrada por nebulização, minimizam os efeitos colaterais sistêmicos, podendo ser uma boa opção para o uso a longo prazo.

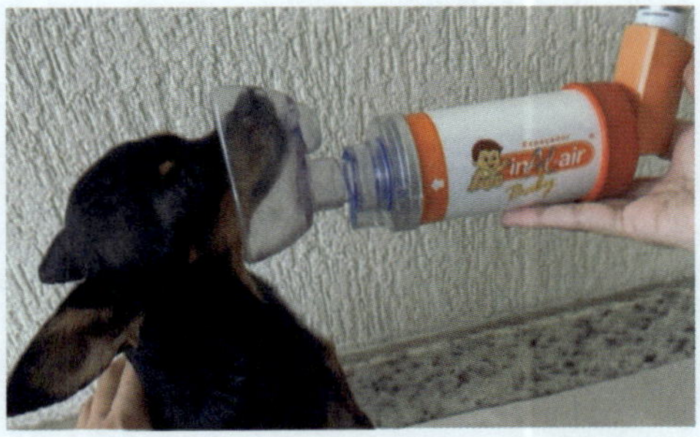

FIGURA 4 Administração de anti-inflamatório inalatório com auxílio de espaçador, em paciente canino.

Fonte: Aguinaldo F. Mendes Junior.

O uso de broncodilatadores poderá trazer benefícios unicamente quando existe suspeita ou confirmação de broncomalácia contribuindo para o colapso das vias aéreas intratorácicas, pois esses medicamentos não exercem efeitos terapêuticos diretos na traqueia. O uso dos broncodilatadores pode auxiliar reduzindo a resistência à passagem de ar através das pequenas vias aéreas do trato respiratório caudal e prevenindo a elevação da pressão intratorácica durante a expiração, situação que resulta em colapso traqueal.

Os broncodilatadores metilxantínicos, em especial a teofilina, são os mais utilizados, pois favorecem a depuração mucociliar e previnem a fadiga diafragmática durante os movimentos respiratórios. Dados os possíveis efeitos colaterais, como taquicardia, agitação e vômitos, atenção especial deve ser dada à dosagem e ao tempo de administração para pacientes cardiopatas e idosos, devendo ser realizado um ajuste individual.

A utilização de antibióticos no tratamento é controversa, pois não é claro o papel da infecção bacteriana na patogenia do colapso. Porém, esta pode ser a causa de agudização dos sinais clínicos, e o uso desses fármacos torna-se útil na redução da tosse. A doxiciclina, na dose 5 mg/kg a cada 12 horas, é recomendada para início da antibioticoterapia empírica, uma vez que tem boa penetração no tecido respiratório e efetividade contra as principais bactérias comensais da região, assim como seu efeito anti-inflamatório.

Após o controle adequado da inflamação e da infecção, os antitussígenos podem ser utilizados com o objetivo de inibir a tosse, reduzindo a irritação crônica e promovendo maior conforto ao paciente. A depender da frequência e da intensidade da tosse, o uso dos antitussígenos pode ser contínuo. Preconiza-se inicialmente a administração de doses maiores e com maior frequência para quebrar o ciclo da tosse, com redução gradativa do fármaco empregado até se alcançar a menor dose possível com redução considerável da tosse. Nos casos em que se tem excessiva produção de muco, os mucolíticos e a nebulização com salina são benéficos.

O tratamento cirúrgico deve ser considerado para aqueles animais que apresentam colapso traqueal grave ou pacientes refratários ao tratamento medicamentoso com sinais clínicos que comprometem a qualidade de vida e/ou potencial risco de óbito.

A cirurgia tem como principal objetivo a estabilização das cartilagens e da membrana traqueal, restaurando o diâmetro normal da traqueia, com a máxima preservação do fluxo mucociliar, do suprimento nervoso e sanguíneo dos segmentos afetados. Diferentes técnicas cirúrgicas, como aplicação de membrana traqueal dorsal e próteses de anéis traqueais extraluminais, já foram descritas na literatura para a correção do colapso traqueal.

Atualmente a técnica mais recomendada e que demostra melhores resultados pós-operatórios é a colocação do *stent* traqueal intraluminal. As próteses autoexpansíveis de nitinol, uma liga metálica de níquel e titânio flexível com propriedades físicas semelhantes à cartilagem traqueal, têm sido as mais utilizadas na medicina veterinária. A colocação é realizada sob anestesia geral com auxílio de um fluoroscópio ou broncoscópio. São procedimentos minimamente invasivos e capazes de restabelecer a patência do lúmen colapsado, sendo indicados nos casos de colapso da traqueia torácica ou cervicotorácica e atualmente nos colapsos de traqueia cervical. Quando comparada a outras técnicas cirúrgicas, apresenta como grande vantagem a melhora imediata dos sinais clínicos, menor tempo de procedimento e rápida recuperação, com menor risco de lesão vascular e nervosa.

As principais complicações pós-operatórias do *stent* intraluminal incluem fratura e migração do *stent*, formação de granulomas, traqueíte, pneumonia bacteriana, hemorragia, pneumomediastino e colapso de áreas da traqueia que antes da colocação da prótese se mostravam viáveis.

A seleção correta do candidato a receber a prótese é de extrema importância para a obtenção de bons resultados. Pacientes idosos com complicações clínicas, com grande porção da traqueia acometida, assim como aqueles cães com colapso de brônquio principal, não são bons candidatos ao tratamento cirúrgico em função dos maiores riscos de complicação.

As próteses extraluminais de polipropileno confeccionadas em espiral ou anéis únicos podem ser recomendadas para o tratamento cirúrgico do colapso traqueal cervical. A técnica é invasiva, exigindo cirurgia aberta com dissecação cuidadosa da traqueia, preservando o suprimento sanguíneo e a inervação da traqueia.

Atenção especial deve ser dada durante a realização da cirurgia para evitar traumas ao nervo laríngeo recorrente, uma vez que a lesão do nervo irá causar a paralisia laríngea, uma das principais complicações cirúrgicas. Se isso ocorrer, pode ser necessária a realização de lateralização da aritenoide para manutenção do fluxo aéreo. Caso o suprimento sanguíneo da traqueia seja comprometido, pode ocorrer a necrose traqueal.

De forma geral, melhores resultados pós-operatórios são evidenciados em cães jovens e sem comorbidades. Pacientes mais velhos com complicações clínicas ou aqueles com grande extensão da traqueia acometida não são bons candidatos ao tratamento cirúrgico, elevando os riscos do procedimento.

O prognóstico é variável. Muitos animais apresentam bom controle dos sinais clínicos com tratamento medicamentoso adequado. Naqueles com tosse e dispneia intensa e com potencial risco de óbito, o prognóstico é de reservado a ruim a depender da indicação e da resposta ao tratamento cirúrgico, devendo o cliente estar ciente da condição clínica do animal e dos riscos.

HIPOPLASIA DE TRAQUEIA

Etiologia

A hipoplasia de traqueia é uma doença congênita caracterizada pela redução do diâmetro luminal de todo o órgão. Diferentemente de outras afecções, como o colapso de traqueia, em que acontece uma diminuição pontual da estrutura, na hipoplasia traqueal se observa um estreitamento uniforme dos anéis cartilaginosos, desde a laringe até a carina. Os anéis traqueais são reduzidos e com as extremidades sobrepostas; a membrana traqueal é estreita e em alguns casos pode ser ausente.

Trata-se de uma anomalia congênita frequentemente associada a síndrome braquicefálica.

Além das diferentes raças braquicefálicas, como Pug, Buldogue Francês, Boston Terrier, Chihuahua, Shih-tzu, Boxer e em especial o Buldogue Inglês, que são comumente relatadas como predispostas ao desenvolvimento da hipoplasia traqueal, animais não braquicefálicos, como Cavalier King Charles Spaniel, Basset Hound, Pastor-Alemão, Weimaraner, Labrador Retriever e Rottweiler, podem ser acometidos. A frequência é menor em felinos, porém há relatos em animais de raças de face curta, como Himalaio, Exótico e Persa. Recentemente, mediante a avaliação de exames radiográficos, observou-se que cães com características genéticas braquicefálicas mais expressivas apresentam um percentual maior de ocorrência de hipoplasia de traqueia

Dependendo da raça acometida, a hipoplasia resulta de diversas condições. Nos Pugs essa anomalia ocorre como resultado de traqueomalácia, que ocasiona maior flacidez estrutural e achatamento dos anéis cartilaginosos secundários à degeneração. Já nos Buldogues, manifesta-se em função da presença de anéis cartilaginosos mais rígidos e de diâmetro excessivamente reduzido. Em muitos casos, pode ser observada a associação da hipoplasia de traqueia com o colapso brônquico.

Manifestações clínicas

Em muitos animais, a doença pode permanecer assintomática durante toda a vida, sendo diagnosticada como um achado em exames radiográficos. Nos pacientes sintomáticos, em função do caráter congênito da doença, os sinais clínicos tendem a se iniciar nos primeiros meses ou anos de vida, e sua gravidade varia de acordo com ao grau de obstrução.

A suspeita inicial baseia-se na anamnese e no exame físico, com a apresentação dos sinais clínicos por animais jovens, principalmente de raças braquicefálicas. O exame físico pode estar normal; alguns pacientes apresentam sinais de sensibilidade ao toque da região da traqueia. Não se observam alterações primárias na auscultação cardiopulmonar.

A tosse é um sinal clínico comumente observado nesses pacientes, assim como intolerância ao exercício, estridor respiratório, cianose e dispneia inspiratória, em razão do aumento da resistência das vias aéreas causada pelo estreitamento traqueal. Nos cães braquicefálicos a hipoplasia traqueal apresenta menor impacto na sintomatologia clínica. Porém, quando associada aos outros componentes da síndrome, como a estenose de narinas, prolongamento de palato mole, presença de cornetos aberrantes, entre outros, tem influência negativa no prognóstico do paciente.

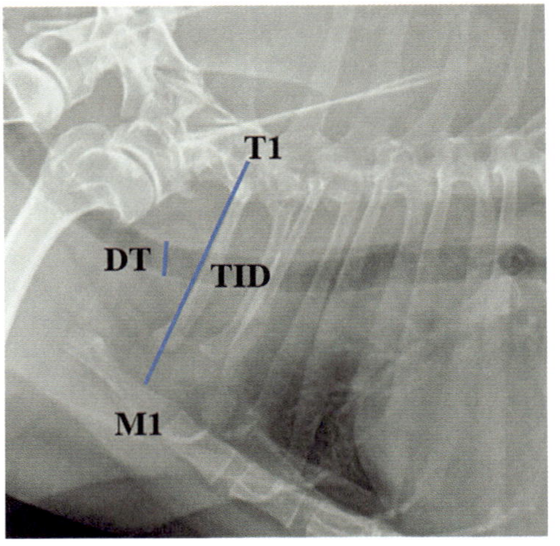

FIGURA 5 Medição do diâmetro do lúmen traqueal pela radiografia torácica lateral.

DT: diâmetro traqueal; M1: primeira vértebra do manúbrio; T1: primeira vértebra torácica; TID: ponto de interseção entre o diâmetro da traqueia e a linha imaginária.
Fonte: adaptado de Meola (2013).

Diagnóstico

O diagnóstico definitivo é estabelecido por meio da realização de exame radiográfico da traqueia cervical e intratorácica em projeções dorsoventral e lateral, onde se traça uma linha imaginária que se estende da primeira vértebra do manúbrio à primeira vértebra torácica. A medida do diâmetro traqueal é feita no ponto em que acontece a interseção dessa linha com a traqueia (Figura 5). Quando essa relação é menor que 0,13 no Buldogue Inglês e que 0,16 no Buldogue Francês e no Pug, e que 0,20 nas raças não braquicefálicas, a traqueia é considerada hipoplásica.

A avaliação radiográfica para diagnóstico da hipoplasia de traqueia deve ser interpretada com cautela em animais muito jovens, pois podem não ter atingido o diâmetro traqueal de um animal adulto.

A endoscopia (Figura 6) de toda a extensão da traqueia por endoscópio flexível e a fluoroscopia também podem ser consideradas para o diagnóstico. A tomografia computadorizada e a ressonância magnética fornecem imagens tridimensionais da traqueia, fornecendo informações precisas sobre a área da seção transversal e a extensão do estreitamento, além de auxiliar no diagnóstico de possíveis alterações congênitas associadas em tórax e mediastino.

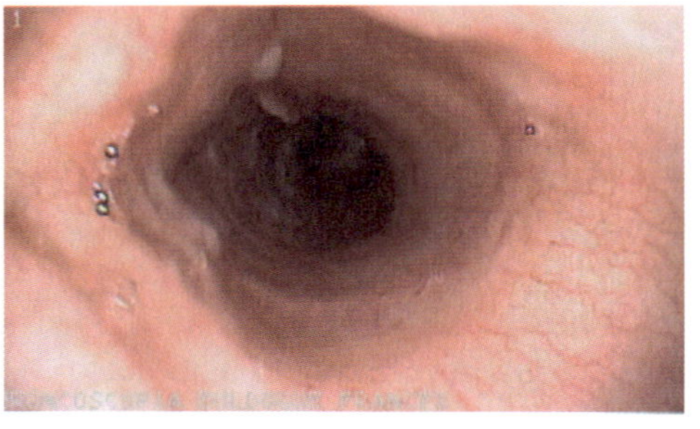

FIGURA 6 Broncoscopia em cão da raça Spitz Alemão, de 1 ano, demonstrando a redução de todo o lúmen traqueal.

Fonte: Flávia Toledo.

Tratamento

O tratamento a ser instituído vai decorrer do grau de estreitamento da traqueia e das demais alterações congênitas obstrutivas de trato respiratório cranial que o paciente apresenta. Muitos animais com estreitamento difuso da traqueia leve a moderado passam a vida sem sinais clínicos importantes, mantendo sua qualidade de vida. Em casos de exacerbação dos sinais, recomenda-se o uso de anti-inflamatórios esteroidais, broncodilatadores e antibióticos para o controle.

Os responsáveis devem ser orientados a manter um escore de condição corporal adequado nos animais diagnosticados, evitar estresse, agitação, exposição a altas temperaturas, evitar o uso de coleiras de pescoço ou enforcadoras, assim como desencorajar a reprodução dos animais acometidos.

TRAQUEOBRONQUITE INFECCIOSA CANINA

Etiologia

A traqueobronquite infecciosa canina ou complexo respiratório infeccioso canino, comumente conhecida como tosse dos canis, refere-se a uma doença respiratória de início agudo altamente contagiosa em cães, causada por uma ampla gama de agentes etiológicos virais e bacterianos.

Os agentes virais comumente envolvidos na doença são o adenovírus canino tipo 2 (CAV tipo 2), o vírus da parainfluenza (VPI) e o herpes-vírus canino tipo 1 (CHV tipo 1), assim como a bactéria *Bordetella bronchiseptica*. Atualmente avanços nos métodos de diagnóstico molecular permitiram a identificação de outros potenciais agentes envolvidos na síndrome clínica, dentre eles o coronavírus canino respiratório (CRcoV), o pneumovírus canino (CnPnV), o vírus da influenza canina (CIV), o coronavírus canino pantrópico (CCoV), o vírus da cinomose canina (CDV), o *Streptococcus equi subsp. zooepidemicus* (*S. zooepidemicus*) e o *Mycoplasma cyno.*

As formas de transmissão mais comuns são por contato direto entre cães ou por contato indireto pelo ar através de secreções respiratórias (aerossóis). Os agentes podem ainda se disseminar rapidamente por fômites, em ambientes intensamente contaminados. Animais que vivem aglomerados, frequentam ambientes com muitos cães, em exposições, abrigos para animais, lojas, hospitais veterinários e instalações de pesquisa, ou ainda aqueles com condições imunossupressoras, apresentam maior predisposição à contaminação.

Após a infecção, os agentes virais poderão ser transmitidos por cerca de 2 semanas, e a *B. bronchiseptica* pode ser transmitida por mais de 3 meses. Animais a partir de 2 semanas de idade já são considerados suscetíveis à contaminação.

Manifestações clínicas

Os agentes infecciosos envolvidos na etiologia da doença causam infecção principalmente em trato respiratório cranial, podendo estar isolados ou em associação. Como normalmente os animais são infectados por variados agentes, é difícil correlacionar os sinais clínicos a um vírus ou bactéria em especial.

Os sinais clínicos surgem em resultado da lesão causada nas células epiteliais de laringe, traqueia, brônquios e, ocasionalmente, do trato respiratório posterior. São raras as mortes na traqueobronquite infecciosa A maioria das infecções é de baixa gravidade ou até mesmo inaparente, entretanto a morbidade pode ser alta.

O mais importante sinal clínico constatado é a tosse paroxística, produtiva ou seca, de início súbito e que surge de 3 a 5 dias após exposição a fatores de risco, podendo durar por até 2 semanas. A tosse se manifesta, em variados graus, fazendo-se mais evidente após agitação e exercício físico. Alguns animais podem exibir ainda secreção nasal, espirro, anorexia, febre, conjuntivite e mímica de vômito após a tosse.

Diagnóstico

A realização de uma anamnese detalhada abordando o ambiente em que o animal vive, os locais anteriormente visitados, situações de estresse, contato com animais infectados, estado vacinal contra os agentes e histórico de início agudo de tosse paroxística após exposição são a base para a suspeita clínica inicial da traqueobronquite infecciosa canina. Embora o exame físico geralmente não demonstre alterações, em função do processo inflamatório local, a tosse pode ser facilmente induzida pela manipulação da traqueia, na entrada torácica.

A tosse é autolimitante, podendo o paciente se recuperar sem a necessidade de medicamentos. A apresentação clínica mais grave pode ser observada em cães filhotes imunossuprimidos, ou nos casos em que há comprometimento do tecido pulmonar por infecção bacteriana secundária, podendo ocorrer broncopneumonia e óbito. Nesses casos, no exame físico, o animal usualmente está febril, pode estar letárgico, anoréxico ou dispneico, alertando o veterinário para uma possível complicação.

Os exames complementares normalmente são inespecíficos. O hemograma pode estar sem alterações relevantes ou evidenciar sinais de inflamação, incluindo neutrofilia leve a moderada, presença de neutrófilos em banda e linfopenia.

As radiografias torácicas geralmente apresentam padrão habitual ou anormalidades leves, variando de um padrão pulmonar intersticial a broncointersticial. Cães com sinais clínicos mais graves ou infecção bacteriana secundária podem apresentar um padrão pulmonar alveolar.

Para cães que apresentam sinais clínicos graves ou rapidamente progressivos, com duração de 7 a 10 dias ou em contexto de um possível surto, recomenda-se uma tentativa de obter um diagnóstico etiológico, mediante exames citológicos, cultura e reação em cadeia da polimerase (PCR).

Culturas bacterianas podem ser realizadas a partir de amostras obtidas de *swab* nasal ou orofaríngeo, lavado traqueal ou broncoalveolar. Os resultados obtidos das culturas do trato respiratório cranial devem ser interpretados com cautela, pois pode haver crescimento da flora bacteriana normal, e muitos patógenos envolvidos no complexo respiratório canino, como *B. bronchiseptica*, podem ser isolados de animais saudáveis. A coleta de uma amostra de lavado traqueal ou broncoalveolar é indicada em cães com sinais clínicos mais graves ou evidência de pneumonia.

O crescimento de múltiplas espécies bacterianas pode representar infecção secundária oportunista ou contaminação. Falso-negativos podem ocorrer com baixa carga bacteriana ou se antimicrobianos foram administrados. O isolamento do mesmo patógeno de vários animais em um cenário de surto provavelmente seria mais significativo.

Ensaios de diagnóstico molecular, como aqueles baseados na PCR, tornaram-se amplamente disponíveis em laboratórios comerciais. Painéis respiratórios foram desenvolvidos usando PCR em tempo real que detectam o ácido nucleico de patógenos, incluindo CPIV, CAV-2, CDV, CRCoV, CHV, CIV, *B. bronchiseptica* e *Mycoplasma* spp.

Swabs da cavidade nasal, cavidade orofaríngea ou amostras coletadas do trato respiratório caudal podem ser submetidas à PCR. Resultados falso-negativos podem ocorrer pela baixa carga viral na amostra no momento da coleta ou degradação da amostra durante o transporte para o laboratório. A vacinação com vacinas vivas atenuadas nas semanas que antecedem a coleta pode levar a resultados falso-positivos. O isolamento viral apresenta as mesmas limitações em relação à sensibilidade que o PCR e seu acesso ainda é restrito a grandes laboratórios especializados, o que dificulta sua utilização.

Testes sorológicos para titulação de anticorpos para patógenos virais estão disponíveis, no entanto seu uso clínico é limitado, pois não é possível diferenciar os anticorpos vacinais daqueles produzidos em resposta à infecção ou à infecção subclínica.

Na prática clínica é de grande importância diferenciar a traqueobronquite infecciosa de outras doenças causadoras de tosse, tais como colapso de traqueia, bronquiectasia, corpo estranho nas vias aéreas, bronquite crônica.

Tratamento

Até o momento não é conhecido nenhum tratamento específico para a doença. A forma não complicada da traqueobronquite infecciosa normalmente é autolimitante e tende a se resolver espontaneamente em torno de 7 dias, mesmo sem tratamento. Nos casos não complicados em que a tosse se mantém persistente a ponto de prejudicar a qualidade de vida do animal, indica-se o início da medicação.

O objetivo terapêutico é diminuir a gravidade dos sinais clínicos, optando-se por uma terapia de suporte que inclui o uso de antibióticos, corticosteroides, mucolíticos, broncodilatadores ou antitussígenos de acordo com a necessidade do paciente. Aconselha-se repouso do paciente durante 7 a 10 dias para reduzir a irritação das vias aéreas.

O uso de antibióticos é recomendado nos casos mais complicados em que o paciente apresenta manifestações clínicas sistêmicas ou quando o trato respiratório caudal está envolvido, quando há broncopneumonia bacteriana ou pneumonia intersticial. O ideal é que a escolha dos fármacos esteja baseada nos resultados de cultivo bacteriano ou testes de sensibilidade. A terapia antimicrobiana empírica deve ser baseada no agente mais provável.

A doxiciclina é recomendada para cães com suspeita de infecção por *B. bronchiseptica* ou *M. cynos*. Se houver suspeita de infecção bacteriana secundária a infecção viral subjacente, antimicrobianos de amplo espectro, como amoxicilina com clavulanato, enrofloxacina e azitromicina, podem ser utilizados.

Não há um consenso entre os autores sobre o uso de corticoides. Se utilizados, podem suprimir a tosse por sua ação anti-inflamatória, mas seu uso deve ser indicado apenas em casos de traqueobronquite infecciosa simples, em doses baixas e por curto período.

O uso de supressores da tosse pode ser considerado para reduzir o incômodo causado pela tosse persistente, sendo indicado apenas se a tosse não for produtiva. Melhores resultados são obtidos com os antitussígenos narcóticos como a codeína ou o butorfanol, administrados isoladamente ou em associação a broncodilatadores como aminofilina, teofilina, terbutalina, fármacos que também auxiliam na supressão da tosse por evitarem o broncospasmo.

A administração de solução salina na forma de nebulização é indicada para cães que apresentem acúmulo excessivo de secreções traqueais e brônquicas.

Caso as manifestações clínicas não se resolvam dentro de um prazo de 15 dias ou o paciente apresente piora clínica progressiva, o diagnóstico deve ser revisto e avaliado quanto à associação a doenças mais graves como pneumonia bacteriana, cinomose ou o envolvimento de outros agentes.

Diferentes vacinas oferecem proteção contra os agentes causadores da traqueobronquite infecciosa. Essas são classificadas em essenciais ou não essenciais, a depender da incidência, gravidade clínica, transmissibilidade e risco à saúde pública da doença em questão, estando disponíveis para administração pelas vias mucosa (intranasal ou intraoral) ou parenteral (subcutânea). A depender do número de antígenos presentes no produto, produzem anticorpos contra um ou mais agentes (Quadro 2).

Todos os animais devem receber as vacinas classificadas como essenciais. Dentre essas, as vacinas polivantes incluem o vírus atenuado da cinomose canina, conferindo alta proteção contra o agente e na maioria das vezes sendo suficiente para impedir a infecção dos animais vacinados. Já as demais vacinas, apesar de não impedirem a infecção, diminuem a gravidade dos sinais clínicos e controlam a disseminação dos patógenos. Sua indicação dependerá da exposição do animal.

As vacinas intranasais melhoram a resposta imune da mucosa e promovem um rápido início da proteção. Isso se deve à produção de anticorpos locais, reduzindo a propagação dos agentes no organismo. Na vacina administrada via intramuscular ou subcutânea, o agente irá sofrer multiplicação no trato respiratório, resultando na estimulação da imunidade secretora local e da imunidade humoral.

A vacinação é indicada em filhotes a partir de 8 semanas, com recomendação de 2 doses com intervalo de 2 a 4 semanas para as injetáveis. Quando se opta pelo uso das vacinas administradas pelas vias mucosas, os filhotes devem receber dose única. A duração da imunidade produzida por muitas vacinas contra patógenos que causam doenças respiratórias não está ainda bem estabelecida, todavia reforço anual.

A ocorrência de reações adversas após vacinação parenteral para tosse dos canis é rara e limitada a uma irritação no local da aplicação. Por outro lado, espirros, tosse e secreção nasal podem ser observados após a administração das vacinas intranasais.

QUADRO 2 Vacinas comerciais disponíveis no Brasil e vias de administração

Vacina	Via de administração	*Bordetella Bronchiseptica*	Vírus da parainfluenza	Adenovírus canino tipo 2	Vírus da cinomose canina
Vanguard B Oral®	Oral	X			
BrochiGuard ®	Subcutânea	X			
Bronchi-Shield III®	Intranasal	X	X	X	
Novibac KC®	Intranasal	X	X		
Pneumodog®	Subcutânea ou intramuscular	X	X		
Polivalente (V8, V10)	Subcutânea				X

Fonte: Mariana Pavelski.

BIBLIOGRAFIA COMPLEMENTAR

1. Alexander K. The pharynx, larynx and trachea. Textbook of Veterinary Diagnostic Radiology. 6th ed. St. Louis: Elsevier Saunders; 2013. p.489-99.
2. Bauer NB, Schneider MA, Neiger R, Moritz A. Liver disease in dogs with tracheal collapse. J Vet Inter Med. 2006;20:8459.
3. Beal MW. Tracheal stent placement for the emergency management of tracheal collapse in dogs. Topic in Compan Anim Med. 2013;28(3):106-11.
4. Johnson LR, Pollard RE. Tracheal collapse and bronchomalacia in dogs: 58 cases (7/2001-1/2008). J Vet Inter Med. 2010;24:29-305.
5. Johnson LR, Singh MK, Pollard RE. Agreement among radiographs, fluoroscopy and bronchoscopy in documentation of airway collapse in dogs. J Vet Intern Med. 2015;29:1619-26.
6. Junqueira LC, Carneiro J. Tecido cartilaginoso. In: Histologia básica. 11th ed. Rio de Janeiro: Guanabara Koogan; 2008. p.129-34.
7. Komsta R, Osiński Z, Dębiak P, Twardowski P, Lisiak B. Prevalence of pectus excavatum (PE), pectus carinatum (PC), tracheal hypoplasia, thoracic spine deformities and lateral heart displacement in thoracic radiographs of screw-tailed brachycephalic dogs. PLoS One 2019;14:e0223642.
8. Lindl Bylicki BJ, Johnson LR, Pollard RE. Comparison of the radiographic and tracheoscopic appearance of the dorsal tracheal membrane in large and small breed dogs: Radiographic and Tracheoscopic Appearance of the DTM. Vet Radiol Ultrasound. 2015;56:602-8.
9. Maggiore AD. Tracheal and airway collapse in dogs. Vet Clin of Am Small Anim Pract. 2014;44(1):117-27.
10. Maggiore AD. Tracheal and airway collapse in dogs: an update on tracheal and airway collapse in dogs. Vet Clin of Am Small Anim Pract. 2020;50:419-30.
11. Meola SD. Brachycephalic airway syndrome. Top Companion Anim Med. 2013;28:91-6.
12. Reagan KL, Sykes JE. Canine infectious respiratory disease. Vet Clin North Am. 2020;50:405-18.
13. Tanaka M, Uemura A. Self-expanding tracheal stent placement in a cat with primary tracheal collapse. Vet Med & Sci. 2022;8:1347-51.
14. Tangner CH, Hobson HP. A retrospective study of 20 surgically managed cases of collapsed trachea. Vet Surg. 1982;11:146-9.
15. Tappin SW. Canine tracheal colapse. J Small Anim Pract. 2016;57:9-17.
16. Tortora GJ, Derrickison B. Sistema respiratório. In: Princípios de anatomia e fisiologia. 14th ed. Rio de Janeiro: Guanabara-Koogan; 2016. p.847-85.
17. Yoon H, Yu J, An G, Bang S, Kwon D, Kim H, et al. CT and radiographic evaluation of bronchial collapsibility at forced expiration in asymptomatic brachycephalic dogs. Vet Radiol Ultrasound. 2020;61:167-80.

CAPÍTULO 14

Doenças dos brônquios e bronquíolos

Carolina do Valle Aben Athar

INTRODUÇÃO

Quando os cães e os gatos respiram, o ar entra na via área pelas narinas ou pela boca através da laringe para a traqueia. No final da traqueia, na região da carina, ela sofre bifurcação em brônquios principal esquerdo e direito. Estes são responsáveis por fazer a conexão da traqueia com os pulmões, conduzindo o ar. Os brônquios se dividem progressivamente em ramificações menores, brônquios secundários e terciários, até atingirem tamanhos muito pequenos, quando recebem o nome de bronquíolos, e, por fim, terminam na porção respiratória, nos aglomerados de sacos aéreos chamados de alvéolos, ilustrados na Figura 1.

Quando há condições (genética, infecciosa ou inflamatória) que possam culminar em mau funcionamento dos brônquios ou bronquíolos, estes normalmente se estreitam e produzem muco, diminuindo o calibre dessa via aérea e dificultando a passagem de ar. Os principais sinais clínicos relatados são tosse alta, chiado na respiração e dispneia. As principais doenças desse grupo são a bronquite crônica canina, doença brônquica felina/asma felina, bronquiectasia e o colapso das vias aéreas posteriores/broncomalácia.

BRONQUITE CRÔNICA CANINA

A bronquite crônica canina é caracterizada pela presença de tosse diária que ocorra há mais de 2 meses sem nenhuma causa específica. A tosse pode ser seca ou úmida e produtiva, quando há produção de grande quantidade de secreção. Normalmente, quando existe muco, a tosse apresentada é seguida de engasgo, e dessa forma o animal expele a secreção para a região de orofaringe e a deglute. O cão pode apresentar a tosse de "grasnar de ganso", que costuma estar presente em animais que tenham associado o colapso traqueal.

Os cães de meia-idade a idosos de pequeno a grande porte podem ser acometidos e em geral são animais saudáveis, relativamente ativos e até mesmo com sobrepeso. Entretanto, em estágios mais avançados da doença, os animais apresentam-se com intolerância ao exercício, dispneia obstrutiva expiratória, e podem apresentar "chiado" e cianose intermitente, pois com a evolução da doença podem desenvolver hipertensão pulmonar.

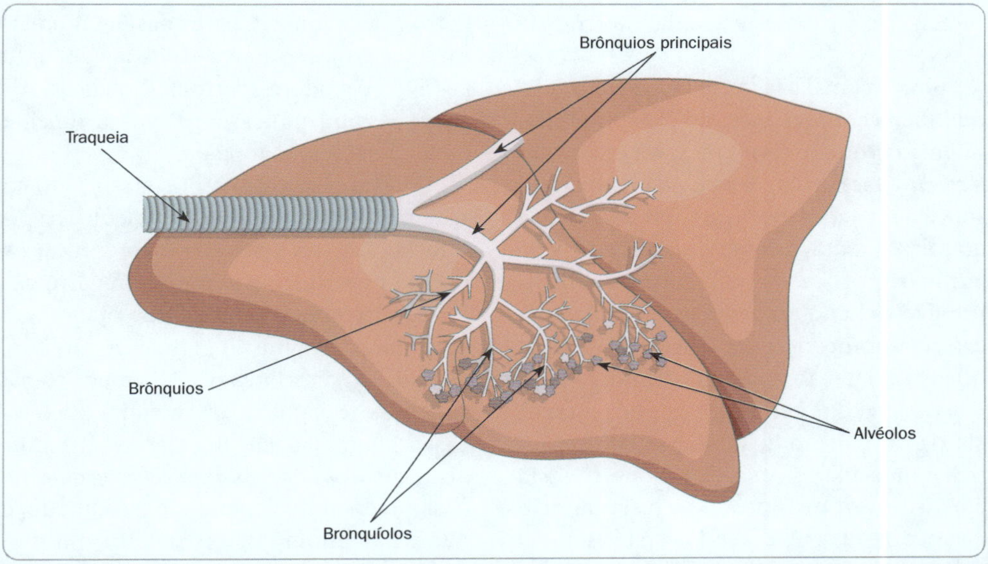

FIGURA 1 Desenho da árvore respiratória, adaptado para exemplificação das estruturas que conduzem o ar da traqueia até os alvéolos.

Embora uma causa específica seja desconhecida, os principais agentes envolvidos na fisiopatogenia da bronquite crônica nos cães são os irritantes inalados, o fumo passivo e poluentes ambientais.

Fisiopatogenia

A bronquite crônica resulta em alterações inflamatórias nas vias aéreas posteriores. Ao entrar em contato com os irritantes ou poluentes inalados, haverá o recrutamento de neutrófilos. Esses neutrófilos liberam para o local mediadores pró-inflamatórios, como proteases, elastases e interleucinas, que perpetuam a inflamação e a agressão à via aérea. Com o processo inflamatório crônico, a mucosa sofre hipertrofia, hiperplasia das glândulas da mucosa e células caliciformes, fibrose da lâmina própria e erosão epitelial, com metaplasia escamosa. Essas alterações morfológicas culminam em obstrução ao fluxo de ar pelo acúmulo de muco na via aérea.

O estreitamento do lúmen das vias aéreas se desenvolve a partir da combinação de espessamento das vias aéreas com produção e acúmulo excessivo de muco, o que resulta em aumento da resistência das vias aéreas. Essa resistência é especialmente pronunciada durante a expiração. Além disso, pode haver limitação do fluxo de ar expirado, causada pelo colapso e estreitamento das vias aéreas, o que culmina em aprisionamento de ar ou em hiperinsuflação dinâmica. A hiperinsuflação, subsequentemente, aumenta o trabalho respiratório e perpetua a disfunção pulmonar.

É importante ressaltar que, em contraste com pessoas asmáticas, gatos e cavalos, os cães têm pouca ou nenhuma broncoconstrição natural com a bronquite crônica.

A tosse é o principal sinal clínico encontrado, secundária à ativação dos receptores pelas substâncias liberadas das células inflamatórias, que perpetua cada vez mais a tosse e contribui para o declínio progressivo da função pulmonar. Com a evolução, o paciente apresenta intolerância ao exercício.

A broncomalácia, focal ou generalizada, pode ser a consequência do processo inflamatório crônico, resultando no enfraquecimento das cartilagens ou no efeito direto sobre a musculatura lisa. Com a presença do colapso crônico das vias aéreas, este pode agravar o processo inflamatório. Outro possível achado do processo inflamatório crônico do brônquio é a bronquiectasia, que é a dilatação anormal com distorção irreversível dos brônquios, em decorrência da destruição dos componentes elástico e muscular da parede brônquica. Esta é ocasionada pelo processo inflamatório crônico, a possível exacerbação bacteriana secundária e a deficiência na depuração das secreções produzidas.

Achados clínicos

Ao suspeitar de um cão com bronquite crônica, a tosse é o principal sinal clínico encontrado. Normalmente são animais idosos saudáveis e com escore corporal de sobrepeso a obeso, o que lhes confere maior sobrecarga pulmonar. A classificação da tosse deve ser quanto à produção de muco em seca ou úmida e quanto ao tempo de evolução em paroxística, sustentada ou intermitente. E sempre deve ser avaliada a relação com o ato de se alimentar, para descartar alteração em via aérea anterior, engasgos e piora da tosse na realização de atividade física. São cães que, ao usar coleira cervical, podem apresentar sensibilidade traqueal pela inflamação secundária à tosse crônica. Alguns cães podem apresentar síncope secundária à tosse, provavelmente associada ao aumento do tônus vagal. Essa condição deve ser diferenciada da síncope associada a hipertensão pulmonar ou a arritmia intermitente.

O tutor deve ser questionado sobre a exposição do cão, mesmo que limitada, a outros cães e filhotes, para considerar doenças infecciosas, se houve exposição ao fumo passivo ou a odores/perfumes intensos. Alguns cães podem ficar ofegantes facilmente ou ter a expiração forçada.

O exame físico deve ser concentrado no sistema cardiopulmonar. A ausculta respiratória pode ser normal ou apresentar os ruídos expiratórios aumentados. Em casos de secreções acumuladas, o cão poderá apresentar crepitação grosseira e difusa, secundária à movimentação do muco com a abertura e fechamento das grandes e pequenas vias aéreas, o que dificulta ao extremo a distinção dos animais com broncomalácia. O sibilo expiratório, quando auscultado, é quase patognomônico para o diagnóstico da bronquite, assim como o "chiado" comumente presente no momento da crise.

Quando na ausculta do tórax se ouvir um som parecido com um "estalo" no momento da expiração, é sugestivo de colapso das grandes vias aéreas. A presença ou ausência de sopro deve ser detectada, embora, mesmo quando um sopro mitral é identificado, a tosse crônica seja mais provavelmente de origem pulmonar do que cardíaca. Além disso, a arritmia sinusal respiratória é um achado comum em cães com bronquite crônica associada provavelmente ao aumento do tônus vagal.

Ao realizar a palpação traqueal, a tosse pode ser induzida, e pode ser importante para caracterizá-la melhor e excluir outras condições que possam ser confundidas com a tosse, como o espirro reverso.

Diagnóstico

O diagnóstico da bronquite crônica canina é clínico, devendo-se excluir doenças como a bronquite infecciosa e o colapso das vias aéreas, que apresentam sinais clínicos semelhantes.

Os exames solicitados devem ser adaptados para cada paciente, no entanto os testes normalmente realizados incluem testes laboratoriais, como hemograma completo, perfil bioquímico e exame de urina. Esses exames laboratoriais são úteis para estabelecer o estado geral do paciente e normalmente estarão normais. Outros testes laboratoriais que devem ser considerados incluem testes de antígenos de dirofilariose e análise fecal para ovos e larvas de parasitos pulmonares.

Os testes de função pulmonar não são realizados rotineiramente na medicina veterinária. Essa estimativa é a combinação da avaliação da troca gasosa adequada (avaliada pela hemogasometria arterial, pela oximetria de pulso e pela análise expirada de dióxido de carbono) mais a análise do trabalho respiratório (indicado pela mecânica pulmonar). Embora os testes de função pulmonar sejam simples de realizar nos cães, a falta de padronização dos equipamentos limita sua utilização. Existem duas formas de avaliar a função pulmonar que são práticas e aplicáveis nos cães: a coleta de amostra de sangue arterial para análise dos gases e a aplicação do teste de caminhada de 6 minutos.

A análise de hemogasometria arterial geralmente mostra discreta a moderada hipoxemia ou aumento do gradiente alveoloarterial, que sugere a disfunção pulmonar. A hipercapnia não é detectada comumente, exceto se ocorrer insuficiência respiratória. A desvantagem é que em animais de pequeno porte pode ser difícil a coleta de sangue arterial.

O teste de caminhada de 6 minutos é facilmente realizado em animais de qualquer tamanho e consiste na avaliação da distância que o cão pode caminhar, sendo um total de 600 metros ou avaliar por 6 minutos. Caso o paciente percorra distância igual ou menor que 400 metros em 6 minutos, é altamente sugestivo de doença pulmonar significativa. Os tutores também podem realizar o teste em casa para avaliar a resposta à terapia instituída.

A radiografia de tórax auxilia na investigação da probabilidade de bronquite crônica e é útil principalmente para descartar outras alterações que cursem com tosse, como pneumonia, congestão e massa pulmonar. Podem ser observados infiltrados intersticiais e brônquicos. O padrão bronquial pode ser identificado secundariamente ao espessamento e inflamação da parede do brônquio, no corte transversal, chamado de "rosquinhas", e no corte longitudinal, chamado de "trilho de trem". Em casos mais avançados, há presença de hiperexpansão e diafragma retificado (Figura 2). Porém, as radiografias não são sensíveis para confirmação ou descarte da doença, podendo haver animais com bronquite sem imagem radiográfica conclusiva.

A tomografia computadorizada (TC) de tórax detalha melhor as vias aéreas em comparação com as radiografias torácicas de rotina. Para o diagnóstico da bronquite crônica não se mostrou superior, porém é interessante para identificação de complicações como bronquiectasia e colapso das vias aéreas posteriores.

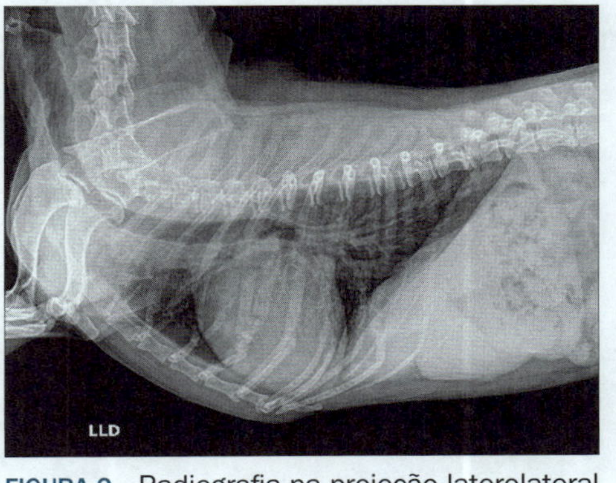

FIGURA 2 Radiografia na projeção laterolateral direita de um cão sem raça definida com tosse crônica apresentando padrão broncointersticial, hiperexpansão pulmonar e diafragma retificado decorrente do esforço respiratório crônico.

Fonte: Lyvia Cabral.

A broncoscopia é o método de diagnóstico que permite avaliar e visualizar as vias aéreas, sendo útil principalmente quando faltam achados radiográficos que sustentem o diagnóstico da bronquite. Em estudos em pacientes com bronquite crônica, todos apresentaram mucosa brônquica com superfície irregular, com perda da aparência brilhante, além da presença de muco excessivo. Também foi identificado espessamento de mucosa com aparência áspera e hiperemia dos vasos da mucosa. Há estudos que demonstraram colapso parcial dos brônquios durante a expiração, sugerindo broncomalácia concomitante.

Além da visualização da via aérea, a broncoscopia permite a coleta de material por meio do lavado para avaliação celular e possibilita descartar causas infecciosas de tosse. A citologia da bronquite crônica é caracterizada por aumento no número total de células, com predominância de neutrófilos não degenerados (Figura 3). Alguns cães têm alta concentração de linfócitos no lavado, e não está claro se isso representa uma variante de bronquite crônica ou se está associado com broncomalácia. Células epiteliais, caliciformes e metaplasia escamosa também podem ser vistas no exame citológico.

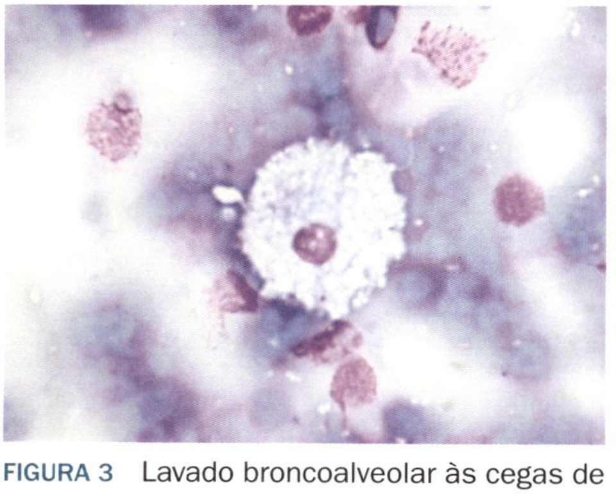

FIGURA 3 Lavado broncoalveolar às cegas de um cão, com tosse crônica, com suspeita de bronquite crônica canina, com neutrófilo não degenerado.

Fonte: Jonimar Pereira Paiva (*in memoriam*).

Embora a inflamação intensa seja tipicamente presente no exame citológico, infecção por bactérias não é um problema significativo na maioria dos cães com bronquite crônica. Há discreto crescimento de bactérias porque a traqueia e as grandes vias aéreas dos cães não são estéreis. O *Mycoplasma* faz parte da microbiota oral normal, mas pode exacerbar lesão das vias aéreas posteriores. Técnicas especiais de cultura devem ser realizadas para descartar infecção por esse agente.

Tratamento

O tratamento da bronquite visa reduzir a inflamação, a frequência da tosse e melhorar a intolerância ao exercício. Tenta-se dessa forma retardar a progressão da doença, o remodelamento das vias aéreas e as possíveis complicações.

A abordagem terapêutica inicia com o manejo clínico do paciente, sendo tão importante quanto a terapia medicamentosa. O controle do peso nos pacientes obesos precisa receber a devida atenção, pois o sobrepeso acarreta piora da tosse e da função pulmonar, além de limitar a atividade física. Em animais que apresentem colapso de traqueia ou acentuada sensibilidade traqueal, deve-se optar pelo uso de coleira peitoral. Os irritantes inalados, como produtos de limpeza com cheiro forte, devem ser eliminados, evitando-se a exposição a locais com alta umidade e calor. Os tutores devem ser orientados a não fumar dentro de casa e a exposição a aglomerados de cães deve ser evitada, por conta das doenças infecciosas.

O tratamento-base da bronquite crônica é o glicocorticoide, seja pela via oral ou pela via inalada. Entretanto, é essencial que as doenças infecciosas sejam descartadas antes do início da terapia anti-inflamatória. A dosagem deve ser adaptada ao paciente, à gravidade dos sinais clínicos, à cronicidade da doença e à saúde sistêmica. Normalmente o tratamento de curto prazo é seguro e eficaz em cães com bronquite não complicada. A dose inicial da prednisona pode variar de 0,5 a 1 mg/kg a cada 12 horas, e à medida que os sinais clínicos diminuem (entre 5 e 7 dias) a dose pode ser reduzida pela metade (entre 5 e 7 dias) até chegar a dias alternados.

Caso os sinais clínicos retornem, pode ser necessário retornar a doses maiores. O corticoide inalado pode ser associado e depois, se bem tolerado, mantido como terapia única. A maioria dos cães pode ser treinada para tolerar a máscara facial com bastante facilidade, e um estudo mostrou benefícios da terapia com fluticasona (125 mcg 2 vezes ao dia). Há poucas evidências sobre seu uso, e a abordagem de dosagem é menos clara em animais do que em humanos, porque uma parte substancial da medicação inalada pode não chegar aos pulmões/vias aéreas posteriores. Um ponto de partida razoável é de 10 a 20 mcg/kg 2 vezes ao dia, arredondado para a dose disponível no mercado.

Outra classe de fármacos amplamente prescrita na bronquite crônica canina é a dos broncodilatadores. A broncoconstrição não é uma consequência comum da bronquite crônica canina, e assim os beta-agonistas acabam não sendo muito úteis no manejo da doença. Quanto às xantinas, como a teofilina, embora as evidências sejam limitadas sobre sua eficácia, um estudo sugeriu que a utilização prolongada desse fármaco auxilia na redução da tosse e na melhora do esforço respiratório, permitindo a redução da dosagem dos glicocorticoides.

O uso de antibióticos é indicado apenas quando há suspeita de infecção, como em casos de exacerbação aguda dos sinais clínicos. A doxiciclina é o antibiótico de eleição, pois, além de seu efeito na *Mycoplasma* e na *Bordetella* sp., entre outros patógenos, também tem ação anti-inflamatória.

Quanto aos mucolóticos, há pouquíssimas evidências dos benefícios dessa classe de fármacos na bronquite crônica canina, porém muitos profissionais que a utilizam observam bom resultado. Assim como a utilização da nebulização, que permite a fluidificação e a umidificação da via aérea, auxiliando na expectoração do muco.

Os antitussígenos podem auxiliar na melhora da qualidade de vida, entretanto são indicados apenas quando a resposta clínica ao glicocorticoide ou quando o processo inflamatório estiver melhor. Normalmente são necessários quando há colapso das vias aérea concomitante. Os antitussígenos não narcóticos raramente são eficazes em cães; os supressores de tosse narcóticos são os mais eficazes, sendo a codeína, o butorfanol e a hidrocodona os mais utilizados. Um estudo demonstrou eficácia da gabapentina no controle da tosse em cães com bronquite, sendo essa, portanto, mais uma alternativa. Por sua vez, o uso do maropitant demonstrou controle da tosse, mas sem melhora do processo inflamatório.

Prognóstico

Ao realizar o diagnóstico da bronquite crônica canina, os tutores devem entender que essa é uma doença de curso crônico que não tem tratamento e sim controle. Devem compreender também que haverá momentos de agudização de acordo com o ambiente, o manejo instituído e o grau de lesão e de complicações. A redução de 50% ou mais da tosse é considerada um resultado positivo, principalmente nos animais com colapso da via aérea e bronquiectasia. O objetivo da terapia é controlar a inflamação, limitando os sinais clínicos, para diagnosticar e tratar a infecção, se ocorrer, e para evitar o agravamento da doença das vias aéreas, que pode levar a sequelas debilitantes, como bronquiectasias, e culminar em hipertensão pulmonar e *cor pulmonale*.

DOENÇA BRÔNQUICA FELINA/ASMA FELINA

A doença brônquica felina é uma doença inflamatória comum das vias aéreas posteriores de possível origem alérgica. Resulta em produção de muco, hiperplasia epitelial e constrição da musculatura lisa, e essa característica, quando presente, ocorre na forma asmática da doença. A inflamação crônica gera remodelamento da via aérea, com obstrução crônica. Assim, os principais sinais clínicos encontrados são a tosse e o desconforto respiratório. A tosse crônica às vezes é considerada mais sugestiva de bronquite, embora as tentativas de definir a doença inflamatória das vias aéreas como duas entidades distintas com etiologias específicas não tenham sido bem-sucedidas até o momento. Quando o desconforto ocorre de forma súbita, normalmente está associado a broncoconstrição e hiper-responsividade brônquica.

Estima-se que a doença afete de 1 a 5% da população de felinos. A idade média para início da apresentação da doença é de 4 a 5 anos. Os fatores etiológicos que induzem a inflamação das vias aéreas não foram completamente elucidados na doença de ocorrência natural, mas sabe-se que a sensibilização ao antígeno ou alérgeno resulta em características clínicas e radiográficas semelhantes. Um estudo demonstrou que gatos com sinais respiratórios naturais apresentaram significativamente mais resposta séricas e intradérmicas a diversos alérgenos, como grama, ervas daninhas, mofo e árvores. Outros fatores que têm sido sugeridos para desempenhar um papel no início ou perpetuação da inflamação das vias aéreas incluem suscetibilidade genética, exposição a poluentes ou irritantes ambientais, danos mediados por oxidantes e refluxo gastroesofágico.

Fisiopatogenia

Quando um animal inala aeroalérgenos, estes são absorvidos e processados pelas células dendríticas, que coletam amostras de antígenos no lúmen das vias aéreas. Os alérgenos são processados e apresentados em conjunto com o complexo principal de histocompatibilidade classe II para célula Th0 (*Naive*). Indivíduos suscetíveis com os fatores estimulatórios apropriados induzem a imunidade mediada por resposta Th2, resultando na produção de citocinas que culminam na resposta inflamatória alérgica e na produção de imunoglobulina (IgE). Receptores de alta afinidade em mastócitos e basófilos ligam-se avidamente à IgE. Após a reexposição ao alérgeno, a IgE ligada é reticulada, levando à degranulação e à exacerbação adicional da cascata inflamatória. Por fim, o paciente desenvolve características marcantes da asma: inflamação eosinofílica das vias aéreas, hiper-responsividade das vias aéreas/obstrução do fluxo aéreo, remodelamento das vias aéreas e limitação do fluxo aéreo (sendo esta última característica, pelo menos em parte, reversível).

Achados clínicos

Gatos de qualquer idade podem ser afetados, porém as fêmeas de meia-idade parecem ser mais acometidas. Sugere-se que a raça Siamês pode ter maior incidência e desenvolvimento mais progressivo da doença brônquica. São animais que em repouso costumam parecer ou estar normais e oscilar com episódios de tosse e/ou desconforto respiratório; a intensidade desses sinais será variável de acordo com a gravidade da doença. A tosse pode ser descrita como seca, podendo apresentar-se de forma paroxística associada com esforço abdominal acentuado nas crises. Alguns gatos podem tossir apenas uma vez ao dia, mas a baixa frequência nem sempre se correlaciona com o grau de inflamação das vias aéreas presente. Os tutores podem relatar sons respiratórios audíveis, como os sibilos que se tornam progressivamente piores com a piora da obstrução da via aérea.

A intolerância ao exercício pode ser evidente, e o felino pode limitar sua atividade para diminuir a sobrecarga do sistema respiratório. Os animais que desenvolvem broncoconstrição geralmente apresentam sinais agudos como desconforto respiratório, boca aberta, taquipneia e cianose.

A presença de aeroalérgenos (aerossóis, fumaça de cigarro, poeira e ácaros) no ambiente é comumente relatada pelos tutores como gatilhos para início ou piora dos sinais clínicos.

Ao exame físico, a ausculta pulmonar pode ser normal, ou, em condições de intensa inflamação e obstrução da via aérea, pode haver a presença de crepitações ou sibilos expiratórios, capazes de serem ouvidos intermitentemente em gatos afetados, e a fase expiratória da respiração pode ser prolongada. Esses animais geralmente apresentam aumento da sensibilidade traqueal, e às vezes podem ser auscultadas crepitações após a tosse pela movimentação do muco nas vias aéreas.

Diagnóstico

Para que o diagnóstico da doença brônquica felina seja feito, é necessário descartar as doenças que cursam com a mesma apresentação clínica. Os parasitos pulmonares devem ser descartados, e, embora no Brasil tenhamos poucos dados epidemiológicos sobre a prevalência da *Aelurostrongylus*, é necessário investigar a doença. Outro parasito que deve ser investigado é a *Dirofilaria immitis*, pois o Brasil é endêmico para a doença; estima-se que 20% da população felina possa estar infectada pelo parasito. Em felinos jovens, a toxocaríase deve ser pesquisada, uma vez que esse parasito faz o ciclo de *Loss*, que promove migração pulmonar e transtraqueal para fechar o ciclo. Estudos mostram que há lesões broncointersticiais secundárias além da presença de eosinófilos em lavado broncoalveolar. Além dos parasitos pulmonares, a bronquite infecciosa, pelos agentes *Mycoplasma* ou *Bordetella*, também deve ser descartada pela similaridade dos achados clínicos.

Pacientes com doença brônquica felina aos exames hematológicos de rotina podem apresentar leucocitose por neutrofilia e/ou eosinofilia periférica. Na avaliação bioquímica pode haver hiperproteinemia como indicador inespecífico de inflamação crônica.

Os felinos acometidos com a doença brônquica, ao serem submetidos a radiografia de tórax, podem ter exames sem alterações evidentes, que podem não corresponder à gravidade da apresentação clínica. Os padrões bronquial e/ou broncointersticial são os achados mais comuns (Figura 4A). Os animais que fazem broncoconstrição aguda às vezes podem não apresentar infiltrados pulmonares, mas mostrar outros sinais radiográficos de obstrução das vias aéreas, incluindo achatamento do diafragma, aprisionamento de ar e até mesmo hipertransparência. Achados de padrão alveolar podem estar associados a infecções secundárias ou a excesso de muco obstruindo a grande via aérea e causando atelectasia, tendo-se o lobo médio como o mais comumente afetado (Figura 4B).

A TC torácica de gatos com doença das vias aéreas posteriores pode identificar anormalidades, como espessamento da parede brônquica, padrões alveolares irregulares e bronquiectasias; no entanto, esses achados não são exclusivos de gatos asmáticos. A TC

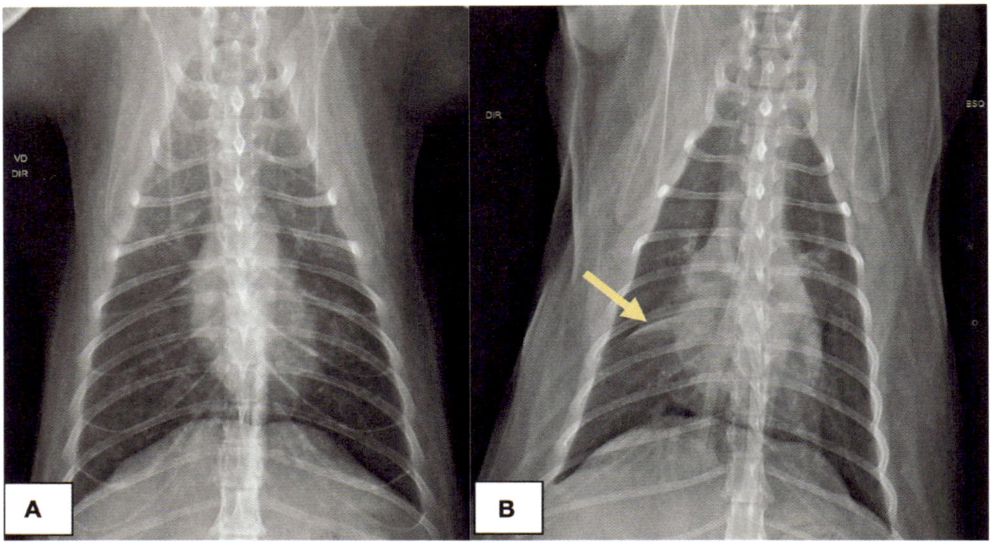

FIGURA 4 Radiografia de tórax de felino na projeção ventrodorsal. A: presença de padrão broncointersticial em todos os campos pulmonares em hemitórax direito e esquerdo, em um felino com tosse crônica com suspeita de doença brônquica felina. B: presença de atelectasia de lobo médio (seta) secundário em felino com suspeita de doença brônquica felina.

Fonte: Lyvia Cabral.

torácica pode ajudar a identificar lesões sutis que, de outra forma, não seriam apreciadas nas radiografias simples. Estudos posteriores mostraram que as paredes brônquicas são significativamente mais espessas em gatos asmáticos em comparação com gatos saudáveis. Embora a TC seja útil na avaliação de gatos asmáticos, ela não diferencia a asma de outras doenças das vias aéreas posteriores.

O lavado traqueal e broncoalveolar, realizado às cegas ou por meio da broncoscopia, pode ser utilizado para descartar infecções concomitantes por meio da cultura e análise citológica. Quando a citologia apresenta infiltrado eosinofílico, pode sugerir doença brônquica felina, no entanto os neutrófilos não degenerados predominam em muitos casos de doença brônquica felina, e a inflamação mista também é comum. Culturas bacterianas devem ser realizadas para descartar infecção, embora um baixo número de bactérias possa ser isolado das vias aéreas de gatos saudáveis e doentes porque as vias respiratórias não são estéreis. Os demais achados da broncoscopia são similares aos da bronquite crônica canina.

Tratamento

O felino que está em crise, provavelmente com broncoconstrição, pode ser beneficiado pelo broncodilatador agonista beta-2, como a terbutalina, pela via subcutânea ou intravenosa na dose 0,01 mg/kg ou pelo salbutamol pela via inalatória com o auxílio do espaçador. Após a administração, a frequência respiratória e a dispneia devem ser monitoradas durante os primeiros 15 a 30 minutos. Caso o felino não melhore, uma segunda dose de terbutalina pode ser realizada e associada com esteroides, como dexametasona na emergência.

O tratamento crônico tem como base o uso de glicocorticoide para controlar a inflamação. A duração e a dose devem ser ajustadas de acordo com a gravidade e a rapidez da resposta ao tratamento. Inicialmente a prednisolona pode ser administrada na dose 1 mg/kg BID por 5 a 14 dias e reduzir pela metade (7 a 10 dias); conforme a melhora clínica, deve-se ir reduzindo o fármaco até a completa retirada. Episódios recorrentes de tosse ou angústia respiratória exigem o retorno a dosagens maiores.

Os glicocorticoides inalatórios também são eficazes no tratamento da doença inflamatória das vias aéreas posteriores. Em gatos com moderada a grave manifestação clínica da doença, o glicocorticoide oral é recomendado durante as primeiras 2 semanas de terapia inalatória para controle mais rápido da doença; posteriormente, fazer a manutenção apenas com o corticoide inalado. Estudos mostram melhora das células inflamatórias pelo lavado broncoalveolar, além de melhora da resistência das vias aéreas por meio de testes respiratórios. O corticoide utilizado é a fluticasona, associada ou não ao broncodilatador ou budesonida administrado junto ao espaçador.

O uso de broncodilatadores beta-2-agonistas são indicados principalmente para os felinos que desenvolvem broncoconstrição para aliviar a constrição do músculo liso, porém não devem ser utilizados como monoterapia nem de forma crônica, pois os estudos sugerem piora do quadro inflamatório. A teofilina na dose de 5-10 mg/kg pela via oral SID pode ser utilizada no gato. Embora os estudos sugiram ação broncodilatadora inexistente, ajuda a reduzir a dose do corticoide, mantendo o paciente estável.

O tratamento com mucolíticos é controverso, porém parece ajudar na expectoração do muco, além da fluidificação por meio da nebulização com solução salina.

O manejo não medicamentoso envolve a perda de peso em gatos que sejam obesos, além da diminuição da exposição aos aeroalérgenos, que sabidamente são gatilhos para a agudização da doença.

Prognóstico

Os felinos que tiverem a inflamação mal controlada correm o risco de desenvolver as complicações da doença, como remodelamento da via aérea, bronquiectasia, enfisema e pneumotórax.

Na maioria dos animais acometidos com a doença, os sinais clínicos são bem controlados com medicamentos e normalmente se faz necessária a terapia por toda a vida. Os animais que apresentam broncoconstrição podem ter mais risco de vir a óbito pela doença.

BRONQUIECTASIA

A bronquiectasia é uma condição caraterizada pela dilatação irreversível dos brônquios com acúmulo de secreções supurativas das vias aéreas. Essa condição pode ser congênita ou adquirida, associada principalmente à obstrução crônica da via aérea, inflamatória ou infecciosa. E a tosse é o sinal clínico persistente na presença dessa condição.

Fisiopatogenia

O desenvolvimento da doença ocorre pela agressão frequente das vias aéreas. Nos casos de pneumonias ou doenças inflamatórias crônicas, a via aérea fica edemaciada e com infiltrados inflamatórios, principalmente de neutrófilos e linfócitos T. Como consequência, há a produção de muco, que culmina em obstrução da via aérea pela presença dessa secreção.

O processo inflamatório e a obstrução crônica lesionam o tecido da mucosa brônquica, que com o tempo pode sofrer fibrose. A formação do tecido fibrótico provoca distorção da arquitetura e dilatação permanente, característica da bronquiectasia. A deformação da árvore brônquica propicia maior obstrução e retenção de secreção, aumentando o processo infeccioso. Trata-se de um ciclo que envolve infeção transmural, inflamação e liberação de mediadores inflamatórios.

Em um estudo, a pneumonia bacteriana foi o processo patológico mais comum que acompanha a bronquiectasia em cães e esteve presente em mais de 50% dos casos, enquanto a bronquite crônica foi diagnosticada em mais de 33% dos casos e a doença pulmonar eosinofílica, em 12%. O colapso das vias aéreas foi uma complicação comum da doença, encontrada em 58% dos casos, independentemente de etiologia infecciosa ou inflamatória. No gato, a bronquiectasia foi associada com a doença inflamatória crônica das vias aéreas, mas parece que a espécie não desenvolve o mesmo processo supurativo e muitas vezes infeccioso que é visto nos cães.

Achados clínicos

Cães e gatos, quando têm bronquiectasia primária associada a discinesia ciliar primária, são jovens e têm em conjunto secreção nasal serosa a mucoide e tosse responsiva a antibioticoterapia de forma recorrente. Os animais com bronquiectasia adquirida são de meia-idade a idosos e apresentam tosse crônica ou pneumonia recorrente que geralmente respondem a antibióticos. Os cães das raças Retriever, Cocker Spaniel e Poodle parecem estar predispostos ao distúrbio.

O sinal clínico mais comum é a tosse produtiva seguida de engasgo ou ânsia de vômito na tentativa de remover o muco da via aérea.

Ao exame físico não há alterações específicas para a doença. A maioria dos animais apresenta dispneia com padrão respiratório superficial e ausculta pulmonar com presença de crepitação. Entretanto, alguns animais afetados exibem apenas sensibilidade traqueal associada a inflamação das vias aéreas.

Diagnóstico

O diagnóstico definitivo da bronquiectasia é desafiador, pois os achados radiográficos precoces são sutis e as vias aéreas dilatadas e espessas não são facilmente detectáveis. A pneumonia pode auxiliar no diagnóstico, pois fornece contraste natural. Quando a bronquiectasia é visível radiograficamente, a doença deve ser considerada avançada e irreversível (Figura 5).

A TC é mais indicada para visualização de vias aéreas dilatadas e permite melhor avaliação dos infiltrados pulmonares, espessamento da parede brônquica e falta de estreitamento das vias aéreas periféricas, que comumente acompanham a bronquiectasia.

A visualização das vias aéreas por meio da broncoscopia permite a documentação de bronquiectasias. Durante a broncoscopia

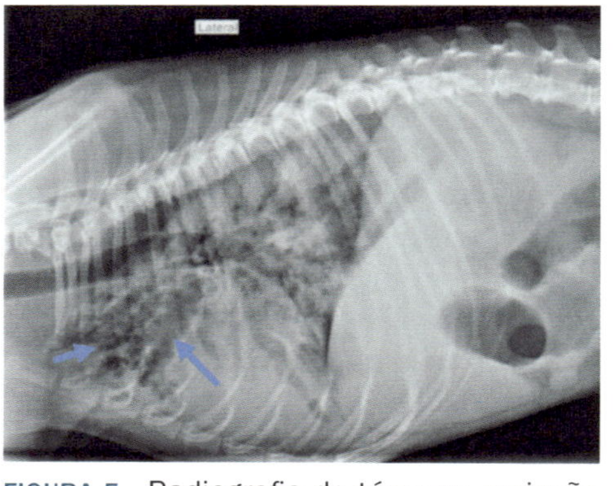

FIGURA 5 Radiografia de tórax na projeção laterolateral direita de um cão com bronquite crônica com os brônquios dilatados (seta), sugestivo de bronquiectasia.
Fonte: Lyvia Cabral.

ou pelo uso de lavagem traqueal, amostras das vias aéreas devem ser coletadas em cães e gatos afetados para citologia e culturas aeróbicas, anaeróbicas e de *Mycoplasma*. A citologia é geralmente caracterizada por uma alta proporção de neutrófilos não degenerados ou degenerados, quando há pneumonia ou bronquite, ou por eosinófilos, na broncopneumopatia eosinofílica.

Dada a intensidade das secreções e a capacidade de resposta aos antibióticos de muitos pacientes, a infecção pulmonar provavelmente contribui para o processo da doença, embora as bactérias nem sempre sejam detectadas na cultura.

Tratamento

A utilização de antibióticos de amplo espectro e por longos períodos é comumente necessária para controle dos sinais clínicos e prevenção das complicações da doença e das manifestações sistêmicas da doença crônica, como anemia e glomerulonefrite. Sempre que possível, a escolha do antibiótico deve ser baseada na cultura e antibiograma.

Fármacos com boa penetração no tecido pulmonar devem ser preconizados, como doxiciclina, amoxicilina + clavulanato, clindamicina e enrofloxacino. O tempo de terapia pode se de 4 semanas a 6 meses; em casos graves, por toda a vida devem ser considerados.

Os supressores de tosse devem ser evitados em qualquer forma de bronquiectasia. Os mucolíticos, como a N-acetilcisteína oral, podem ser administrados para ajudar na expectoração, assim como a nebulização com solução salina seguida de "tapotagem" pode contribuir para soltar as secreções das vias aéreas. Em caso de bronquiectasia focal é possível a ressecção cirúrgica dos lobos afetados.

A doença em gatos é mais difícil de tratar, porque as bactérias quase nunca são isoladas e os gatos não parecem responder aos antibióticos tão bem quanto os cães. Porque o processo subjacente da doença é mais provável que seja bronquite crônica, os corticoides orais são frequentemente empregados.

Prognóstico

Os cães que desenvolvem a bronquiectasia podem desenvolver frequentemente a pneumonia bacteriana e assim, por estímulo antigênico, cursar com glomerulonefrite. O tratamento com antibiótico contínuo e fisioterapia respiratória é necessário para alguns cães, enquanto outros podem ter episódios periódicos de pneumonia responsiva a antibióticos intercalados com longos períodos estáveis.

O prognóstico para cães com bronquiectasia resultante da discinesia ciliar é variável. Alguns cães são apenas sutilmente afetados ao longo da vida ou tornam-se subclínicos à medida que envelhecem, enquanto outros podem sucumbir à pneumonia.

COLAPSO DAS VIAS AÉREAS POSTERIORES/BRONCOMALÁCIA

O colapso das vias aéreas posteriores é caracterizado pela redução no calibre das vias aéreas. Colapso é um termo amplo, que abrange diferentes regiões da arvore traqueobrônquica com etiologia variável, podendo ser estático ou dinâmico. A descrição do colapso das vias aéreas em cães geralmente usa os mesmos termos das condições em humanos, como traqueomalácia, traqueobroncomalácia e broncomalácia. Em cães, enquanto os termos colapso traqueal, colapso de brônquico principal e colapso lobar são claramente identificados por suas respectivas localizações anatômicas, a broncomalácia canina é definida de forma inconsistente. A terminologia inconsistente dificulta o avanço na compreensão desse distúrbio clínico. A maioria dos estudos publicados sobre broncomalácia descreve a tosse como o sinal clínico predominante, acometendo tanto cães de raças grandes quanto de raças pequenas.

Fisiopatogenia

A etiologia para o desenvolvimento do colapso da via aérea posterior é complexa, incompletamente compreendida e provavelmente multifatorial. Frequentemente é relatada como secundária a doença inflamatória crônica adquirida, síndrome do braquicefálico, obesidade, processos infecciosos, degenerativos e por dilatação atrial esquerda.

Nos braquicefálicos é sugerido que eles não apresentam anormalidades na aparência e forma dos brônquios segmentares e subsegmentares. Acredita-se que a obstrução das vias aéreas anteriores aumente drasticamente as pressões transmurais durante a expiração, levando a compressão intratorácica crônica das vias aérea e consequentemente promovendo o processo inflamatório.

Alguns estudos sugerem que bactérias como *Bordetella bronquiseptica* e *Mycoplasma* spp., em condições de infecções crônicas nos brônquios, podem desenvolver a traqueobroncomalácia pelo processo infeccioso crônico.

Estudos sugerem que as doenças inflamatórias crônicas, como a bronquite crônica, podem culminar na broncomalácia, porém há poucas evidências. Há um estudo com animais que viviam em ambiente com fumaça de cigarro, e 85% deles apresentaram citologia compatível com inflamação da via aérea e presença da broncomalácia.

A broncomalácia também pode ser consequente de processos degenerativos. Especula-se que o defeito cartilaginoso, o mesmo que ocorre na traqueomalácia, se estenda para os brônquios principais e distais, promovendo uma cartilagem menos homogênea (diminuição do sulfato de condroitina e cálcio, além da menor capacidade de retenção de água). Porém, há poucos estudos com biopsia e análise microscópica da cartilagem da região dos brônquios principais e distais que sustentem essa informação, e vale lembrar que cães de qualquer porte podem ser acometidos pela broncomalácia.

Já em casos de obesidade, esta tem sido associada à exacerbação do colapso dinâmico das vias aéreas em pessoas. Em cães, a obesidade afeta a função respiratória por meio de uma variedade de mecanismos, incluindo comprometimento da complacência da parede torácica, aumento da resistência das vias aéreas, aumento do trabalho respiratório, diminuição do volume corrente e diminuição do volume de reserva expiratória. Nos dois estudos que relataram a condição corporal, cães obesos ou com sobrepeso compreendiam aproximadamente metade da população de cães com broncomalácia. Embora a obesidade possa estar ligada à broncomalácia, é mais provável que seja um fator contribuinte ou exacerbador do que uma causa em si, como foi encontrado para uma variedade de doenças que causam desconforto respiratório em cães.

Outro fator que afeta a fisiopatogenia da doença é a compressão mecânica do brônquio principal por aumento do átrio esquerdo, levando ao estreitamento do calibre das vias aéreas, ativando o processo inflamatório e culminando no diagnóstico de colapso da via aérea posterior.

Achados clínicos

Diferentemente da traqueomalácia, a broncomalácia pode acometer raças de todos os tamanhos e conformação torácica, tendo a meia-idade como o período de início da doença, exceto nos braquicefálicos. Em geral são animais saudáveis e frequentemente com sobrepeso.

Os sinais clínicos são mais provavelmente relatados como crônicos do que como agudos, embora os sinais crônicos geralmente se apresentem com exacerbação. O sinal clínico mais comumente relatado em estudos publicados foi a tosse. Com colapso intratorácico substancial das vias aéreas, como seria observado na broncomalácia grave, seria esperado um aumento do esforço durante a fase de expiração, porém são poucas as evidencias que sustentem essa informação.

Observação próxima ou palpação no tórax às vezes pode revelar herniação pulmonar cranial através da entrada durante a expiração em alguns cães com colapso das vias aéreas intratorácicas. A palpação da traqueia frequentemente ativa a tosse em cães afetados, indicando sensibilidade traqueal inespecífica. Essa palpação deve ser realizada com cautela, pois alguns animais tornam-se cianóticos, desenvolvem síncope ou entram em crise respiratória com risco de vida por causa da tosse paroxística.

Na ausculta pulmonar podem ser observados presença de crepitação na inspiração e na expiração em cães com broncomalácia e colapso das pequenas vias aéreas, ou isso pode sugerir acúmulo de muco nas vias aéreas associado a bronquite e presença de sibilo causado pelo colapso da via aérea.

Diagnóstico

Em contraste com a traqueomalácia, a broncomalácia necessita de exames de imagem mais avançados para avaliação das vias aéreas segmentares e subsegmentares, pois por meio da radiografia esse diagnóstico acaba sendo extremamente tardio ou não realizado. A broncoscopia e a TC são os exames indicados para essa avaliação mais assertiva e precoce. Atualmente a broncomalácia não é uma doença tão bem documentada pelos patologistas veterinários, pois as lesões estruturais não estão bem caracterizadas. Como as comorbidades são comuns, recomenda-se avaliação respiratória abrangente, incluindo hemogasometria arterial, exame fecal para parasitas, radiografia, ecocardiografia (especialmente para avaliar a presença de hipertensão pulmonar), exame funcional das vias aéreas anteriores, TC, traqueobroncoscopia e lavagem das vias aéreas para citologia e cultura. O exame histológico do pulmão pode ser necessário para descartar condições respiratórias como doenças pulmonares intersticiais.

A natureza bidimensional das imagens geradas pela radiografia torácica promove a sobreposição anatômica, limitando a avaliação precisa das vias aéreas em comparação com o colapso de brônquio. O tamanho relativamente pequeno dos brônquios segmentares e subsegmentares em comparação com a traqueia, brônquio principal e brônquios lobares torna essa modalidade de imagem incapaz de realizar o diagnóstico de broncomalácia de forma precoce.

Embora o colapso segmentar e subsegmentar das vias aéreas não possa ser reconhecido por meio de radiografia, alterações secundárias à broncomalácia podem ser refletidas pela presença de aumento da opacificação do parênquima.

Até o momento, embora padrões brônquicos, broncointersticiais, intersticiais e alveolares tenham sido relatados com colapso brônquico lobar com ou sem colapso de traqueia concomitante usando radiografia torácica, ainda não está claro se a patologia subjacente a esses padrões pode ser atribuída diretamente à via aérea colapsada ou a doença pulmonar associada.

A TC torácica, quando otimizada para aproveitar todo o potencial dessa ferramenta de diagnóstico, pode ser usada para diagnosticar a broncomalácia. A natureza estática e dinâmica do colapso das vias aéreas garante imagens de TC adquiridas durante ambas as fases da respiração, daí o desenvolvimento da varredura inspiração e expiração pareadas.

A endoscopia permite a avaliação das alterações da forma das vias aéreas, estimativas do percentual de redução do calibre (assumindo a profundidade adequada do ciclo respiratório sob anestesia) (Figura 6) e diferenciação do colapso estático *versus* dinâmico. Várias definições para classificação de broncomalácia canina e colapso brônquico lobar foram adotadas nos diferentes esquemas de classificação broncoscópica. Em cães, o estudo mais recente caracteriza a broncomalácia quando há colapso superior a 25% de achatamento estático/mudanças de forma distorcida/ mudanças dinâmicas com respiração. O grau 1 representou até 50% de redução, o grau 2 representou mais de 50 até 75% de redução e o grau 3 representou mais de 75% de redução no diâmetro. Essa classificação da magnitude do colapso usando broncoscopia ou TC foi usada para quantificar a gravidade da broncomalácia. No entanto, o comprometimento funcional pode ou não corresponder ao grau de colapso das vias aéreas mensurado.

Tratamento

Não há tratamento específico para a broncomalácia que promova diminuição da limitação ao fluxo de ar no colapso da via aérea. Em etiologias inflamatórias pode haver resposta parcial a terapia com corticoides, enquanto lesões compressivas ou distúrbios degenerativos não respondem a nenhuma terapia. Os *stents* brônquicos podem ser indicados em cães com colapso de brônquio lobar, mas não nos brônquios segmentares ou subsegmentares.

Sem estudos prospectivos confirmando sua eficácia, os broncodilatadores têm, no entanto, sido defendidos para tratar colapso de traqueia e broncomalácia,

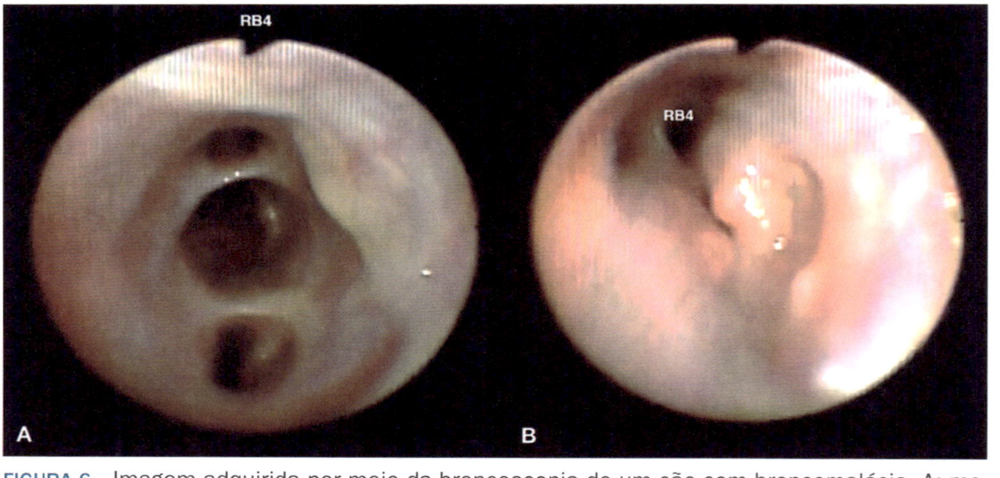

FIGURA 6 Imagem adquirida por meio da broncoscopia de um cão com broncomalácia. A: momento da inspiração do ciclo respiratório, brônquios subsegmentares com calibre normal. B: momento da expiração do ciclo respiratório, brônquios segmentares colapsados, paciente com diagnóstico positivo para broncomalácia.

Fonte: Guilherme Bernardo Coelho (Sinus Vet).

melhorando o calibre das pequenas vias aéreas e diminuindo, assim, a tendência ao colapso das vias aéreas. Em um estudo retrospectivo no qual a teofilina foi administrada como tratamento primário após o diagnóstico de colapso de traqueia torácico, 1 em cada 3 cães apresentou melhora nos sinais clínicos.

A administração de antimicrobianos deve ser indicada quando a citologia de vias aéreas for compatível com infecção em combinação com cultura e sensibilidade e não cursos empíricos múltiplos.

Antitussígenos podem diminuir a tosse; no entanto, o impacto a longo prazo da atenuação de um importante reflexo protetor é desconhecido. A tosse pode ajudar a expelir o muco e outras secreções intraluminais que reduzem ainda mais o diâmetro das vias aéreas. Além disso, embora os antitussígenos suprimam a tosse, eles podem mascarar a inflamação, permitindo que mais danos ao trato respiratório não sejam controlados. No entanto, em situações em que a tosse é percebida como tendo impacto na qualidade de vida do dono ou do cão, o uso de antitussígenos pode ser considerado.

Embora não haja estudos estabelecendo sua eficácia em cães, a umidificação das vias aéreas pode aumentar a depuração mucociliar e diminuir a tenacidade do muco obstruindo os lúmens das vias aéreas. A perda de peso em cães obesos limitará a grande variedade de efeitos nocivos sobre o pulmão que podem contribuir para os sinais clínicos. Minimizar comportamentos que promovem sinais clínicos (p. ex., exercício e excitação), usando a coleira peitoral em vez da cervical para minimizar a pressão na traqueia cervical e diminuindo aeroirritantes ambientais (p. ex., fumaça, aerossóis, poeiras etc.), pode ser útil. O uso de sedação durante episódios de exacerbação aguda pode promover um melhor trabalho de estratégia de respiração. Se houver evidência de hipoxemia, suplementação de oxigênio pode ser usada no hospital.

Prognóstico

Definições precisas referentes à localização do colapso das vias aéreas (ou seja, traqueia, brônquio principal, brônquios lobares, brônquios segmentares e brônquios subsegmentares) são essenciais para entender o prognóstico e a terapia a ser instituída. Sugere-se que o termo broncomalácia seja reservado para descrever o colapso dinâmico dos brônquios segmentares e subsegmentares.

A documentação definitiva e a graduação da broncomalácia requerem anestesia para estudos dinâmicos de TC ou endoscopia. Deve-se considerar o uso de um escore de comprometimento funcional para correlacionar a magnitude do colapso das vias aéreas e os sinais clínicos. Os diagnósticos são fundamentais para a identificação e a classificação da broncomalácia e para identificar condições comórbidas, que são essenciais para desenvolver um plano terapêutico abrangente.

Pouco foi publicado sobre o prognóstico geral em cães com colapso das vias aéreas tratados clinicamente. Existe a preocupação de que a doença progrida gradualmente ao longo do tempo e os cães se tornem refratários ao tratamento. No entanto, a maioria dos cães pode ser manejada com sucesso com atenção diligente ao controle de peso, identificação e controle de infecção e inflamação e uso apropriado de terapia intervencionista.

BIBLIOGRAFIA COMPLEMENTAR

1. Bianco Z, Bukoski A, Masseau I, Reich C, Schultz L, Reinero C. Risk factors and outcomes in dogs with respiratory disease undergoing diagnostic airway lavage. Front Vet Sci. 2020;7:165.

2. Bottero E, Bellino C, De Lorenzi D, Ruggiero P, Tarducci A, D'Angelo A, et al. Clinical evaluation and endoscopic classification of bronchomalacia in dogs. J Vet Intern Med. 2013;27:840-6.
3. Cocayne CG, Reinero CR, DeClue AE. Subclinical airway inflammation despite high-dose oral corticosteroid therapy in cats with lower airway disease. J Feline Med Surg. 2011;13(8):558-63.
4. Grobman M, Reinero C. Investigation of neurokinin-1 receptor antagonism as a novel treatment for chronic bronchitis in dogs. J Vet Intern Med. 2016;30(3):847-52.
5. Jeung SY, Sohn SJ, An JH, Chae HK, Li Q, Choi M, et al. A retrospective study of theophylline-based therapy with tracheal collapse in small-breed dogs: 47 cases (2013-2017). J Vet Sci. 2019;20(5) 57.
6. O'Donnell AE. Bronchiectasis update. Curr Opin Infect Dis. 2018;31(2):194-8.
7. Reinero CR. Advances in the understanding of pathogenesis, and diagnostics and therapeutics for feline allergic asthma. Vet J. 2011;190(1):28-33.
8. Reinero CR, Masseau I. Lower airway collapse: revisiting the definition and clinicopathologic features of canine bronchomalacia. Vet J. 2021;273:1056-82.
9. Ryan NM, Birring SS, Gibson PG. Gabapentin for refractory chronic cough: a randomised, double-blind, placebo-controlled trial. Lancet. 2012;380(9853):1583-9.
10. Singh MK, Johnson LR, Kittleson MD, Pollard RE. Bronchomalacia in dogs with myxomatous mitral valve degeneration. J Vet Intern Med. 2012;26:312-9.
11. Trzil JE. Feline asthma diagnostic and treatment update. Vet Clin Small Anim. 2019;1-17.
12. Trzil JE, Reinero CR. Update on feline asthma. Vet Clin Small Anim. 2014;44:91-105.
13. Verschoor-Kirss M, Rozanski EA, Sharp CR, Oura TJ, Egan A, Bain P, et al. Treatment of naturally occurring asthma with inhaled fluticasone or oral prednisolone: a randomized pilot trial. Can J Vet Res. 2021;85(1):61-7.

CAPÍTULO 15

Doenças do parênquima pulmonar

Bruno Alberigi
Alexandre Bendas
Diana Mendonça

INTRODUÇÃO

Os pulmões são órgãos situados dentro da cavidade torácica que têm a função de realizar a troca de gases, viabilizando a oxigenação dos tecidos e a eliminação de resíduos metabólicos. Colaboram assim, com a homeostase sanguínea. Desempenham ainda outras funções que, embora não sejam vistas como primordiais, também são importantes: função endócrina, imunológica e hematopoiética.

Considerando que os pulmões viabilizam uma função vital (respiração) e outras importantes para a manutenção da vida saudável, é possível compreender a afirmativa "o pulmão é o espelho das doenças sistêmicas". Assim, entende-se que manifestações clínicas referentes ao sistema respiratório inferior podem sinalizar a existência de doenças extrapulmonares, além das doenças pulmonares que acometem o parênquima desse órgão.

Uma série de fatores pode agredir o parênquima pulmonar de cães e gatos, e este capítulo abordará as principais causas primárias e secundárias. No entanto, algumas afecções, como doenças brônquicas, neoplasias e parasitoses pulmonares, apresentam especificidades que serão apresentadas em capítulos específicos deste livro.

FISIOPATOGENIA E MANIFESTAÇÕES CLÍNICAS

Clinicamente, a maioria das afecções pulmonares ocorre secundariamente a um processo inflamatório agudo ou crônico. Esses processos acarretam aumento na produção de muco e diminuição da luz das pequenas vias aéreas, levando a um processo obstrutivo. Com a diminuição da luz das vias aéreas, seja pelo processo inflamatório ou pelo acúmulo de muco, o fluxo laminar do ar se torna veloz e turbulento. Essas alterações são traduzidas no exame físico como ruído expiratório aumentado, principalmente na fase de expiração, detectado à auscultação pulmonar com auxílio do estetoscópio, quando o ar encontra maior resistência ao sair do alvéolo.

O aumento da velocidade do fluxo de ar aumenta a força do atrito entre o ar e o epitélio das vias respiratórias, agravando o processo inflamatório, o que pode acarretar metaplasia endotelial, aumento na produção de muco e até mesmo estase ciliar. Esse quadro indica processo patológico crônico.

Dependendo da cronicidade do quadro inflamatório, ocorre alteração na permeabilidade vascular no nível alveolar. Há então extravasamento de líquido para o meio interalveolar, o que compromete as funções fisiológicas do alvéolo e diminui a saturação de oxigênio, expressa pelo paciente como dispneia, pois as secreções alveolares dificultam a tentativa de captar mais oxigênio para suprir a baixa saturação, por representarem uma barreira entre o tecido e a luz alveolar para que a hematose ocorra de forma adequada. Nesses casos, ruídos ásperos descontínuos (crepitação) decorrentes da passagem de ar pelas vias aéreas com acúmulo de líquido podem ser auscultados, caracterizando edema pulmonar não cardiogênico. Além disso, a redução da saturação de oxigênio pode ser identificada ao exame físico como cianose, e essa alteração se manifesta principalmente na mucosa oral e na língua.

A tosse é a manifestação clínica de afecções respiratórias mais relatada pelos tutores de cães e gatos. Essa manifestação clínica é considerada integrante do mecanismo de eliminação de material contido no interior da árvore brônquica e deve ser interpretada como um reflexo que desobstrui as vias aéreas. Dessa maneira, a eliminação das secreções resultantes dos processos inflamatórios (muco, exsudatos e transudatos) depende principalmente, e às vezes exclusivamente, da tosse.

A inflamação e o acúmulo de secreções podem ser detectados por exames de imagem da rotina clínica. Radiografias torácicas, procedimentos de baixo custo, são os exames de imagem difundidos e consolidados na rotina da clínica médica de animais de companhia. Ao exame radiográfico, as alterações relacionadas aos processos patológicos pulmonares se manifestam como padrão bronquial, intersticial ou alveolar. O padrão bronquial remete ao aumento da espessura da parede brônquica pela infiltração de fluidos ou células ou à substituição do ar do espaço peribrônquico por células ou fluidos, o que caracteriza processo inflamatório. O padrão intersticial reflete o acometimento do espaço intersticial por fluido extracelular, exsudato, transudatos relacionados a processos agudos ou crônicos. Neste último caso, a presença de fibrose também pode manifestar o padrão intersticial ao exame radiográfico.

O padrão alveolar é observado quando o ar intra-alveolar é substituído por material de maior densidade, aumentando a radiodensidade dessas estruturas, o que geralmente traduz alteração da permeabilidade da membrana alveolar. Os exames de imagem, como radiografia, tomografia, endoscopia e ultrassonografia, que são utilizados na rotina veterinária das afecções pulmonares serão mais detalhados em outros capítulos deste livro.

DOENÇAS DO PARÊNQUIMA PULMONAR

As principais consequências das afecções pulmonares já foram apresentadas de forma geral, e a seguir serão apresentadas particularidades de doenças específicas que podem acometer cães e gatos e que não serão abordadas em outros capítulos.

Pneumonias

A pneumonia é uma inflamação aguda ou crônica do parênquima pulmonar que pode ser causada por uma variedade de agentes infecciosos, como bactérias, fungos e vírus, ou até mesmo em causas não infecciosas, como a pneumonia lipídica. Em cães e gatos, a pneumonia é uma das doenças respiratórias mais comuns e pode ocorrer em animais de todas as idades e raças.

A pneumonia bacteriana é a forma mais comum em cães, e os agentes etiológicos mais frequentes são bactérias Gram-negativas aeróbias, como: *Escherichia coli*, *Pseudomonas* spp., *Klebsiella* spp., *Enterobacter* spp., *Pasteurella* spp. e *Bortedella bronchiseptica*. Uma pequena parcela dos casos é causada por bactérias Gram-positivas, tais como: *Enterococcus* spp., *Streptococcus* spp. e, eventualmente, *Staphylococcus* spp. e *Proteus mirabilis*. As causas mais frequentes para as infecções bacterianas são a imunossupressão e a broncoaspiração.

As infecções fúngicas sempre foram consideradas como diagnósticos diferenciais, quando o paciente não responde ao tratamento convencional com antibioticoterapia. Acredita-se que a abordagem empírica de antibioticoterapia diante das manifestações clínicas comuns das pneumonias, antes mesmo da realização de cultivos bacterianos ou fúngicos, faça com que a prevalência de casos seja subestimada. As pneumonias fúngicas podem ser relacionadas a agentes patogênicos como *Histoplasma capsulatum*, *Blastomyces dermatitidis*, *Coccidioides immitis*, *Cryptococcus neoformans* e *Aspergillus fumigatus* ou por agentes oportunistas como *Candida parapsilosis*. As infecções fúngicas são normalmente relacionadas a pacientes imunossuprimidos, ou àqueles expostos a fatores de risco como ambientes com muita umidade, com baixa ventilação, com fezes de morcegos, de pombos e de outros animais.

Os agentes etiológicos relacionados a pneumonias virais mais comuns em cães são o vírus da cinomose canina e o vírus da influenza canina. Menos comuns, o vírus da parainfluenza-3 canina, o adenovírus tipo 2, o herpes-vírus canino e o coronavírus respiratório canino. Em gatos o calicivírus é o principal agente relacionado a pneumonias virais, apesar de o herpes-vírus tipo 1 também ser frequente e de muitos gatos apresentarem coinfecção por ambos os agentes.

Apesar de pouco frequente, o vírus da peritonite felina pode causar pneumonia em razão de uma vasculite imunomediada e piogranulomatosa. A infecção por esses vírus ocorre na maioria das vezes por inalação. As partículas virais ganham acesso às vias aéreas inferiores, causando danos celulares e consequentemente reação inflamatória intersticial. Muitas dessas infecções são autolimitantes, mas debilitam as defesas pulmonares, deixando o tecido suscetível a infecções bacterianas secundárias que vão causar sinais sistêmicos mais graves.

A pneumonia endógena lipídica é uma afecção pouco frequente, porém recentemente vem sendo reportada em cães em diferentes locais do mundo. A pneumonia lipídica é uma condição inflamatória não infecciosa do parênquima pulmonar, caracterizada por glóbulos de lipídios nos espaços alveolares. A pneumonia endógena lipídica (EnLP) ocorre quando há liberação de colesterol e lipídios nos alvéolos como consequência de agressões às células pulmonares, sendo sua fisiopatologia pouco compreendida. Acredita-se que secreções epiteliais retidas, hipóxia prolongada e doença respiratória crônica possam estar relacionadas com a ocorrência de lesões celulares e consequentemente com a liberação de colesterol e lipídios na luz alveolar. Já foram descritos casos em cães relacionados a infecção por *D. immitis*, à ocorrência de pneumotórax e em associação a neoplasias pulmonares. Muitos desses casos ocorrem com infecção bacteriana secundária concomitante.

Diagnóstico

O diagnóstico de pneumonia deve ser realizado com base na combinação dos sinais clínicos, achados radiográficos, citologia e isolamento bacteriano em cultura. Os sinais clínicos das pneumonias são os mesmos relacionados com o processo inflamatório descrito no início do capítulo, no entanto em alguns casos pode ocorrer febre.

A realização de exames diagnósticos e complementares é fundamental para o manejo adequado do paciente com pneumonia. Exames hematológicos são essenciais para melhor compreensão da resposta do organismo do paciente diante da infecção, e até mesmo para evidenciar sítios de complicação da infecção fora dos pulmões. O exame radiográfico é o mais utilizado para o diagnóstico da ocorrência da pneumonia, em virtude se sua praticidade e baixo custo. No entanto, o lavado broncoalveolar (LBA), com cultura bacteriana e fúngica, antibiograma e antifungigrama, além de citologia, deve ser sempre realizado para identificação da etiologia do processo inflamatório. Quando possível, o LBA deve ser realizado antes do início da terapia antimicrobiana; caso já tenha sido iniciada e o paciente não apresente melhora efetiva, a terapia deve ser suspendida por no mínimo 7 dias para então ser realizado o LBA.

Em casos de agentes virais, o uso de técnicas moleculares do sangue, ou de outras secreções corporais, pode ser necessário para um diagnóstico final. No caso da EnLP, o diagnóstico ocorre por meio citologia do LBA ou de exame histopatológico. A radiografia e a tomografia computorizada do tórax podem ser normais ou alteradas por complicações secundárias, como infecções bacterianas e pneumotórax

Tratamento

O tratamento das pneumonias varia de acordo com a causa, mas o tratamento de suporte acaba sendo semelhante. A principal variável será o uso de antibióticos nos casos de pneumonia bacteriana primária ou na presença de infecções secundárias oportunistas. Nos casos de EnLP não há terapias específicas; recomenda-se tratar a causa-base quando identificada e realizar a terapia de suporte.

Antimicrobianos

O uso de antibióticos é fundamental para o tratamento das infecções bacterianas primárias ou secundárias nas pneumonias. Diversas classes de antibióticos podem ser usadas, porém é necessário fazer o uso racional desses medicamentos no que diz respeito à suscetibilidade do microrganismo, tecido-alvo, dose e tempo de tratamento para reduzir a possibilidade de cepas resistentes.

A realização do LBA com cultura bacteriana e fúngica sempre é indicada em casos de pneumonia. No entanto, muitas vezes, o paciente não tem condições clínicas de ser submetido ao procedimento ou o responsável pelo animal não tem condições financeiras de arcar com os exames, e a pneumonia é uma condição grave, que impõe risco de morte. Ou ainda enquanto se aguarda o resultado da cultura, que pode demorar alguns dias, o uso empírico de antibióticos precisa ser realizado.

No Quadro 1 são observados alguns dos principais antibióticos usados nas pneumonias bacterianas em cães e gatos disponíveis no Brasil. De forma complementar à terapia com antibióticos sistêmicos, a gentamicina pode ser realizada via nebulização a cada 12 horas, sendo adicionada a solução fisiológica na dose de 50 mg para 5 mL de solução fisiológica.

O tempo de tratamento das pneumonias bacterianas varia conforme o antibiótico, a condição clínica do paciente e a patogenicidade do agente infeccioso. Na experiência dos autores, a média de tratamento varia de 15 a 21 dias. O paciente deve ser monitorado quanto aos sinais clínicos, exames laboratoriais e de imagem.

O uso de antifúngicos só deve ser iniciado diante da confirmação da infecção fúngica, ou com fortes evidências clínicas da infecção por fungos, como histórico, anamnese, exames de imagem ou laboratoriais. O

QUADRO 1 Drogas antibióticas e doses de ação em vias aéreas inferiores em cães e gatos com infecções bacterianas

Droga	Dose
Amoxicilina	22 mg/kg, PO, a cada 12 horas
Amoxicilina com clavulanato de potássio	20-25 mg/kg, PO, a cada 12 horas
Ampicilina com sulbactam	20 mg/kg, IV, IM, a cada 6-8 horas
Azitromicina	5-10 mg/kg, PO, a cada 12 horas
Doxiciclina	5 mg/kg, PO, a cada 12 horas, ou 10 mg/kg, PO, a cada 24 horas
Enrofloxacino	▪ Cães: 5-20 mg/kg, PO, IM, IV, a cada 24 horas ▪ Gatos: 5 mg/kg, PO, a cada 24 horas
Levofloxacino	Cães: 10 mg/kg, PO, a cada 24 horas
Marbofloxacino	2,7-5,5 mg/kg, PO, a cada 24 horas
Meropeném	▪ Cães: 8,5 mg/kg, SC, a cada 12 horas, ou 24 mg/kg, IV, a cada 12 horas. ▪ Gatos: 10 mg/kg, a cada 12 horas, SC, IM, IV
Padrofloxacino	▪ Cães e gatos: 5 mg/kg, PO, a cada 24 horas, se for comprimido ▪ Gatos: 7,5 mg/kg, PO, a cada 24 horas, se for suspensão oral

IM: intramuscular; IV: intravenoso; SC: subcutâneo.

tratamento costuma ser longo, variando de 30 a 90 dias. Considerando que muitos dos antifúngicos costumam ser hepatotóxicos ou nefrotóxicos, exames laboratoriais devem ser realizados para monitorar as funções renal e hepática. A escolha do antifúngico vai variar de acordo com o agente etiológico e a suscetibilidade deste diante do antifungigrama. Os antifúngicos mais utilizados na rotina de cães e gatos facilmente encontrados no Brasil estão apresentados no Quadro 2.

Nas pneumonias virais não existem muitos estudos a respeito do uso de antivirais no tratamento das pneumonias. Nesses casos

QUADRO 2 Drogas antifúngicas e doses de ação em vias aéreas inferiores em cães e gatos com infecções fúngicas

Droga	Dose
Anfotericina B	▪ Cães: 0,5 mg/kg, 3 vezes por semana, IV ▪ Gatos: 0,25 mg/kg, 3 vezes por semana, IV ▪ A medicação deve ser diluída em soro fisiológico estéril para administração ▪ Recomenda-se fluidoterapia para diurese para reduzir a nefrotoxicidade do fármaco ▪ Deve ser usada em casos muito graves
Fluconazol	▪ Cães e gatos: 1,25-5 mg/kg, a cada 24 horas, ou a cada 12 horas, VO ▪ Doses mais altas são indicadas apenas em casos de acometimento do sistema nervoso central ▪ As doses devem ser ajudadas em caso de insuficiência renal
Itraconazol	▪ Cães: 5 mg/kg, a cada 12 horas, VO, durante 4 dias, e depois passar para a cada 24 horas ▪ Gatos: 5 mg/kg, a cada 12 horas, VO

IV: intravenoso; VO: via oral.

o recomendado é tratar a doença sistêmica de base e tratar infecções respiratórias oportunistas, quando presentes.

Expectorantes e fármacos mucolíticos

Esse grupo de medicamentos é utilizado para promover a eliminação da secreção brônquica e melhorar a depuração do exsudato brônquico à medida que reduzem a viscosidade do muco. Dessa forma, acabam induzindo uma tosse mais produtiva para facilitar a eliminação do muco, podendo ocorrer aumento da frequência da tosse e mudança no tipo de tosse durante o tratamento.

A N-acetilcisteína (ou acetilcisteína) tem efeito mucolítico por sua interação com as pontes dissulfeto das mucoproteínas, fluidificando o muco respiratório, reduzindo sua viscosidade e aumentando sua depuração. Além disso, é um precursor da glutationa, um potente antioxidante contra os radicais livres, atuando também contra os radicais livres do processo inflamatório. Pode ser utilizada por via oral na dose de 5 a 10 mg/kg a cada 12 horas em cães e gatos. Seu uso de forma inalatória não é indicado, uma vez que tem potencial para promover broncoconstrição.

Broncodilatadores

Os broncodilatadores são muito utilizados na rotina clínica veterinária, assim como na medicina humana. Em cães, seu uso é baseado na suposição de que a broncoconstrição está presente na maioria dos casos, sendo um fator importante na obstrução das vias aéreas. Os principais utilizados podem ser divididos em:

- Agonistas beta-adrenérgicos.
- Metilxantinas.
- Anticolinérgicos.

Agonistas beta-adrenérgicos

Para fins terapêuticos respiratórios, preconiza-se o uso de fármacos agonistas seletivos beta-2-adrenérgicos, pois estes promovem o relaxamento da musculatura lisa de vários órgãos, inclusive do sistema respiratório. Esses fármacos atuam promovendo broncodilatação a partir da estimulação dos receptores beta-2-adrenérgicos na musculatura lisa dos brônquios, além de promover a estabilização dos mastócitos, a redução da liberação de mediadores inflamatórios como a histamina e a melhora da limpeza mucociliar do trato respiratório.

Quando utilizados de forma contínua, por semanas ou até meses, o animal pode desenvolver tolerância pela perda de sensibilidade do receptor agonista em virtude do *feedback* negativo. Assim, recomenda-se sua utilização por um período determinado ou ainda que seja descontinuada.

A terbutalina atua em receptores beta-2-seletivos, e sua ação pode durar de 6 a 8 horas, sendo recomendada a dose por via oral de 0,02 a 0,05 mg/kg ou 2,5 mg/animal de terbutalina a cada 8 ou 12 horas em cães e 0,65 mg/animal a cada 12 horas em gatos (em gatos ainda se recomenda 0,01 mg/kg quando se desejar administrar por via intramuscular ou endovenosa). Para manejo agudo de broncoconstrição, pode ser utilizada na forma injetável por via subcutânea, na dose 3,5 mcg/kg, e repetida a cada hora. O clembuterol é um fármaco com respostas clínicas interessantes em seu efeito broncodilatador, porém no Brasil não temos formulações terapêuticas disponíveis no Brasil para cães e gatos.

O sulfato de salbutamol, Aerolin® *spray*, é um broncodilatador administrado por aerossolterapia cuja ação é semelhante à do fármaco terbutalina e atua promovendo broncodilatação. Sua ação dura em média de 4 a 6 horas, e pode ser utilizado até 4 vezes ao dia, de acordo com a individualidade do paciente, podendo ser utilizado de forma emergencial ou por períodos prolongados, até a melhora clínica. A dose recomendada é de 20 a 50 mcg/kg ou 90 mcg/kg, 1 a 2 *puffs* por aplicação.

Outro fármaco bastante utilizado é a suspensão de salmeterol e propionato de fluticasona, Seretide® *spray*. O salmeterol é um broncodilatador que promove o relaxamento da musculatura lisa das vias aéreas, enquanto a fluticasona é um corticoide e, portanto, promove redução do processo inflamatório. As apresentações têm concentrações de 25/50 mcg, 25/125 mcg e 25/250 mcg, sendo, portanto, a dose do salmeterol inalterada para ambas as apresentações. Dessa forma, a escolha da concentração baseia-se na dose da fluticasona, que em gatos e cães de pequeno porte pode variar de 50 a 125 mcg, e nos cães de médio a grande porte de 125 a 250 mcg, a cada 8/12/24 horas, de acordo com a gravidade da enfermidade e a necessidade do paciente. No entanto, o uso de fármacos corticosteroides em animais com processos infecciosos pulmonares deve ser realizado com cautela e requer acompanhamento muito próximo do paciente.

Metilxantinas

Os fármacos desta classe são os mais usados atualmente no Brasil, por estimularem o sistema nervoso central, mas apresentam efeitos em outros sistemas, como cardiovascular, renal e respiratório. Atuam promovendo broncodilatação e efeitos anti-inflamatórios a partir da inibição das enzimas fosfodiesterase III e IV, que metabolizam o monofosfato cíclico de adenosina (AMPc) a monofosfato de adenosina (AMP), promovendo então acúmulo de AMPc dentro da célula e desencadeando uma cascata de ativações que culmina no relaxamento da musculatura lisa respiratória. Além disso, atuam inibindo a liberação de mediadores inflamatórios pelos mastócitos por meio da estabilização dessas células e melhoram a depuração mucociliar.

A teofilina e a aminofilina são os principais fármacos representantes dessa classe, sendo comumente utilizados em cães, na dose de 5 a 10 mg/kg a cada 12 horas. Em gatos, a dose da aminofilina pode variar de 100 a 125 mg/animal a cada 24 ou 48 horas ou ainda e 5 a 6 mg/kg a cada 12 horas. Os efeitos colaterais desses fármacos podem incluir aumento do cronotropismo cardíaco, aumento discreto da diurese e alterações gastrointestinais pela inibição não específica da atividade da enzima fosfodiesterase. Outros efeitos incluem sinais de estimulação simpática como tremores, excitação, taquicardia ou ainda convulsões. Porém, esses efeitos, principalmente os cardiovasculares, são mais frequentemente relatados com o uso de teofilina do que da aminofilina.

Anticolinérgicos

São pouco utilizados na rotina veterinária, pois os fármacos dessa classe são menos efetivos que os anteriores, por serem antagonistas do sistema nervoso parassimpático, que constitui a principal inervação da musculatura lisa brônquica; sua ativação induz a broncoconstrição. Dessa forma, os medicamentos anticolinérgicos inibem a constrição do músculo liso do trato respiratório.

A atropina é o principal fármaco broncodilatador dessa classe, mas, por promover diversos efeitos colaterais no sistema nervoso e efeitos sistêmicos cardiovasculares e gastrointestinais importantes, seu uso é recomendado apenas para quadros emergenciais. A dose preconizada é de 0,02 a 0,04 mg/kg para cães e gatos, por via subcutânea/intramuscular/intravenosa, a ser administrada de acordo com a necessidade do paciente.

Antitussígenos

A tosse é um dos principais sinais de alteração respiratória na maioria dos animais, sendo muita vezes a principal queixa clínica do tutor. O uso de fármacos para inibição da tosse, como os antitussígenos, não é indicado em casos de pneumonia infecciosa, nos quais a tosse é um mecanismo de defesa do organismo para eliminar o muco responsável parcialmente pela obstrução das vias aéreas. No entanto, a tosse intensa e prolongada pode perpetuar o processo inflamatório, estimulando a secreção de muco, em casos que a tosse não melhora, associada a piora clínica do paciente, com fadiga dos músculos respiratórios e perda de sono. A abordagem inicial com o uso de antitussígeno como butorfanol (0,05 a 0,1 mg/kg SC a cada 24 horas) ou codeína (0,25 a 1,1 mg/kg/a cada 8 a 12 horas) por um curto período de 1 a 3 dias pode ser interessante para quebrar o ciclo da inflamação e o animal apresentar melhora clínica.

Fibrose pulmonar idiopática

A suspeita de fibrose pulmonar idiopática (FPI) pode acometer cães e gatos; cães da raça West White Highland Terrier apresentam maior predisposição a manifestação dessa doença. O diagnóstico da FPI é estabelecido após a exclusão de outras causas de doenças pulmonares obstrutivas, como a bronquite crônica, pelo fato de apresentar sinais clínicos e evolução semelhante. Além disso, outras enfermidades que cursem com alterações radiográficas intersticiais devem ser excluídas, como pneumonias, pneumonites e neoplasias infiltrativas. O diagnóstico definitivo é obtido apenas pelo exame histopatológico do tecido pulmonar, mas biópsias pulmonares raramente são obtidas pela invasividade do procedimento, portanto o diagnóstico geralmente é confirmado na necropsia.

Dada a progressão lenta da doença, os animais podem apresentar sintomas brandos ou inespecíficos no estágio inicial. Em pacientes sintomáticos, podem ser evidenciados padrão respiratório abdominal, ausculta pulmonar crepitante em inspiração e presença de sibilos. Em pacientes que apresentem hipertensão pulmonar, um sopro em foco tricúspide pode ser auscultado.

Os achados radiográficos variam de acordo com a gravidade da doença e a apresentação dos sinais clínicos, mas incluem padrão bronquial e intersticial difuso. Pode-se ainda evidenciar infiltrados intersticiais, marcação brônquica e alveolar irregular, aumento do calibre de artérias pulmonares e aumento de câmaras cardíacas direitas.

A broncoscopia e o LBA podem fornecem informações úteis sobre o pulmão e as vias aéreas, mas os achados não são específicos para FPI. Entretanto, podem auxiliar na exclusão de outras enfermidades e no diagnóstico de infecções oportunistas em um tecido suscetível. Os achados da broncoscopia na FPI são semelhantes aos encontrados em pacientes com bronquite crônica, como hiperemia, acúmulo de muco e irregularidades na mucosa, não sendo esse um exame útil na diferenciação entre as duas enfermidades. Na maioria dos casos de FPI, o lavado geralmente evidencia aumento no número de células pela neutrofilia e pelo aumento do número de macrófagos e mastócitos.

A tomografia fornece uma avaliação mais assertiva dos pulmões quando comparada à radiografia de tórax, sendo recomendada em casos de suspeita de FPI. Os achados mais frequentes nesses pacientes são: opacidade em vidro fosco multifocal, espessamento subpleural e peribroncovascular, linhas subpleurais evidentes, opacidades lineares e reticulares e padrão de favo de mel em lobos caudais. Em casos mais avançados, podem ser visualizadas bronquiectasias e consolidação pulmonar.

A biópsia pulmonar e a análise histopatológica confirmam o diagnóstico de fibrose pulmonar. A coleta de material influencia diretamente no resultado, pois algumas áreas pulmonares podem estar normais, enquanto outras podem apresentar fibrose. Na análise histopatológica podem ser evidenciados septos alveolares espessados, fibrose intersticial, hiperplasia de pneumócitos, edema alveolar irregular, infiltrado linfoplasmocítico e de macrófagos.

Atualmente não há tratamento efetivo para a FPI. Em humanos, utilizava-se o tratamento baseado no uso de prednisona, azatioprina e N-acetilcisteína; no entanto, com a maior compreensão da fisiopatogenia dessa doença e outros estudos clínicos, essa combinação revelou-se prejudicial na FPI humana, sendo hoje preconizado o uso de antifibróticos, como pirfenidona e nintedanibe. Ambos podem retardar o declínio da função pulmonar, mas não resultam em cura.

Alguns cães com FPI apresentam melhora clínica com o uso de corticosteroides, reduzindo a tosse, porém sem melhora no longo prazo na oxigenação arterial ou na expectativa de vida. Apesar de contraindicados em humanos, existem relatos da associação de prednisona com teofilina apresentar respostas benéficas em cães. O uso de antibióticos ou antifúngicos pode ser necessário em casos de infecções secundárias. Alguns estudos relatam que West White Highland Terriers com FIP podem se beneficiar do uso de inibidores da bomba de prótons ou bloqueadores dos receptores H2 da histamina, pois nesses cães já foram descritas microaspirações pulmonares secundárias a refluxo gástrico, sendo a terapia antiácida recomendada frequentemente em humanos.

Discinesia ciliar

O epitélio ciliado característico do sistema respiratório é essencial para a depuração mucociliar. Alterações na estrutura ou na função dos cílios resultam na remoção deficiente de agentes infecciosos e partículas do epitélio respiratório, favorecendo a perpetuação de injúrias ao tecido e acarretando doenças respiratórias crônicas.

Alterações do epitélio ciliado são chamadas de discinesia ciliar e podem ter origem primária (DCP) ou secundária (DCS) a outros processos patológicos, sendo na maioria das vezes difícil diferenciar as duas formas. A DCP é um distúrbio hereditário raro, de herança autossômica recessiva, que ocasionalmente é relatado em cães e mais raramente em gatos. A DCS remete a alterações na estrutura do epitélio ciliar resultantes de outras causas de agressões ao epitélio respiratório. Com o comprometimento da depuração mucociliar adequada e a produção excessiva de muco decorrente de metaplasia e hiperplasia das células caliciformes, bem como à hipertrofia das glândulas da submucosa, ocorre maior suscetibilidade a infecções recorrentes ou persistentes, bronquiectasias e obstruções das vias aéreas.

Apesar de difícil diferenciar as causas primárias da adquirida, cães com DCP costumam apresentar com mais frequência a tríade de bronquiectasia, rinossinusite e *situs inversus*, no entanto não são achados patognomônicos.

Os animais são levados por seus responsáveis pelo histórico de espirros crônicos ou recorrentes, secreção nasal serosa ou mucosa crônica, tosse crônica e episódios de pneumonia responsiva a antibiótico. Sinais de otite média como *head tilt*, secreção auricular e nistagmo podem ocorrer.

O diagnóstico é baseado na identificação de alterações estruturais e funcionais dos cílios. Em casos de PCD, sinais de infertilidade em machos com espermatozoides com pouca motilidade também podem ocorrer. A função ciliar pode ser avaliada com cintilografia. Biópsias de tecido nasal ou traqueal podem revelar, quando analisadas sob microscopia eletrônica, anormalidades na ultraestrutura ciliar, no entanto a microscopia eletrônica e a cintilografia do sistema respiratório não são rotina na medicina veterinária.

Como a pneumonia é uma complicação comum nos animais com discinesia ciliar, o tratamento de infecções pulmonares deve ser agressivo e iniciado assim que identificada. Terapia intermitente ou crônica com nebulização e tapotagem podem ser usadas para estimular a expectoração das secreções respiratórias. Em casos de discinesia, o uso de antitussígenos não é recomendado pelo risco do acúmulo de secreções e desenvolvimento de bronquiectasia.

Pneumonite urêmica

Em pacientes com síndrome urêmica, resultante de injúria renal aguda, ou doença renal crônica agudizada, as toxinas urêmicas alteram a permeabilidade vascular alveolar, favorecendo a presença de inflamação aguda, hemorragia, edema septal e apoptose de pneumócitos II e a consequente redução de surfactante pulmonar, alterando assim a pressão osmótica e dificultando a realização de hematose. Animais portadores de pneumonite urêmica costumam manifestar a síndrome de angústia respiratória aguda (SARA) e a síndrome de resposta inflamatória sistêmica (SIRS), cursando com processo difuso de resposta inflamatória.

O diagnóstico da pneumonite urêmica é baseado nos achados clínicos e em radiografia torácica, associados aos marcadores de lesão e função renal. O tratamento é baseado no manejo da doença renal e das alterações respiratórias. O manejo emergencial da SARA e da SIRS será discutido no Capítulo 20, "Manejo do paciente crítico".

BIBLIOGRAFIA COMPLEMENTAR

1. Alberigi B, Bendas A, Soares DV, Machado L, Rodrigues AC, Paiva JP. Recurrent Spontaneous pneumothorax in a Maltese dog with endogenous lipoid pneumonia. Acta Scientiae Veterinaria. 2021;49.
2. Alonso J. Enfermidades respiratórias em pequenos animais. Interbook; 2007.
3. Ayodhya S, Tirumala Rao DS, Reddy YN, Sundar NS, Girish,V. Therapeutic management of canine respiratory diseases of bacterial origin with nebulisation and suitable antibiotics in and around Hyderabad City, Andhra Pradesh. Available: https://www.journalijar.com/article/1611/therapeutic-management-of-canine-respiratory-diseases-of-bacterial-origin-with-nebulisation-and-suitable-antibiotics-in-and-around-hyderabad-city,-andhra-pradesh/ (acesso em: 30 abr 2023).
4. Boedec K, Heng HG, Snyder PW, Pressler BM. Pulmonary abnormalities in dogs with renal azotemia. J Vet Intern Med. 2012;26(5):1099-106.
5. Johnson LR. Clinical canine and feline respiratory medicine. John Wiley & Sons; 2010.
6. King LG. Textbook of respiratory disease in dogs and cats. 2nd ed. Saunders; 2004.
7. Lappin MR, Blondeau J, Boothe D, Breitschwerdt EB, Guardabassi L, Lloyd DH, et al. Antimicrobial use guidelines for treatment of respiratory tract disease in dogs and cats: Antimicrobial Guidelines Working Group of the International Society for Companion Animal Infectious Diseases. J Vet Intern Med. 2017;31(2):279-94.
8. Laurila HP, Rajamäki MM. Update on canine idiopathic pulmonary fibrosis in West Highland White Terriers. Vet Clin North Am Small Anim Pract. 2020;50(2):431-46.
9. Leigh MW, Pittman JE, Carson JL, Ferkol TW, Dell SD, Davis SD, et al. Clinical and genetic aspects of primary ciliary dyskinesia/Kartagener syndrome. Genet Med. 2009;11(7):473-87.
10. Miranda IC, Granick JL, Armién AG. Histologic and ultrastructural findings in dogs with chronic respiratory disease suspected of ciliary dyskinesia. Vet Pathol. 2017;54(5):802-12.
11. Paula A. Pneumologia. Sarvier; 1984.
12. Pavelski M, Seixas SV, Warth JFG, Souza C, Dittrich RL, Froes TR. Fungal pneumonia in dogs and cats with pulmonary clinical signs in Southern Brazil. Pesq Vet Bras. 2018;38(4):696-702.
13. Pérez-Accino J, Liuti T, Pecceu E, Cazzini P. Endogenous lipoid pneumonia associated with pulmonary neoplasia in three dogs. J Small Anim Pract. 2021;62(3):223-8.
14. Riviere JE, Papich MG. Adams Booth: farmacologia e terapêutica veterinária. 10ª ed. Rio de Janeiro: Guanabara-Koogan; 2021.

15. Santos Filho M, Ferreira ALS, Lemos NMO, Alberigi B, Bendas AJR, Botteon PTL. Pneumonite urêmica em canino de oito meses de idade: relato de caso. Research, Society and Development. 2022;11(16):e273111637922.

16. Silveira IC. Exame clínico do pneumopata (visão panorâmica). In: O pulmão na prática médica: sintoma, diagnóstico e tratamento. 2005 (e-book). p.21-48.

CAPÍTULO 16

Distúrbios pleurais

Heloisa Justen Moreira de Souza
Mário dos Santos Filho
Sarah Machado Castro

INTRODUÇÃO

A pleura é uma membrana microscópica de origem mesotelial. Mediastino, parede torácica e diafragma são revestidos pela pleura parietal. Os pulmões e suas fissuras são revestidos pela pleura visceral. O espaço potencial entre a pleura parietal e a visceral é conhecido como cavidade ou espaço pleural. As pleuras visceral e parietal têm irrigação vascular separada. A irrigação visceral se faz principalmente através da artéria pulmonar, contudo a circulação arterial brônquica desempenha papel fundamental. As veias pleurais fazem anastomoses com as veias brônquicas, ao nível do hilo.

O aporte sanguíneo pleural parietal é regional, transcorrendo desde ramos da circulação intercostal na parede torácica, de uma origem intercostal e pericárdica no mediastino, e dos vasos diafragmáticos, ao longo de sua superfície. A drenagem venosa se faz principalmente pelos complexos venosos mamários internos e veia ázigo.

Nos cães e gatos hígidos, o espaço pleural contém poucos mililitros de líquido seroso, que age como lubrificante, facilitando o deslizamento da pleura visceral sobre a pleura parietal durante os movimentos respiratórios. Esse líquido movimenta-se de um hemitórax para o outro pelas fenestrações na pleura parietal mediastinal, explicando, em parte, o porquê de as efusões pleurais serem, na maioria das vezes, bilaterais.

MOVIMENTO FISIOLÓGICO DO LÍQUIDO PLEURAL

O líquido pleural se movimenta dos capilares da pleura parietal para dentro do espaço pleural, onde é absorvido rapidamente através dos capilares e linfáticos da pleura visceral. O gradiente que promove esse movimento depende primariamente das pressões oncóticas e hidrostáticas, resultando em um fluxo contínuo, controlado pelas forças de Starling.

EFUSÃO PLEURAL

A efusão pleural caracteriza-se pelo acúmulo anormal de líquido no espaço correspondente à pleura visceral e à pleura parietal. Entende-se o acúmulo como anormal quando a quantidade média do líquido pleural estiver acima de 3 mL no cão e 1,5 mL no gato, dependendo do porte, em ambos.

A presença de líquido pleural indica que um ou mais fatores que controlam a dinâmica do líquido pleural foram alterados. A efusão pleural nunca é um diagnóstico final e sim um sinal clínico, que com a cronicidade resultará na diminuição progressiva da expansão pulmonar, levando a hipoventilação, hipóxia e até à morte. Assim, torna-se importante conhecer os quatro mecanismos básicos pelos quais o líquido pleural pode se acumular em quantidades anormais:

1. Aumento da pressão hidrostática capilar, observado nos casos de insuficiência cardíaca congestiva.
2. Diminuição da pressão oncótica capilar decorrente da presença de hipoalbuminemia em valores menores do que 1 a 2 g/dL (p. ex., desnutrição e má absorção).
3. Aumento da permeabilidade capilar, principalmente em decorrência de processos inflamatórios (p. ex., infecção pelo vírus da peritonite infecciosa felina e infecção bacteriana ou micótica).
4. Obstrução linfática, frequentemente por invasão tumoral (p. ex., linfoma, carcinoma e timoma).

Diagnóstico

No diagnóstico da efusão pleural, é importante a informação do tutor acerca de doenças prévias, traumas e comorbidades que possam justificar sua ocorrência. O exame clínico possibilita mensurar o padrão e a gravidade da angústia respiratória. O diagnóstico é estabelecido por meio de exames de imagem ou pela toracocentese. O manejo clínico amigo do gato é essencial nos casos de instabilidade respiratória ou hipoventilação grave.

A toracocentese se faz primordial tanto para fins terapêuticos para o alívio dos sintomas respiratórios como para possibilitar a colheita da amostra para análise (Figuras 1 e 2). A remoção de pequenas quantidades de líquido melhora significativamente a capacidade ventilatória dos animais, permitindo melhor abordagem do paciente durante os procedimentos para exames complementares. A efusão pleural é classificada como moderada a grave na dependência da quantidade de líquido no espaço pleural, que varia de 30 a 60 mL/kg.

Os sinais clínicos dependem não somente da quantidade, mas também da rapidez do acúmulo do líquido e da etiopatogenia do processo. A dispneia restritiva torna a respiração mais curta e rápida, de forma compensatória, decorrente da hipoventilação pelo impedimento da expansão torácica normal nos ciclos respiratórios. A ausculta de sons pulmonares está normalmente ausente nas porções ventrais e audível nos lobos dorsais. Com o avanço da coleção, a posição ortopneica é um achado marcante, motivo de complicação e desconforto respiratório grave.

O aumento da restrição de expansão pulmonar agrava o processo de hipoxemia e, ainda, poderá originar acidose metabólica, por conta da eliminação inadequada de gás carbônico. Os animais apresentam a expressão facial de ansiedade, com respiração bucal, depressão, emagrecimento progressivo e intolerância ao exercício. De acordo com as combinações dos achados, podem ainda ser observados: tosse, febre, hiporexia, cianose e, nos casos mais graves, síncope, choque e óbito.

A avaliação ultrassonográfica torácica pode ser um aliado de grande avalia, a fim de evitar a solicitação de radiografia torácica, em um paciente descompensado, uma vez que a necessidade de contenção é mínima e com baixa invasibilidade (Figura 3). Com o E-Fast (do inglês, *Extended Toracic Focused Assessment with Sonography in Trauma* – Avaliação Focalizada com Sonografia para Trauma Estendido), é possível

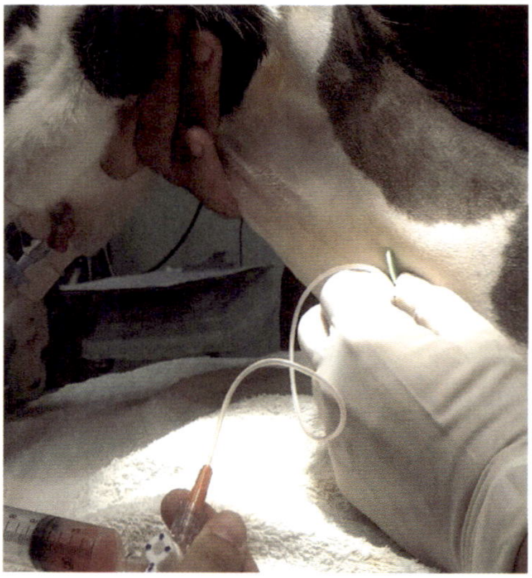

FIGURA 1 Toracocentese para colheita de amostra do líquido pleural em um gato. Evidenciar o emprego de um *scalp* 23 G, que é acoplado a uma válvula de três vias, e esta, por sua vez, a uma seringa de 10 mL e a um equipo com frasco coletor. A escolha do local de punção na cavidade torácica é baseada no perfil radiográfico do hemitórax comprometido. Observar o gato posicionado com os membros pélvicos sobre a mesa e erguido pelos membros torácicos. Já no cão, o procedimento é realizado, de preferência, com o paciente em estação, a fim de que o líquido, por gravidade, possa acomodar-se na parte mais ventral, facilitando o máximo de drenagem possível. Notar a toracocentese conduzida de maneira asséptica, realizando-se a tricotomia e antissepsia do sétimo ou oitavo espaço intercostal, abaixo da junção costocondral, região escolhida para a realização da punção. A agulha deve ser introduzida em um ângulo de 45 graus com a parede torácica, com o bisel voltado para o animal, evitando-se a laceração pulmonar. O local da punção deve ser no meio do espaço intercostal para prevenir traumas aos vasos e nervos intercostais que cursam próximo à borda posterior da costela. Em muitos casos, no gato, o uso de cateter de calibre 18 a 20 G é preferível ao uso de agulha, pois diminui o risco de laceração dos pulmões e/ou grandes vasos. No cão, o cateter de calibre 19 a 22 G é usado na dependência do tamanho do animal.

Fonte: Heloisa Justen.

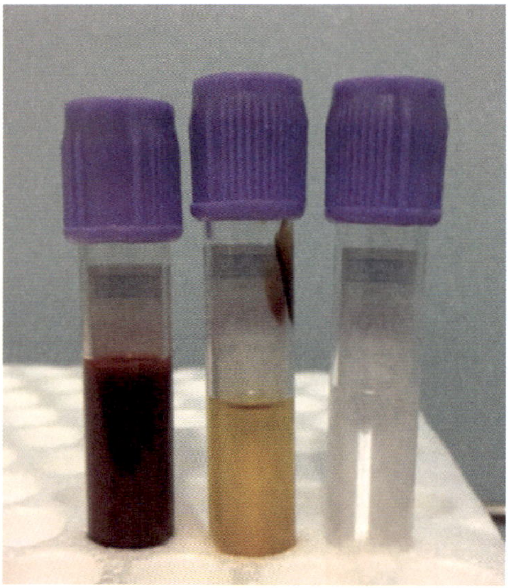

FIGURA 2 Imagem evidenciando diferentes tipos de efusões pleurais. À esquerda, exsudato hemorrágico; ao centro, transudato modificado; à direita, exsudato asséptico.

Fonte: Mário Filho.

visualizar a formação de líquido pleural, verificar se ele é passível de drenagem, sendo, assim, possível conduzir o procedimento de forma guiada. Esse exame deve ser realizado, preferencialmente, antes da remoção total do líquido, pois este atua como uma janela acústica, realçando a visualização das estruturas torácicas.

De modo geral, o líquido pleural aparece como um espaço anecoico ou hipoanecoico entre a parede torácica ou diafragma e o pulmão. Esse exame auxilia também na detecção das possíveis causas como massas mediastinais, torção de lobos pulmonares, anormalidades cardíacas e ruptura diafragmática.

A avaliação radiográfica torácica permite identificar a presença de líquido, além de alterações cardíacas e pulmonares que possam ser o fator primário da formação da efusão, como tumores, traumas e insuficiência cardíaca congestiva. As radiografias

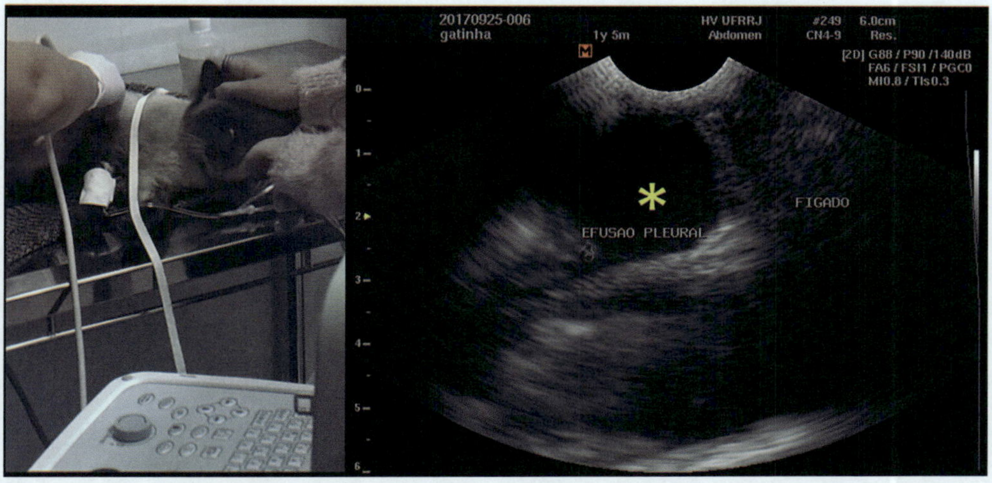

FIGURA 3 Avaliação ultrassonográfica do terço inferior do hemitórax direito em um gato com efusão pleural. Notar no corte ultrassonográfico a presença do líquido no espaço pleural de aparência anecoico a hipoanecoico entre a parede torácica, o diafragma e o pulmão (asterisco).
Fonte: Setor de Imagem da Universidade Federal Rural do Rio de Janeiro (UFRRJ).

obtidas com os animais nas posições laterais em estação ou na posição ventrodorsal ortostática são mais confortáveis para os cães e gatos dispneicos (Figuras 4 e 5). São necessários, pelo menos, 30 a 50 mL de efusão para serem observados por meio do exame radiográfico nos gatos.

A presença de grandes quantidades de líquido no espaço pleural leva a sinais radiológicos mais acentuados. Nas efusões pleurais bilaterais, os achados radiográficos na posição ventrodorsal ortostática (animal mantido em posição bipedal) demonstram radiopacidade generalizada do tórax, com a presença do líquido nos dois hemitórax ocluindo a silhueta cardíaca. Nota-se a retração dos pulmões com visualização do espaço pleural e arredondamento das bordas pulmonares nos ângulos costofrênicos. O líquido (rico em fibrina) pode estar encapsulado por aderências fibrinosas ou fibrose, produzindo sinais radiográficos unilaterais, sendo também denominado efusão não gravitacional.

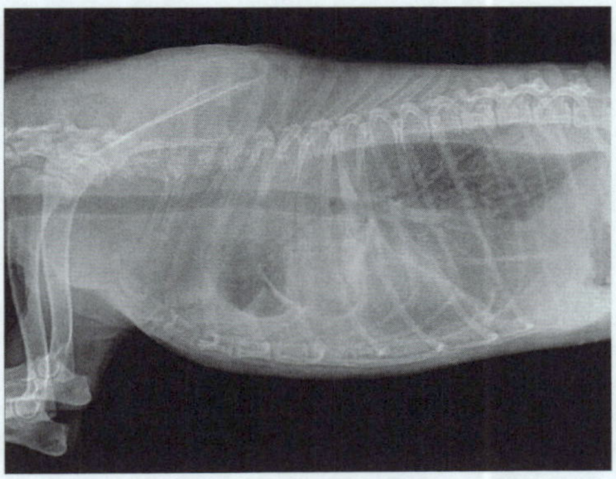

FIGURA 4 Imagem radiográfica torácica, de um paciente canino, macho, SRD, de 9 anos, na incidência laterolateral direita, evidenciando imagem radiopaca difusa, com aspecto "velado", sendo possível notar a "forma de folha", na região anatômica correspondente aos lobos dorsocaudais.
Fonte: Mário Filho.

Os achados radiográficos nas posições laterais em estação revelam a elevação da traqueia, o colapso dos lobos pulmonares craniais e médio e o deslocamento dorso-

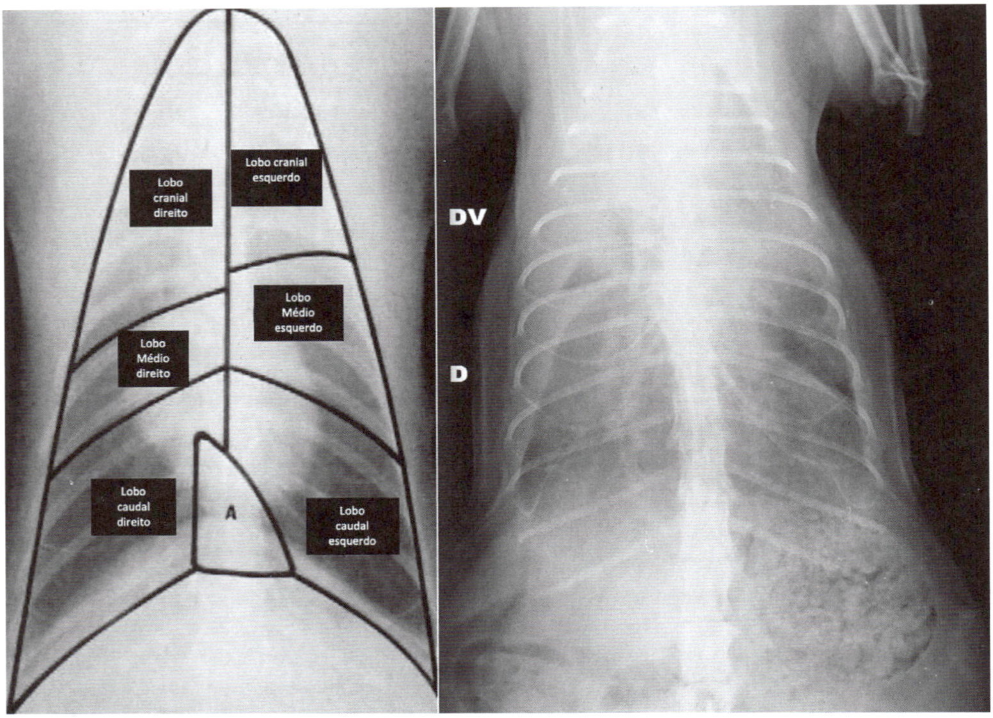

FIGURA 5 Imagem radiográfica torácica na incidência ventrodorsal em gato. A: observar a divisão esquemática dos lobos pulmonares nos dois hemitórax direito e esquerdo e o coração. B: evidenciar a radiopacidade generalizada do tórax, com a presença do líquido nos dois hemitórax ocluindo a silhueta cardíaca. Notar a acentuada retração dos lobos pulmonares direito cranial, médio e caudal com visualização do espaço pleural e arredondamento das bordas pulmonares nos ângulos costofrênicos.

Fonte: Heloisa Justen.

caudal dos lobos caudais. Nessa avaliação, evidenciam-se a linha do nível hidroaéreo e as fissuras interlobares bem distintas, principalmente após a drenagem de determinadas quantidades de líquido pleural.

Nos casos de efusão pleural, o primeiro passo é identificar o tipo de líquido presente e, posteriormente, associá-lo às possíveis afecções (Quadros 1 e 2).

Colhe-se um volume total de 5 a 10 mL do líquido pleural, para a realização de 4 e 6 esfregaços diretos, que são corados pelas colorações de Gram e Wright. A análise do líquido pleural deve incluir as características físicas e químicas, como volume, cor, densidade específica, transparência, presença de fibrina, odor e concentração proteica. Em um tubo com anticoagulante (EDTA), são colocados 3 a 5 mL do líquido para contagem total de células nucleadas, mensuração da densidade específica e da concentração das proteínas totais e avaliação citológica. São mantidos 3 mL de líquido em um tubo seco, para análise bioquímica e, principalmente, quando houver suspeita de quilotórax para determinar as mensurações de triglicerídeos e colesterol. Desse líquido, 2 a 3 mL são mantidos em uma seringa estéril, sem ar e com uma borracha na ponta da agulha (se não houver meio de

QUADRO 1 Guia para a classificação das efusões pleurais

	Transudato simples	Transudato modificado	Exsudato asséptico	Exsudato séptico piotórax	Quilotórax	Hemotórax
Cor	Incolor a amarelo-claro	Amarelo ou rosa	Claro a nebuloso	Amarelo a marrom	Leitoso	Vermelho
Turbidade	Claro	Claro a nebuloso	Claro a nebuloso	Nebuloso a opaco	Opaco	Opaco
Densidade	< 1,010	1,010-1,018	> 1,018	> 1,018	> 1,018	> 1,018
Proteína	< 2,5 g/dL	2,5-5 g/dL	2,5-6 g/dLPIF: 3,5-8,5	3-7 g/dL	2,5-6 g/dL	> 3 g/dL
Fibrina	Ausente	Ausente	Presente	Presente	Variável	Presente
Triglicerídeos	Ausente	Ausente	Ausente	Ausente	Presente	Ausente
Bactérias	Ausente	Ausente	Ausente	Presente	Ausente	Ausente
Células nucleadas	< 1,000	1.000-15.000 LSA: 1.000-100.000	1.000-20.000 LSA: 1.000-100.000	5.000-300.000	5.000-20.000	Similar ao sangue periférico
Análise citológica	Maioria células mesoteliais	Maioria macrófagos, células mesoteliais; poucos PMN; células neoplásicas	Maioria PMN não degenerados e macrófagos; células neoplásicas	Maioria PMN degenerados e macrófagos	Linfócitos, PMN e macrófagos em proporções variadas	Maioria hemácias; alguns leucócitos

LSA: linfossarcoma mediastinal; PMN: leucócitos polimorfonucleares.

transporte próprio para cultura de bactérias anaeróbicas). Uma zaragatoa estéril é utilizada para cultura de bactérias aeróbicas. Uma vez caracterizadas as propriedades do líquido, este pode ser classificado em transudato, transudato modificado, exsudato asséptico, exsudato séptico ou piotórax, quilotórax e hemotórax.

A depender do tipo de líquido a ser formado, a efusão pleural, em si, após a drenagem, traz conforto ao paciente. Entretanto, a depender da causa de base, poderá ter quadros recidivantes e resultar em prognóstico reservado. A técnica poderá ter como complicação a formação de pneumotórax iatrogênico, além de formações de abscessos e lesões nos locais da punção. Muitas vezes não se indica a drenagem mais do que duas vezes no intervalo de 10 dias, salvo quando realmente a angústia respiratória puder estar presente.

As doenças cardíacas mostraram ser as principais causas de efusão pleural em gatos na Alemanha, na França e em Portugal. No Brasil, as neoplasias torácicas e os processos inflamatórios em animais jovens e adultos se tornam mais representativos, em grande parte, em razão do alto número de casos de doenças infecciosas causadas pelo vírus da leucemia viral felina e pelo vírus da peritonite infecciosa felina.

Em cães, por ser uma afecção secundária a outras condições clínicas associadas, as manifestações ocorrem principalmente em pacientes de meia-idade a idosos, principalmente pacientes com doenças neoplásicas

QUADRO 2 Principais causas de efusão pleural

Transudato simples	▪ Hipoalbuminemia ▪ Doenças hepáticas ▪ Enteropatias com perda proteica ▪ Glomerulopatias ▪ Insuficiência cardíaca congestiva (precoce)
Transudato modificado	▪ Insuficiência cardíaca congestiva crônica ▪ Hérnia diafragmática ▪ Neoplasias e massas mediastinais ▪ Peritonite infecciosa felina
Exsudato asséptico	▪ Peritonite infecciosa felina ▪ Hérnia diafragmática ▪ Neoplasia ▪ Torção de lobo pulmonar ▪ Pancreatite
Exsudato séptico piotórax	▪ Pleurite séptica ▪ Infecção com disseminação linfática ou hematógena ▪ Feridas por mordeduras ▪ Rupturas de estruturas mediastinais ▪ Extensão de pneumonia
Quilotórax	▪ Obstrução ou ruptura do ducto torácico ▪ Insuficiência cardíaca congestiva ▪ Dirofilaria ▪ Neoplasia (linfoma mediastinal) ▪ Idiopático
Hemotórax	**Traumáticas** ▪ Acidente automobilístico ▪ Recente intervenção cirúrgica **Não traumáticas** ▪ Coagulopatias (intoxicação por rodenticidas) ▪ Neoplasias (linfoma mediastinal, adenocarcinoma primário ou metastático, timoma, mesotelioma)

e inflamatórias sistêmicas. Pode acometer machos e fêmeas de forma indiscriminada e com as mesmas proporções de prevalência. Em filhotes, pode estar associada a hipoproteinemia e a redução da pressão oncótica. Desta forma, não se relaciona diretamente a um estudo demográfico do paciente, e sim quanto às afecções de base que possam cursar com a efusão.

O perfil com maior ocorrência é o dos pacientes com cardiopatias de base (p. ex., nos cães com congestão cardíaca direita), com neoplasias intratorácicas e politraumatizados. O tratamento clínico e terapêutico visa à estabilização do paciente, sendo curativo o tratamento da causa de base. Para controle da dispneia e da ansiedade gerada pelo processo, é indicado o uso de sedativos via endovenosa, bem como aporte de oxigênio.

Transudato

Os transudatos são geralmente encontrados no tórax como resultado de hipoalbuminemia e estase venosa. O líquido é incolor ou amarelo-claro, com pouca celularidade. A densidade específica geralmente é de 1,010 ou menos, com proteína abaixo de 2,5 g/dL. O hidrotórax é o resultado de uma efusão transudativa. A hipoalbuminemia reduz a pressão osmótica do capilar e faz o líquido pleural permanecer no espaço pleural. A hipoalbuminemia pode decorrer da diminuição da produção (p. ex., doenças hepáticas) ou do aumento da perda de albumina (p. ex., nas glomerulonefropatias e nas enteropatias). A ingestão e a absorção inadequada de proteínas, como também a má absorção, podem levar à hipoalbuminemia. Os gatos com hipoproteinemia podem apresentar ascite concomitantemente.

A insuficiência do coração direito ou a insuficiência biventricular podem levar à formação de transudatos. Ainda que a insuficiência ventricular esquerda seja capaz de produzir transudato, estes, de modo geral, tendem a ser menos volumosos. Na insuficiência cardíaca congestiva direita ocorre o aumento da formação de líquido pleural, enquanto na insuficiência cardíaca congestiva esquerda há diminuição da sua absorção. No exame clínico, o gato pode apresentar-se deprimido, taquipneico e dispneico. O choque de ponta geralmente não é forte pela existência da efusão pleural.

Gatos podem apresentar sopro, ritmo de galope ou arritmia. O pulso arterial é na maioria das vezes normal, ou pode ser fraco. Se existir arritmia, pode-se detectar déficit de pulso. A distensão/pulsação da veia jugular pode ocorrer na presença de insuficiência cardíaca congestiva direita. À auscultação, pode-se detectar taquicardia e às vezes arritmia. Sopro holossistólico apical/bordo esternal (foco mitral) comumente é observado. O ritmo de galope, presença de terceira e quarta bulhas, pode estar presente e indica disfunção diastólica (relaxamento inadequado, com consequente comprometimento do enchimento ventricular).

O marcador cardíaco NT pró-BNP pode ser útil para distinguir uma efusão pleural cardiogênica de outras causas. Essa aferição é um teste confiável e altamente recomendado, especialmente em pacientes instáveis. A terapia apropriada para a cardiomiopatia é fundamental para a resolução do líquido pleural. O emprego da toracocentese pode ser necessário para permitir uma rápida resolução da dispneia grave associada a grandes volumes de líquido pleural.

Transudato modificado

Os transudatos modificados são mais comuns que os transudatos. Os transudatos presentes durante várias semanas podem ser irritantes para as superfícies pleurais, provocando uma resposta inflamatória acentuada. Assim, essas efusões transformam-se em transudatos modificados com maior quantidade de proteínas totais (2,5 a 5 g/dL), células nucleadas (1.000 a 15.000) e densidade específica (1,010 a 1,018). De modo geral, esse tipo de líquido se acumula nos animais, em virtude de estase venosa e obstrução linfática. Transudato modificado pode ocorrer na insuficiência cardíaca congestiva, hérnia diafragmática, neoplasias, peritonite infecciosa felina e dirofilariose.

A hérnia diafragmática traumática, com encarceramento de víscera abdominal, é causa de efusão pleural pós-traumática. O líquido pode ser um transudato modificado ou exsudato, e levemente hemorrágico. A efusão pleural é uma complicação em 20 a 25% dos gatos com hérnia diafragmática, especialmente quando está encarcerado o fígado ou o omento.

As efusões pleurais de origem neoplásica podem se apresentar de diferentes formas, como transudato modificado, exsudato não séptico, efusão quilosa e efusão hemorrágica. A presença de líquido pleural pode ocorrer tanto nas neoplasias primárias como nas metastáticas. Acredita-se que o mecanismo de formação da efusão pleural de origem neoplásica ocorra pela obstrução hemolinfática. Na análise citológica, esse líquido geralmente contém células malignas. O linfoma mediastinal é a causa mais frequente de efusão pleural neoplásica, principalmente nos gatos infectados pelo vírus da leucemia felina (FeLV). Os linfócitos neoplásicos são comumente pró-linfócitos ou linfoblastos. Essas células são grandes, com tamanhos variados, e apresentam um citoplasma acentuadamente basofílico e múltiplos nucléolos.

A metástase pulmonar de adenocarcinoma mamário é comum em gatos, e o envolvimento pulmonar e torácico geralmente é extenso, podendo causar insuficiência respiratória em virtude de carcinomatose e da efusão pleural. Timoma, neoplasias broncopulmonares e mesotelioma podem levar ao desenvolvimento de efusões pleurais neoplásicas. O volume de líquido pleural presente depende de diversos fatores: o estágio no qual o diagnóstico é firmado, o tipo de neoplasia e a permeabilidade do mediastino. Este último fator é particularmente importante, pois uma mediastinite neoplásica pode limitar a efusão a um hemitórax. Sabe-se que o líquido pleural retorna rapidamente após a drenagem, a menos que alguma intervenção seja instituída para o aumento da dinâmica pleural (p. ex., quimioterapia ou radiação).

O tratamento depende de diversos fatores, como tipo de neoplasia, envolvimento anatômico e sintomas clínicos presentes. Em um paciente com o tumor em estágio avançado, o prognóstico é ruim a curto prazo. Nesses casos, a toracocentese terapêutica pode ser o único modo razoável de propiciar um alívio da angústia respiratória. A quimioterapia sistêmica é sugerida nos gatos com neoplasias potencialmente reativas. Nos casos de linfoma ou carcinoma mamário metastático, apenas a quimioterapia pode resolver a efusão pleural, sem terapia invasiva.

Exsudato asséptico

Os exsudatos são formados pela presença de processos inflamatórios, cujo aumento da permeabilidade capilar resulta no extravasamento de líquido, proteínas e células para o espaço pleural. Os exsudatos não sépticos podem se formar na presença de corpos estranhos, na infecção pelo vírus da peritonite infecciosa felina (PIF), torção de lobo pulmonar, pancreatite, hérnia diafragmática, neoplasia e massas mediastínicas. O transudato modificado pode levar a uma resposta inflamatória acentuada, caso sua permanência no tórax seja longa.

A peritonite infecciosa felina (PIF) efusiva é caracterizada por inflamação fibrinonecrótico-exsudativa das serosas e efusão abdominal e/ou pleural. O líquido da PIF efusiva é claro ou levemente opaco, sua coloração é amarela-clara a dourada com consistência viscosa. Coágulos e flocos de fibrina podem estar presentes. A gravidade específica do líquido encontra-se no intervalo 1,017 a 1,047, e o total de células nucleadas varia de 1.600 a 25.000 células/mcL. No exame citológico observa-se o predomínio de neutrófilos não degenerados, linfócitos e macrófagos. A concentração total de proteínas varia de 3,5 a 11,8 g/dL, quase próxima ou maior que os valores da proteína sérica; isso decorre do aumento da permeabilidade vascular causada pela intensa vasculite.

Exsudato séptico – piotórax

O piotórax é o acúmulo de exsudato séptico na cavidade pleural. O líquido pleural séptico apresenta uma coloração amarelada, variando às vezes de marrom a róseo, com aspecto flocoso e opaco. Tem odor fétido, quase sempre associado à colonização por bactérias anaeróbicas. O odor é se deve aos ácidos graxos de cadeia curta, às aminas voláteis e aos ácidos orgânicos resultantes do metabolismo bacteriano. O elevado conteúdo proteico (> 3 g/dL) e a densidade específica (> 1,018) são consistentes com os processos exsudativos. A avaliação citológica revela celularidade variável de acordo com o tempo de instalação do processo inflamatório.

Os exsudatos sépticos de processos inflamatórios agudos contêm em sua maioria neutrófilos e poucos macrófagos e linfócitos. Nos casos crônicos, ocorre aumento do número das células mononucleares e mesoteliais e observam-se neutrófilos degenerados. Usualmente, o exame citológico demonstra a presença das bactérias no meio extra e intracelular, porém é possível que passe despercebido em alguns casos, devendo-se sempre enviar as amostras de líquido para inoculação nos meios de cultura, para anaerobiose e aerobiose.

Uma grande diversidade de microrganismos tem sido isolada dos fluidos pleurais sépticos dos gatos. As infecções bacterianas mistas, compostas por bactérias anaeróbias obrigatórias e facultativas, são os achados mais consistentes. Secundariamente, observam-se as infecções por bactérias aeróbicas e raramente infecções micóticas.

As bactérias isoladas com maior frequência compreendem *Bacteroides* sp., *Clostridium* sp., *Peptostreptococcus* sp., *Fusobacterium* sp., *Pasteurella multocida* e *Actinonomyces* sp. Em alguns exsudatos sépticos, nota-se a presença esporádica de outros agentes etiológicos, como *Escherichia coli*, *Klebsiella* spp., *Proteus* spp., *Streptococcus* spp., *Staphylococcus* sp., *Corynebacterium pyogenes*, *Nocardia* spp., *Cryptococcus neoformans*, *Blastomyces dermatitidis*, *Candida albicans* e *Acinetobacter*. A aspiração da microbiota faringiana é o mecanismo mais provável de infecção do espaço pleural, pelo alto índice de isolamento de bactérias presentes em sua composição. Dentre elas, as mais comumente isoladas são *Bacteroides* spp., *Clostridium* spp., *Streptococcus* spp., *Mycoplasma* spp. e *Pasteurella* spp. Infecções causadas por bactérias não associadas à orofaringe são observadas em menos de 20% dos casos de piotórax, incluindo *Escherichia coli*, *Salmonella* spp., *Klebsiella* spp., *Pseudomonas* spp. e *Nocardia* spp.

Esses microrganismos penetram no espaço pleural através das feridas perfurantes acidentais, principalmente por mordeduras na parede torácica ou como resultado de perfurações por corpos estranhos ao nível de pulmões, esôfago e mediastino. As feridas cirúrgicas ocasionadas pela toracocentese ou toracotomia servem como porta de entrada para as bactérias, caso não sejam mantidas as condutas de antissepsia e assepsia, sendo consideradas infecções iatrogênicas.

A presença de bactérias em órgãos distantes dos pulmões pode levar ao desenvolvimento de piotórax, através da disseminação linfática ou hematógena. O piotórax ocorrerá também em consequência do aumento da permeabilidade da pleura visceral inflamada, nas infecções pulmonares, o que leva ao desenvolvimento de uma efusão parapneumônica. A pneumonia por aspiração pode levar a uma efusão pleural séptica, por uma extensão parapneumônica. Em um estágio mais avançado da enfermidade, os tutores relatam como queixas principais os episódios de depressão, anorexia, perda de peso progressiva, intolerância ao exercício e dificuldade respiratória. Essas observações coincidem com o relato prévio de ausências temporárias dos animais de suas residências, com prováveis brigas com outros gatos ou após intervenções cirúrgicas recentes como toracocentese, toracotomia e endoscopia esofágica ou brônquica.

A toracocentese terapêutica deve ser realizada quando grande quantidade de líquido provoca compressão pulmonar e hipoventilação, sendo necessárias a remoção de 50 a 100 mL do líquido séptico e oxigenoterapia. Havendo a melhora do padrão respiratório do gato, é de fundamental importância que se estabeleça a drenagem e irrigação do espaço pleural, por meio da colocação do dreno torácico. A realização de várias toracocenteses é contraindicada, em função do risco de laceração pulmonar. Esse procedimento é estressante e resulta em drenagem incompleta do exsudato purulento. Nos casos de piotórax, a antibioticoterapia sistêmica como tratamento único é quase sempre ineficaz. A antibioticoterapia necessita ser associada à drenagem agressiva do material purulento para resolução da afecção, como no tratamento dos abscessos, evitando-se intoxicação séptica, que é frequente nos felinos com piotórax.

O propósito da colocação do dreno torácico ou cateter atraumático para tórax é permitir a drenagem e irrigação contínuas ou intermitentes do espaço pleural. A aspiração periódica do líquido é mais segura. Os materiais necessários para toracostomia com dreno são: dreno de polivinil ou de silicone com trocarte ou sonda nasogástrica de borracha guiada por uma pinça hemostática, lâmina de bisturi, fio inabsorvível, válvula de três vias, seringa de 20 mL, ataduras e esparadrapo para bandagem. Os drenos com trocarte apresentam um marcador de profundidade radiopaco e contêm 3 a 5 perfurações na porção distal. O diâmetro do dreno torácico é selecionado a partir da largura do espaço intercostal do animal e pela viscosidade do líquido. O diâmetro do dreno torácico comercial, indicado para gatos, pode variar de 10 a 16 French.

O procedimento anestésico mais adequado para a colocação do dreno é a anestesia geral, que tem a vantagem de diminuir o estresse da contenção e evita a movimentação do animal durante a inserção do dreno.

A administração de antibióticos por via sistêmica e a terapia de suporte também devem ser estabelecidas. A cultura bacteriana e o teste de sensibilidade são essenciais para o controle do piotórax a longo prazo. Porém, a antibioticoterapia sistêmica, visando a bactérias anaeróbias e aeróbias, deve ser instituída até a obtenção do resultado da cultura e do antibiograma (Quadro 3). A maioria dos isolados é suscetível à clindamicina e aos antibióticos da família das penicilinas, como penicilina G, ampicilina, amoxicilina ou amoxicilina com ácido clavulânico. Preferencialmente, a administração desses fármacos inicia-se por via intravenosa ou intramuscular e, após estabilização do animal, recomenda-se a via oral por 4 a 6 semanas.

A combinação de aminoglicosídeos (gentamicina e amicacina) ou trimetoprima-sulfadiazina com penicilina ou ampicilina é aconselhável, caso estejam presentes bactérias Gram-negativas aeróbias. É recomendada a administração combinada de enrofloxacina ou marbofloxacina com uma penicilina ou clindamicina, por via parenteral. A pradofloxacina por via oral também tem mostrado eficácia no tratamento de piotórax. Os aminoglicosídeos podem ser utilizados em gatos com segurança, desde que a função renal e o grau de hidratação estejam sendo monitorizados. O metronidazol tem atividade contra as espécies de *Bacteroides*, *Fusobacterium* e *Clostridium* spp., embora tenha pouca atividade contra *Peptococcus* e *Peptostreptococcus*.

A antibioticoterapia deve permanecer por 4 a 6 semanas após a remoção do dreno. É aconselhável a remoção do dreno torácico somente quando o líquido pleural aspirado apresentar característica de um transudato modificado (translúcido e sem a presença de microrganismos e neutrófilos degenerados) e quando houver diminuição da formação de líquido na cavidade torácica (2 a 3 mL/kg/dia) e ausência de bactérias e diminuição de celularidade. A presença de pequena quantidade de líquido na cavidade torácica decorre da irritação mecânica do dreno. A avaliação citológica do líquido pleural deve ser feita diariamente. Colorações de Gram devem ser realizadas a cada 48 horas, durante todo o transcurso da drenagem.

QUADRO 3 Antibióticos e doses recomendadas no tratamento de piotórax em gatos

Fármaco	Dosagem	Observações
Ampicilina--sulbactam	20 mg/kg, IM ou IV, a cada 6 a 8 horas	Usada concomitantemente com outro medicamento com atividade Gram-negativa mais ampla, se houver doença potencialmente fatal
Clindamicina	10-15 mg/kg, VO ou SC, a cada 12 horas	Atividade contra a maioria das bactérias anaeróbias, muitas bactérias Gram-positivas e alguns micoplasmas Não é eficaz para a maioria das bactérias Gram-negativas e alguns *Bacterioides* spp.
Doxiciclina	5 mg/kg, VO, a cada 12 horas, ou 10 mg/kg, VO, a cada 24 horas	Pode ser usada em cães e gatos com mais de 4 semanas de idade e descoloração do esmalte
Enrofloxacina	5 mg/kg, VO, SC ou IV, a cada 24 horas	Eficaz para patógenos bacterianos Gram-negativos e Gram-positivos Praticamente nenhuma atividade contra *Enterococcus* spp. e bactérias anaeróbias Pode causar toxicidade retiniana em gatos em doses superiores a 5 mg/kg/dia Quinolonas estão associadas a problemas de cartilagem de cães e gatos em crescimento
Meropeném	10 mg/kg, SC, IM ou IV, a cada 12 horas	Tratamento de infecções multirresistentes, principalmente causadas por *Enterobacteriaceae* ou *P. aeroginosa*
Marbofloxacina	2,7-5,5 mg/kg, VO, a cada 24 horas	Eficaz para patógenos bacterianos Gram-negativos e Gram-positivos Eficácia limitada contra *Enterococcus* spp., e bactérias anaeróbicas Disponível como solução injetável em alguns países
Pradofloxacina	5 mg/kg, VO, a cada 24 horas	Eficaz para patógenos bacterianos Gram-negativos e Gram-positivos Tem atividade contra algumas bactérias anaeróbias

IM: intramuscular; IV: intravenoso; SC: subcutâneo; VO: via oral.
Fonte: adaptado de Lappin et al. (2017).

Frequentemente, deixam de revelar qualquer bactéria após 2 a 3 dias.

Novas culturas bacterianas devem ser obtidas quando os gatos continuam a produzir exsudato purulento apesar da antibioticoterapia, ou ainda quando é observada alteração na morfologia dos microrganismos, pela coloração de Gram. As radiografias torácicas, em duas posições, devem ser avaliadas a cada 48 horas para verificar a resolução da efusão pleural. A depleção das proteínas plasmáticas e de eletrólitos (principalmente a diminuição de potássio) pode ocorrer em função das sucessivas aspirações do líquido. Dessa forma, esses parâmetros devem ser monitorados durante a permanência do dreno. Na maioria dos casos, a terapia por meio da colocação do dreno tem a duração de 5 a 10 dias.

A toracotomia exploratória é indicada para gatos que não respondem satisfatoriamente a terapia com dreno e antibiótico, demonstrando piora clínica. Assim sendo, nesses casos pode ser necessário ressecção de um lobo pulmonar com abscesso ou tecido necrótico, remoção de corpos estranhos e aderências fibrinosas.

As complicações do piotórax incluem atelectasias crônicas, pleurites constritivas, abscessos pulmonares, torção dos lobos pulmonares, aderências fibrinosas e intoxicação séptica.

Manejo do dreno

A lavagem da cavidade pleural auxilia na remoção de *debris* celulares, fibrina, exsudato e toxinas bacterianas, além de ajudar na identificação de falhas na drenagem em caso de recuperação de menos de 75% do volume instilado. O líquido adequado para a lavagem é cloreto de sódio a 0,9%, aquecido a 38°C. Um volume de 10 a 25 mL/kg pode ser instilado através do tubo de toracostomia, a cada 4 horas pelas primeiras 24 a 48 horas, e em seguida a cada 8 a 12 horas. O fluido permanece na cavidade pleural por 1 hora e então é removido. O dreno de toracostomia é retirado quando a diminuição do volume da efusão chega a 2 mL/kg/dia ou menos, resolução citológica da infecção e aparência mais serossanguinolenta que purulenta do líquido.

Quilotórax

O quilotórax é uma enfermidade que se caracteriza pela presença de linfa, denominada quilo, no espaço pleural. O líquido quiloso apresenta coloração branca a rosada, é opaco e, quando deixado em repouso, tende a formar uma capa cremosa no fundo do tubo, semelhante ao aspecto de leite desnatado. Nos gatos que não estão ingerindo lipídios ou gorduras o líquido pode tornar-se mais opaco.

O líquido quiloso não apresenta odor, não forma coágulos e permanece opaco mesmo após centrifugação. A concentração total de proteínas varia 2,5 a 6 g/dL, a densidade específica é maior que 1,018 e o total de células nucleadas não excede 24.500 células/mL A presença de grande quantidade de lipídios pode levar à mensuração inadequada dos níveis de proteínas no líquido, pelas mudanças no índice de refração. A análise citológica revela a predominância de linfócitos maduros.

O diagnóstico definitivo de quilotórax é aferido por meio da avaliação da concentração de triglicerídeos e colesterol no soro e no líquido pleural. O verdadeiro quilotórax é aquele que apresenta uma concentração de colesterol (C) no soro menor ou igual à concentração de colesterol no líquido pleural, e uma concentração de triglicerídeos (T) no líquido pleural até 100 vezes maior do que a concentração de triglicerídeos no soro. A proporção C/T menor que 1 está presente na maior parte dos animais com quilotórax. O processo que levou ao extravasamento do quilo para o espaço pleural deve ser estabelecido após a confirmação do diagnóstico de quilotórax.

O traumatismo associado à ruptura do ducto torácico foi por muito tempo caracterizado como principal etiologia do quilotórax. No entanto, têm sido identificadas várias etiologias que levam à ocorrência de quilotórax, como: linfoma mediastinal, efusão pericárdica, anormalidades cardíacas congênitas, dirofilariose e cardiomiopatia (particularmente secundária ao hipertireoidismo). Na maioria dos animais, porém, após exaustivas investigações diagnósticas, não se chega à etiologia primária, o que caracteriza o quilotórax de origem idiopática.

As neoplasias mediastinais induzem à formação do quilotórax, pela compressão da veia cava cranial pela massa, sendo as mais comuns em felinos os linfossarcomas (principalmente em gatos positivos para o vírus da leucemia felina ou para anticorpos do vírus da imunodeficiência felina) e timomas. O fluxo do ducto torácico para a veia cava fica impedido, promovendo um aumento da pressão no ducto e ocasionando a formação de numerosos vasos linfáticos dilatados. O quilo é derramado no espaço pleural, provavelmente através dos vasos linfáticos dilatados e tortuosos. À medida que o volume de líquido na cavidade torácica vai se tornando substancial, a habilidade dos pulmões em se expandir é comprometida. Isso leva à ocorrência de taquipneia, intolerância ao exercício e à angústia respiratória. Vômito, regurgitação ou disfagia podem ocorrer quando há compressão do esôfago pela neoplasia.

Além disso, os gatos podem apresentar edema facial, do pescoço e dos membros torácicos, caso ocorra obstrução da drenagem venosa e linfática da veia cava cranial (síndrome da veia cava cranial). As avaliações radiográficas devem ser feitas após a drenagem completa do quilo. Os achados radiográficos do tórax na posição lateral revelam diferentes graus de radiopacidade no mediastino anterior, pela presença de massas de tamanhos variados, o que pode levar ao deslocamento dorsal da traqueia e da silhueta cardíaca no sentido dorsocaudal. Na posição ventrodorsal, as radiografias demonstram o mediastino cranial mais dilatado, e a silhueta cardíaca pode estar desviada lateralmente ou encoberta pela massa.

A ultrassonografia é um meio de diagnóstico indicado, também, para verificar a presença de massas mediastinais. Na avaliação do líquido pleural pode ser evidenciada a presença de células malignas, o que sugere a presença de neoplasia. O diagnóstico definitivo requer a avaliação citológica da massa mediastinal, que é obtida por meio de punção aspirativa por agulha fina ou pelo exame histopatológico de biópsia incisional ou excisional.

As doenças cardíacas podem levar ao desenvolvimento do quilotórax, principalmente aquelas que causam insuficiência cardíaca direita. O aumento da pressão no coração direito leva secundariamente a um aumento da pressão venosa. O aumento da pressão venosa inibe o fluxo de quilo para a veia braquicefálica ou veia cava cranial. Essa situação resulta na ocorrência de linfangiectasia torácica, pela qual se supõe que ocorra o derramamento de quilo para o espaço pleural.

A cardiomiopatia hipertrófica, que está normalmente associada com sinais de insuficiência cardíaca esquerda, pode levar à ocorrência do quilotórax, pela insuficiência biventricular crônica, causada pela cardiomiopatia hipertrófica ou por uma complicação da efusão pericárdica. Avaliações radiográficas do tórax e o ecocardiograma de modo M, o bidimensional e o com Doppler são os exames de escolha para o diagnóstico não invasivo das cardiomiopatias felinas. Os gatos com quilotórax devem ser avaliados para dirofilariose. A efusão é ocasionada por uma obstrução da veia cava cranial, levando ao quadro de linfangiectasia dos vasos linfáticos. As radiografias torácicas podem fornecer fortes evidências de infecção e são úteis para monitorar a evolução da doença.

O tratamento clínico do quilotórax visa, inicialmente, melhorar o padrão respiratório do gato por meio da toracocentese. Quando a produção de líquido pleural excede 20 mL/kg/dia, torna-se necessária a colocação de um dreno torácico para permitir a drenagem contínua do tórax. As necessidades calóricas e hídricas do felino devem ser repostas até que haja resolução da efusão pleural, visto que a perda de quilo para o espaço pleural confere ao animal enfermo um intenso estado de debilidade, pois o líquido quiloso é rico em gorduras, proteínas e linfócitos. O gato deve receber uma alimentação com baixo teor de gordura, suplementada com triglicerídeos de cadeia média, para reduzir a produção de quilo. A presença crônica do quilo no espaço pleural promove um processo inflamatório, resultando na formação de uma pleurite fibrosante.

As opções cirúrgicas para os animais que não desenvolveram fibrose pleural incluem ligadura do ducto torácico, desvio pleuroperitoneal passivo, desvio pleuroperitoneal ativo e pleurodese. Para os animais que desenvolveram fibrose pleural, o único tratamento efetivo é a decorticação. Apesar do vasto grupo de técnicas cirúrgicas para o tratamento do quilotórax, ainda não se obtém o êxito esperado, pois este depende das condições físicas do paciente e da disponibilidade financeira do proprietário.

Ligadura do ducto torácico

O mecanismo pelo qual se supõe que a ligadura do ducto torácico funciona é o de que, após sua ligadura, formam-se anastomoses de vasos linfáticos mesentéricos e veias abdominais para transporte do quilo para o sistema venoso. Essas anastomoses formam-se em um período de 5 a 14 dias. A localização do ducto torácico e a determinação do número de ramos a serem ligados são facilitadas pelo uso da linfangiografia mesentérica. A falha na ligadura de todos os ramos colaterais do ducto torácico caudal é a principal causa de insucesso dessa prática cirúrgica. Por isso, a linfangiografia mesentérica deve ser repetida após a cirurgia. O longo tempo cirúrgico para a ligadura do ducto torácico representa uma desvantagem, principalmente para os animais que se encontram muito debilitados.

A linfangiografia é uma modalidade útil para o diagnóstico definitivo de quilotórax idiopático, pois a partir da tomografia computadorizada é possível obter imagens do ducto torácico pela passagem do contraste. Existem dois tipos de linfangiografia: a mesentérica direta e a poplítea. Na linfangiografia mesentérica, um vaso linfático mesentérico é cateterizado por laparotomia e injeta-se o contraste através do cateter. Em seguida é realizada a tomografia computadorizada. No entanto, as desvantagens de linfangiografia mesentérica direta incluem o tempo de anestesia longa e a necessidade de uma laparotomia. Na linfangiografia poplítea o contraste é injetado no gânglio linfático poplíteo com orientação ultrassonográfica. A tomografia computadorizada deve ser realizada imediatamente após a injeção do *ioexol*. Essa técnica é considerada simples e confiável para delinear o ducto torácico em gatos.

Nos gatos, o ducto torácico é mais bem abordado a partir de toracotomia lateral esquerda, com incisão realizada no décimo espaço intercostal. Precedendo à toracotomia, é feita uma laparotomia paracostal esquerda para a colocação do cateter, que poderá ser aplicado em um vaso linfático mesentérico ou na cisterna do quilo. Para melhor identificação dos vasos linfáticos, injeta-se 1 mL de solução de azul de metileno através do cateter. Disseca-se a aorta torácica do ducto torácico cranialmente ao hiato aórtico do diafragma, retraindo-se ventralmente e à direita. Por fim, liga-se o ducto torácico com fio de seda 2-0 ou 3-0 ou clipes hemostáticos. No transoperatório é colocado um dreno torácico que deverá ser mantido no pós-operatório até que a efusão pleural cesse. O gato poderá retornar gradativamente a sua dieta habitual quando não houver mais a presença de fluido no espaço pleural.

Outra técnica de ligadura de ducto torácico nos gatos com quilotórax idiopático envolve a ligação do ducto torácico pré-diafragmática não precedida por linfangiografia mesentérica, que promove a identificação visual dos possíveis ramos do ducto torácico. Essa nova técnica propõe a ligação "em bloco" de todos os tecidos localizados no mediastino caudal entre a aorta e as vértebras torácicas. Nos gatos, a cirurgia consiste em uma toracotomia intercostal lateral esquerda entre o nono e o décimo espaço intercostal. Realizam-se a divulsão e a ligadura em bloco com fio polipropileno 3-0 de todas as estruturas dorsais a aorta, e ventrais a coluna vertebral (incluindo o ducto torácico e veia ázigos, mas poupando o tronco simpático).

A técnica cirúrgica de toracoscopia videoassistida foi bem-sucedida em dois gatos para a ligadura do ducto torácico em bloco empregando os grampeadores endoscópicos no tratamento do quilotórax idiopático. Esse tipo de procedimento é cada vez mais empregado no tratamento de quilotórax sem causa conhecida nos seres humanos. A vantagem da técnica é ser menos invasiva, promover rápida recuperação e gerar maior magnificação e visibilidade quando comparado com a toracotomia aberta.

Hemotórax

O hemotórax é o acúmulo de sangue no espaço pleural. A efusão hemorrágica apresenta os valores do número de células nucleadas, densidade específica e proteínas totais e achados citológicos similares aos valores do sangue periférico. As efusões hemorrágicas geralmente apresentam um nível de hemoglobina de pelo menos 25% do nível sanguíneo, enquanto as efusões serossanguinolentas raramente demonstram valores de hemoglobina excedendo 1 mg/dL. O sangue dentro do espaço pleural sofre rapidamente (aproximadamente 45 minutos) coagulação, depois ocorre a ativação do mecanismo fibrinolítico, e este não coagula mais após a aspiração. Além disso, a dificuldade na formação de coágulos sanguíneos também ocorre, pela ausência das plaquetas depois de 8 horas do início do processo hemorrágico. A eritrofagocitose por macrófagos é observada em poucas horas. As causas mais frequentes de hemotórax são os traumas, que levam à laceração do parênquima pulmonar ou a rupturas dos vasos intratorácicos.

As coagulopatias e o sangramento de neoplasias intratorácicas também têm sido apontados na etiopatogenia do hemotórax. A efusão hemorrágica está quase sempre associada a um trauma acidental (p. ex., colisão com veículo automobilístico) ou cirúrgico (p. ex., toracotomia). Na maioria das vezes, a origem da hemorragia são os vasos pulmonares e intercostais. O sangramento se autolimita normalmente quando oriundo de pequenos vasos pulmonares; a hemorragia aumenta a pressão hidrostática intrapleural, que evita hemorragia adicional. Portanto, a remoção de grandes quantidades de líquido hemorrágico deve ser evitada, a menos que o padrão respiratório do paciente esteja comprometido. A hemorragia é quase sempre fatal quando oriunda do coração e de grandes vasos.

A laceração de grandes vasos pulmonares ou artéria intercostal necessita de exploração cirúrgica e ligadura para cessar a hemorragia. A toracocentese e, em alguns casos, a toracostomia, com a colocação de dreno torácico, são indicadas quando existe comprometimento da expansão pulmonar. Entretanto, a efusão hemorrágica leve a moderada deve ser tratada de forma conservadora para permitir a reabsorção do sangue da cavidade pleural.

PNEUMOTÓRAX

O pneumotórax é a introdução de ar ou de gases inertes na cavidade pleural, pela causa patológica. O traumatismo contuso ou penetrante no tórax pode ser a causa mais frequente de pneumotórax em gatos. Pneumotórax associado à contusão pulmonar é comumente observado em gatos após acidentes automobilísticos, traumatismos por queda (gatos paraquedistas) e feridas por mordeduras. Nesses casos, o provável mecanismo de formação do pneumotórax é a laceração direta do parênquima pulmonar ou da árvore traqueobronquial pelas fraturas de costelas, como também a perfuração e a dilaceração da parede torácica, ou a compressão torácica contra a glote fechada, resultando em pressões transpleurais bastante aumentadas, com ruptura pulmonar ou brônquica. Os gatos com pneumotórax acentuado apresentam tórax ressonante à percussão, mas os sons respiratórios, à auscultação, estão diminuídos ou ausentes.

As radiografias da cavidade torácica em duas posições devem ser obtidas em qualquer paciente que tenha sofrido traumatismo torácico, e que tenha dispneia, mesmo que ligeira. De modo geral, o pneumotórax traumático coexiste concomitantemente com fraturas de costelas, enfisema subcutâneo, pneumomediastino e contusões pulmonares. O pneumotórax espontâneo raramente ocorre em gatos, entretanto pode advir na presença de enfisema pulmonar com rupturas de bolhas, como também na presença de cavitações, oriundas de abscessos ou neoplasias pulmonares.

A produção inadvertida de pneumotórax pode ocorrer como complicação de diversas manobras diagnósticas e terapêuticas. O pneumotórax iatrogênico pode ser uma consequência de intervenção cirúrgica intratorácica, colocação de dreno por toracostomia, toracocentese ou de inflação excessiva dos pulmões durante a ventilação mecânica ou manual.

BIBLIOGRAFIA COMPLEMENTAR

1. Barrs VR, Beatty JA. Feline pyothorax: new insights into an old problem: part 2. Treatment recommendations and prophylaxis. Vet J Lond Engl 1997. 2009;179(2):171-8.
2. Bonczynski JJ, Ludwig LL, Barton LJ, Loar A, Peterson ME. Comparison of peritoneal fluid and peripheral blood pH, bicarbonate, glucose, and lactate concentration as a diagnostic tool for septic peritonitis in dogs and cats. Vet Surg. 2003;32(2):161-6.
3. Calixto R, Justen Moreira de Souza H, Barão Corgozinho K. Pub. 732 Quilotórax associado à torção de lobo pulmonar em gata Chylothorax associated with lung lobe torsion in a cat. Acta Scientiae Veterinariae. 2007;35(2):233-7. Available: www.ufrgs.br/favet/revista.
4. Chiang C, Chen KS, Chiu HC, Chung CS, Lin LS. Computed tomography lymphangiography via intrametatarsal pad injection is feasible in cats with chylothorax. Am J Vet Res. 2022;83(2):133-9.
5. Del Magno S, Foglia A, Golinelli L, De Bastiani D, Cola V, Pisoni L, et al. The use of small-bore wire-guided chest drains for the management of feline pyothorax: a retrospective case series. Open Vet J. 2020;10(4):443-51.
6. Haimel G, Liehmann L, Dupré G. Thoracoscopic en bloc thoracic duct sealing and partial pericardiectomy for the treatment of chylothorax in two cats. J Feline Med Surg. 2012;14(12):928-31.
7. König A, Hartmann K, Mueller RS, Wess G, Schulz BS. Retrospective analysis of pleural effusion in cats. J Feline Med Surg. 2019;21(12):1102-10.
8. Lappin MR, Blondeau J, Boothe D, Breitschwerdt EB, Guardabassi L, Lloyd DH, et al. Antimicrobial use guidelines for treatment of respiratory tract disease in dogs and cats: antimicrobial guidelines Working Group of the International Society for Companion Animal Infectious Diseases. J Vet Intern Med. 2017;31(2):279-94.
9. Patrícia L, Carrasco S, Leão R, Oliveira S De, Martins C. Tratamento cirúrgico bem-sucedido de quilotórax idiopático em gato. Acta Scientiae Veterinariae. 2018;46(Suppl 1):259.
10. Radlinsky MA. Thoracoscopy in the cat: an up-and-coming diagnostic and therapeutic procedure. J Feline Med Surg. 2014;16(1):27-33.
11. Ruiz MD, Vessières F, Ragetly GR, Hernandez JL. Characterization of and factors associated with causes of pleural effusion in cats. J Am Vet Med Assoc. 2018;253(2):181-7.
12. Wurtinger G, Henrich E, Hildebrandt N, Wiedemann N, Schneider M, Hassdenteufel E. Assessment of a bedside test for N-terminal pro B-type natriuretic peptide (NT-proBNP) to differentiate cardiac from noncardiac causes of pleural effusion in cats. BMC Vet Res. 2017;13(1):1-7.

CAPÍTULO 17

Hipertensão pulmonar

Denise Saretta Schwartz

INTRODUÇÃO

A hipertensão pulmonar (HP) foi descrita pela primeira vez há mais de 100 anos como uma entidade patológica em humanos. É um distúrbio fisiopatológico que pode envolver múltiplas condições clínicas, podendo estar associada a uma variedade de doenças cardiovasculares, respiratórias e sistêmicas. Pode ser definida como um aumento anormal e persistente da pressão na vasculatura pulmonar, sendo uma condição patologicamente complexa e podendo ser causada por doenças primárias na vasculatura pulmonar, mas caracterizada principalmente por alguma causa subjacente, incluindo doenças do parênquima ou interstício pulmonar, tromboembolismo pulmonar agudo ou crônico, doença cardíaca ou etiologias idiopáticas.

Esses distúrbios subjacentes resultam em elevação da pressão arterial pulmonar (PAP) por vários mecanismos, incluindo elevações da pressão venosa pulmonar, resistência vascular pulmonar (RVP) aumentada e fluxo sanguíneo pulmonar alterado (aumento do fluxo sanguíneo pulmonar ou aumento da viscosidade sanguínea), ou ainda alguma combinação destes. Sem tratamento imediato da HP e de sua condição subjacente, a HP geralmente induz mais vasoconstrição, proliferação da musculatura lisa vascular e formação de microtrombos na vasculatura pulmonar, levando ao agravamento da HP e, finalmente, à insuficiência cardíaca direita (*cor pulmonale*).

Em humanos, a HP pode ser definida como aumento da PAP acima dos valores de referência (PAP média > 25 mmHg), obtida de forma invasiva, em repouso, por cateterismo cardíaco direito (critério padrão). Em cães e gatos, as pressões arteriais pulmonares normais por meio de cateterização cardíaca sob anestesia com pentobarbital foram 25 ± 5 mmHg (PAP sistólica), 10 ± 3 mmHg (PAP diastólica) e 15 ± 5 mmHg (PAP média), porém o cateterismo cardíaco não é utilizado rotineiramente. Dessa forma, em cães, a HP tem sido historicamente definida como aumento persistente da PAP sistólica acima de 30 mmHg, estimada por meio da ecocardiografia.

A HP inclui a forma pré-capilar (artérias e arteríolas pulmonares/aumento da RVP) e a pós-capilar (veias pulmonares). A hipertensão arterial pulmonar (HAP) é uma forma pré-capilar de HP potencialmente gerada por diversas doenças sistêmicas heterogêneas, cuja principal alteração hemodinâmica é representada pelo acentuado aumento da RVP.

A HP é rara em animais. Por outro lado, a HP secundária não é incomum em cães, mas tem sido considerada rara em gatos; levando em conta as particularidades dos felinos, muito provavelmente a impressão de raridade ocorre por falta de diagnóstico.

FISIOLOGIA E FISIOPATOLOGIA

A vasculatura pulmonar normal é composta por artérias, veias e capilares de paredes finas, sendo um sistema de baixa pressão, baixa resistência vascular e alta capacitância. Na homeostase, o sangue ejetado do ventrículo direito (VD) para o tronco pulmonar é direcionado para as artérias pulmonares direita e esquerda. A PAP permanece baixa em condições homeostáticas pela densa rede de capilares pulmonares que pode acomodar o fluxo rápido de grande volume de sangue (alta capacitância) proveniente das artérias pulmonares, bem como a capacidade de adaptação da vasculatura com base no acoplamento ventilação-perfusão. Após troca gasosa eficiente na interface alveolocapilar, o sangue oxigenado é então coletado pelas vênulas pulmonares que se unem para formar as veias pulmonares, que desembocam no átrio esquerdo.

A microcirculação pulmonar é regulada para fazer o acoplamento ventilação-perfusão. Dessa forma, a vasoconstrição das arteríolas pré-capilares promove o desvio do sangue dos alvéolos pouco ventilados para aqueles bem ventilados, corrigindo o desequilíbrio entre ventilação e perfusão. Inversamente, a inibição do tônus vasoconstritor durante o exercício permite a abertura de muitos capilares que estão fechados quando o indivíduo está em repouso. Apesar de o mecanismo não estar totalmente esclarecido, existe uma autorregulação do fluxo sanguíneo pelos capilares pulmonares.

A hipóxia alveolar é um estímulo vasoconstritor potente (e, em menor escala, a hipercapnia alveolar); dessa forma, com a vasoconstrição das artérias e arteríolas pulmonares, ocorre o desvio do sangue dos capilares de alvéolos pouco ventilados para aqueles de boa ventilação.

O formato e a estrutura do VD são peculiares e bem distintos do ventrículo esquerdo (VE). O VE tem formato circular e bombeia o sangue para a circulação sistêmica, que apresenta alta resistência, ou seja, sistema de alta pressão, portanto apresenta a parede mais espessa, enquanto o VD tem forma de meia-lua e a parede é mais fina, com cerca de um terço da espessura da parede do VE (Figura 1).

O VD já foi considerado "dispensável" na propulsão do sangue para a vasculatura pulmonar, em função da baixa RVP (sistema de baixa pressão) e da existência de um gradiente de pressão entre os sistemas arterial e venoso, que promove o fluxo de sangue da circulação sistêmica em direção ao coração direito e para a circulação pulmonar (Figura 1).

No entanto, quando há aumento da RVP, ocorre aumento da pós-carga do VD (sobrecarga de pressão), que interfere em sua capacidade de manutenção do volume sistólico, podendo afetar a pré-carga do VE e assim reduzindo o gradiente de pressão da circulação sistêmica e, consequentemente, a redução do retorno venoso para o coração direito (Figura 2).

O fluxo sanguíneo é determinado pela diferença de pressão sanguínea entre as extremidades do vaso (gradiente de pressão ou a força que impulsiona o sangue pelo vaso), a viscosidade do sangue, o comprimento e o diâmetro do vaso. A resistência vascular é o impedimento ao fluxo sanguíneo pelo vaso. A relação entre pressão, resistência e

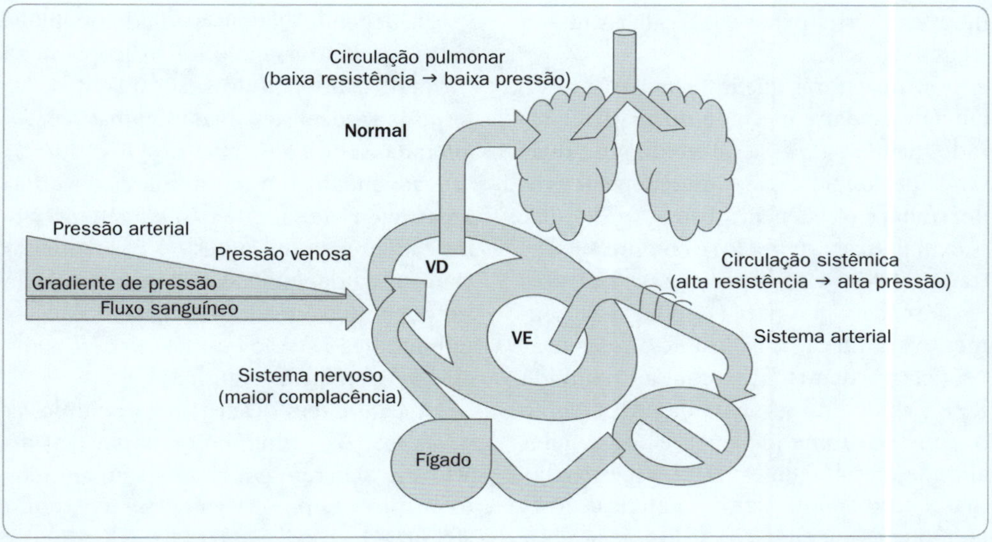

FIGURA 1 Representação esquemática da circulação sistêmica e pulmonar e do gradiente de pressão entre sistema arterial e venoso com pressão arterial pulmonar normal (homeostase). VD: ventrículo direito; VE: ventrículo esquerdo.

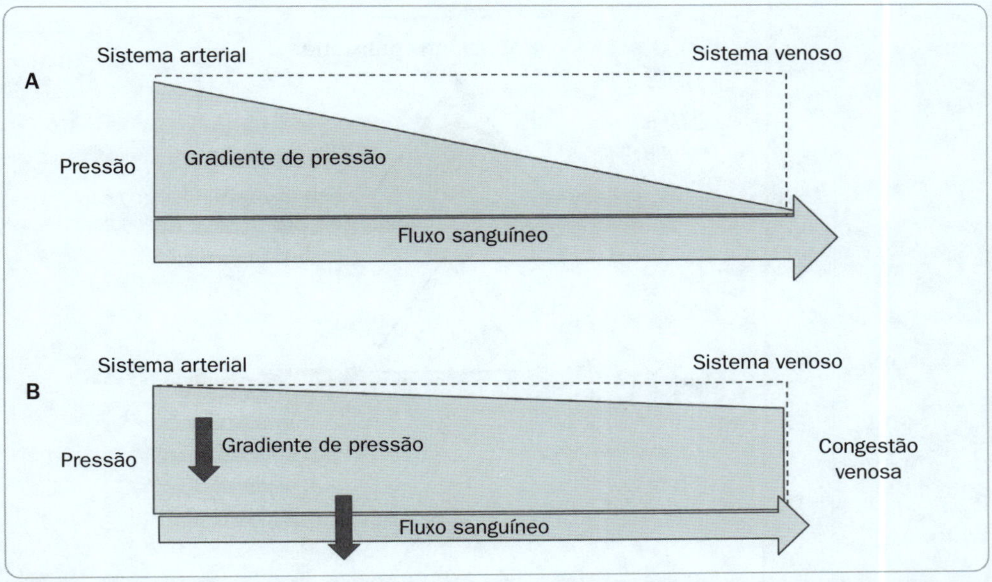

FIGURA 2 Representação esquemática do gradiente de pressão entre o sistema arterial e o venoso e influência no fluxo sanguíneo. A: hemodinâmica normal (homeostase): existe um gradiente de pressão entre sistema arterial e venoso gerando fluxo sanguíneo em direção ao átrio direito (AD)/ventrículo direito (VD) e circulação pulmonar. B: hemodinâmica alterada pela redução do gradiente de pressão entre sistema arteriovenoso e consequente redução do fluxo sanguíneo em direção ao átrio direito (AD)/ventrículo direito (VD) e circulação pulmonar.

fluxo é descrita pela equação derivada da lei de Poiseuille.

Outros fatores que influenciam a resistência vascular em estado normal ou alterado incluem a massa do tecido pulmonar sendo perfundido, que é indiretamente proporcional à resistência, obstrução vascular proximal (p. ex., êmbolo) e compressão extramural dos vasos por edema perivascular.

O mecanismo para adequar o acoplamento ventilação-perfusão é o responsável pela vasoconstrição com aumento da RVP e resultante aumento da PAP, quando o animal é submetido a condições de altas altitudes, resultando em HP. Da mesma forma, a hipóxia alveolar em extensas áreas pulmonares por alteração da função alveolar ou do parênquima pulmonar pode estimular a vasoconstrição arteriolar reflexa, causando aumento da RVP e resultando em HP.

Na dependência dos mediadores envolvidos nessa autorregulação do acoplamento ventilação-perfusão e da capacidade de resposta vasoconstritora de algumas regiões alteradas, podem ocorrer desvios (*shunts*) arteriovenosos intrapulmonares, levando à passagem de sangue não oxigenado pelos capilares pulmonares e à consequente cianose, na dependência da quantidade de sangue não oxigenado chegando às veias pulmonares e sendo bombeado para a circulação sistêmica (Figura 3).

A seguir será descrita a fisiopatologia do espectro de alterações adaptativas do VD que ocorrem em resposta ao aumento crônico da pós-carga desse ventrículo (Figura 4).

A circulação pulmonar é um sistema de capacitância alta e singular (alto fluxo e baixa resistência) que permite adaptações

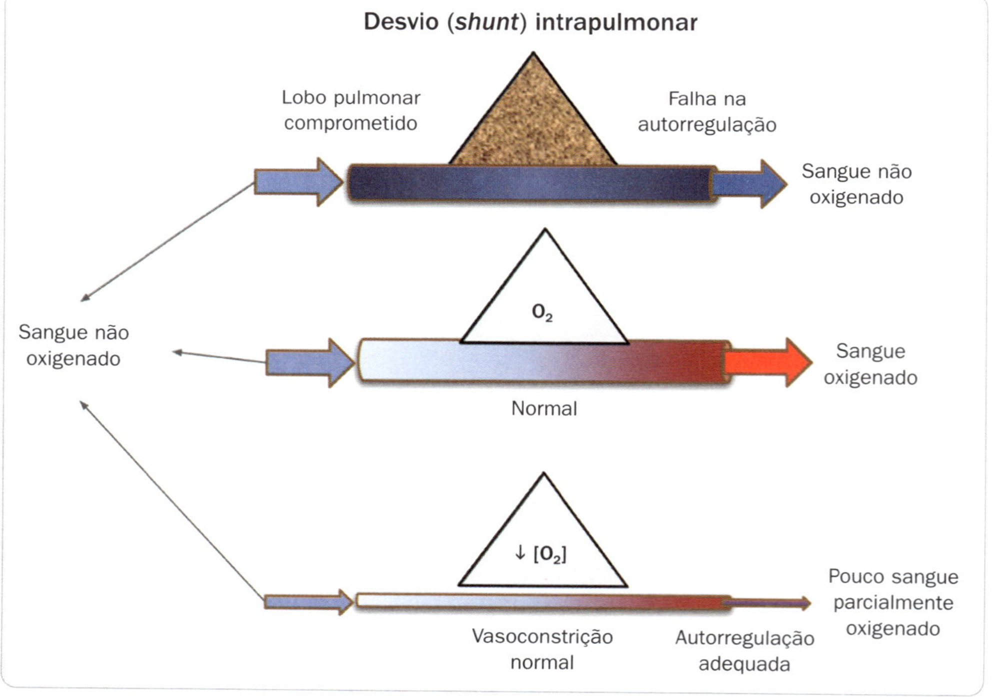

FIGURA 3 Resposta normal e alterada de autorregulação à hipóxia alveolar.

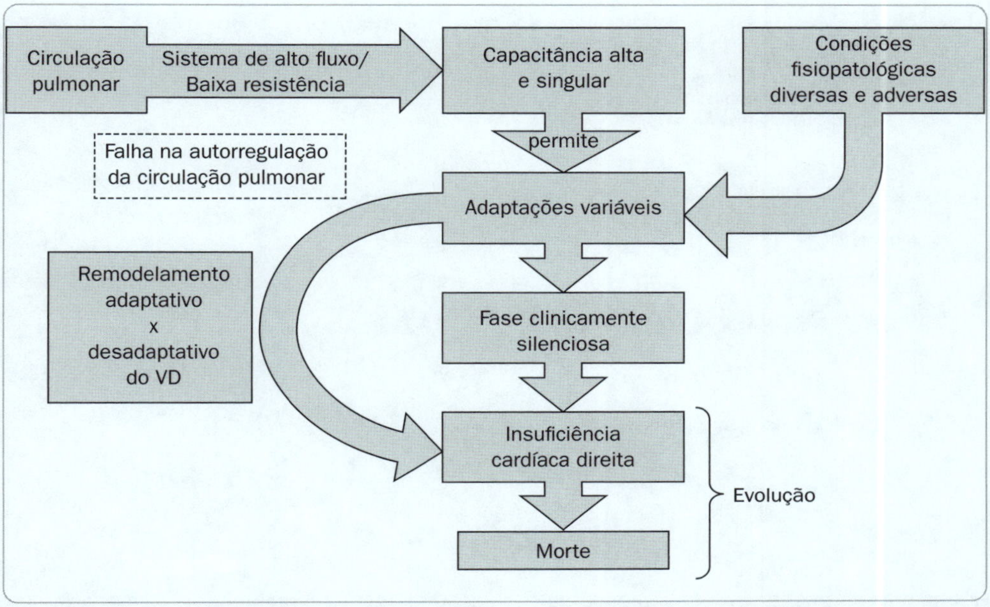

FIGURA 4 Representação das características da circulação pulmonar, adaptações do ventrículo direito ao aumento da pressão vascular pulmonar e sequência de eventos.
VD: ventrículo direito.

variáveis a diferentes condições fisiopatológicas, caracterizando uma fase clinicamente silenciosa, ou seja, assintomática. A fim de preservar um acoplamento ventrículo direito – artéria pulmonar (VD-AP) eficiente, o VD adapta-se a esse aumento crônico de sua pós-carga, com uma hipertrofia compensatória (hipertrofia concêntrica), até que ocorra dilatação e disfunção do VD, que progride em velocidade variável, para insuficiência cardíaca direita e morte (Figura 5).

O aumento súbito da PAP causa alterações não adaptativas do VD, levando à insuficiência cardíaca direita, que evolui rapidamente para um desfecho fatal (Figura 6).

A denominada unidade "coração direito – circulação pulmonar" é considerada o principal determinante prognóstico de praticamente todos os distúrbios cardiorrespiratórios. O remodelamento, a função do VD e principalmente a avaliação do acoplamento VD-AP mostraram-se marcadores prognósticos muito importantes nos pacientes com HP (Figura 7), principalmente naqueles com HP pré-capilar.

Essas diferenças na estrutura anatômica e peculiaridades funcionais do VD em comparação com o VE são agravadas por disparidades cada vez mais reconhecidas no remodelamento adaptativo dos dois ventrículos. Existe uma interdependência entre o VD e o VE, sendo que a disfunção de um interfere na função do outro (Figura 8).

CLASSIFICAÇÃO

Com base em características patológicas, hemodinâmicas e na abordagem terapêutica, em humanos a HP é classificada em cinco grupos, enquanto em medicina veterinária, segundo o consenso mais recente (2020) do Colégio Americano de Medicina Interna

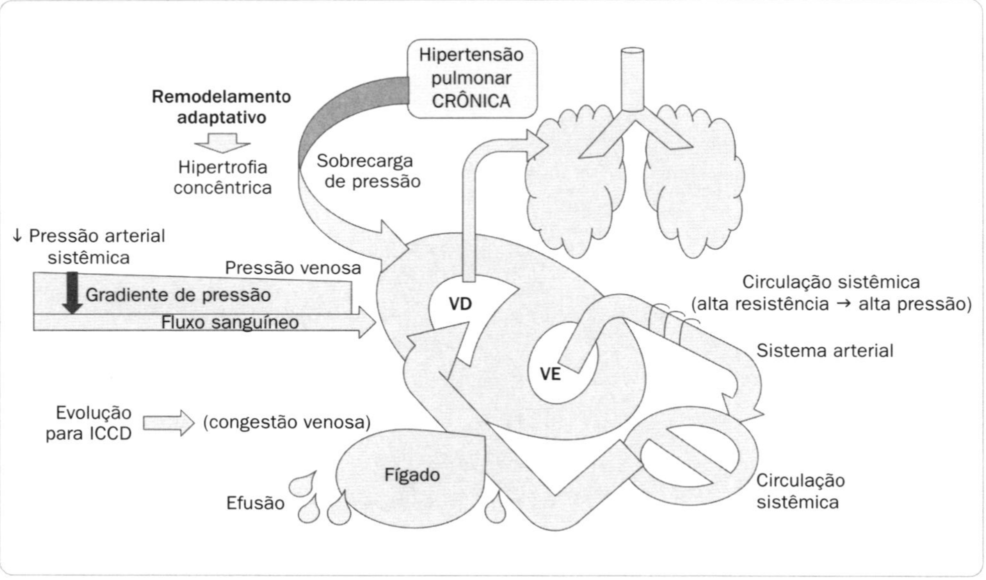

FIGURA 5 Representação esquemática da circulação sistêmica e pulmonar e do gradiente de pressão entre sistema arterial e venoso na presença de hipertensão pulmonar crônica, com remodelamento adaptativo do ventrículo direito (hipertrofia concêntrica).

ICCD: insuficiência cardíaca congestiva direita; VD: ventrículo direito; VE: ventrículo esquerdo.

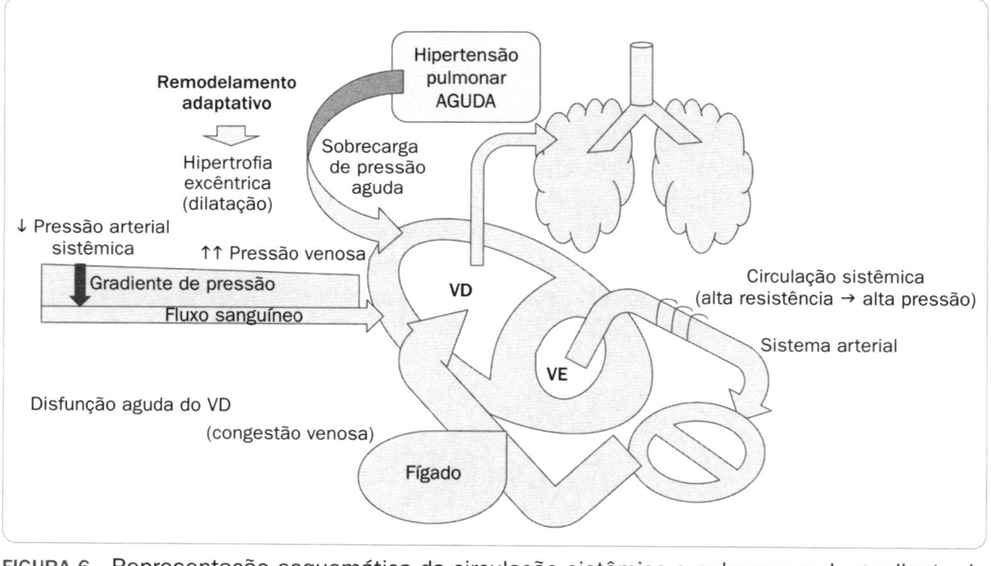

FIGURA 6 Representação esquemática da circulação sistêmica e pulmonar e do gradiente de pressão entre sistema arterial e venoso na presença de hipertensão pulmonar aguda (p. ex., tromboembolismo pulmonar), com remodelamento desadaptativo do ventrículo direito (hipertrofia excêntrica). Ocorrem dilatação (aguda) e consequente insuficiência ventricular direita aguda.

VD: ventrículo direito; VE: ventrículo esquerdo.

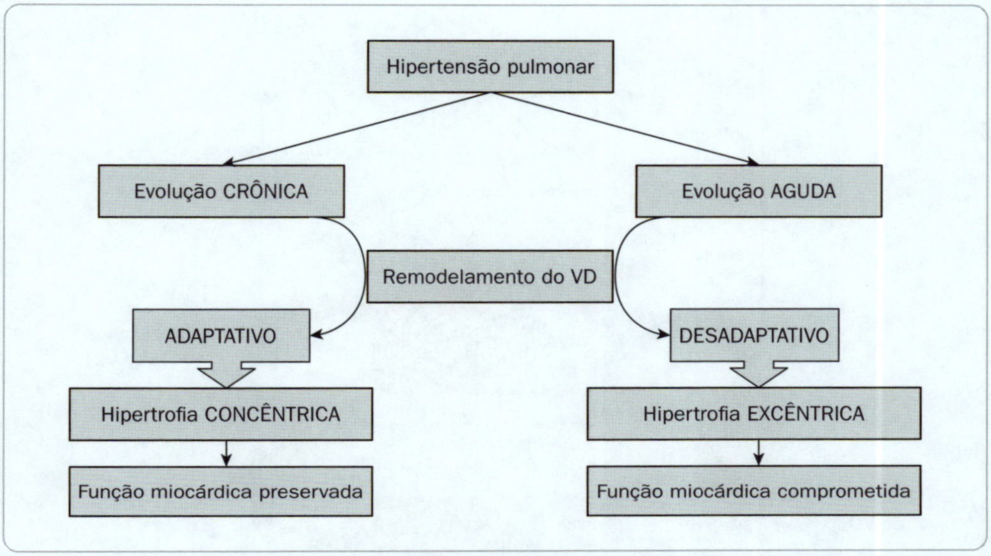

FIGURA 7 Resumo da adaptação do ventrículo direito à sobrecarga de pressão na dependência da velocidade de evolução da hipertensão pulmonar.
VD: ventrículo direito.

Veterinária (ACVIM), cães com HP podem ser classificados em seis grupos (Quadro 1). O grupo adicional considerado em cães inclui HP secundária a doença parasitária (*Dirofilaria* e *Angiostrongylus*).

Distribuição dos grupos com base na denominação pré e pós-capilar da HP:

- Pré-capilar: grupos 1, 3, 4, 5 e 6.
- Pós-capilar: grupo 2 (aumento da pressão venosa pulmonar secundária ao aumento da pressão atrial esquerda) e grupo 6.

Cabe lembrar que inicialmente o aumento da pressão venosa pulmonar causada pelo aumento da pressão atrial esquerda aumenta a pós-carga do VD, que se adapta desenvolvendo maior pressão sistólica para manter o fluxo sanguíneo e a pré-carga do VE. Com a evolução da doença, a HP pós-capilar crônica pode levar à vasoconstrição vascular pulmonar e a doença vascular pulmonar, que aumenta a RVP. Dessa forma, como resultado do progresso da doença cardíaca esquerda, a HP pós-capilar pode ocorrer isolada ou juntamente com o aumento da RVP (HP pós-capilar e pré-capilar combinada). Recentemente autores propuseram que a classificação proposta no consenso e utilizada para cães pode ser apropriada para felinos, pois muitas dessas doenças foram reconhecidas em felinos.

Recentemente, autores propuseram que a classificação proposta no consenso e utilizada para cães pode ser apropriada para felinos, pois muitas dessas doenças foram reconhecidas em felinos.

ETIOLOGIA

Como citado anteriormente, a HP é uma potencial complicação de várias doenças sistêmicas, respiratórias e cardíacas (Figura 9).

- Causas de aumento da RVP (pré-capilar):

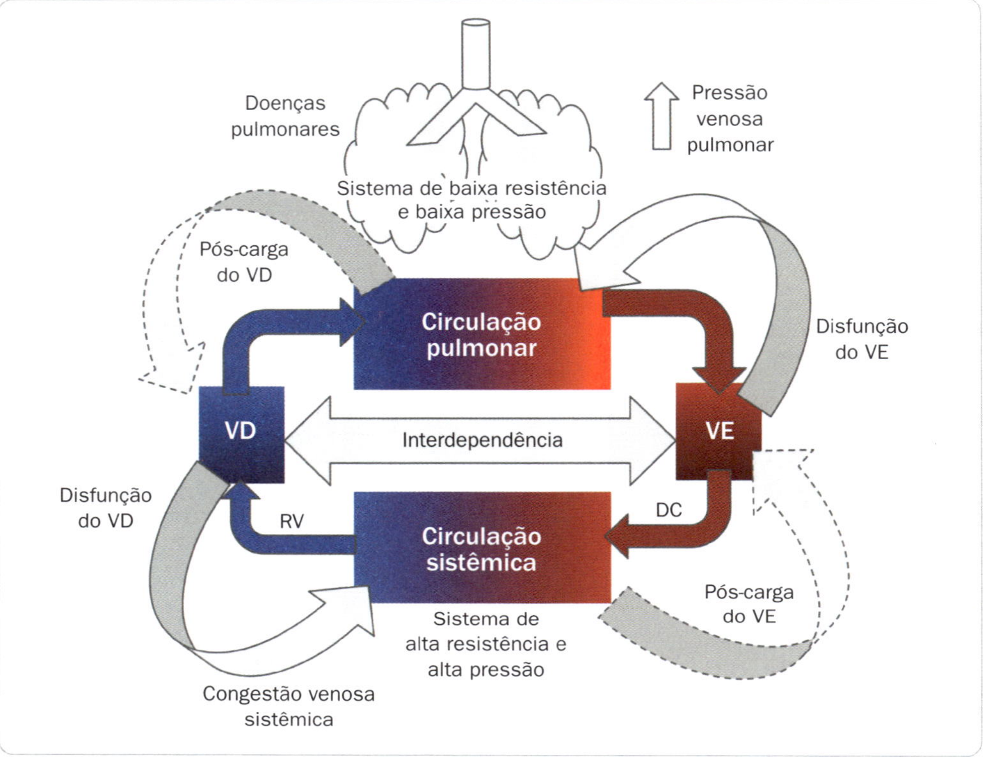

FIGURA 8 Representação esquemática da interdependência dos ventrículos, interações cardiopulmonares e consequências do aumento da pós-carga e da disfunção de cada ventrículo na circulação pulmonar e sistêmica.

DC: débito cardíaco; RV: retorno venoso; VD: ventrículo direito; VE: ventrículo esquerdo.

QUADRO 1 Classificação da hipertensão pulmonar em cães e humanos, com base no diagnóstico

Cães	Humanos
Grupo 1: hipertensão arterial pulmonar	Grupo 1: hipertensão arterial pulmonar
Grupo 2: HP secundária a doença cardíaca esquerda	Grupo 2: HP secundária a doença cardíaca esquerda
Grupo 3: HP secundária a doença respiratória/ hipóxia	Grupo 3: HP secundária a doenças respiratórias
Grupo 4: HP secundária a êmbolos, trombos pulmonares ou tromboembolismo pulmonar	Grupo 4: HP por tromboembolismo crônico
Grupo 5: HP secundária a doença parasitária (*Dirofilaria immitis* e *Angiostrongylus vasorum*)	Grupo 5: HP secundária a mecanismos multifatoriais ou obscuros
Grupo 6: HP secundária a mecanismos multifatoriais ou obscuros	–

HP: hipertensão pulmonar.

- Embolismo pulmonar:
  - Anemia hemolítica imunomediada (AHIM).
  - Doença parasitária (dirofilariose, angiostrongilose).
  - Hiperadrenocorticismo.
  - Pancreatite.
  - Doença renal glomerular.
  - Síndrome nefrótica.
  - Diabetes *mellitus*.
  - Neoplasias (carcinoma de glândula mamária, linfossarcoma, carcinoma broncoalveolar, carcinoma pancreático).
  - Doença cardíaca direita.
  - Coagulação intravascular disseminada.
  - Doença bacteriana sistêmica (sepse).
  - Cateter venoso de longa duração.
- *Cor pulmonale* – secundário a doença grave do parênquima pulmonar.
- Doença pulmonar de alta atitude.
- Policitemia (primária ou secundária a hipóxia crônica) – hematócrito > 55%.

■ Aumento da pressão venosa pulmonar (pós-capilar):

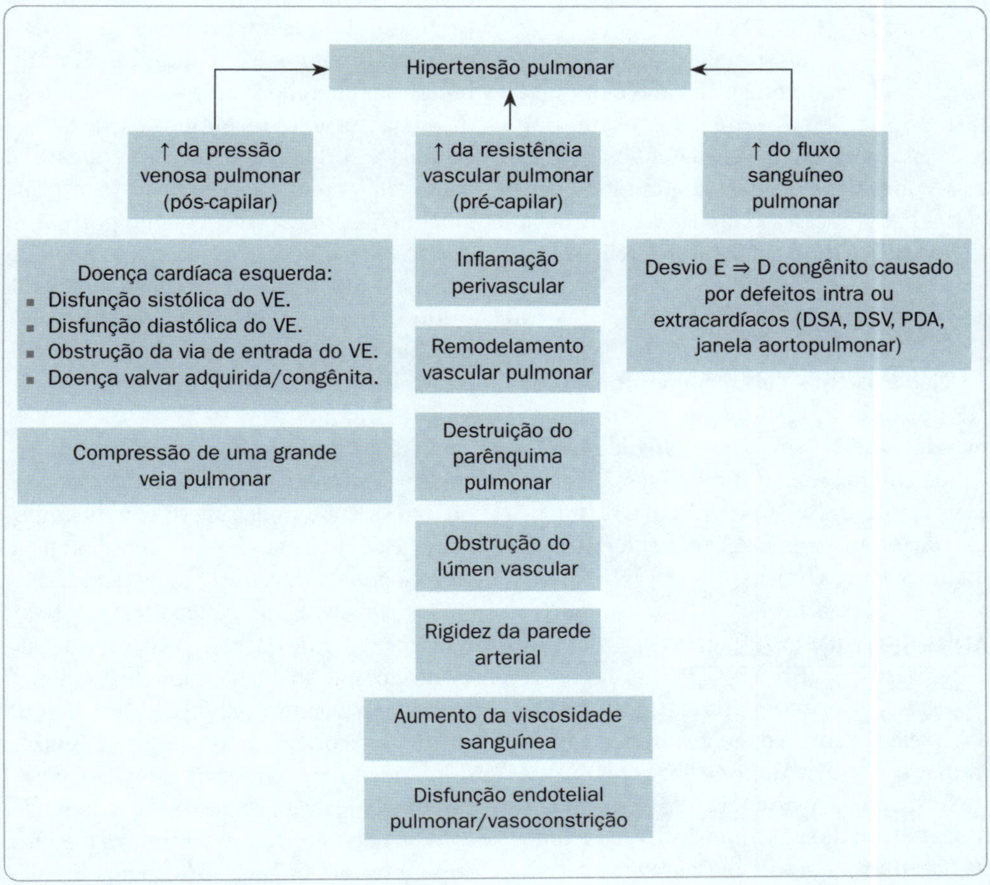

FIGURA 9 Causas de hipertensão pulmonar.

DSA: defeito de septo atrial; DSV: defeito de septo ventricular; PDA: persistência ducto arterioso; VE: ventrículo esquerdo.

  - Insuficiência cardíaca esquerda (doença valvar mitral, disfunção ventricular sistólica, disfunção ventricular diastólica).
- Aumento do débito cardíaco ventricular direito:
  - Desvios (*shunts*) esquerda-direita:
    - Persistência ducto arterioso (PDA).
    - Defeito de septo ventricular (DSV).
    - Defeito de septo atrial (DSA).
  - Desvios (*shunts*) reversos – quando a PAP iguala ou supera a pressão aórtica (síndrome de Eisenmenger) – PDA, DSV, DSA.

Considerando que a HP não é um distúrbio único, mas pode ser causado por doenças primárias na vasculatura pulmonar, ou secundárias a doenças respiratórias, cardíacas e sistêmicas, a abordagem diagnóstica e terapêutica deve ser multidisciplinar.

DIAGNÓSTICO

Não existem sinais patognomônicos de HP, podendo variar de assintomático, sintomas das afecções subjacentes, manifestações agudas ou até morte súbita. Dessa forma, deve ser pesquisada na presença de doenças que predispõem à HP, considerando as manifestações clínicas.

APRESENTAÇÃO CLÍNICA

As manifestações clínicas geralmente estão relacionadas a doença subjacente (pulmonar ou cardíaca). Pode haver queixa de tosse, dispneia, ortopneia. A HP discreta a moderada pode ser assintomática, enquanto na hipertensão moderada a grave pode haver intolerância ao exercício marcante. Na hipertensão grave, a maioria dos animais apresenta dispneia, com piora ao exercício. Cianose pode estar presente ao esforço físico ou mesmo em repouso. Intolerância, fadiga, fraqueza, colapso ou síncope ao exercício. A ocorrência de síncope é relativamente comum, mas principalmente na hipertensão grave. Podem-se observar sinais de insuficiência cardíaca direita (ascite, +/– efusão pleural).

Ao exame físico, na maioria das vezes há alterações relacionadas às alterações pulmonares primárias, podendo-se auscultar estertores, com crepitação fina ou grosseira, sibilos, aumento ou diminuição dos sons pulmonares normais. A frequência respiratória pode estar normal ou aumentada (taquipneia), e o padrão respiratório pode estar alterado, com predominância de dispneia (esforço) inspiratória, expiratória ou mista. Podem-se observar taquicardia, sopro em foco mitral e/ou tricúspide, principalmente em cães de pequeno porte com doença valvar degenerativa, que podem ou não estar associados à presença de edema pulmonar por insuficiência cardíaca esquerda ou desdobramento ou hiperfonese de segunda bulha, principalmente no foco da pulmonar.

O aparecimento de dispneia súbita refratária à suplementação de oxigênio, com ou sem síncope, pode sugerir tromboembolismo, e doenças subjacentes com potencial trombogênico devem ser consideradas.

Os achados clínicos que fortemente sugerem a presença de HP são: síncope, principalmente durante atividade física sem nenhuma outra causa identificável, angústia respiratória em repouso ou que interrompe a atividade física, sinais de insuficiência cardíaca congestiva direita (ascite), ao passo que taquipneia, aumento do esforço respiratório em repouso, taquipneia prolongada após atividade física e mucosas pálidas ou cianóticas são achados que podem sugerir HP.

ECOCARDIOGRAFIA

Com base no consenso mais recente (2020) ACVIM, a ecocardiografia deve ser considerada uma ferramenta clínica para avaliar a probabilidade de existência de HP, em vez de buscar um diagnóstico definitivo, que requer a cateterização cardíaca direita. A avaliação ecocardiográfica da HP é baseada em grande parte nas características alterações cardíacas que ocorrem secundárias à HP (ou seja, sinais de HP) e estimando a PAP a partir de traçados de Doppler espectral. Em medicina veterinária, muito raramente se utiliza a cateterização cardíaca, de forma que a ecocardiografia acaba sendo utilizada para diagnóstico, classificação e manejo de cães com HP.

Os critérios relacionados à probabilidade de HP em cães estão baseados na avaliação ecocardiográfica qualitativa e quantitativa, considerando uma combinação do valor do pico da velocidade de regurgitação tricúspide obtido e o número de diferentes locais anatômicos com sinais ecocardiográficos de HP (variando de 0 a 3), sendo classificados como apresentando probabilidade baixa, intermediária ou alta. Exemplos de sinais ecocardiográficos:

- Local anatômico 1 (ventrículos):
  - Achatamento do septo interventricular, principalmente durante a sístole.
  - Redução do tamanho do VE (redução de enchimento ventricular).
  - Hipertrofia do VD (aumento espessura ± dilatação).
  - Disfunção do VD.
- Local anatômico 2 (artéria pulmonar):
  - Dilatação da artéria pulmonar (PA/Ao > 1).
  - Pico de velocidade de regurgitação pulmonar no início da diástole > 2,5 m/s.
  - Índice de distensibilidade da artéria pulmonar < 30%.
  - Tempo de aceleração na via de saída do VD (< 52 a 58 ms) ou razão do tempo de aceleração para ejeção (< 0,30).
  - Fenestração sistólica do perfil do Doppler sistólico da via de saída do VD (falso-positivo possível).
- Local anatômico 3 (átrio D e veia cava caudal):
  - Aumento do AD.
  - Aumento do diâmetro da veia cava caudal.

Outros critérios são descritos para cada tipo de HP (seguindo a classificação). O consenso sugere algoritmo demonstrando a abordagem diagnóstica que facilita o raciocínio clínico.

Já existem estudos utilizando outras técnicas ecocardiográficas, como o *speckle tracking* para avaliação da função ventricular direita, com finalidade de detecção precoce da disfunção, e remodelamento adaptável ou inadaptável, visando à atuação e melhora prognóstica.

ABORDAGEM TERAPÊUTICA

A abordagem ao tratamento da HP concentra-se em estratégias para diminuir o risco de progressão, complicações ou ambos, medidas de controle de doenças subjacentes ou fatores que contribuem para a HP e tratamentos específicos para a HP. Cães com HP devem ser monitorados quanto à melhora, condição estática ou progressão, e qualquer distúrbio subjacente identificado deve ser tratado e monitorado simultaneamente, a fim de reduzir a velocidade de progressão da HP.

A HP secundária a doença cardíaca esquerda é do grupo 2, e pertence à HP pós-

-capilar distinta de outros tipos de HP por causa de sua elevada pressão de oclusão da artéria pulmonar. A PH secundária a doença cardíaca esquerda inclui PH causado por disfunção ventricular esquerda sistólica ou diastólica, doença da válvula mitral ou aórtica e cardiopatias congênitas com sobrecarga de VE. A principal estratégia nesses casos é otimizar o tratamento para a doença cardíaca subjacente.

A interpretação das recomendações de terapia depende dos níveis de evidência atuais, do grau de comprometimento clínico e da probabilidade ecocardiográfica da existência de HP.

Em humanos, os tratamentos propostos têm como alvos as vias do óxido nítrico, endotelina e prostaciclina.

A medicina veterinária se baseia principalmente no tratamento das doenças subjacentes e no uso de inibidores da fosfodiesterase-5 como a sildenafila. Acredita-se que o principal efeito benéfico da sildenafila em pacientes com HP seja pelo acúmulo de cGMP no músculo liso vascular pulmonar decorrente da inibição do catabolismo de cGMP14-17. Nesse estudo, a sildenafila demonstrou ainda diminuir a resistência da artéria pulmonar, ao prevenir a proliferação da parede da artéria. Existem evidências de menor resposta à sildenafila em decorrência de polimorfismo genético do PDE5A:E90K.

Em estudo recente observou-se que, em geral, o gradiente estimado de pressão sistólica (PG) da regurgitação tricúspide e o escore de qualidade de vida melhoraram significativamente após a terapia com sildenafila, e a concentração plasmática de cGMP diminuiu significativamente. Os cães que eram heterozigotos para PDE5A tiveram um desempenho significativamente pior no escore de qualidade de vida quando comparado ao grupo selvagem após o tratamento com sildenafila. Conclui que o polimorfismo genético para o PDE5A:E90K reduziu a eficácia da sildenafila em termos de melhoria da qualidade de vida.

A HP é uma doença cujo diagnóstico pode ser difícil de confirmar, mas há estudos sendo desenvolvidos no intuito de determinar marcadores e técnicas para melhorar o diagnóstico e a detecção precoce de disfunção ventricular direita, bem como para acessar novas opções terapêuticas, que possam ser mais eficazes naqueles animais que não apresentam boa resposta com os fármacos disponíveis.

BIBLIOGRAFIA COMPLEMENTAR

1. Borgarelli M, Abbott, J, Braz-Ruivo L, Chiavegato D, Crosara S, Lamb, K, et al. Prevalence and prognostic importance of pulmonary hypertension in dogs with myxomatous mitral valve disease. J Vet Intern Med. 2015;29(2):569-74.
2. Gamracy J, Wiggen K, Vientós-Plotts A, Reinero C. Clinicopathologic features, comorbid diseases, and prevalence of pulmonary hypertension in dogs with bronchomalacia. J Vet Intern Med. 2022;36(2):417-28.
3. Johnson LR. Canine and feline respiratory medicine. 2.ed. online John Wiley & Sons; 2020.
4. King AS. The cardiorespiratory system: integration of normal and pathological structure and function. Blackwell Science; 1999.
5. Kellihan HB, Stepien RL. Pulmonary hypertension in dogs: diagnosis and therapy. Vet Clin North Am Small Anim Pract. 2010;40(4):623-41.
6. Reinero C, Visser LC, Kellihan HB, Masseau I, Rozanski E, Clercx C, et al. ACVIM consensus statement guidelines for the diagnosis, classification, treatment, and monitoring of pulmonary hypertension in dogs. J Vet Intern Med. 2020;34(2):549-73.
7. Rolph KE, Cavanaugh SM. Feline pulmonary hypertension: are we overlooking an important comorbidity? J Feline Med Surg. 2022;24(12):e636-e646.
8. Steele JL, Henik RA. Pulmonary hypertension. In: King LG. Textbook of respiratory disease in dogs and cats. St. Louis: Elsevier; 2004, p.498-504.
9. Ueda Y, Johnson LR, Ontiveros ES, Visser LC, Gunther-Harrington CT, Stern JA. Effect of a phosphodiesterase-5A (PDE5A) gene polymorphism on response to sildenafil therapy in canine pulmonary hypertension. Sci Rep. 2019;9:6899.

10. Vriz O, Motoji Y, Ferrara F, Bossone E, Naeije R. The right heart-pulmonary circulation unit in systemic hypertension. Heart Failure Clin. 2018;14(3):247-53.
11. Xiao M, Lai D, Yu Y, Wu Q, Zhang C. Pathogenesis of pulmonary hypertension caused by left heart disease. Front Cardiovasc Med. 2023;10:1079142.
12. Yuchi Y, Suzuki R, Kanno H, Teshima T, Matsumoto H, Koyama H. Right ventricular myocardial adaptation assessed by two-dimensional speckle tracking echocardiography in canine models of chronic pulmonary hypertension. Front Vet Sci. 2021;8:727155.
13. Zabka TS, Campbell FE, Wilson DW. Pulmonary arteriopathy and idiopathic pulmonary arterial hypertension in six dogs. Vet Pathol. 2006;43(4):510-22.

CAPÍTULO 18

Neoplasias do sistema respiratório

Júlio Israel Fernandes
Thiago Souza Costa
Felipe Noleto de Paiva

INTRODUÇÃO

O sistema respiratório pode ser dividido anatomicamente em trato respiratório superior (plano nasal, cavidade nasal, seio nasal, laringe, traqueia) e trato respiratório inferior (pulmões). No Serviço de referência na área de oncologia de animais de companhia localizado na Universidade Federal Rural do Rio de Janeiro (UFRRJ), as neoplasias que acometem os cães e gatos no referido sistema correspondem por menos de 3% (excetuando-se as neoplasias metastáticas encontradas nos pulmões) de todas as neoplasias atendidas nessas espécies, sendo, em sua maioria, de caráter maligno.

Sabe-se que o perfil epidemiológico das neoplasias do sistema respiratório descritas em centros de referência internacional não necessariamente correspondem à realidade nacional. Neste capítulo, serão adotadas as principais neoplasias, incluindo: perfil epidemiológico, diagnóstico, conduta terapêutica e prognóstico, seguindo a divisão anatômica na abordagem das neoplasias.

NEOPLASIAS EM PLANO NASAL

O plano nasal é a região mais apical do nariz externo, sendo a porção mais externa do trato respiratório, localizado rostralmente nas cartilagens nasais. Seu revestimento é coberto por epiderme queratinizada, geralmente pigmentada e sem pelos. Quanto à frequência de neoplasias, segundo descrição em literatura, a região é pouco acometida em cães, representando aproximadamente 1% de todos os tumores, com maior incidência em gatos, representando aproximadamente 14 a 18% dos tumores. Entretanto, as se considerar as neoplasias primárias do sistema respiratório, as neoplasias localizadas no plano nasal e cavidade nasal são as mais frequentes no setor de oncologia veterinária da UFRRJ (SOV-UFRRJ). Dentre as diferentes explicações, as manifestações clínicas, associadas à identificação por parte dos responsáveis pelos animais, podem ser as mais plausíveis.

O tipo histológico mais comum, em cães e gatos, é o carcinoma de células escamosas

(CCE) ou carcinoma epidermoide. Também são descritos, com moderada incidência nessa região, os hemangiossarcomas e melanomas na espécie felina e os mastocitomas e linfomas epiteliotrópicos na espécie canina. Os principais diagnósticos diferenciais não neoplásicos incluem principalmente infecções fúngicas, leishmaniose, reações alérgicas a picada de mosquito e dermatopatias imunomediadas.

O CCE é um tumor maligno que tem origem no epitélio escamoso, mais especificamente nos queratinócitos, que revestem toda a pele e mucosas. Nos cães, o tumor é descrito majoritariamente em animais adultos a idosos, sendo observada predisposição das raças Golden Retriever e Labrador Retriever. A predisposição sexual não é comprovada. Nos gatos, também se observa o maior acometimento em animais de idades avançadas, porém a predisposição racial não é evidente. Entretanto, o desenvolvimento neoplásico é fortemente associado à exposição crônica à radiação ultravioleta, de modo que se observa maior acometimento em animais de pelagem esparsa e/ou pelagem clara.

Clinicamente, o CCE (Figuras 1A e B) se desenvolve principalmente em áreas de rarefação pilosa e/ou despigmentadas, justificando sua elevada incidência na região de plano nasal. Sua manifestação se dá principalmente na forma de erosões superficiais com presença de eritema e crostas, com casos mais graves cursando com lesões ulcerativas infiltrativas profundas. De modo menos frequente, pode-se observar a presença de epistaxe. A queixa primária dos tutores de animais acometidos frequentemente se dá por "feridas que não cicatrizam".

Nos cães, o tumor se desenvolve inicialmente na membrana mucosa do nariz, enquanto nos gatos ocorre mais comumente na superfície cornificada do plano nasal. O tempo de evolução varia de meses a anos. Apesar do comportamento localmen-

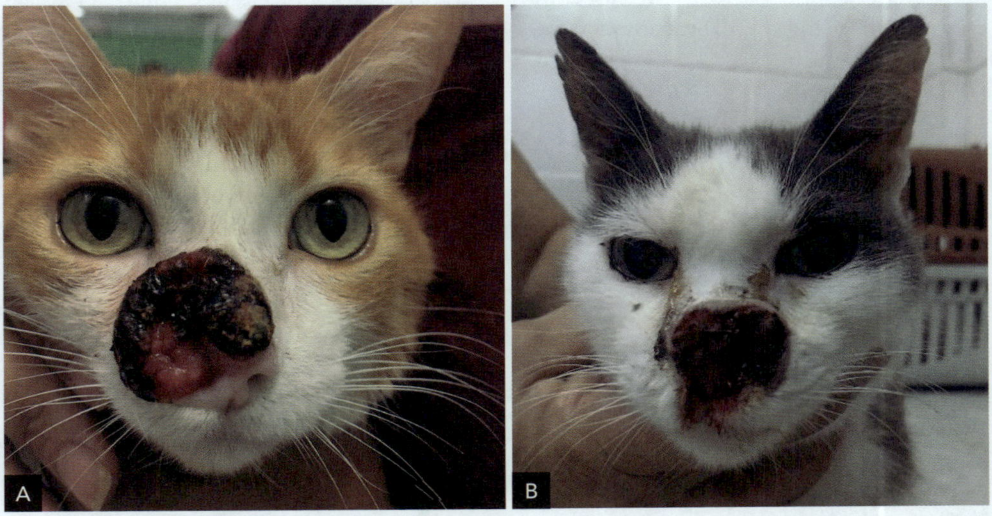

FIGURA 1 Neoplasias localizadas em plano nasal. A: lesão ulcerada e crostosa em ponte e plano nasal de felino diagnosticado com carcinoma de células escamosas. B: lesão ulcerada, hemorrágica, com formação de crosta em ponte nasal.

Fonte: (A) Serviço de Medicina Felina da Universidade Federal Rural do Rio de Janeiro (UFRRJ); (B) Francisco de Assis Ribeiro.

te agressivo, a taxa de metástase é baixa, ocorrendo principalmente para linfonodos regionais. Nos raros casos de metástase a distância, os pulmões são os sítios mais frequentes.

Outras neoplasias já foram descritas, mas com baixa ocorrência. Dentre elas, destacam-se: mastocitoma (Figura 2A), melanoma, hemangiossarcoma, fibrossarcoma, tumor venéreo transmissível canino (TVTC) (Figura 2B) e linfoma, tanto em cães quanto em gatos.

O clínico deve inserir as doenças autoimunes e imunomediadas, como pênfigo, lúpus e lesões do complexo eosinofílico, como possíveis diagnósticos diferenciais. Pelo fato de o setor de oncologia veterinária da UFRRJ estar em região tropical, chama a atenção o número de pacientes encaminhados com suspeita de neoplasia, quando na verdade apresentam outros diagnósticos. Assim, o médico-veterinário deve incluir alguns diagnósticos diferenciais, como: doenças parasitárias, dentre elas a leishmaniose (Figura 3A); doenças fúngicas, como esporotricose (Figura 3B) e criptococose.

Uma forma de minimizar erros diagnósticos é associar a epidemiologia com os achados de anamnese e exame físico. Doenças parasitárias e infecciosas devem estar sempre na lista dos diagnósticos diferenciais em animais provenientes de áreas endêmicas, como leishmaniose e esporotricose. Já o TVTC deve ser lembrado nos animais errantes ou semidomiciliados. Os autores do capítulo chamam a atenção para a necessidade de sempre buscar o diagnóstico das neoplasias de forma precoce para que o tratamento seja realizado buscando a cura com menor impacto para o animal.

Após a suspeita de neoplasia, o médico-veterinário deverá realizar a citologia da lesão. Entretanto, é possível que seja evidenciada apenas inflamação e infecção secundária, principalmente se o material coletado for superficial. Assim, a confirmação do diagnóstico se dá pelo exame histopatológico. Pela localização da lesão, o animal deve ser submetido a anestesia geral para realização do procedimento. Os autores recomendam que sejam coletados ao menos dois fragmentos: um para o histo-

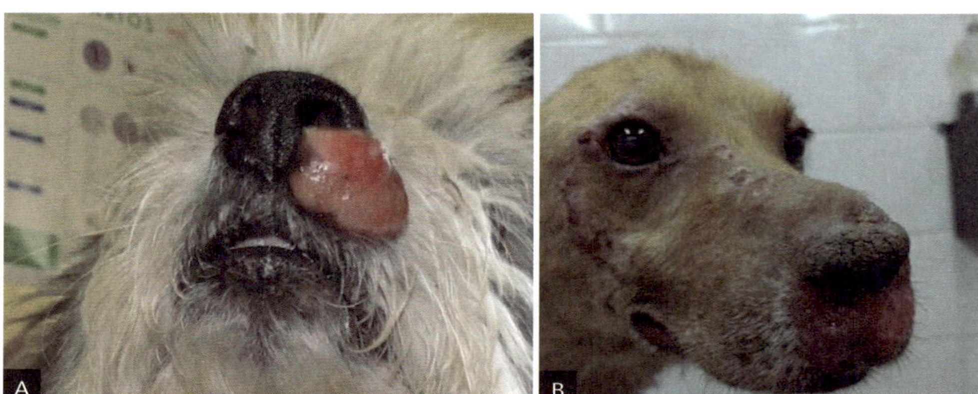

FIGURA 2 Neoplasias localizadas em plano nasal. A: mastocitoma localizado em espelho nasal, predominantemente na fossa nasal esquerda. B: tumor venéreo transmissível (TVT) em canino. As demais lesões localizadas na face não eram decorrentes da neoplasia.

Fonte: Serviço de Oncologia Veterinária da Universidade Federal Rural do Rio de Janeiro (UFRRJ).

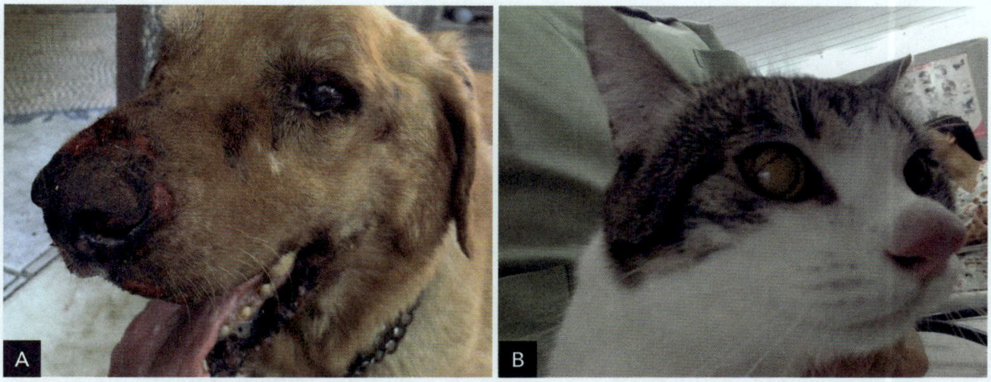

FIGURA 3 Animais portadores de lesões em plano nasal em que as neoplasias devem ser inseridas na lista de diagnósticos diferenciais. A: canino portador de linfoma e leishmaniose visceral canina. Notar lesões em plano e ponte nasal, além de lesões nos lábios superior e inferior. B: aumento de volume na região nasal. Após a citologia foi confirmado o diagnóstico de esporotricose.

Fonte: (A) Serviço de Dermatologia da Universidade Federal Rural do Rio de Janeiro (UFRRJ); (B) Francisco de Assis Ribeiro.

patológico e um segundo para o laboratório de microbiologia, principalmente em áreas endêmicas para esporotricose.

Para o tratamento das neoplasias em plano nasal, principalmente o CCE canino e felino, múltiplas modalidades são descritas, em uso combinado ou isolado, como cirurgia, radioterapia, eletroquimioterapia, criocirurgia e quimioterapia.

A excisão cirúrgica tem como vantagem a possibilidade de alcançar margens cirúrgicas livres, possibilitando a cura do paciente, sendo recomendada uma margem lateral mínima de 2 a 5 mm e margem profunda de um plano fascial. Entretanto, o procedimento pode necessitar desde a remoção do plano nasal até a remoção de porções da maxila, resultando em procedimentos cirúrgicos de caráter mutilante.

O aspecto estético pós-cirúrgico representa um dos principais desafios, sendo a principal barreira de aceitação de tutores ao procedimento. Além disso, o processo de cicatrização pós-cirúrgico também representa um desafio, relacionado às particularidades da região anatômica, em razão da lambedura persistente pelo próprio paciente, que pode levar a complicações como deiscência de sutura e contaminação da ferida. Consequências a longo prazo podem incluir espirros e rinite crônica.

A radioterapia representa uma alternativa viável para cães e gatos, principalmente naqueles casos em que o tutor recusa a excisão cirúrgica em virtude da questão estética associada. A radioterapia pode ser empregada com fins paliativos ou curativos, isolada ou associada a excisão cirúrgica, em diferentes protocolos que apresentam eficácias diferentes. Entretanto, sua maior barreira permanece na baixa disponibilidade e elevado custo do tratamento no Brasil.

A eletroquimioterapia utilizando a bleomicina tem sido descrita com resultados promissores, principalmente na espécie felina, com taxa de resposta total de 75 a 86%. Seu uso é descrito como terapia adjuvante, única ou neoadjuvante, e representa uma opção viável, com boa taxa de resposta, permitindo evitar os procedimentos cirúrgicos mutilantes e preservar o aspecto anatomofuncional e estético, na ausência de pós-operatórios graves, imediatos ou tardios.

A criocirurgia é indicada em lesões de dimensões inferiores, geralmente medindo até 5 mm de diâmetro, com descrição de taxa de resposta completa de até 84%, porém com taxa de recidiva de 17 a 73%. Sua principal limitação é a dificuldade em obter margens livres, somada à necessidade de múltiplas sessões, entretanto é considerada a modalidade de melhor custo-benefício nas lesões de dimensões inferiores e casos iniciais.

A quimioterapia intralesional com carboplatina tem sua eficácia demonstrada principalmente na espécie felina, com taxas de resposta completa de até 70%. Sua indicação se concentra principalmente em tumores de volume muito elevado, que não permitem abordagem por outras modalidades de tratamento.

A quimioterapia convencional pode ser utilizada, embora sua eficácia seja considerada baixa. Protocolos à base de carboplatina, doxorrubicina ou mitoxantrona são descritos, podendo ser associados ao uso do piroxicam.

Somadas ao tratamento inicial, devem ser realizadas medidas preventivas ao desenvolvimento de novas lesões. A prevenção se dá principalmente pela restrição da exposição solar, bem como pelo uso de protetor solar, embora a região acometida permita a lambedura e a remoção do produto pelo próprio animal.

NEOPLASIAS DE CAVIDADE NASAL E SEIOS NASAIS

A literatura internacional menciona que as neoplasias nasais e sinusais são mais comuns em animais de meia-idade, de porte médio, com pequena predileção por machos, cães dolicocéfalos e em cães que vivem em áreas urbanas, pressupondo que a poluição teria importância na etiologia dessas neoplasias. Esta última informação carece de confirmação. Os felinos domésticos tendem a apresentar uma casuística menor quando comparados aos cães.

Dentre as principais neoplasias relatadas, a literatura internacional cita o carcinoma (Figuras 4A a 4D), incluindo os adenocarcinomas, como os mais reportados, seguindo os sarcomas, dentre eles: fibrossarcoma, condrossarcoma e osteossarcoma. Essas neoplasias se caracterizam por serem localmente infiltrativas. A ocorrência de metástase não é tão frequente e, quando existe, seus principais locais são os linfonodos regionais e os pulmões. Outros órgãos, como fígado, rins, cérebro e ossos, já foram reportados.

A literatura internacional considera rara a ocorrência de linfoma, mastocitoma e TVTC. Entretanto, os dados do SOV-UFRRJ apontam para duas observações, a primeira relacionada à grande quantidade de animais que são encaminhados, mas cujo diagnóstico está relacionado a doenças infecciosas, principalmente as causadas por fungos do complexo *Sporotrhrix* (Figura 5A) e *Cryptococcus* sp. (Figura 5B); a segunda à grande quantidade de animais portadores de TVTC, mesmo aqueles animais sem a ocorrência de lesão em órgãos genitais.

O fato de o SOV-UFRRJ ser referência e com valores cobrados pelos procedimentos mais acessíveis à população faz com que sejam atendidos muitos animais semidomiciliados, que tenham acesso à rua. Nesses animais a probabilidade de diagnosticar TVTC é maior que carcinomas ou sarcomas, pelo comportamento e transmissão da neoplasia. Pode-se concluir que:

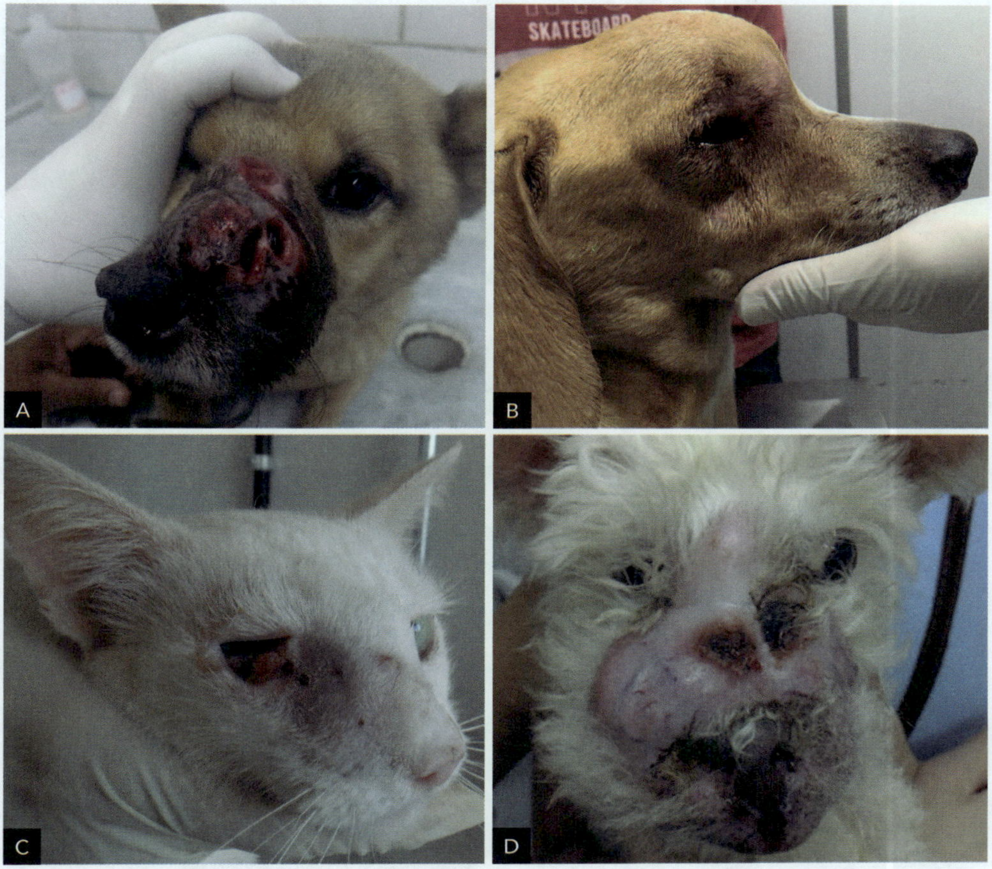

FIGURA 4 Animais diagnosticados com carcinoma de seio nasal. A: Lesões ulceradas associadas à presença de larvas de *Cochliomyia hominivorax*. B: Notar aumento de volume em região frontal com presença de discreta epífora. C: Felino com aumento de volume na região de seio nasal e região frontal. D: Notar deformidade da face com presença de lesões ulceradas.

Fonte: (A e B) Francisco de Assis Ribeiro; (C e D) Serviço de Oncologia da Universidade Federal Rural do Rio de Janeiro (UFRRJ).

Animais semidomiciliados têm maior probabilidade de entrar em contato com cães que já têm TVTC.

Animais com TVTC são, em geral, mais jovens, por estarem em período de reprodução, quando comparados com animais diagnosticados com outras neoplasias.

Apesar desse importante dado epidemiológico, o médico-veterinário deve sempre buscar o diagnóstico definitivo da neoplasia, até mesmo porque o tratamento é realizado de forma individual e definido apenas após a confirmação do tipo histológico. Em recente tese desenvolvida no SOV-UFRRJ, em parceria com importante centro de oncologia privada no município do Rio de Janeiro, os dados são semelhantes aos da literatura internacional, com maior ocorrência de carcinomas, seguidos de sarcomas.

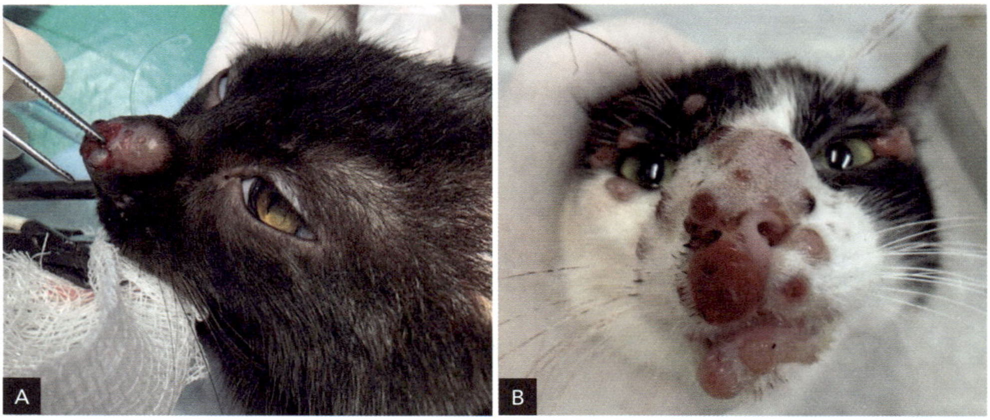

FIGURA 5 Felinos com lesão em plano, cavidade e seios nasais. A: animal anestesiado para coleta de fragmento (histopatologia e cultura fúngica). Notar lesão ulcerada no nariz e aumento de volume em espelho nasal. Caso confirmado do complexo *Sporothrix* sp. B: inúmeras lesões nodulares, proliferativas localizadas na cabeça. Evidencia-se aumento de volume em região nasal e seio nasal. A cultura confirmou o caso de *Cryptococcus* sp.

Fonte: (A) Tiago Abrahão Pereira Nunes; (B) Francisco de Assis Ribeiro.

Os animais acometidos de neoplasia em seio nasal demoram semanas para terem seu diagnóstico confirmado, superior aos dados da literatura, que citam entre 2 e 3 meses após o surgimento dos sinais clínicos. Ocorre que epistaxe ou secreção purulenta, por vezes, inicialmente unilateral, faz com que o clínico veterinário que atue principalmente em região tropical suspeite de hemoparasitoses. Por vezes, os animais chegam para atendimento sendo medicados pelos próprios responsáveis, demorando para que se tenha um diagnóstico definitivo. Alguns animais podem apresentar melhora temporária com o uso de anti-inflamatórios e antibióticos.

Os achados são inespecíficos na maioria das vezes, sendo por vezes assintomáticos, até que a neoplasia ocupe grande parte da cavidade e seios nasais. Inicialmente, os animais atendidos têm como queixa principal secreção mucoide, serossanguinolenta ou purulenta, por vezes unilateral, que, à medida que se torna crônica, pode ser bilateral. Esse achado é importante, pois pode incluir doenças sistêmicas na lista dos diagnósticos diferenciais. À medida que a doença progride, ocorre aumento da secreção observada pelas narinas, espirros, deformidade facial decorrente de destruição óssea, epífora e exoftalmia. Outros sinais reportados incluem espirros, halitose, dificuldade em abrir a cavidade oral e estertores pulmonares.

Para o diagnóstico das neoplasias localizadas em região de seio nasal, o clínico deverá recorrer a uma abordagem multifacetada. Os autores recomendam que cada caso seja conduzido após criterioso planejamento. No SOV-UFRRJ, mesmo com todas as limitações das técnicas de citopatologia, que incluem baixa celularidade (dependendo da neoplasia), inflamação e infecção nas amostras, esse exame é sempre que possível realizado em todos os animais. Dentre algumas neoplasias, os carcinomas (Figuras 6A e B), mastocitomas, tumor venéreo transmissível (Figuras 6C e D) e

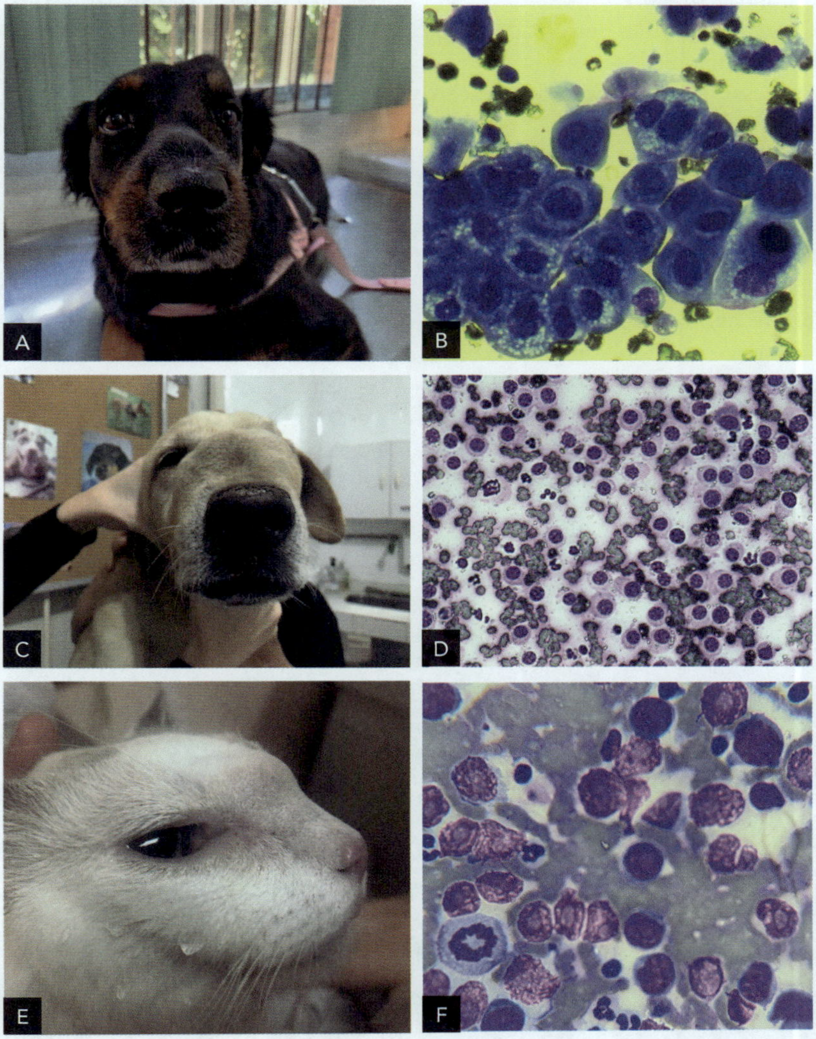

FIGURA 6 Neoplasias em seios nasais diagnosticadas por exame citopatológico. A: cão com deformidade facial. B: fotomicrografia de exame citopatológico. Diagnóstico: carcinoma de células escamosas; agrupamento de células epiteliais neoplásicas com diferenciação escamosa exibindo moderado pleomorfismo. Objetiva 40x. C: cão semidomiciliado com aumento de volume em região de ponte nasal e frontal apresentando epistaxe. D: fotomicrografia de exame citopatológico. Diagnóstico: tumor venéreo transmissível canino. População de células redondas dispostas individualmente, com limites bem definidos, citoplasma claro, com discreta vacuolização e moderada relação núcleo/citoplasma. Núcleos arredondados com cromatina esparsa. Objetiva 10x. E: felino com aumento de volume em região frontal. F: fotomicrografia de exame citopatológico. Diagnóstico: linfoma. Linfócitos neoplásicos dispostos individualmente apresentando cromatina rendilhada e nucléolos evidentes. Objetiva 40x.

Fonte: (A a D) Serviço de Oncologia da Universidade Federal Rural do Rio de Janeiro (UFRRJ); (E e F) Serviço de Felinos da UFRRJ.

linfoma (Figuras 6E e F) são exemplos de diagnósticos que podem ser obtidos por meio dessa técnica. Em animais irascíveis, pode ser necessária a realização de sedação ou breve anestesia.

Os exames de imagem sempre agregam informações importantes. A radiografia de crânio (Figuras 7A e B) pode ser um exame inicial para a determinação de diagnósticos diferenciais. Pode ajudar ainda nos casos efetivamente neoplásicos, mas com menor sensibilidade quando comparada com exames de tomografia computadorizada e ressonância. Sabe-se que a lise da placa cribiforme pode estar presente e está intimamente relacionada com a sobrevida dos animais.

Para a obtenção de uma radiografia de qualidade, é fortemente recomendada a anestesia geral do paciente, mesmo que por um breve intervalo de tempo. Como a maioria dos animais portadores de neoplasia é de meia-idade a idoso, o planejamento das etapas com os diferentes serviços deve ser repassado. Uma vez que o animal será submetido a um procedimento anestésico para realização dos exames de imagem, sugere-se que sejam realizados os demais exames, como citopatologia, caso não tenha sido realizado anteriormente, e histopatologia no mesmo procedimento.

A rinoscopia (Figuras 8A e B) pode ser uma alternativa para a realização dos exames de imagem e de coleta de material, mas

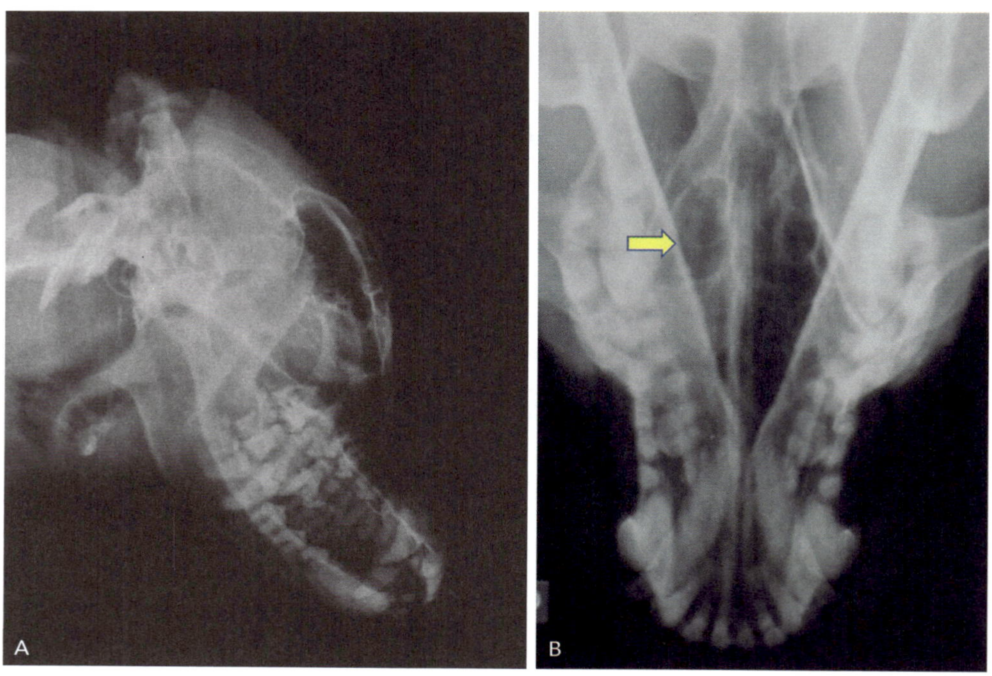

FIGURA 7 Exame de radiografia de canino portador de carcinoma nasal em fase inicial. A: exame no posicionamento laterolateral sem evidências de alterações ósseas significativas. B: imagem do mesmo animal em posicionamento ventrodorsal, visibilizando aumento da radiopacidade em seio nasal direito (seta).

Fonte: Serviço de Diagnóstico por Imagem da Universidade Federal Rural do Rio de Janeiro (UFRRJ).

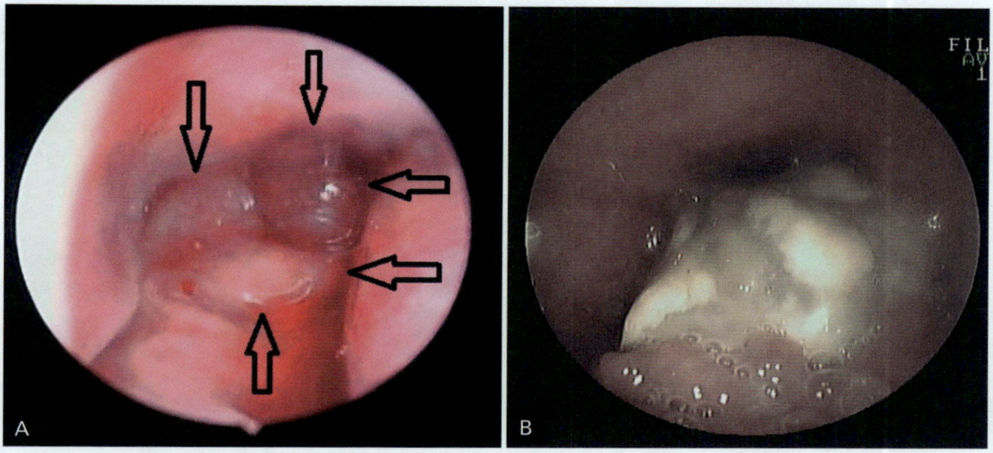

FIGURA 8 Exame de rinoscopia. A: presença de massa em cavidade nasal esquerda de canino de 4 anos. As setas delimitam o tamanho da massa, que ocupava todo o meato. A histopatologia do material coletado confirmou o diagnóstico de adenocarcinoma. B: presença de formação em região ventral em nasofaringe de canino com 2 anos. Observar estruturas esbranquiçadas na mesma imagem. A formação foi confirmada como tumor venéreo transmissível, e as estruturas esbranquiçadas são larvas de *Cochliomyia hominivorax.*

Fonte: Debora Costabile Soibelman.

amostras podem não ser representativas pelo tamanho diminuto, ou ainda inflamação e necrose associada à neoplasia.

Dentre os exames com maior sensibilidade, a tomografia (Figuras 9 e 10) é capaz de determinar a extensão da doença, destruição de septo nasal, destruição da placa cribiforme, invasão de nasofaringe e região periorbital, além de ser importante para determinar o estadiamento do paciente e no planejamento da radioterapia. Já os achados mais frequentes de tumores nasais na ressonância são massa de tecido mole substituindo a mucosa nasal, destruição do septo nasal, secreções retidas com ou sem massa caudal nos seios frontais e destruição óssea nasal e/ou frontal.

Por mais que os exames de imagem sugiram fortemente a presença de neoplasia, o diagnóstico definitivo e a terapia a ser realizada serão baseados no exame histológico da neoplasia.

O tratamento das neoplasias localizadas em seio nasal irá depender do tipo histológico, seguido do estadiamento da neoplasia. Para os casos de TVTC, o tratamento recomendado é realizado com sulfato de vincristina na dose 0,75 mg/m^2. Em geral, são necessários em média 4 a 6 ciclos de quimioterapia. Por vezes negligenciada, os autores do capítulo recomendam a realização de exames hematológicos prévios à realização da quimioterapia e que todos os cuidados relativos às normas de biossegurança sejam seguidos.

Para as demais neoplasias, quando normalmente são observadas invasões ósseas, a terapia cirúrgica não permite a realização de margens livres. Assim, a cirurgia realizada de forma isolada é contraindicada, e, como descrito na literatura, o procedimento cirúrgico não aumenta o tempo de sobrevida dos pacientes. A quimioterapia como agente único (carboplatina/doxorrubicina) empre-

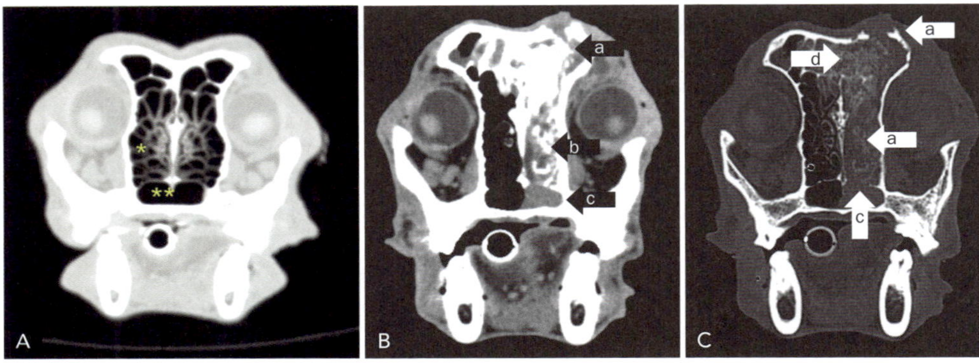

FIGURA 9 Exame de tomografia computadorizada utilizado para auxiliar no diagnóstico de doenças em seios nasais. A: cavidade nasal normal, em filtro pulmonar, para melhor avaliação das conchas nasais (*) e cavidade nasofaríngea (**). B: corte transversal de crânio com espessura de corte de 1 mm, com filtro de tecidos moles, evidenciando a presença de formação expansiva, heterogênea e hipercaptante pós-contraste, localizada em cavidade nasal esquerda, seio frontal esquerdo e nasofaringe esquerda, obliterando totalmente o fluxo aéreo (seta c – preta) neste corte. Nota-se lise óssea do labirinto etmoidal (seta b – cinza), do osso frontal (seta a – branca) e asa do vômer esquerdo. Presença de invasão em seio frontal direito e lise óssea associada, obliterando parcialmente o fluxo aéreo neste corte. C: corte transversal de crânio com espessura de corte de 1 mm, com filtro ósseo, evidenciando lise de escama ou osso frontal esquerdo (seta a – branca), das conchas do labirinto etmoidal (seta b – cinza), da asa do vômer esquerda (seta c – preta) e do septo do seio frontal (seta d – cinza).

Fonte: Larissa Grillo.

gada para carcinomas e sarcomas é pouco utilizada, pois apresenta baixa resposta no controle da doença neoplásica, além dos efeitos adversos. O uso de inibidores de cicloxigenase 2 (COX-2) é por vezes utilizado de forma adjuvante, uma vez que algumas neoplasias localizadas na região de seios nasais expressam receptores.

Até a elaboração deste capítulo, inibidores de tirosina quinase haviam sido utilizados no tratamento de carcinoma nasal, porém mais estudos devem ser realizados para avaliação da eficácia, seja como terapia única ou adjuvante. Por fim, os melhores dados para tratamento são obtidos com a utilização de radioterapia, que irá variar conforme o tipo histológico. O exame de tomografia deve ser realizado previamente para planejamento da terapia. Em recente tese realizada na UFRRJ em parceria com o centro privado de atendimento exclusivo para pacientes com neoplasias, observou-se que o tempo de sobrevida dos animais submetidos à radioterapia variou de 43 a 1.088 dias. Os dados mostraram ainda que a média de sobrevida foi de 413 dias, com mediana de 293 dias, sendo o estadiamento um importante parâmetro a ser avaliado e informado aos proprietários. Em geral, pacientes nos estádios III e IV apresentam sobrevida menor. Pode-se concluir que, até o momento, a melhor opção para aumentar o tempo de sobrevida e a qualidade de vida do paciente é a radioterapia. Entretanto, o alto custo e a dificuldade de regiões que possam disponibilizar esse tratamento ainda são fatores limitantes.

O prognóstico das neoplasias em seios nasais irá depender do tipo histológico. Em geral, o TVTC apresenta ótimo prognósti-

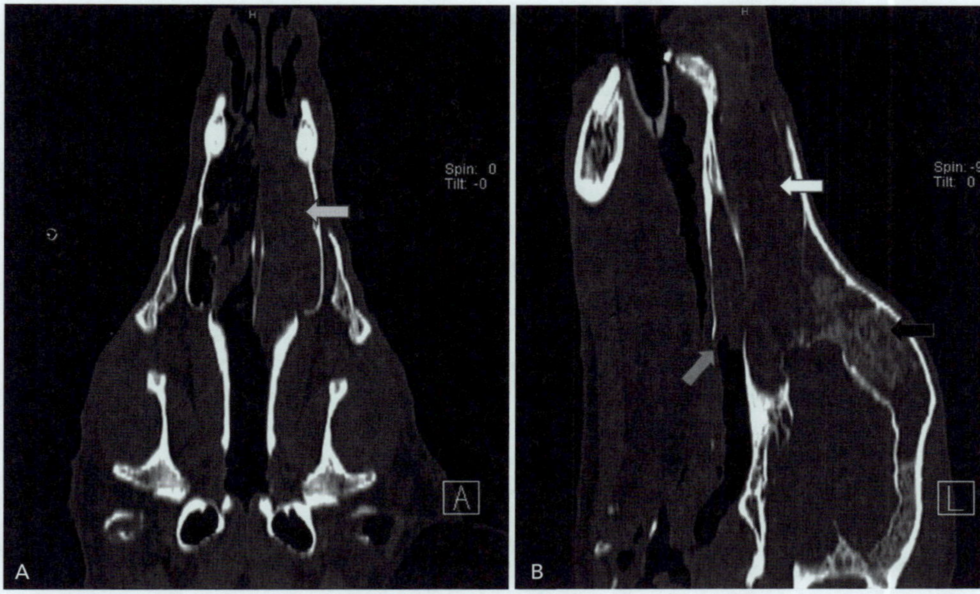

FIGURA 10 Exame de tomografia computadorizada de cabeça destacando avaliação do trato respiratório. A: vista dorsal ou coronal do mesmo paciente da Figura 9, utilizando filtro ósseo para delimitar as lises ósseas. Notam-se expansão por toda a cavidade nasal esquerda (seta) e a presença de conteúdo líquido inflamatório na cavidade direita, narinas livres de alterações. B: vista sagital importante para avaliação do meato nasofaríngeo esquerdo, que também está sendo invadido pela formação de cavidade nasal esquerda (seta cinza), obliterando todo fluxo aéreo (seta branca), obliterando todo o fluxo aéreo. Narinas pouco visualizadas nesse corte. Nota-se ainda a invasão total em cavidade frontal esquerda (seta preta).

Fonte: Larissa Grillo.

co. Entretanto, para as demais neoplasias o prognóstico é ruim. Caso nenhuma terapia seja adotada, a expectativa de vida é de alguns meses. Fatores identificados no exame físico, como a presença de epistaxe e de deformidade facial, apresentam prognóstico pior. Achados observados durante exame de necropsia podem evidenciar lise óssea (Figura 11A) e, por vezes, presença de grande quantidade de muco (Figura 11B), levando à piora da qualidade de vida dos pacientes.

NEOPLASIAS LARÍNGEAS E TRAQUEAIS

As alterações causadas por tumores, sejam eles hiperplásicos, inflamatórios, neoplásicos benignos ou malignos, em laringe e traqueia são raras. Em razão dos diferentes tecidos que compõem essas estruturas, diversas neoplasias epiteliais e mesenquimais podem ocorrer nessas regiões.

Neoplasias laringeais parecem ser mais frequentes em gatos pela ocorrência de linfomas no local, enquanto em cães são descritos casos esporádicos de carcinomas, rabdomiomas e osteocondromas. Os autores diagnosticaram pelo menos dois casos de TVTC em filhotes. Neoplasias traqueais são ainda mais raras do que em laringe, e relatos de leiomiomas e condrossarcomas em cães e adenocarcinomas em gatos são descritos de forma isolada.

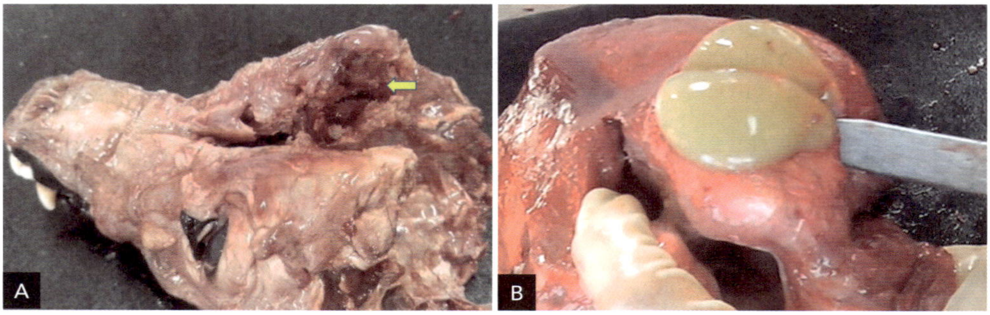

FIGURA 11 Achados de necropsia de cães portadores de neoplasias em seio nasal. A: cão de aproximadamente 8 anos com diagnóstico de carcinoma apresentando intensa lise óssea em osso frontal. B: notar a grande quantidade de muco drenado após incisão em região frontal. O animal foi diagnosticado posteriormente com carcinoma de seio nasal.

Fonte: Serviço de Patologia Animal da Universidade Federal Rural do Rio de Janeiro (UFRRJ).

O diagnóstico de alterações tumorais nessas estruturas pode ser feito por meio de exames citopatológicos ou de biópsia incisional, dependendo da localização da lesão. A coleta de material pode ser realizada guiada por exame ultrassonográfico ou mediante broncoscopia, a depender de cada caso.

O tratamento recomendado irá depender do diagnóstico, contudo, pela baixa casuística de neoplasias nessas regiões, não há consenso sobre as condutas ideais. Assim, as indicações são baseadas em extrapolações dos tratamentos para neoplasias semelhantes em outras regiões anatômicas.

NEOPLASIAS PULMONARES

As neoplasias pulmonares podem se desenvolver de forma primária ou secundária por meio de metástases de tumores originados em outros órgãos. As neoplasias pulmonares primárias são pouco frequentes em cães e gatos, com incidência estimada em menos de 1% de todos os tumores, enquanto as neoplasias pulmonares metastáticas são mais frequentes, com incidência variada de acordo com o tipo neoplásico.

Os tipos tumorais mais frequentes são os carcinomas, representados pelo adenocarcinoma pulmonar, CCE e carcinoma broncogênico. Dentre os sarcomas, observam-se principalmente sarcoma histiocítico, fibrossarcoma, osteossarcoma e hemangiossarcoma. Tumores benignos são menos frequentes. Os tumores metastáticos pulmonares mais frequentes são carcinoma mamário, osteossarcoma, carcinoma de tireoide, carcinoma de células transicionais, melanoma, hemangiossarcoma e CCE.

Diferentemente da medicina humana, em que a exposição à fumaça de cigarro é fortemente associada ao desenvolvimento de neoplasias pulmonares, em cães e gatos o papel do fumo passivo no desenvolvimento tumoral ainda está sendo estudado, mas não pode ser descartado.

TUMORES PULMONARES PRIMÁRIOS

Os tumores pulmonares afetam mais comumente os animais idosos, com média de idade de 10 a 12 anos, não havendo predisposição sexual comprovada. Em relação ao fator racial, alguns estudos descrevem maior acometimento em cães das raças Boxer, Doberman, Pastor Australiano, Setter Irlandês e Bernese; e em gatos da raça Persa. O acometimento se dá mais frequentemente nos lobos diafragmáticos, com maior incidência nos lobos pulmonares direitos frente aos esquerdos. Os sinais clínicos manifestados são decorrentes principalmente do efeito mecânico do tumor sobre estruturas adjacentes, das metástases e de síndromes paraneoplásicas.

Os sinais tendem a se desenvolver de forma lenta e progressiva, embora possam ocorrer de forma aguda, em casos de pneumotórax e ruptura tumoral. Os sinais mais comuns incluem tosse estridente e improdutiva com evolução crônica, dispneia, taquipneia, cianose e intolerância ao exercício. Outros sinais clínicos incluem anorexia, febre, perda de peso e letargia. Casos assintomáticos representam 30% dos pacientes, nos quais o tumor pode ser um achado acidental durante exames de rotina, principalmente em animais idosos.

Os tumores pulmonares primários podem cursar com comportamento agressivo, marcado por metástase precoce, principalmente em outros lobos pulmonares, linfonodos brônquicos, sistema nervoso central, ossos e pleura.

O principal método de avaliação pulmonar na rotina clínica oncológica de cães e gatos ainda é o exame de radiografia torácica, devendo ser sempre realizado em três projeções (laterais direita e esquerda e ventrodorsal). Entretanto, o exame permite apenas sugerir o diagnóstico de neoplasia pulmonar, sendo necessários exames adicionais de citopatologia e/ou histopatologia para alcançar o diagnóstico definitivo.

É importante ressaltar que o exame de radiografia só é capaz de detectar nódulos de diâmetro acima de 5 mm. Dessa forma, casos de micrometástases ou tumores primários de dimensões inferiores não serão detectados, sendo necessário o emprego de exames de imagem avançados, como a tomografia computadorizada. O exame de tomografia permite ainda uma avaliação mais detalhada acerca do tamanho, densidade, número de lesões e presença de calcificação. O exame de ultrassonografia torácica também pode ser empregado, principalmente com a função de guiar a coleta de amostras.

O exame de citopatologia pode ser feito por meio de coleta guiada, pela técnica de coleta por agulha fina. Na presença de efusão, o líquido pode ser coletado via toracocentese e analisado laboratorialmente, entretanto o método é pouco eficaz na confirmação diagnóstica. O exame histopatológico é o método de escolha para obtenção do diagnóstico definitivo. A coleta do material pode ser feita via videotoracoscopia, toracotomia e biopsia excisional, ou mediante biopsia utilizando agulha *Tru-cut* guiada por ultrassonografia.

Os principais diagnósticos diferenciais não neoplásicos são representados por afecções que podem mimetizar o padrão radiográfico tumoral, como infecções fúngicas, parasitárias e bacterianas atípicas, doenças imunomediadas e torções de lobo pulmonar.

A excisão cirúrgica permanece como modalidade mais eficaz, de caráter curativo, para os tumores pulmonares primários, por meio da técnica da lobectomia pulmonar. Entretanto, a técnica nem sempre é passível de aplicação, uma vez que muitos tumores são diagnosticados já em estado avançado, com disseminação além dos limites para a intervenção cirúrgica.

Nos casos em que a abordagem cirúrgica não é possível, a quimioterapia antineoplásica é indicada, com o objetivo de diminuir a morbidade e aumentar a sobrevida do paciente. Diferentes fármacos são citados para o tratamento quimioterápico, em protocolos de uso único ou combinado nos casos de carcinomas pulmonares. Dentre eles, destacam-se cisplatina, carboplatina, doxorrubicina e mitoxantrona, embora os melhores resultados sejam associados ao paclitaxel e à vinorelbina. Protocolos de quimioterapia metronômica também já foram descritos, com fins paliativos.

Os principais critérios conhecidos para avaliar o prognóstico em tumores pulmonares primários são a presença de sinais clínicos, o diâmetro tumoral, o envolvimento de linfonodos torácicos, a presença de metástases e de sinais clínicos. Em casos de tumores solitários, pequenos e sem desenvolvimento de metástase, estima-se sobrevida superior a 1 ano. Pacientes com múltiplos nódulos e evidência de metástase apresentam sobrevida inferior. Nos felinos o prognóstico estimado é ruim, considerando que aproximadamente 75% dos casos são inoperáveis no momento do diagnóstico.

Os carcinomas pulmonares merecem abordagem diferenciada, pois representam os tumores pulmonares primários mais frequentes em cães e gatos, e desses o adenocarcinoma pulmonar é o tipo histológico mais frequente, responsável por 85% dos tumores pulmonares primários em cães e 60 a 70% nos gatos. O CCE é menos frequente, e tem sido associado a um comportamento mais agressivo, com taxas de metástase estimadas em 50 a 90% dos casos.

Em felinos é descrito o fenômeno da síndrome digitopulmonar, na qual o carcinoma pulmonar primário cursa com metástase cutânea em dígito, manifestado por meio de inchaço e claudicação. A síndrome é descrita principalmente em casos de adenocarcinomas e carcinomas de células escamosas.

Hipóteses que justificam a síndrome incluem a elevada vascularização e fluxo sanguíneo presente nos membros dos felinos, somados à grande capacidade dos tumores pulmonares de realizarem metástases pela via hematológica.

De modo geral, a apresentação se dá mais comumente pela presença de nódulo pulmonar solitário associado a lesões digitais ulcerativas, podendo ou não haver sintomatologia respiratória. O prognóstico é considerado ruim, sendo contraindicada a excisão cirúrgica da lesão digital e pulmonar. Nesses casos é recomendado apenas tratamento paliativo.

O sarcoma histiocítico tem origem nas células dendríticas intersticiais, podendo se originar em praticamente qualquer tecido do organismo. Sua apresentação pode ocorrer na forma de doença localizada (acometimento em um único órgão) ou disseminada (com o envolvimento de múltiplos órgãos). O sarcoma histiocítico pulmonar é comum como forma localizada da doença, com predisposição descrita em cães da raça Schnauzer Miniatura.

Clinicamente, observam-se maior acometimento no lobo pulmonar médio direito, embora possa haver envolvimento pulmonar difuso. Comumente, observa-se ainda linfadenopatia intratorácica e efusão pleural. O comportamento biológico tende a ser agressivo, marcado por rápida disseminação e óbito.

O diagnóstico é semelhante ao das demais neoplasias pulmonares, entretanto, para a confirmação diagnóstica, pode ser necessário exame de imuno-histoquímica, em virtude do caráter indiferenciado associado à neoplasia.

O tratamento de eleição é a cirurgia, em casos de tumor localizado, associado a quimioterapia adjuvante, ou como terapia única, em casos de tumores disseminados. A lomustina é o quimioterápico de eleição, entretanto o prognóstico é ruim, pelo comportamento agressivo da neoplasia.

TUMORES PULMONARES METASTÁTICOS

A incidência de tumores primários extrapulmonares que desenvolvem metástases pulmonares é considerada alta, variando de 20 a 54%. Os principais tipos histológicos descritos incluem carcinoma mamário, osteossarcoma, carcinoma de tireoide, carcinoma de células transicionais, melanoma, hemangiossarcoma e CCE.

A manifestação clínica dos tumores pulmonares metastáticos é semelhante à dos tumores pulmonares primários, podendo variar de acordo com o tumor de origem. Por vezes, os animais apresentam dispneia ou intolerância ao exercício. A prostração é frequentemente reportada pelos responsáveis pelos animais. Os exames de imagem são frequentemente utilizados para o diagnóstico, sendo a radiografia (Figuras 12A e B) a técnica mais utilizada por ser a mais disponível e a de custo menor. Pode ocorrer ainda que, durante o planejamento de retirada de neoplasia primária, ou ainda em busca de metástases pulmonares, alguns responsáveis optam pela realização de tomografia computadorizada (Figuras 13A e B), que apresenta sensibilidade maior quando comparada ao exame radiográfico.

Em relação ao tratamento, a abordagem cirúrgica também pode ser empregada no tratamento de metástases pulmonares, com indicação principalmente nos pacientes que manifestam nódulos solitários. A ressecção de metástase pulmonar, nessas situações, é comprovadamente capaz de prolongar a sobrevida do paciente acometido.

A recomendação é que esses casos sejam sempre acompanhados por profissionais que atuam na área de oncologia veterinária.

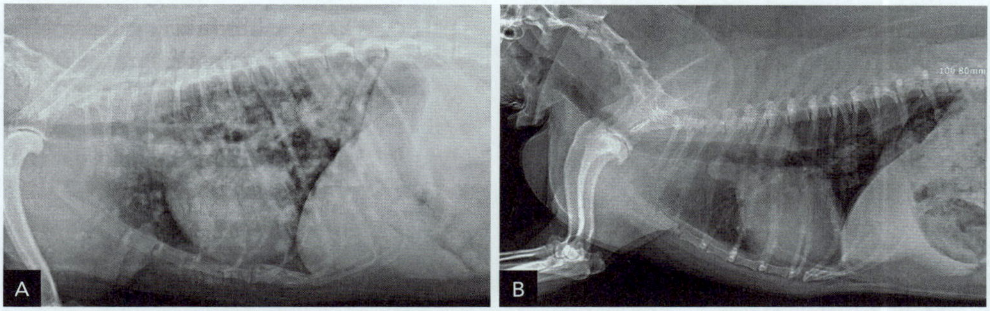

FIGURA 12 Radiografia torácica de canino portador de metástase pulmonar. A: são visualizadas incontáveis estruturas nodulares de radiopacidade de tecidos moles, coalescentes, com dimensões variadas e distribuídas pelos campos pulmonares. B: paciente canino com diagnóstico preliminar de carcinoma cribiforme de alto grau. Presença de padrão nodular estruturado com radiopacidade de tecidos moles, distribuição multifocal disseminada, sugestivo de quadro metastático pulmonar.

Fonte: (A) Francisco de Assis Ribeiro; (B) Daniel Nunes.

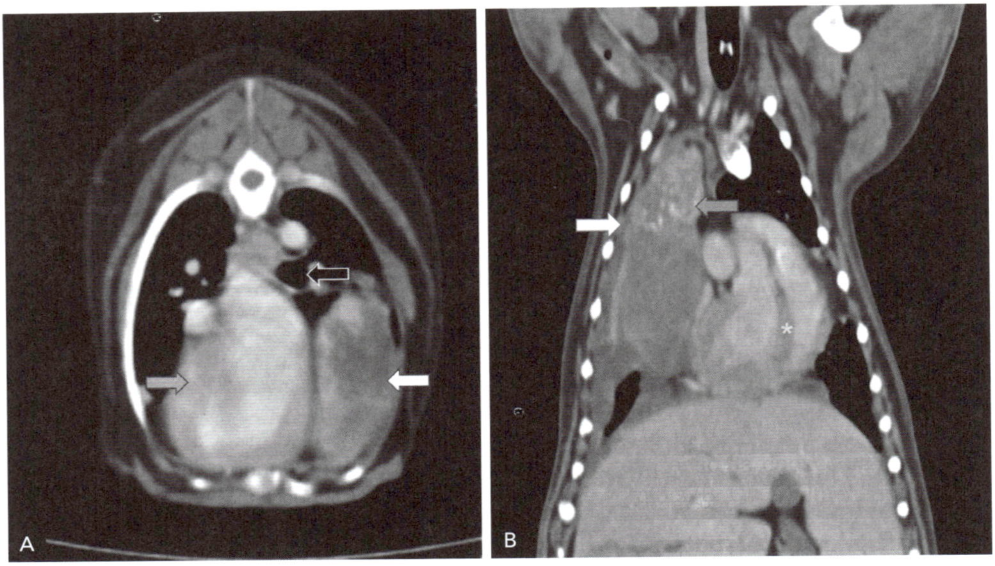

FIGURA 13 Exame de tomografia computadorizada de cães portadores de neoplasia pulmonar. A: imagem transversal, filtro de tecidos moles, espessura de corte 3 x 1 mm, em tomógrafo multicanal. A seta cinza aponta para o coração. Já a seta branca evidencia formação primária de parênquima pulmonar, lobo cranial esquerdo (ambas as porções), e a seta preta o brônquio principal cranial esquerdo. B: imagem em plano dorsal de tórax de canino com formação neoplásica (carcinoma), em que se observa que o coração (*) está deslocado lateralmente pela formação pulmonar (seta branca), com áreas mineralizadas (seta cinza).

Fonte: (A) Larissa Grillo; (B) Paloma Carvalho de Castro.

BIBLIOGRAFIA COMPLEMENTAR

1. Adams WM, Kleiter MM, Thrall DE, Klauer JM, Forrest LJ, La Due TA, et al. Prognostic significance of tumor histology and computed tomographic staging for radiation treatment response of canine nasal tumors. Vet Radiol Ultrasound. 2009;50(3):330-5.
2. Araujo DCC, Antonioli T, Costa TS, Carvalho JRG, Laguna AGV, Ramadinha RHR, et al. Occurrence and location of transmissible venereal tumors in dogs seen at the Universidade Federal Rural do Rio de Janeiro Veterinary Hospital: Oncology Sector between 2010 and 2014. Rev Bras Med Vet. 2016;38(3).
3. Arsvold S, Reetz JA, Reichle JK, Jones ID, Lamb CR, Evola MG, et al. Computed tomographic findings in 57 cats with primary pulmonary neoplasia. Vet Radiol Ultrasound. 2015;56(3):272-7.
4. Barrett LE, Pollard RE, Zwingenberger A, Zierenberg-Ripoli A, Skorupski K. Radiographic characterization of primary lung tumors in 74 dogs. Vet Radiol Ultrasound. 2014;55(5):480-7.
5. Bettini G, Morini M, Marconato L, Marcato PS, Zini E. Association between environmental dust exposure and lung cancer in dogs. Vet J. 2010;186(3):364-69.
6. Cohn LA. Canine nasal disease: an update. Vet Clin North Am Small Anim Pract. 2020;50(2)359-74.
7. D'Costa S, Yoon B-I, Kim D-Y, Motsinger-Reif AA, Williams M, Kim Y. Morphologic and molecular analysis of 39 spontaneous feline pulmonary carcinomas. Vet Pathol. 2012;49(6):971-8.
8. Daleck CR, De Nardi AB. Oncologia em cães e gatos. Grupo Gen/Roca; 2016.
9. Geiger T, Rassnick K, Siegel S, Proulx D, Bergman P, Anderson C, et al. Palliation of clinical signs in 48 dogs with nasal carcinomas treated with coarse-fraction radiation therapy. J Am Anim Hosp Assoc. 2008;44:116-23.
10. Harris BJ, Lourenço BN, Dobson JN, Herrtage ME. Diagnostic accuracy of three biopsy techniques in

117 dogs with intra-nasal neoplasia. J Small Anim Pract. 2014;55(4):219-24.
11. Hocker SE, Higginbotham ML, Schermerhorn T, Henningson J. Receptor tyrosine kinase expression and phosphorylation in canine nasal carcinoma. Res Vet Sci. 2017;115:484-9.
12. Lamb CR, Whitlock J, Foster-Yeow ATL. Prevalence of pulmonary nodules in dogs with malignant neoplasia as determined by CT. Vet Radiol Ultrasound. 2019;60(3):300-5.
13. Maritato KC, Schertel ER, Kennedy SC, Dudley R, Lamm C, Barnhart M, et al. Outcome and prognostic indicators in 20 cats with surgically treated primary lung tumors. J Feline Med Surg. 2014;16(12):979-84.
14. Marlowe KW, Robat CS, Clarke DM, Taylor A, Touret M, Husbands BD, et al. Primary pulmonary histiocytic sarcoma in dogs: a retrospective analysis of 37 cases (2000-2015). Vet Comp Oncol. 2018;16(4):658-63.
15. Mullin C, Clifford CA. Histiocytic sarcoma and hemangiosarcoma update. Vet Clin North Am Small Anim Pract. 2019;49(5):855-79.
16. Polto G, Finotello R, Sabattini S, Rossi F, Laganga P, Vasconi ME, et al. Survival analysis of dogs with advanced primary lung carcinoma treated by metronomic cyclophosphamide, piroxicam and thalidomide. Vet Comp Oncol. 2018;16(3):399-408.
17. Thrift E, Greenwell C, Tunner A-L, Harvey AM, Maher D, Malik R. Metastatic pulmonary carcinomas in cats ("feline lung-digit syndrome"): further variations on a theme. J Feline Med Surg Open Rep. 2017;3(1).
18. Vail DM, Thamm DH, Liptak JM. Withrow and MacEwen's small animal clinical oncology-e-book. Elsevier Health Sciences; 2019.
19. Woodruff MJ, Heading KL, Bennett P. Canine intranasal tumours treated with alternating carboplatin and doxorubin in conjunction with oral piroxicam: 29 cases. Vet Comp Oncol. 2019;17(1):42-8.
20. Zierenberg-Ripoll A, Pollard RE, Stewart SL, Allstad SD, Barrett LE, Gillem JM, et al. Association between environmental factors including second-hand smoke and primary lung cancer in dogs. J Small Anim Pract. 2018;59(6):343-9.

CAPÍTULO 19

Parasitos pulmonares

Alexandre Bendas
Bruno Alberigi
Norma Labarthe

INTRODUÇÃO

As parasitoses podem afetar gravemente a saúde e o bem-estar animais, tornando-se cada vez mais relevantes pela possibilidade de infectar diversas espécies animais, inclusive humanos, podendo constituir perigo para a saúde pública.

Em um século marcado pelas mudanças climáticas globais, os eventos extremos em todo o globo contribuíram para a disseminação de vetores e bioagentes, translocando-os das áreas usuais para áreas onde eram raros ou ausentes. A elevação de temperaturas em áreas temperadas ou frias possibilitou a adaptação dos vetores e dos bioagentes aos novos ambientes. Muitas doenças decorrentes de infecção por esses agentes não são reconhecidas nesses novos ambientes, o que possibilita erros de diagnóstico por serem confundidas com outras doenças. Algumas delas podem impactar tanto na saúde de animais humanos quando na de não humanos. Dirofilariose, angiostrongilose e aelurostrongilose são exemplos de doenças pulmonares causadas por parasitas que afetam os pulmões e têm sua dispersão impactada pelas mudanças climáticas.

PRINCIPAIS PARASITOS PULMONARES

Dirofilaria immitis

A dirofilariose, que tem o nematoide *Dirofilaria immitis* como agente etiológico, acomete diversas espécies de vertebrados, inclusive os humanos, e tem como reservatórios principais canídeos domésticos ou silvestres. Vermes adultos habitam as artérias pulmonares e câmaras cardíacas direitas, podendo, em infecções graves, alcançar as veias cavas cranial e caudal, gerando um quadro emergencial conhecido como síndrome da veia cava.

Fêmeas adultas, presentes principalmente em canídeos, liberam microfilárias (larvas de primeiro estádio – L1) na circulação do hospedeiro, sendo ingeridas por mosquitos da família Culicidae durante o repasto sanguíneo. No mosquito as larvas realizam duas mudas, tornando-se infectantes (L3). Durante um novo repasto sanguíneo as L3 migram para a pele do hospedeiro e penetram ativamente pela lesão deixada pela probóscida do culicídeo. No tecido subcutâneo, realizam a muda para L4 e iniciam a migração ativa para os grandes vasos. Realizam então a muda para adultos jovens e seguem em direção ao seu hábitat definitivo (artérias pulmonares), no qual atingem a maturidade sexual. Aí machos e fêmeas se reproduzem, liberando microfilárias, completando dessa maneira seu ciclo.

Infecções caninas por *D. immitis* são frequentes nas áreas litorâneas do Brasil, onde foram observadas taxas de prevalência variando entre 13,2% na região Sul, 26,3% na região Sudeste e 23,1% na região Nordeste, com prevalência nacional de 23,1%. Porém, já foram encontradas cidades com até 62% de cães infectados (Armação de Búzios – RJ).

Nos últimos anos, tem-se registrado um aumento de casos principalmente em regiões anteriormente indenes. Esse fato pode ter relação com o deslocamento de cães e gatos acompanhando seus responsáveis (tanto de áreas indenes para áreas endêmicas quanto o inverso), adensamento da população de vetores e de catástrofes ambientais que promovem o deslocamento de animais.

A dirofilariose felina, embora menos frequente que a canina, também apresenta distribuição cosmopolita. Há relatos da ocorrência de infecções felinas por *D. immitis* em vários países, porém a maioria desses casos é formada por relatos isolados, geralmente achados de necropsia, havendo poucos relatos de busca ativa. Apesar de serem suscetíveis, os gatos são considerados mais resistentes à infecção do que os cães. Estudos sugerem que a infecção dos felinos corresponde a 10 a 20% dos cães acometidos em determinada região. Um estudo realizado no Rio de Janeiro (2022) utilizando a pesquisa de antígenos de *D. immitis* em gatos obteve um resultado de 1,2% dos animais portadores do antígeno.

Bactérias do gênero *Wolbachia* são encontradas em vários tecidos dos nematoides, e se atribui a essas bactérias um papel importante na reprodução e *fitness* dos filarídeos e na patogênese e resposta imune dos hospedeiros à infecção, principalmente pela resposta imunoinflamatória ou imunomoduladora. Além disso, hoje são consideradas um alvo no tratamento da dirofilariose.

É necessária, por parte dos médicos-veterinários, a inclusão da dirofilariose como diagnóstico diferencial de doenças que cursem com sinais clínicos respiratórios, principalmente em áreas endêmicas. Além disso, a prevenção da infecção é imperiosa, já que a droga adulticida de eleição para o tratamento curativo não se encontra disponível no Brasil.

Fisiopatogenia e sinais clínicos

Em função da localização dos parasitos nas artérias pulmonares, os principais sinais clínicos estão relacionados a disfunção respiratória. As lesões acontecem basicamente pela irritação mecânica provocada pela constante chicotear dos vermes no interior do vaso, uma vez que não se fixam. Além disso, a ação dos antígenos do parasito e do endossimbionte *Wolbachia* favorecem a inflamação do endotélio. Os parasitos adultos, ao se movimentarem no interior da artéria, agridem o vaso, provocando lesões que expõem o subendotélio e levam à adesão de leucócitos, plaquetas e macrófagos. A agressão crônica leva à proliferação vilosa da camada íntima e consequente redução do lúmen dos vasos. Essas lesões iniciais na parede das artérias pulmonares serão o processo desencadeante da patogenia pulmonar e cardíaca (Figura 1).

As lesões vasculares levam à produção excessiva de plasmina, formando áreas pulmonares acometidas por inflamação e exsudação intersticial, ocorrendo vasoconstrição para que o fluxo sanguíneo seja redirecionado para áreas saudáveis. Apesar

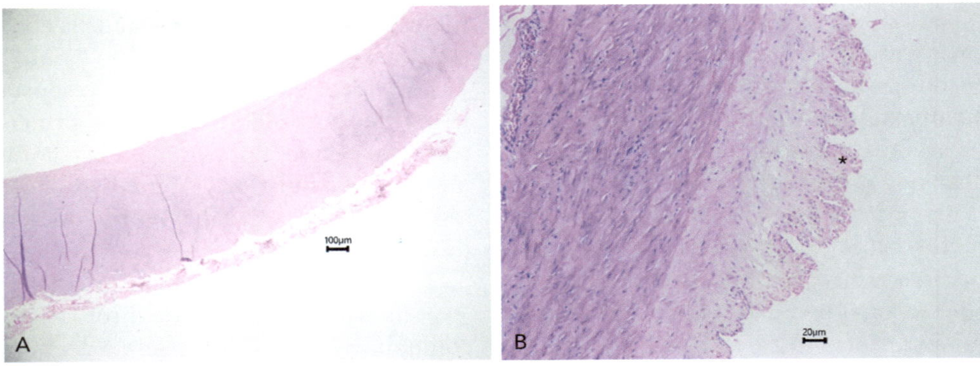

FIGURA 1 A: corte histológico da artéria pulmonar com espessura de parede habitual, camada única de células endoteliais de revestimento. B: artéria pulmonar com espessamento de camada íntima, proliferação vilosa formando projeções digitiformes para luz (*) e revestimento de células endoteliais com discreta hiperplasia e discreto infiltrado de linfócitos na camada íntima. Coloração HE.

Fonte: Elan Cardozo (Universidade Federal Fluminense – UFF).

de essas alterações não serem suficientes para gerar hipertensão pulmonar na fase inicial em função do grande número de vasos pulmonares, nessa fase já é possível notar intolerância ao exercício, principalmente pela dificuldade de oxigenação.

Com a cronicidade das alterações e a presença de hipertensão pulmonar, os sinais clínicos tornam-se mais evidentes, principalmente pelo aumento de pós-carga e sobrecarga cardíaca direita (hipertrofia ventricular direita concêntrica e dilatação excêntrica), que poderá levar a síncope, cianose e insuficiência cardíaca direita.

A alteração mais frequentemente observada em cães com dirofilariose é a intolerância ao exercício (aproximadamente 46% dos cães infectados), seguida por tosse improdutiva (42%) e perda de apetite (25%). As alterações pulmonares parenquimatosas são responsáveis pela tosse nesses pacientes.

A morte dos parasitas adultos (espontânea ou pelo tratamento adulticida) gera tromboembolismo e agravamento das lesões pulmonares. Essas lesões normalmente se concentram nos lobos pulmonares caudal e médio por receberem a maior irrigação sanguínea, podendo gerar até mesmo a formação de granulomas eosinofílicos. As lesões ocasionadas pela dirofilariose podem permanecer mesmo após a eliminação dos vermes adultos, e atualmente se acredita que estejam mais relacionadas à presença do endossimbionte e aos efeitos inflamatórios por ele provocados.

Resumidamente os sinais clínicos de cães infectados são variáveis, desde quadros assintomáticos, sinais respiratórios inespecíficos a quadros graves e óbito. As manifestações discretas incluem: perda de peso (secundária a insuficiência cardíaca direita levando a congestão e má absorção de nutrientes), diminuição da tolerância ao exercício e letargia (baixa oxigenação), mucosas pálidas (anemia e hemólise); já nos quadros graves podem-se observar: tosse e dispneia (alterações vasculares pela presença do parasita e do endossimbionte), síncope (hipertensão pulmonar comprometendo a troca gasosa), ascite (aumento da pressão hidrostática), pulso jugular (insuficiência valvar tricúspide e insuficiência cardíaca direita), caquexia e intolerância total ao exercício. A morte do animal normalmente ocorre em decorrência de insuficiência cardíaca direita, síndrome da veia cava, coagulação intravascular disseminada ou tromboembolismo pulmonar.

A resposta fisiopatológica nos felinos é diferente da observada nos cães; mesmo um número pequeno de vermes pode levar um gato ao óbito. Normalmente os sinais clínicos se manifestam em dois momentos principais:

1. Três a quatro meses após a infecção, quando os vermes imaturos chegam às artérias pulmonares gerando resposta parenquimatosa e vascular aguda ou
2. Com a morte dos parasitas adultos.

Essa síndrome nos gatos é conhecida como doença respiratória associada ao verme do coração (Hard – *heartworm associated respiratory disease*). Essas reações podem ocorrer até mesmo com a presença de apenas um verme adulto.

Em felinos, o achado mais frequentemente observado é a dispneia (48%), seguida da tosse (38%), vômitos frequentes (34%) e sinais neurológicos (14%). Aproximadamente 28% dos felinos acometidos são assintomáticos, e 10% chegam mortos ao hospital. Os sinais respiratórios observados (taquipneia persistente, tosse intermitente e aumento do esforço respiratório) normalmente são confundidos com doença brônquica felina, o que acaba dificultando o diagnóstico preciso da doença.

Diagnóstico

Os exames para o diagnóstico de animais infectados por *D. immitis* consistem na pesquisa de microfilárias (Mf) e de antígenos de parasitos adultos em amostras sanguíneas. A pesquisa e a identificação de Mf é geralmente realizada pela técnica de Knott (1939) modificada por Newton e Wright (1956), que é consagrada mundialmente. As microfilárias de *D. immitis* medem em média 308 mcm (295 a 325 mcm) em comprimento e 7 mcm (5 a 7,5 mcm) em espessura e apresentam-se com corpo e extremidade caudal estendidos e a extremidade cefálica afilada (Figura 2).

O cuidado na diferenciação das microfilárias tem enorme importância, já que outros filarídeos também produzem microfilárias que podem ser encontradas na circulação. A correta identificação impacta diretamente no tratamento dos animais acometidos, já que o tratamento da dirofilariose é complexo, exigindo no mínimo um ano de tratamento com associação de medicamentos (como será visto a seguir).

A detecção de antígenos é realizada pelos métodos de ELISA (*Enzyme-linked immunosorbent assay*) ou imunocromatografia utilizando-se diferentes testes comerciais que são considerados altamente acurados. Os testes atualmente disponíveis detectam antígenos de fêmeas a partir de 8 meses após a infecção. Alguns podem tam-

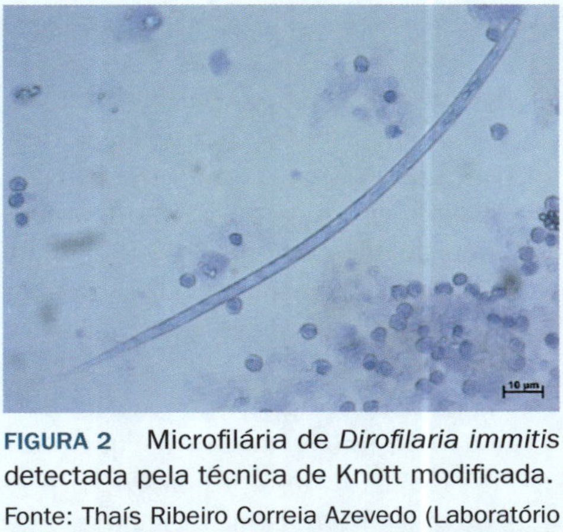

FIGURA 2 Microfilária de *Dirofilaria immitis* detectada pela técnica de Knott modificada.

Fonte: Thaís Ribeiro Correia Azevedo (Laboratório de Quimioterapia Experimental em Patologia Veterinária do Departamento de Parasitologia Animal do Instituto de Veterinária da Universidade Federal Rural do Rio de Janeiro – LQEPV-DPA-IV-UFRRJ).

bém detectar antígenos de machos. Apesar da alta sensibilidade, resultados falso-negativos podem eventualmente ocorrer, provavelmente quando os níveis de antígenos se encontram abaixo da sensibilidade analítica do teste. Essas baixas concentrações de antígenos podem ser decorrentes de infecções recentes, presença de infecções só por exemplares machos ou parasitos imaturos (menos de 8 meses). Além disso, podem ter relação com a neutralização dos antígenos a serem detectados pelos testes por anticorpos específicos produzidos pelo hospedeiro.

Publicações recentes sugerem que o pré-tratamento das amostras sanguíneas de cães e gatos infectados por *D. immitis* pelo calor ou por ácidos desfaz as pontes de ligação entre antígenos e anticorpos, facilitando a leitura pelos testes comerciais, pois ocorre desnaturação dos anticorpos e consequente liberação do antígeno.

Em função das particularidades da infecção em felinos, o diagnóstico se torna um processo complexo e difícil, sendo normalmente realizado pelo conjunto de exames. A American Heartworm Society recomenda o conjunto de exames disponíveis:

- Pesquisa de microfilárias (geralmente não são detectadas em função da destruição pelo sistema imune dos felinos).
- Pesquisa de anticorpos contra *D. immitis* (teste não disponível no Brasil que mostra que o hospedeiro teve contato com o verme, mas não que apresenta a infecção ativa).
- Presença de antígenos do parasita (teste não disponível no Brasil e que pode apresentar resultados falso-negativos pela baixa carga parasitária ou formação de complexos antígenos-anticorpos).
- Radiografia de tórax (sendo o aumento do diâmetro das artérias pulmonares caudais o achado mais frequente).
- Exame ecocardiográfico (tentativa de visualização dos vermes nos ramos da artéria pulmonar).

No Brasil, em função da ausência do teste para pesquisa de antígenos de *D. immitis* específicos para felinos, acaba-se utilizando testes destinados aos cães *off-label*. Uma maneira de aumentar a sensibilidade do teste seria o pré-tratamento da amostra conforme descrito no diagnóstico dos cães.

Avaliação da doença canina

Exame físico

Ao exame físico, há sinais como: desdobramento da segunda bulha (13%), sopro localizado em hemitórax direito por insuficiência tricúspide (13%) e raramente ritmo de galope. Caso haja insuficiência cardíaca direita, podem-se perceber distensão e pulsação da veia jugular, hepatomegalia, esplenomegalia e ascite. Podem-se auscultar crepitações pulmonares secundárias às alterações do parênquima ou áreas de silêncio nos casos de granulomatose eosinofílica ou efusão pleural. Arritmias cardíacas não são comuns. Nos casos de tromboembolismo pulmonar, podem ocorrer febre e hemoptise.

Radiografias torácicas

Radiografias torácicas constituem o melhor exame para avaliação do acometimento pulmonar e da silhueta cardíaca em animais com dirofilariose. Em cães portadores de dirofilariose, as alterações radiográficas pulmonares estão presentes em aproximadamente 85% dos casos. Essas alterações variam dependendo do tempo de infecção, da carga parasitária, da localização dos parasitos, da taxa e grau de compensação cardíaca e da morte dos parasitos. Portanto, cães infectados podem não apresentar alterações radiográficas detectáveis, ou podem apresentar acometimento variando de discreto a grave.

As anormalidades radiográficas mais observadas são proeminência da artéria pulmonar principal (tronco pulmonar) (Figura 3); aumento das artérias pulmonares lobares caudais, tortuosidade das artérias pulmonares e alterações pulmonares alveolares e intersticiais (densificação difusa e reticular do interstício pulmonar e marcação micronodular) (Figura 4) e aumento atrioventricular direito (imagem de D invertido) (Figura 3). Na pneumonite causada por *D. immitis* há uma mistura entre os padrões alveolares e intersticial, que normalmente é mais grave nos lobos pulmonares caudais.

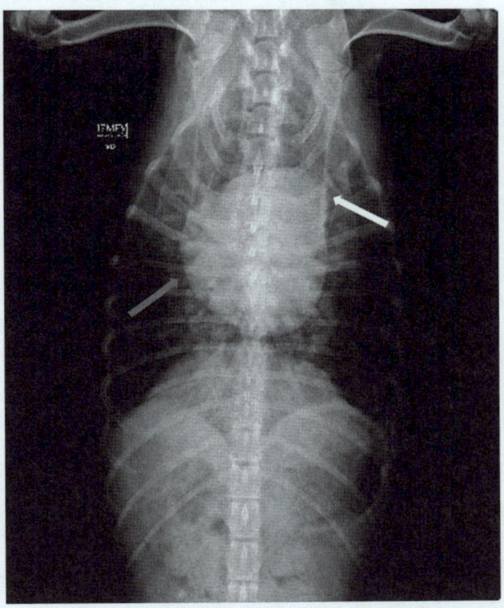

FIGURA 3 Radiografia torácica no posicionamento ventrodorsal de um canino infectado por *Dirofilaria immitis*, evidenciando proeminência da artéria pulmonar principal (seta branca) e aumento do átrio ventricular direito (imagem de D invertido) (seta cinza).

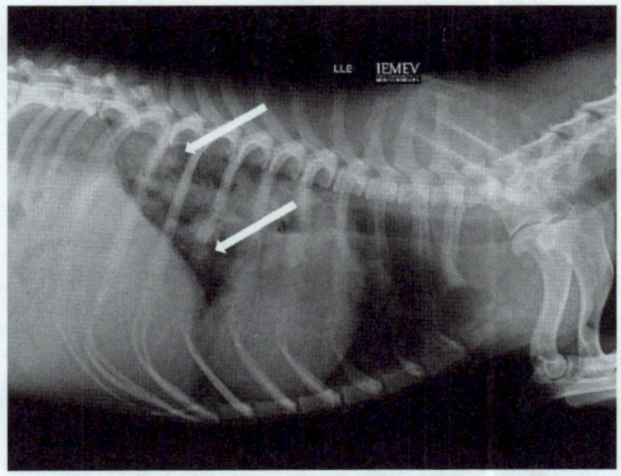

FIGURA 4 Radiografia torácica no posicionamento laterolateral esquerda de um canino infectado por *Dirofilaria immitis*, evidenciando alterações pulmonares alveolares e intersticiais (densificação difusa e reticular do interstício pulmonar e marcação micronodular) (setas brancas).

Ecodopplercardiograma

A ecodopplercardiografia é utilizada para avaliar a função cardíaca direita, para determinar o grau de hipertensão pulmonar e estabelecer o prognóstico. O diagnóstico também pode ser realizado pela visualização dos parasitos adultos pela ecocardiografia, porém esse não é considerado o método diagnóstico de eleição por apresentar baixa sensibilidade, sendo dependente da presença dos parasitos nos ramos principais da artéria pulmonar ou câmaras cardíacas direitas.

Os parasitos adultos no interior das artérias pulmonares, tronco pulmonar e câmaras cardíacas direitas podem ser visualizados ao exame ecocardiográfico pela modalidade bidimensional, podendo se apresentar como pontos hiperecoicos (corte transversal) ou linhas paralelas hiperecoicas (corte longitudinal). Em infecções com grande carga parasitária, os parasitos podem ser visualizados no interior das câmaras cardíacas direitas (Figura 5).

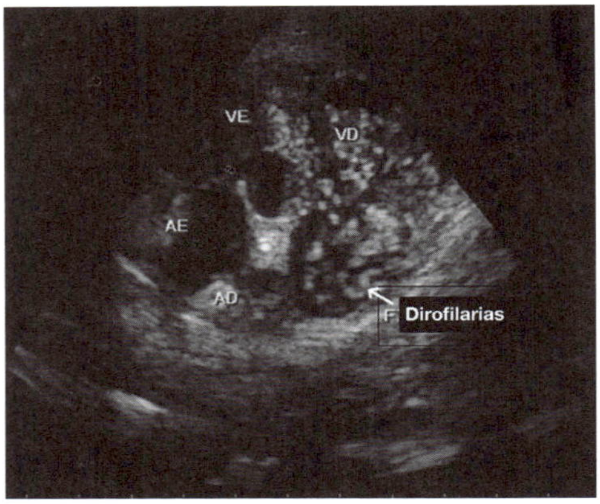

FIGURA 5 Imagem ecocardiográfica de cão exibindo imagens filiformes paralelas típicas de filarídeos no interior das câmaras cardíacas direitas (seta). Corte apical de quatro câmaras. AD: átrio direito; AE: átrio esquerdo; VD: ventrículo direito; VE: ventrículo esquerdo.

Profilaxia

As moléculas recomendadas para prevenção de infecções caninas por *D. immitis* são todas da classe das lactonas macrocíclicas (LM) (Quadro 1). Essas drogas começaram a ser utilizadas como anti-helmínticos na década de 1980. Elas atuam como agonistas de alta afinidade sobre a subunidade alfa de canais iônicos seletivos ao cloro presentes no parasito, abrindo os canais e gerando influxo de cloro para os neurônios do parasito. Assim, causam hipersensibilidade, paralisia motora flácida e morte dos helmintos.

Atualmente, em áreas de alta prevalência de casos de infecção por *D. immitis*, é a realização da *double defense*, que consiste no uso de uma lactona macrocíclica, e um repelente na forma de coleiras ou pipetas de aplicação tópica é recomendada.

Algumas raças de cães dolicocefálicos (Border Collies, Pastores de Shetland, Collies, dentre outros) apresentam deficiência na síntese da glicoproteína P (PGP), o que pode levar a intoxicação e sinais neurológicos quando se faz o uso das LM. Vale ressaltar que a dose das LM utilizada na prevenção da dirofilariose é segura mesmo nos cães que apresentam deficiência na sintetização de PGP, conhecida como mutação no gene *ABCB1*.

Em gatos, a prevenção da dirofilariose também é realizada utilizando-se as LM. Atualmente, no Brasil, as lactonas comercialmente disponíveis para os felinos são: ivermectina tópica, moxidectina tópica, selamectina tópica e milbemicina oxima oral.

Tratamento da dirofilariose

O tratamento de infecções por *D. immitis* é composto de três fases distintas:

1. A eliminação dos parasitos adultos.
2. A eliminação de microfilárias da circulação.
3. A prevenção de novas infecções.

O objetivo do tratamento da dirofilariose é melhorar as condições clínicas do animal

QUADRO 1 Lactonas macrocíclicas comercialmente disponíveis no Brasil utilizadas na prevenção da dirofilariose e métodos de administração

Lactona macrocíclica	Via de administração	Espécie
Ivermectina	▪ Oral ▪ Tópico	▪ Cães ▪ Gatos
Milbemicina oxima	Oral	Cães e gatos
Selamectina	Tópico	Cães e gatos
Moxidectina	Tópico	Cães e gatos
Moxidectina de liberação lenta	Injetável	Cães

e eliminar todos os estádios do parasito com o mínimo de efeitos colaterais. Portanto, cães que apresentem sinais clínicos devem ser estabilizados antes da administração de medicamentos específicos. Nesse sentido, a administração de glicocorticoides, diuréticos, vasodilatadores, agentes inotrópicos positivos e fluidoterapia pode ser necessária.

O medicamento adulticida reconhecido mundialmente (dicloridrato de melarsomina) não tem registro para uso no Brasil, levando à utilização de estratégias terapêuticas alternativas. O tratamento alternativo é realizado com a utilização constante de LM (orais, tópicas ou injetáveis) associadas à doxiciclina. Essa associação pode contribuir para melhor prognóstico e diminuição no processo inflamatório pulmonar decorrente da morte dos parasitos adultos.

Segundo as recomendações da American Heartworm Society (AHS), inicialmente se deve administrar a doxiciclina (10 mg/kg/BID/30 dias), seguida de LM oral ou tópica, mensalmente. A cada seis meses deve-se realizar a pesquisa de antígenos e, quando o animal apresentar dois resultados negativos com intervalo de 6 meses, pode ser considerado livre da infecção. Se no teste realizado aos 12 meses ainda forem detectados antígenos, deve-se realizar um novo ciclo de doxiciclina. Apesar de reconhecido, o tratamento alternativo não é o ideal segundo a AHS. A AHS acredita que as lesões pulmonares piorariam pela demora na eliminação dos parasitos adultos e pela baixa adesão dos tutores ao tratamento de longa duração, o que poderia contribuir para contribuir para o desenvolvimento de resistência dos parasitos às LM.

Dois estudos realizados no Brasil mostraram que não houve piora das lesões cardíacas e pulmonares com a utilização de tratamento alternativo. Ou as lesões permaneceram como no início do tratamento ou houve melhora. Um dos estudos utilizou a associação moxidectina tópica mensal (moxidectina 2,5% e imidacloprida 10%) + doxiciclina, enquanto o outro utilizou moxidectina injetável (PH12) a cada 6 meses + doxiciclina. Essa contradição em relação ao relatado pela AHS e aos estudos no Brasil pode ter como fundamento a forma de utilização da doxiciclina.

No Brasil os ciclos de 30 dias do antibiótico foram realizados a cada 6 meses até a obtenção de duas pesquisas de antígenos negativas, enquanto a AHS preconiza um ciclo no início do tratamento e outro após 1 ano, caso ainda se encontrem antígenos circulantes. O aumento na frequência de administração da doxiciclina poderia interferir no processo inflamatório gerado pela liberação do endossimbionte, contribuindo dessa forma para a diminuição da agressão ao parênquima pulmonar.

O tratamento em felinos é controverso, já que aproximadamente 50% dos gatos infectados podem vir a óbito com ou sem tratamento. Além disso, o dicloridrato de melarsomina é tóxico para os gatos. O tratamento nos felinos geralmente é realizado visando-se apenas diminuir a sintomatologia clínica sem matar os parasitos. Esse objetivo pode ser alcançado utilizando-se corticoides como prednisolona oral (1 a 2 mg/kg/SID, reduzindo gradualmente a dose até 0,5 mg/kg a cada 48 horas, por 4 semanas) com o objetivo de controlar a resposta inflamatória pulmonar e medicamentos de ação cardiovascular para controle da insuficiência cardíaca.

O tratamento da síndrome da veia cava consiste na remoção cirúrgica dos vermes (único tratamento possível), que pode ser efetuado utilizando-se leve sedação, anestesia local e um cateter de resgaste endoscópico retrátil em forma de cesto, laço ou jacaré. Com o objetivo de diminuir os efeitos colaterais do procedimento deve-se iniciar, quando possível, prednisolona 0,5 mg/kg/BID, doxiciclina 5 mg/kg/BID e clopidogrel 2 a 4 mg/kg/SID 1 semana antes da extração cirúrgica dos vermes. Um dia antes do procedimento deve-se aplicar enoxoparina 100 UI/kg por via subcutânea. Nos casos em que a extração seja considerada emergencial, deve-se iniciar a terapêutica o quanto antes.

Vale lembrar que o tratamento cirúrgico não é necessariamente curativo, sendo realizado para diminuir a carga parasitária e retirar o animal do estado emergencial com risco de óbito. Após o procedimento cirúrgico, o tratamento medicamentoso para eliminação dos vermes restantes pode ser instituído, caso o paciente tenha condições para tanto.

O tromboembolismo pulmonar é uma consequência inevitável da terapia adulticida, e sua gravidade pode estar relacionada à carga parasitária e ao grau de lesão da vasculatura pulmonar (Figura 6).

Diante do exposto, a prevenção da infecção por *D. immitis* continua sendo o mecanismo mais eficaz para o controle da disseminação da doença.

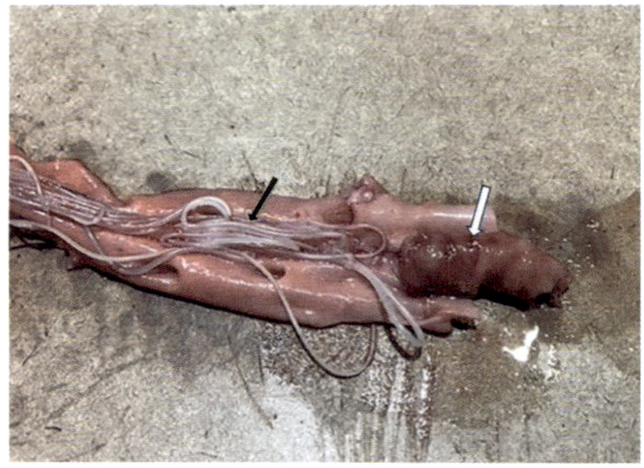

FIGURA 6 Artéria pulmonar de cão evidenciando a presença de vermes adultos (*Dirofilaria immitis*) (seta preta) e trombo (seta branca).

Angiostrongylus vasorum

Angiostrongylus vasorum é um nemátode metastrongiloide, bioagente da angiostrongilose canina. Seu ciclo biológico é indireto, e os hospedeiros definitivos são canídeos domésticos ou selvagens. A ocorrência desse nematódeo foi subestimada em todo o mundo, contudo nas últimas décadas a parasitose tem sido diagnosticada em áreas antes tidas como indenes. Como *A. vasorum* não era um parasito incluído no diagnóstico diferencial das doenças caninas pulmonares, veterinários ainda podem ter dificuldade para suspeitar da infecção e diagnosticá-la.

Os cães são infectados pela ingestão dos hospedeiros intermediários gastrópodes com larvas infectantes ou pela secreção deixada por eles no ambiente. Uma vez no interior do intestino delgado, as larvas infectantes penetram a parede intestinal, migram pela veia cava caudal, alcançam o ventrículo direito do coração e artérias pulmonares, onde se desenvolvem até machos (14 a 18 mm de comprimento) ou fêmeas (18 a 24 mm de comprimento). As fêmeas adultas liberam ovos que seguem na corrente sanguínea até o leito dos capilares pulmonares, onde as larvas de primeiro estádio eclodem. Essas larvas penetram no tecido conjuntivo, provocando resposta inflamatória, desenvolvimento de granulomas, hemorragias e fibrose. As larvas entram nos alvéolos e migram para a traqueia, de onde são ejetadas pela tosse, chegando até a cavidade oral, quando então são deglutidas e eliminadas juntamente com as fezes.

Na infeção por *A. vasorum* é comum o animal ser assintomático ou manifestar apenas sinais de menor gravidade que tendem a ser intermitentes, pelo menos na fase inicial da infecção. No entanto, dependendo da carga parasitária, é possível que um cão infectado apresente sinais de doença grave, com manifestação clínica de tosse, dispneia, intolerância ao exercício ou até mesmo aqueles referentes a hipertensão pulmonar. Clinicamente, a doença pode ser confundida com a dirofilariose, uma vez que a inflamação pulmonar e o comprometimento cardíaco direito são comuns a ambas as doenças.

Para o diagnóstico da infecção por *A. vasorum* deve ser realizada pesquisa de larvas nas fezes pela técnica de Baerman ou pelas técnicas do Flotac ou do MiniFlotac. Apesar de não disponível no Brasil comercialmente, exames sorológicos de pesquisa de antígenos, incluindo testes rápidos, são utilizados em outros países.

A instituição de um tratamento com fármacos à base, por exemplo, de moxidectina (2,5 mg/kg, *spot on*), milbemicina oxima (0,5 mg/kg, PO, semanalmente por 4 semanas) ou febendazol (25 a 50 mg/kg, PO diariamente por 3 semanas) melhora o prognóstico desses animais, principalmente dos assintomáticos ou com sinais brandos da doença. Em casos mais graves, assim como no caso da infecção por *D. immitis*, a ocorrência de eventos tromboembólicos pulmonares pode ocorrer.

Aelurostrongylus abstrusus

Aelurostrongylus abstrusus é um metastrogiloide bioagente da aelurostrongilose felina, infectando principalmente animais domésticos ou selvagens de vida livre que cacem com frequência. Seu ciclo biológico é indireto e inclui hospedeiros intermediários e paratênicos. Sua distribuição é ampla em diversos continentes, com relatos em quase toda a Europa, EUA, Brasil e Argentina.

O hábitat desses parasitos são os bronquíolos terminais e ductos alveolares, onde as fêmeas fecundadas realizam a oviposição. Após a eclosão, as larvas de primeiro estádio (L1) liberadas ascendem pela árvore brônquica e chegam à faringe. Na sequência, são deglutidas juntamente com as secreções traqueobrônquicas, percorrem o tubo digestivo e são eliminadas misturadas com as fezes. No ambiente as L1 infectam as lesmas (*Deroceras* sp., *Arion* sp., *Agriolimax* sp.), caracóis (*Helix* sp.) ou *Acathina* sp. ativamente. Nos tecidos dos hospedeiros intermediários as larvas se desenvolvem, chegando até larvas infectantes (L3). As L3 podem permanecer nos tecidos dos moluscos por vários meses até que os moluscos sejam ingeridos por hospedeiros paratênicos aves, répteis, rãs, mamíferos insetívoros, roedores silvestres ou hospedeiros definitivos. Nos hospedeiros paratênicos as L3 se encistam nos tecidos.

Os hospedeiros definitivos, portanto, podem se infectar ao caçar os hospedeiros intermediários ou hospedeiros paratênicos. Durante a digestão da presa, as L3 são liberadas, penetram na parede gastrointestinal dos felinos e invadem a circulação sanguínea ou a linfática. Ao atingirem os pulmões, as L3 mudam para as L4, desenvolvem-se, atingem a maturidade sexual, copulam e iniciam a oviposição, fechando o ciclo.

A maioria dos gatos infectados é assintomática, no entanto em casos de doença grave pode apresentar tosse, dispneia e até mesmo efusão pleural. Tosse costuma ser o primeiro sinal clínico a surgir e é decorrente de irritação mecânica por L1 quando estão ascendendo em direção à traqueia. A doença geralmente é autolimitante, no entanto gatos com sintomatologia clínica devem receber tratamento com febendazol (50 mg/kg SID por 3 dias); moxidectina (1 mg/kg); milbemicina oxima (2 mg/kg administrado 3 vezes, em intervalos de 15 dias) ou selamectina (6 mg/kg mensalmente, administrado 2 ou 3 vezes).

Para o diagnóstico da infecção por *A. abstrusus*, a pesquisa de larvas nas fezes pela técnica de Baerman é a mais consagrada. No entanto, os exames copromicroscópicos realizados por meio das técnicas Flotac ou MiniFlotac também podem ser realizados. Apesar de o exame das fezes ser o mais indicado para o diagnóstico, larvas de primeiro estádio podem ser encontradas no fluido obtido de lavados broncoalveolares, principalmente quando processados de forma semelhante aos procedimentos preconizados a serem realizados com as fezes; no entanto, o número de larvas presentes tende a ser menor do que o observado nas amostras fecais. A presença de L1 em aspirados pulmonares corados com Giemsa também já foi relatada. Em todos esses casos, resultados falso-negativos podem ocorrer por diferentes motivos, incluindo a realização do exame durante o estágio pré-patente da infecção e da qualidade da amostra analisada.

Outros parasitos

A infecção por parasitos intestinais como *Toxocara canis* ou *Ancylostoma* sp. pode ter impactos significativos nos pulmões de cães. Esses parasitas geralmente são transmitidos por meio de fezes contaminadas. Os cães infectados por esses parasitas podem apresentar uma variedade de manifestações clínicas, além dos tradicionalmente conhecidos relacionados ao trato gastrointestinal, e em alguns casos podem apresentar tosse, dispneia e letargia. Serão abordadas, a seguir, as possíveis consequências ao sistema respiratório causadas pelas infecções por esses parasitos.

Toxocara canis

O *Toxocara canis* é um parasito de distribuição mundial. Seus ovos apresentam alta resistência a diferentes condições ambientais, o que favorece sua distribuição global, assim como o fato de as fêmeas produzirem grandes quantidades de ovos.

De modo geral, os cães podem se infectar de formas diferentes: ingestão dos ovos larvados, transmissão transplacentária, transmissão transmamária ou ingestão de hospedeiros paratênicos. Apesar de a forma transplacentária ser reportada como a mais frequente, não se espera nesses casos acometimento respiratório. No entanto, depois de os cães ingerirem os ovos contendo L3 e quando as larvas eclodem no tubo digestivo, elas penetram na mucosa do intestino delgado e, pela circulação porta, seguem para o fígado. Do fígado migram para o coração e para os alvéolos pulmonares, onde fazem a muda para as L4. Em seguida ascendem o trato respiratório pela via traqueal, chegam à glote e são deglutidas, voltando ao intestino, onde mudam para a fase adulta. Esse é o ciclo de Loss (ou hepatotraqueal), que ocorre principalmente em cães jovens (geralmente até 3 meses). Em cães adultos, o ciclo mais frequente acontece com a ingestão dos ovos larvados (L3), e as larvas, uma vez livres, alcançam os pulmões (não migram até a glote), adentram a circulação de retorno para o coração e são bombeadas pela aorta para os diferentes tecidos do corpo, onde se mantêm encistadas por anos. O período pré-patente é de 4 a 5 semanas.

Deve-se suspeitar da infecção por *T. canis* principalmente em cães jovens (nos primeiros meses de vida) com alterações respiratórias inespecíficas, sem outras suspeitas clínicas aparentes, sem histórico de vermifugação, podendo ter ou não sinais gastrointestinais associados. O diagnóstico em cães é comumente feito pela pesquisa de ovos nas fezes por técnicas de flutuação, podendo incluir Flotac ou MiniFlotac. O tratamento da infecção pode ser realizado com a maioria dos antiparasitários disponíveis no mercado brasileiro (lactonas macrocíclicas, pamoato de pirantel, pamoato de pirantel/febantel e fembendazol).

Ancylostoma caninum e *Ancylostoma braziliensis*

Ancylostoma caninum e *Ancylostoma braziliensis* são parasitas intestinais encontrados em diversos países. Os vermes adultos se fixam à mucosa do intestino delgado por meio de sua cápsula bucal. A infecção por ancilostomídeos pode ocorrer de quatro maneiras: penetração ativa cutânea da larva, ingestão da larva, transmissão transmamária e ingestão de hospedeiros paratênicos. Independentemente da forma de infecção, quando os cães eliminam ovos de ancilostomídeos juntamente com as fezes no ambiente, em condições favoráveis as larvas se desenvolverão no interior dos ovos em um período de 24 a 48 horas. Em seguida, as larvas eclodem e se tornam infectantes no ambiente. Porém, quando essas larvas infectantes adentram no organismo do hospedeiro através da pele, elas podem migrar para os pulmões, perfurando os capilares pulmonares, penetrando nos alvéolos respiratórios, onde se desenvolvem, e posteriormente migram para brônquios, bronquíolos e traqueia. A partir daí as larvas migram para a faringe e são deglutidas, chegando ao intestino delgado, onde se desenvolvem até a forma adulta. Após a fecundação, ovos são liberados na luz intestinal e eliminados para o meio externo com as fezes.

Durante a migração dos vermes pelos pulmões, um processo inflamatório é desencadeado devido à presença do parasito, que serve como gatilho para o surgimento de manifestações clínicas relacionadas ao sistema respiratório. Os sintomas respiratórios associados à infecção por *A. caninum* podem incluir tosse, dispneia, taquipneia e pneumonia. A tosse pode ser causada por irritação do trato respiratório superior, enquanto a pneumonia pode ser causada por danos aos pulmões causados pelas larvas que migraram para essa região. Em casos mais graves, a infecção pode levar a edema pulmonar e falência respiratória. Geralmente, sintomas graves ocorrem em animais com altas cargas parasitárias e imunodeficientes, e em casos brandos os sintomas respiratórios podem ser discretos e autolimitantes.

Para o diagnóstico, a detecção de ovos nas fezes deve ser realizada por técnica de flutuação, podendo incluir Flotac ou MiniFlotac. Assim como os casos da infecção por *T. canis*, o tratamento da infecção por *A. caninum* pode ser realizado com a maioria dos antiparasitários disponíveis no mercado brasileiro (lactonas macrocíclicas, pamoato de pirantel, pamoato de pirantel/febantel e fembendazol).

BIBLIOGRAFIA COMPLEMENTAR

1. Alberigi B, Fernandes JI, Paiva JP, Mendes-De-Almeida F, Knackfuss F, Merlo A, et al. Efficacy of semi-annual therapy of an extended-release injectable moxidectin suspension and oral doxycycline in Dirofilaria immitis naturally infected dogs. Parasit Vectors. 2020;13(1):1-8. Available: https://parasitesandvectors.biomedcentral.com/articles/10.1186/s13071-020-04380-z (acesso em: 5 set 2022).
2. Alberigi B, Campos DR, Branco AS, Bendas A, Brum RP, Calixto R, et al. Feline heartworm in clinical settings in a high canine prevalence area. Front Vet Sci. 2022;9.
3. American Heartworm Society. Current feline guidelines for the prevention, diagnosis, and management of heartworm (Dirofilaria immitis) infection in cats. Available: https://d3ft8sckhnqim2.cloudfront.net/images/pdf/2020_AHS_Feline_Guidelines_11_12.pdf?1605556516. 2020 (acesso em: 11 jul 2023).
4. Bendas AJR, Mendes-De-Almeida F, Von Simson C, Labarthe N. Heat pretreatment of canine samples to evaluate efficacy of imidacloprid + moxidectin and doxycycline in heartworm treatment. Parasit Vectors. 2017;10(1):6-10.
5. Cringoli G, Rinaldi L, Maurelli MP, Utzinger J. Flotac: new multivalent techniques for qualitative and quantitative copromicroscopic diagnosis of parasites in animals and humans. Nat Protoc. 2010;5(3):503-15.
6. Di Cesare A, Traversa D, Manzocchi S, Meloni S, Grillotti E, Auriemma E, et al. Elusive Angiostrongylus vasorum infections. Parasit Vectors. 2015;8(1):438.
7. Genchi CH, Kramer L, Sassera D, Bandi C. Wolbachia and its implications for the immunopathology of filariasis. Endocr Metab Immune Disord Drug Targets. 2012;12(1).

8. Genchi C, Mortarino M, Rinaldi L, Cringoli G, Traldi G, Genchi M. Changing climate and changing vector-borne disease distribution: the example of Dirofilaria in Europe. Vet Parasitol. 2011;176(4):295-9.
9. Labarthe NV, Pereira Paiva J, Reifur L, Mendes-de-Almeida F, Merlo A, Carvalho Pinto CJ, et al. Updated canine infection rates for Dirofilaria immitis in areas of Brazil previously identified as having a high incidence of heartworm-infected dogs. Parasit Vectors. 2014;7(1).
10. Little SE, Raymond MR, Thomas JE, Gruntmeir J, Hostetler JA, Meinkoth JH, et al. Heat treatment prior to testing allows detection of antigen of Dirofilaria immitis in feline serum. Parasit Vectors. 2014;7(1):2-5.
11. Morgan ER, Jefferies R, Krajewski M, Ward P, Shaw SE. Canine pulmonary angiostrongylosis: the influence of climate on parasite distribution. Parasitol Int. 2009;58(4):406-10.
12. Nelson T, McCall J, Jones S, Moorhead A. Current canine guidelines for the prevention, diagnosis, and management of heartworm infection in dogs. Available: https://d3ft8sckhnqim2.cloudfront.net/images/pdf/AHS_Canine_Guidelines_11_13_20.pdf?1605556516 (acesso em: 11 jul 2023).
13. Savadelis MD, Roveto JL, Ohmes CM, Hostetler JA, Settje TL, Dzimianski MT, et al. Evaluation of heat-treating heartworm-positive canine serum samples during treatment with Advantage Multi®for Dogs and doxycycline. Parasit Vectors. 2018;11(1):1-8.
14. Schnyder M, Maurelli MP, Morgoglione ME, Kohler L, Deplazes P, Torgerson P, et al. Comparison of faecal techniques including Flotac for copromicroscopic detection of first stage larvae of Angiostrongylus vasorum. Parasitol Res. 2011;109(1):63-9.
15. Stockdale PHG. The pathogenesis of the lesions elicited by Aelurostrongylus abstrusus durings its prepatent period. Pathol Vet. 1970;7(2):102-15.
16. Traversa D, Lia RP, Iorio R, Boari A, Paradies P, Capelli G, et al. Diagnosis and risk factors of Aelurostrongylus abstrusus (Nematoda, Strongylida) infection in cats from Italy. Vet Parasitol. 2008;153(1-2):182-6.
17. TroCCAP. Guidelines for the diagnosis, treatment and control of canine endoparasites in the tropics. 2019. Available: http://www.troccap.com/2017press/wpcontent/uploads/2019/05/ TroCCAP_Canine_Endo_Guidelines_English_Ver2.pdf.

CAPÍTULO 20

Manejo do paciente crítico

Gilberto de Araújo Costa
Tayana Tamancoldi

INTRODUÇÃO

As alterações do sistema respiratório são uma das principais causas de atendimento hospitalar de emergência em cães e gatos, e estão associadas a uma alta taxa de morbimortalidade. Diante disso, será abordado neste capítulo o manejo do paciente crítico e o modo como a equipe deve estar preparada para atuar de forma eficiente nesse cenário complexo e desafiador.

Algumas informações são essenciais para a compreensão desse tema, e entre elas estão:

- Reconhecimento precoce do paciente em risco iminente.
- Uso de fármacos sedativos e anestésicos.
- Diferentes formas de oxigenoterapia.
- Introdução sobre a ventilação mecânica e sobre como realizar a monitoração da função respiratória.

Importante destacar que, paralelamente ao manejo dos sintomas respiratórios, é imprescindível investigar e tratar a causa-base da doença para melhorar a resposta ao tratamento e prevenir possíveis recidivas, bem como suas complicações.

IDENTIFICAÇÃO PRECOCE

A emergência é caracterizada por uma alteração orgânica que coloca em risco a vida do paciente, e por isso deve ser corrigida imediatamente. Obstrução das vias aéreas, alterações de parênquima pulmonar, pleural, vascular, traumas e qualquer outra alteração que impeça ou dificulte a troca gasosa devem ser definidos como emergenciais. A identificação precoce é um fator crucial para o sucesso do tratamento do paciente crítico. Desde a recepção até os médicos-veterinários, todos devem ser orientados a reconhecer sinais de gravidade clínica, tais como alterações no padrão respiratório e nível de consciência rebaixado. Um exemplo prático é a atenção aos felinos dentro da caixa de transporte na recepção, pois estes exigem cuidado extra do observador. Muitas vezes o quadro respiratório grave passa despercebido e se perde um tempo valioso do atendimento.

A insuficiência respiratória (IR) ocorre quando o organismo não consegue adequadamente captar oxigênio ou eliminar dióxido de carbono, comprometendo a demanda metabólica. Os sintomas de dificuldade respiratória podem incluir ansiedade intensa, respiração acelerada, respiração pela boca, postura ortopneica (sentado com o pescoço esticado), mucosas pálidas ou cianóticas, esforço respiratório excessivo com uso dos músculos abdominais acessórios, ruídos como estridor, sibilos, chiados durante a respiração e prostração em razão da hipoxemia prolongada. Nesse contexto de angústia respiratória, o organismo aumenta seu gasto energético, o que pode levar a aumento da temperatura corporal e a hipertermia. Se o esforço respiratório persistir por um longo período e o paciente esgotar suas reservas metabólicas, a musculatura respiratória pode entrar em fadiga e ocorrer um colapso súbito. Portanto, é crucial tratar prontamente as alterações respiratórias a fim de prevenir complicações graves que possam levar à parada cardiorrespiratória (PCR).

Anamnese

Todos os tutores que forem admitidos com pacientes em emergência ou urgência, devem receber uma ficha de triagem de anamnese definida pelo mnemônico "CAPÚM", proposta pelo professor Rodrigo Rabelo. Esta poderá ser entregue por um membro da equipe não médica e deve ser preenchida concomitantemente ao atendimento clínico. Sugere-se seguir a ficha de triagem descrita no Quadro 1.

Além da ficha de anamnese, a obtenção de informações sobre a história recente do paciente é fundamental para montar uma linha de raciocínio e investigar as possíveis causas de diagnóstico.

ABORDAGEM INICIAL

A abordagem depende da causa subjacente e da condição em que o paciente é admitido no pronto atendimento. O protocolo ABCDE (*Airway, Breathing, Circulation, Disability, Exposure*) é uma abordagem sistemática utilizada em atendimento de emergência com ênfase na inspeção das vias aéreas, respiração, circulação, déficits neurológicos e exposição a lesões para avaliar e tratar pacientes em estado crítico. Foi desenvolvido para garantir que as prioridades sejam estabelecidas no atendimento inicial, ou seja, tratar primeiro o que mata mais rápido. Os protocolos são desenvolvidos para auxiliar o atendimento e devem ser treinados, buscando eficiência e consistência em todas as etapas. Neste capítulo serão abordados os tópicos A e B, relacionados ao sistema respiratório.

Uma vez que nossos pacientes não são colaborativos e a simples manipulação para realizar acesso venoso ou posicionamento para procedimentos diagnósticos pode gerar um quadro de estresse intenso e até mesmo a PCR, este capítulo iniciará a abordagem

QUADRO 1 Adaptação da ficha de anamnese nas urgências

C	Cena	O que aconteceu com o paciente? Qual a queixa principal? O que o trouxe a buscar ajuda?
A	Alergia	Tem relato de alergia a algum medicamento, vacina ou anestésico?
P	Passado recente	Tem alguma doença em tratamento? Alguma cirurgia ou hospitalização recente? Doenças cardíacas, respiratórias, metabólicas e/ou neurológicas preexistentes?
Ú	Última refeição	Há quanto tempo, qual a quantidade e o que foi oferecido na última alimentação?
M	Medicamentos	Faz uso contínuo de algum medicamento? Qual dose e quando foi feito? Ingeriu medicamentos, drogas ou outras substâncias?

Fonte: Rabelo (2018).

dos pacientes críticos explicando o uso de analgésicos, sedativos, ansiolíticos e anestésicos, que são frequentemente utilizados na prática clínica.

Fármacos analgésicos, sedativos e anestésicos

Fármacos analgésicos, sedativos e anestésicos são substâncias que têm como principal característica reduzir a ansiedade do paciente, por meio da depressão da atividade do sistema nervoso central, levando à diminuição da percepção ambiental e da resposta motora em face de um estímulo doloroso. Podem ser utilizados para produzir tranquilização, ansiólise, relaxamento muscular e indução do sono. Além de diminuir a angústia respiratória, melhoram a amplitude torácica e facilitam a aceitação da terapia de oxigênio suplementar. Objetivam, assim, aumentar a fração inspirada de oxigênio (FiO_2), melhorar a oferta (DO_2) e diminuir o consumo de oxigênio pelos tecidos (VO_2).

Os cães braquicefálicos precisam de atenção especial no tema de sedação e anestesia, pois apresentam risco aumentado de obstrução das vias respiratórias superiores, regurgitação e pneumonia por aspiração em comparação com cães dolicocefálicos e mesocefálicos. Por essa razão, a entubação é recomendada, para fornecer proteção às vias respiratórias e suplementação de oxigênio, mantendo a via aérea pérvia e evitando a inalação de conteúdos gástricos ou corpos estranhos, reduzindo assim a probabilidade de complicações.

A escolha do protocolo vai depender do objetivo terapêutico, do estado clínico do paciente e das comorbidades preexistentes. Serão citados aqui, de forma objetiva e simplificada, os fármacos mais utilizados na rotina clínica e suas peculiaridades. As doses, vias de administração, principais vantagens e desvantagens estão detalhadas no Quadro 2.

Opioides

O uso de opioides em pacientes debilitados é sugerido pela rápida ação analgésica, a possibilidade de administração em diferentes vias (intravenosa, intramuscular e oral transmucosa), a disponibilidade de diferentes opções com perfis de segurança e eficácia variados, além da associação com outros medicamentos para potencializar o efeito analgésico, sedativo e reduzir os efeitos adversos.

A morfina é o opioide mais utilizado na rotina ambulatorial, tendo como característica marcante a analgesia intensa, sedação de leve a moderada e efeito broncodilatador. No entanto, apesar de ser pouco frequente em pacientes dispneicos e com dor intensa, pode causar êmese.

A metadona é um analgésico eficaz com propriedades sedativas, que geralmente não causa vômitos, mas pode levar à ocorrência de náuseas e salivação excessiva. Embora os opioides em geral estejam associados à depressão respiratória, a metadona pode ter um efeito contrário. Isso ocorre porque a metadona estimula o centro termorregulador no hipotálamo, levando o organismo a interpretar erroneamente que a temperatura externa está elevada. Como resposta a essa falsa percepção, há um aumento na frequência respiratória (*panting*) como parte da regulação térmica do corpo. O *panting*, mesmo sendo transitório, pode gerar hipotermia em alguns pacientes. Por esse motivo, é importante acompanhar de perto a temperatura e intervir, caso necessário, utilizando cobertores, colchão de ar forçado aquecidos, aquecedores de ambiente ou bolsas térmicas. Esse estado ofegante é autolimitante na grande maioria dos casos e pode estar relacionado a animais mais ansiosos. A metadona pode diminuir de forma mais acentuada a frequência cardíaca. A bradiarritmia mais comum é o bloqueio atrioventricular (BAV) de segundo grau. Por isso, deve ser usada com cautela em pacientes bradicárdicos. Uma particularidade desse fármaco é que ele age também em receptores de N-Metil-D-aspartato (NMDA), envolvido na resposta à dor crônica, e age em receptores V1, liberando vasopressina e promovendo aumento da pressão arterial, decorrente à venoconstrição esplênica, causando mobilização do fluxo sanguíneo para o leito central e aumentando o volume circulante. A metadona pode elevar os índices de pré e de pós-carga e deve ser usada com cautela em pacientes com disfunção cardiovascular prévia.

A meperidina, também conhecida como peditina, é outro opioide frequentemente utilizado na rotina e produz sedação satisfatória em gatos que precisam de sedação leve a moderada, como para realizar uma tocacocentese, por exemplo. Não causa bradicardia, pois sua molécula é similar à atropina. Esse fármaco só possui indicação de administração pela via intramuscular (IM), sendo contraindicada a administração intravenosa (IV), pois pode causar reação de hipersensibilidade do tipo I.

Mesmo pela via recomendada, IM, alguns pacientes, como atópicos, albinos e sensíveis à molécula da meperidina, podem apresentar desde erupções cutâneas leves, urticária generalizada e angioedema até reações graves e potencialmente fatais, como anafilaxia. A anafilaxia é uma resposta imunológica exacerbada diante de uma substância específica (alérgeno), sendo mediada por anticorpos IgE. O sistema imunológico do paciente sensibilizado reconhece erroneamente uma substância normalmente inofensiva como uma ameaça, e, a partir da ligação dos anticorpos IgE com os receptores de mastócitos e basófilos, ocorre a degranulação, que envolve a liberação de mediadores químicos, como histamina, prostaglandinas e leucotrienos, de forma sistêmica.

A histamina causa a contração dos músculos lisos em várias partes do corpo, incluindo brônquios, cursando com dificuldade respiratória e agindo na musculatura intestinal, causando cólicas abdominais e diarreias. A vasodilatação e a queda súbita da pressão arterial (choque distributivo anafilático) diminuem a pressão de perfusão cerebral e levam ao quadro de rebaixamento do nível de consciência. Esse quadro dramático pode evoluir rapidamente para o óbito dependendo da resposta do hospedeiro.

O butorfanol tem efeito sedativo, analgésico leve a moderado e poucos efeitos cardiopulmonares. Pode ser administrado pela via IV, IM e subcutânea (SC). Tem atividade antitussígena 15 a 20 vezes maior que a codeína via oral e não causa êmese, sendo uma boa estratégia na abordagem inicial do paciente crítico com distúrbios cardiorrespiratórios.

O tramadol é um analgésico opioide que tem pouco efeito sedativo. Deve ser utilizado para o controle da dor moderada e não é boa opção quando o objetivo é a sedação.

Benzodiazepínicos

Os benzodiazepínicos apresentam propriedades sedativas, anticonvulsivantes, miorrelaxantes, amnésicas e orexígenas. São seguros do ponto de vista hemodinâmico, mas, se usados isoladamente, podem apresentar efeito extrapiramidal, uma reação que pode incluir movimentos involuntários, tremores, rigidez muscular, agitação e incoordenação. O efeito extrapiramidal é mais comum em cães do que em gatos e pode ser minimizado associando outros fármacos como opioides. O midazolam e o diazepam são os fármacos mais utilizados na rotina hospitalar.

A associação de opioide e benzodiazepínico é uma escolha bem recomendada pelos especialistas, principalmente em pacientes críticos que apresentam:

- Extremos de idade (< 12 semanas ou > 75% da expectativa de vida).
- Risco anestésico ASA ≥ 3, pacientes com patologias no sistema nervoso central.
- Doenças cardiovasculares moderadas a graves e/ou com disfunções orgânicas.

Fenotiazínicos

A acepromazina é um fármaco tranquilizante frequentemente utilizado para controlar a ansiedade e a agitação. Age antagonizando os receptores alfa-1-adrenérgicos e dopaminérgicos e com isso proporciona efeito sedativo, diminuindo a atividade motora e promovendo uma sensação de relaxamento. Além disso, tem propriedades anti-histamínicas e antieméticas e não possui efeito analgésico. Porém, é um fármaco que deve ser utilizado com cautela em pacientes debilitados, visto que possui ação em receptores alfa-1, causando, além da sedação, vasodilatação e potencialmente hipotensão e hipotermia. Pode causar sequestro esplênico de hemácias e diminuir o hematócrito em 20% por até 8 horas. Assim, deve ser evitada em pacientes anêmicos, com hemorragia, choque hipovolêmico e doadores de sangue.

Importante ressaltar que, se o paciente precisar utilizar vasopressores, as doses iniciais devem ser mais altas, visto que os receptores alfa-1 podem estar antagonizados pela acepromazina. Por isso, pouco se usa esse fármaco na rotina de emergência, restringindo o uso para os pacientes com estabilidade hemodinâmica ou conhecidamente hipertensos.

Agonistas alfa-2-adrenérgicos

São agentes sedativos clássicos e causam depressão dose-dependente pela estimulação de receptores alfa-adrenérgicos tanto no sistema nervoso central como no periférico. Têm efeitos sedativos, analgésicos, miorrelaxantes, além de aumentar a diurese pela inibição do hormônio antidiurético (ADH) e inibir a secreção de insulina, induzindo ao aumento transitório da glicemia. Entretanto, são observados efeitos cardiovasculares relevantes, como aumento da resistência vascular e hipertensão transitória, causando bradicardia compensatória e até mesmo bradiarritmias, com evidente diminuição do débito cardíaco e aumento da regurgitação valvar. Um inconveniente dessa classe de fármacos é a alta ocorrência de vômito, quando utilizada de forma isolada.

Em um estudo prospectivo, randomizado e cego com 30 gatos, a prevalência de vômito foi de 70% quando a dexmedetomidina foi utilizada sozinha, em comparação com 10% após a administração de dexmedetomidina + butorfanol. A dose de dexmedetomidina como agente único também precisou ser aumentada em 2 vezes para produzir efeitos sedativos semelhantes a uma combinação de dexmedetomidina com butorfanol ou meperidina.

A administração da dexmedetomidina em infusão contínua apresenta vantagens em determinadas situações clínicas, proporcionando um nível de sedação contínua e estável. Isso é particularmente útil em pacientes que necessitam de sedação prolongada, como aqueles em ventilação mecânica, conferindo maior sincronia paciente-ventilador, além de diminuição da ansiedade e redução das doses de outros agentes sedativos, como benzodiazepínicos e opioides.

Já a xilazina é o fármaco mais antigo desse grupo, e suas características farmacocinéticas e farmacodinâmicas não favorecem a administração por infusão contínua. Isso porque tem ação prolongada e menor seletividade aos receptores alfa-2:alfa-1 (160:1) se comparada à dexmedetomidina

(1.620:1). Por isso, apresenta efeitos adversos mais pronunciados quando comparada à dexmedetomidina.

Em casos em que os efeitos dos agonistas alfa-2-adrenérgicos são indesejados ou apresentam riscos ao paciente, o uso do antagonista se destaca nesse contexto. O atipamezol, reverte os efeitos da dexmedetomidina, e a ioimbina antagoniza os efeitos da xilazina, permitindo interromper rapidamente os efeitos sedativos e analgésicos desses fármacos.

Fármacos dissociativos

A cetamina é um agente anestésico dissociativo que produz inibição do córtex cerebral (racional) e estimulação do centro límbico (emocional). Age bloqueando os receptores de N-metil D-aspartato (NMDA), inibindo a liberação de glutamato, que é um neurotransmissor excitatório, apresentando efeito sedativo e analgésico. O aumento do uso da cetamina se deve a estratégia multimodal poupadora de opioides, com o intuito de prevenir ou tratar a hiperalgesia. Tem efeito broncodilatador e mantém o *drive* respiratório do paciente. Se usada em doses analgésicas ou subanestésicas, ou seja, inferiores a 1 mg/kg, não causam efeitos indesejados como sialorreia, agitação e efeitos dissociativos.

Se usada isolada, a cetamina causa rigidez muscular, por isso deve ser sempre associada a benzodiazepínicos ou alfa-2-agonistas, que possuem ação miorrelaxante. Por esse motivo, é comercializada uma versão combinada de um fármaco dissociativo com um benzodiazepínico, respectivamente, tiletamina e zolazepam. Particularmente, os autores do capítulo consideram seu uso restrito à contenção química e como dose única, pois repiques dessa associação vão causar recuperação prolongada.

Atenção especial deve ser dada aos pacientes hepatopatas, nefropatas ou com obstrução do fluxo urinário, porque a maior parte da cetamina (80%) é metabolizada no fígado, produzindo um composto ativo chamado norcetamina, que também tem propriedades sedativas e analgésicas fracas (20 a 30% da potência da cetamina), enquanto sua eliminação e de seus metabólitos é eliminada quase exclusivamente pela via urinária. Portanto, enquanto não for totalmente metabolizada no fígado e eliminada pela urina, os efeitos dissociativos continuarão sendo observados, podendo o paciente permanecer sedado por várias horas.

Anestésico geral

O propofol é um medicamento amplamente utilizado por seu rápido início de ação e metabolização. Atravessa a barreira sangue-cérebro rapidamente e se liga aos receptores GABA (ácido gama-aminobutírico) no sistema nervoso central. Isso leva a um aumento da atividade do neurotransmissor inibitório GABA, resultando em um efeito sedativo, hipnótico e amnésico. Além das propriedades citadas, o propofol também apresenta ação broncodilatadora. No entanto, é importante ressaltar que esse fármaco tem efeito depressor respiratório dependendo da dose e da velocidade de administração, resultando em diminuição da frequência respiratória e apneia. Por esse motivo, é essencial que a administração de propofol seja realizada em um ambiente adequado, com suporte de oxigênio, equipamentos para realizar a entubação, ventilação e monitoração para garantir segurança ao paciente.

É um fármaco frequentemente escolhido para realizar laringoscopias em casos de suspeita de paralisia de laringe, no entanto é necessário ter cuidado para não aprofundar o plano anestésico, o que pode mascarar o movimento das cartilagens aritenoides e induzir ao erro do observador. No Quadro 2 estão descritos os principais fármacos,

QUADRO 2 Principais sedativos, analgésicos e anestésicos utilizados na rotina em cães e gatos

Fármaco e dose	Indicações	Observações
Acepromazina 0,01-0,05 mg/kg (cão) 0,025-0,05 mg/kg (gato) IM Duração variável: 2-12 horas	Fenotiazínico de sedação leve a moderada.	▪ Vasodilatação, hipotensão, hipotermia. ▪ Menor resposta a vasopressores. ▪ Evitar uso em pacientes instáveis hemodinamicamente e anêmicos.
Midazolam 0,25-0,5 mg/kg IV, IM Duração curta: 90 minutos	▪ Benzodiazepínico com efeito sedativo leve, pouca alteração hemodinâmica e respiratória, uso seguro em pacientes debilitados. ▪ Relaxamento muscular. ▪ Amnésia. ▪ Anticonvulsivante. ▪ Estimulante de apetite.	Excitação em animais hígidos, evitar uso isolado.
Diazepam 0,25-0,5 mg/kg IV Duração longa: 2 horas	▪ Benzodiazepínico com propriedades similares às do midazolam.	▪ Não realizar pela via IM, por possuir propilenoglicol, que é um veículo oleoso e causa dor na aplicação. ▪ Metabólitos ativos prolongam o efeito sedativo por muitas horas, principalmente em gatos
Xilazina 0,05-0,5 mg/kg IV 0,5-1 mg/kg IM 2 mg/kg OTM **Antagonista:** Ioimbina: 0,1 mg/kg IV, IM	▪ Agonistas alfa-2-adrenérgicos com sedação moderada a intensa. ▪ Possui antagonista. ▪ Usualmente a dose em cães é menor que em gatos.	▪ Vômito. ▪ ↑ RVS e bradicardia reflexa (anticolinérgico contraindicado). ▪ Bradiarritmias.
Dexmedetomidina 0,5-2 mcg/kg (cão) IV IC: 0,5-1 mcg/kg/hora 5-10 mcg/kg (gato) IM 20-40 mcg/kg (gato) OTM **Antagonista:** Atipamezol: 10x a dose utilizada de dexmedetomidina	▪ Agonistas alfa-2-adrenérgicos com sedação moderada a intensa. ▪ Analgesia ▪ Uso em IC para sedação prolongada. ▪ Reduz a dose de fármacos analgésicos e sedativos. ▪ Possui antagonista.	▪ Vômito. ▪ ↑ RVS e bradicardia reflexa. ▪ Bradiarritmias.
Cetamina 0,2-1 mg/kg IV (dose analgésica somática) 3-10 mg/kg IM 10-20 mg/kg OTM IC: 0,6-1 mg/kg/hora	▪ Anestésico dissociativo com sedação moderada a intensa. ▪ Associar benzodiazepínico ou alfa-2-agonista para melhorar o relaxamento muscular. ▪ Analgesia somática.	▪ Rigidez muscular quando usada isoladamente. ▪ Metabólito ativo, norcetamina. Usar com cautela em pacientes em anúria, oligúria, obstrução uretral e DRC. ▪ Taquiarritmias.
Buprenorfina 10-20 mcg/kg (cão) IM, IV 20-40 mcg/kg (gato) IM Duração: 6-8 horas	▪ Opioide agonista parcial de receptores μ. ▪ Sedação leve a moderada. ▪ Analgesia dor leve a moderada.	Constipação.

(continua)

QUADRO 2 Principais sedativos, analgésicos e anestésicos utilizados na rotina em cães e gatos (*continuação*)

Fármaco e dose	Indicações	Observações
Butorfanol 0,2-0,4 mg/kg (cão e gato) IV ou IM Duração curta: 2-4 horas	▪ Opioide agonista kappa – antagonista μ. ▪ Sedação leve a moderada. ▪ Analgesia para dor leve. ▪ Antitussígeno.	Constipação.
Metadona 0,1-0,5 mg/kg IV e IM Duração: 4-6 horas 0,3-0,6 mg/kg OTM Duração: 6-12 horas IC 0,05-0,2 mg/kg/hora	▪ Sedação moderada. ▪ Analgesia intensa. ▪ Ação antagonista r. NMDA. ▪ Maior duração analgésica e sedativa realizada pela via OTM.	▪ Respiração ofegante *panting,* podendo causar hipotermia em cães. ▪ Bradicardia e bradiarritmia. ▪ BAV de segundo grau. ▪ Não causa vômito.
Morfina 0,2-0,5 mg/kg IM ou IV lento (cão) 0,1-0,3 mg/kg IM ou IV lento (gato) Duração: 4 horas IC 0,05-2 mg/kg/hora	▪ Sedação leve a moderada. ▪ Analgesia de dor intensa.	▪ Vômito e náusea. ▪ Bradicardia. ▪ Depressão respiratória. ▪ Bólus IV libera histamina, causando hipotensão e choque distributivo. ▪ Midríase. ▪ Constipação. ▪ Hiperalgesia
Meperidina 3-5 mg/kg IM Duração: 45 minutos a 2 horas Não realizar IV	▪ Sedação leve. ▪ Analgesia de dor moderada. ▪ Utilizado para procedimentos rápidos como paracentese. ▪ Não causa bradicardia, molécula similar à atropina.	▪ Bólus IV libera histamina, causando hipotensão e choque distributivo. ▪ Reação de hipersensibilidade em cães atópicos, albinos e braquicefálicos. ▪ Broncoespasmo. ▪ Cólica intestinal e diarreia.
Fentanila Bólus 1-5 mcg/kg IC: 3-6 mcg/kg/hora (cão) IC: 2-3 mcg/kg/hora (gato) Ultracurta duração: 15-30 minutos Gel transdérmico: liberação lenta em 72 horas	Analgesia de dor intensa.	▪ Depressão respiratória. ▪ Apneia (dose e velocidade--dependente) ▪ Bradicardia e bradiarritmia.
Remifentanila IC 6-12 mcg/kg/hora (cão) IC 4-6 mcg/kg/hora (gato) Ultracurta duração: 4 minutos	Usar sempre em bomba de infusão contínua, não necessita de bólus inicial.	▪ Depressão respiratória. ▪ Bradicardia e bradiarritmia.
Propofol 1-10 mg/kg IV realizar 1 mg/kg a cada 30 segundos até obter o efeito desejado	▪ Rápida indução e recuperação. ▪ Manutenção da anestesia.	▪ Apneia. ▪ Vasodilatação. ▪ Taquicardia compensatória.

BAV: bloqueio atrioventricular; DRC: doença renal crônica; IC: infusão contínua; IM: intramuscular; IV; intravenosa; OTM: oral transmucosa; r. NMDA: receptor N-metil D-aspartato; RVS: resistência vascular sistêmica.

doses e observações quanto ao uso no paciente crítico.

Sugestões de sedação para pacientes críticos:

- Leve: meperidina 5 mg/kg + midazolam 0,2 mg/kg, IM.
- Moderada: butorfanol 0,3 mg/kg + midazolam 0,5 mg/kg + cetamina 2 mg/kg, IV.
- Intensa: metadona 0,3 mg/kg + cetamina 2 mg/kg + dexmedetomidina 2 mcg/kg, IV.

MANEJO DA VIA AÉREA

O manejo da via aérea refere-se às estratégias e técnicas utilizadas para garantir a adequada oxigenação e ventilação, mantendo as vias respiratórias desobstruídas.

Vias aéreas

A equipe médica precisa ser capaz de acessar a via aérea em até 30 segundos. Isso se deve ao fato de ser raro encontrar indivíduos que consigam prender a respiração espontaneamente por mais tempo, especialmente se o paciente estiver com falta de ar e pouca reserva orgânica. Durante a abordagem, esse período de 30 segundos pode ser considerado muito longo e pode levar a uma PCR. Portanto, é considerada uma meta de tempo aceitável para o treinamento da equipe de resposta rápida.

No acesso à via aérea, deve-se respeitar o posicionamento mais confortável adotado pelo paciente e lembrar sempre de proteger a coluna cervical. Portanto, não se deve rotacionar, levantar, hiperestender ou flexionar o pescoço do paciente. A realização da laringoscopia durante a avaliação das vias aéreas pode fornecer informações importantes sobre a anatomia e a função da laringe, auxiliando no diagnóstico de várias condições médicas. A laringoscopia é frequentemente realizada quando há suspeita de problemas nas vias aéreas, tais como paralisia, tumores ou lesões na laringe, obstrução e avaliação de via aérea difícil. Além disso, a laringoscopia pode ser realizada para auxiliar em procedimentos terapêuticos, como a remoção de corpos estranhos ou a realização de biópsias de lesões suspeitas na laringe. Em resumo, a laringoscopia é um procedimento valioso para a avaliação das vias aéreas superiores e não deve ser ignorada durante a abordagem.

Já as causas de obstrução das vias aéreas são as mais diversas possíveis: prolongamento do palato em animais inconscientes, neoplasias, trauma, edema, hematoma, corpo estranho, alimento, vômito, secreções e coágulos. Em alguns desses casos o uso do aspirador de secreções pode facilitar a visualização, já que permite a limpeza da cavidade oral.

O terceiro ponto é direcionado à decisão de como conquistar a via aérea do paciente, e para essa tarefa recomenda-se classificá-la de acordo com a escala adaptada para cães, Cormack-Lehane. Nessa escala os autores classificam em quatro graus as estruturas visualizadas pela laringoscopia direta (Figura 1). Na inspeção, é decidido se a entubação será por via orotraqueal ou cirúrgica.

Em pacientes com boa visualização das aritenoides (I e II), a entubação é realizada por via orotraqueal ou utilizando o dispositivo supraglótico, como a máscara laríngea desenvolvida para seres humanos e as desenvolvidas para espécies veterinárias (V-gel® coelhos, gatos e cães). A V-gel é uma máscara laríngea específica, de fácil instalação, sendo necessária a utilização concomitante com o capnógrafo, para trazer mais segurança ao procedimento e evitar que o dispositivo se mova e cause obstrução da via aérea (Figura 2).

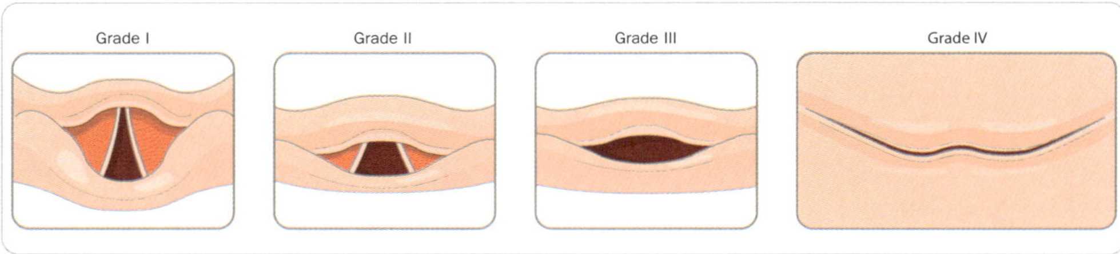

FIGURA 1 Classificação Cormack-Lehane adaptada para canino e felino. Grade I: epiglote e aritenoides bem visíveis. Grade II: consegue-se avaliar parte da epiglote e aritenoides. Grade III: somente a epiglote. Grade IV: sem visualização.

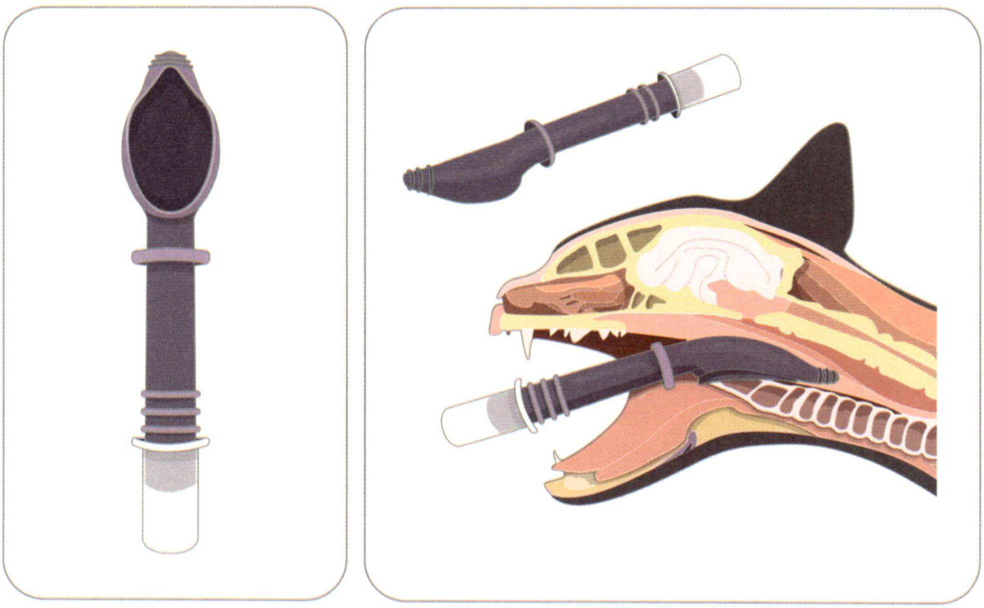

FIGURA 2 Dispositivo supraglótico V-gel® de felino.

Já os pacientes que apresentam obstruções mecânicas ou impossibilidade de visualizar as aritenoides (III e IV) devem ter uma via aérea cirúrgica instituída, o que consiste na abertura de um estoma (orifício), comunicando a via aérea com o meio externo. Podem ser adotadas diferentes técnicas cirúrgicas: punção cricoide, cricotireoidostomia ou traqueostomia.

Na Figura 3 está identificado com um X vermelho o local para a realização da punção cricoide ou cricotireoidostomia. Esses procedimentos são realizados no ligamento cricotireóideo e são indicados nas manobras de emergência, por serem rapidamente realizados, em uma membrana pouco vascularizada, com isso o risco de sangramento é menor. A punção cricoide permite apenas a administração de oxigênio nas vias aéreas e pode ser muito útil para suplementar a FiO_2 em pacientes que respiram espontaneamente. Já a cricotireoidostomia permite a entubação e o isolamento da via aérea do paciente, bem como a ventilação mecânica, se for necessário (Figura 4). Nesse acesso como medida emergencial, o tubo endotraqueal pode ser utilizado temporariamente, porém um tubo de número menor que o utilizado para entubação orotraqueal (EOT) deve ser preconizado. Por exemplo, para se utilizar o tubo endotraqueal 6 mm, na cricotireoidostomia utiliza-se o de 5,5 ou 5 mm.

A incisão para traqueostomia deve ser realizada entre os anéis traqueais, indicado na figura pela linha amarela. Nesse procedimento, a traqueia cervical deve ser exteriorizada e realizada uma pequena incisão para colocação da cânula de traqueostomia (Figura 5). Esse procedimento demanda habilidade cirúrgica do resgatista e o sangramento pode ser bem intenso, dificultando a técnica em tempo hábil nos casos emergenciais, entretanto esse é o acesso preconizado para manter uma via aérea a longo prazo.

A escolha do tamanho do tubo endotraqueal pode ser realizada por meio de diversas técnicas que estimam o tamanho ideal, como o tamanho da narina, o espaço intercostal, mas a fórmula de Cole é frequentemente usada como estimativa inicial para diminuir a subjetividade e facilitar a escolha do tamanho do tubo endotraqueal. O cálculo se baseia na multiplicação do peso do paciente (em kg) por 4 (constante) e o resultado é multiplicado pela raiz quadrada.

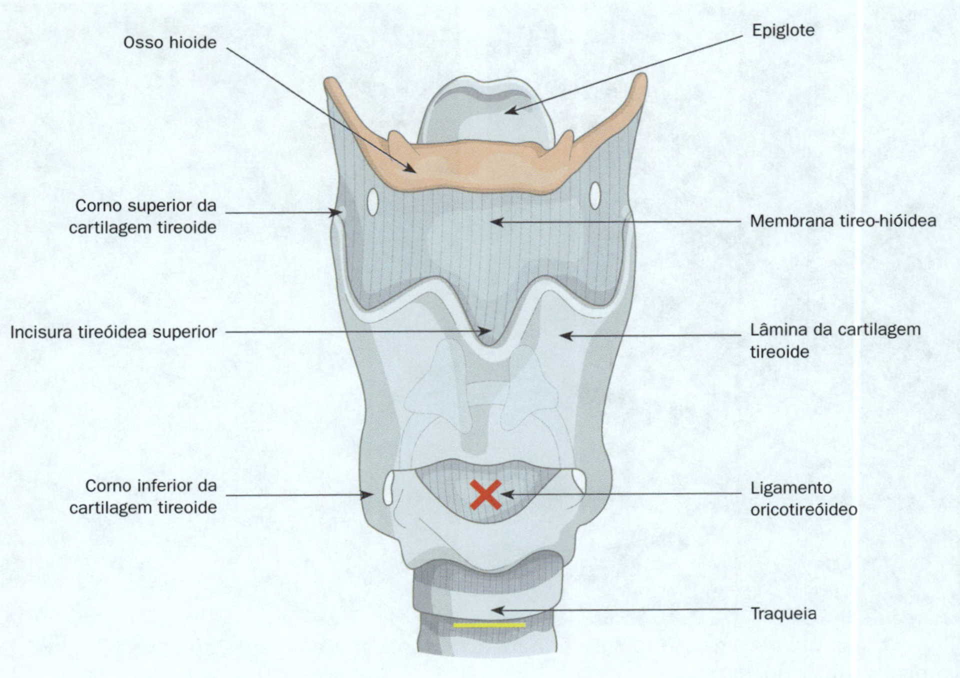

FIGURA 3 Visualização anatômica dos locais de realização de estomas cirúrgicos para cricotireoidostomia (x) e traqueostomia (–).
Fonte: adaptada de Netter (2000).

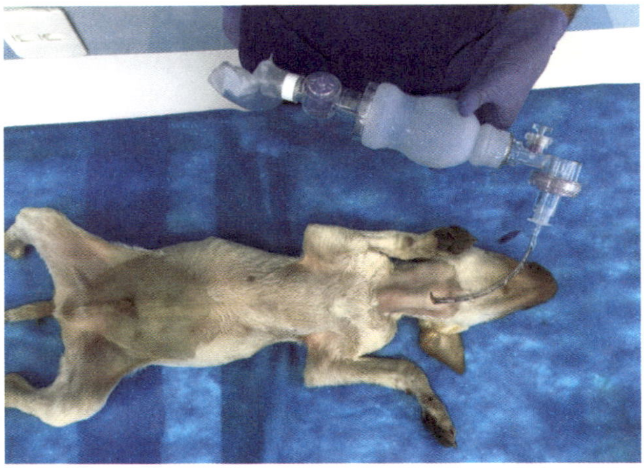

FIGURA 4 Representação de cricotireoidostomia realizada em paciente canino.
Fonte: acervo dos autores.

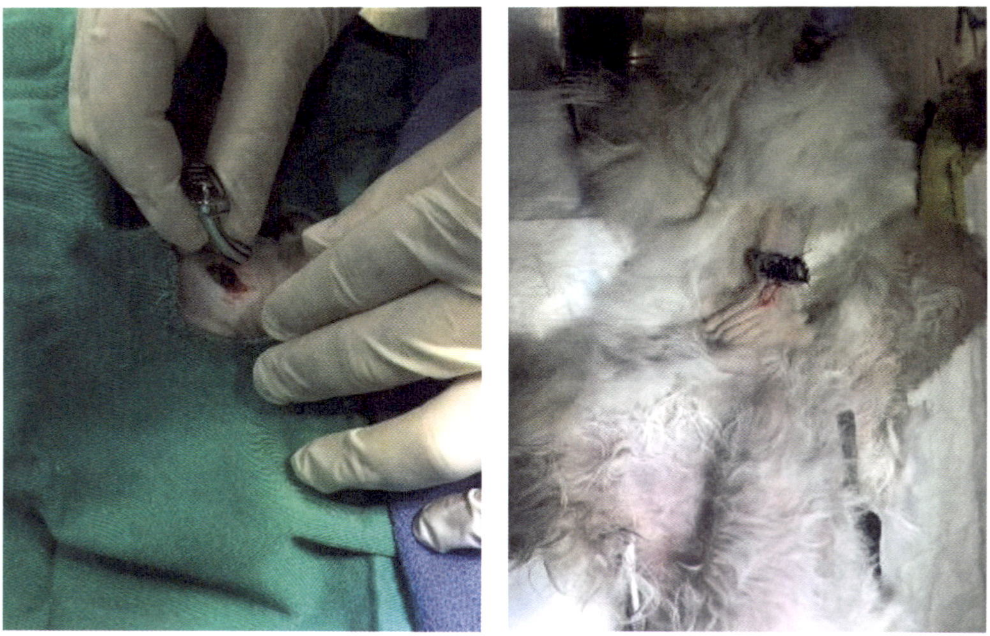

FIGURA 5 Traqueostomia de longa permanência, realizada em gato Persa de 13 anos com neoplasia em cavidade oral.
Fonte: acervo dos autores.

$$\text{Diâmetro do tubo (mm)} = \sqrt{4 \times \text{peso (kg)}}$$

Exemplo: paciente de 9 kg

Diâmetro do tubo = $\sqrt{4 \times 9} = \sqrt{36} = 6$ mm

No entanto, é importante lembrar que essa fórmula é apenas uma estimativa inicial e deve ser ajustada com base na avaliação clínica do animal, nas características anatômicas individuais e na experiência do profissional veterinário. Por exemplo, em animais braquicefálicos, por possuírem alterações anatômicas como hipoplasia de traqueia, é necessário separar 2 números abaixo do valor encontrado. Por exemplo, para um Pug de 9 kg, encontramos um tubo número 6, logo devemos separar um tubo 5,5 e 5 mm.

Após estabelecer uma via aérea patente, ou seja, 100% permeável, a equipe poderá dar sequência para a etapa seguinte.

Boa respiração

Nesta etapa a atenção é destinada à oxigenação e ventilação do paciente de forma correta. Deve-se iniciar a avaliação pela observação do padrão e amplitude respiratória, seguida da coloração das mucosas e necessidade do uso da musculatura acessória, além das avaliações obtidas pela avaliação física, como a ausculta cardiopulmonar rápida, porém cuidadosa, percussão e palpação do tórax, descritas no Capítulo 3, "Exame clínico do sistema respiratório em cães e gatos".

A ultrassonografia à beira-leito deve ser realizada o mais rápido possível. Todos os campos pulmonares devem ser abordados em busca de abafamento de sons respiratórios, estertores, crepitações, sibilos e roncos, bem como para avaliar o padrão de pulmão molhado (edema e pneumonia), sinais de efusão pleural, pneumotórax, consolidação e neoplasias (Capítulo 5, "Ultrassonografia torácica").

Dentre os equipamentos à beira-leito necessários para avaliar a oxigenação e a ventilação do paciente com IR, destacam-se o oxímetro de pulso, o capnógrafo, a hemogasometria e o lactímetro.

O oxímetro de pulso fornece, de forma não invasiva, um parâmetro de oxigenação, que é a saturação periférica de oxigênio (SpO_2). O equipamento é composto por duas partes: a emissora, que emite luz vermelha e infravermelha; e o sensor, que capta a luz. A luz é emitida de tal forma que atravessa a pele do paciente (lábio, língua, vulva, prepúcio, espaço interdigital), sendo captada pelo sensor no lado oposto. Com a combinação entre a luz absorvida e refratada é possível calcular o percentual de oxigênio transportado pelas hemoglobinas para os órgãos e tecidos.

Além da medição da SpO_2, o oxímetro de pulso também monitora a frequência cardíaca. Ele detecta as mudanças na absorção de luz causadas pelo fluxo de sangue pulsátil das artérias durante cada batimento cardíaco; essas variações são registradas e convertidas na curva pletismográfica, que representa a atividade cardíaca em tempo real. Para considerar uma leitura confiável e consistente, é necessário que a curva pletismográfica esteja regular e a frequência cardíaca compatível com a ausculta cardíaca. Em situações de pacientes com movimentos constantes, intensa taquidispneia, peles pigmentadas, hipotérmicos, com vasoconstrição periférica (alfa-2-agonista, dor intensa, hipovolemia, hipoxemia, hipotensão) podem causar artefatos na leitura e interferir em resultados imprecisos.

O capnógrafo fornece informações sobre a ventilação do paciente, ou seja, a capacidade de eliminar o dióxido de carbono, e apresenta como parâmetro principal o dióxido de carbono ao final da expiração ($EtCO_2$), além do acompanhamento do ciclo respiratório pela capnografia. Esse é o método ouro para predizer uma manobra de reanimação cardiopulmonar (RCP) positiva marcando $EtCO_2$ > 15 mmHg e melhores prognósticos de apresentar retorno à circulação espontânea (ROSC). Com base na curva de capnografia, pode-se confirmar a correta entubação do paciente, bem como as complicações associadas ao paciente crítico (Quadro 3).

QUADRO 3 Complicações observadas pela capnografia

Sinais de espasmos brônquicos	Picos e quedas acentuadas
Obstrução das vias aéreas	▪ Aumento da pressão final do CO_2 expirado, resultando em um platô final mais elevado. ▪ Aumento gradual e contínuo da curva de capnometria, indicando maior retenção de CO_2 nas vias aéreas.
Assincronia do paciente com o ventilador mecânico	▪ Padrão de onda bifásica: presença de duas fases distintas na curva de capnometria durante a fase inspiratória ou expiratória. ▪ Pico inspiratório precoce, se o paciente iniciar a inspiração antes do início do ciclo ventilatório. Sedação inadequada. ▪ Pausa inspiratória prolongada entre a inspiração do paciente e o início da fase inspiratória do ventilador. ▪ Se CO_2 não diminuir durante a fase expiratória ou se houver uma elevação persistente do CO_2
Desconexão com o sistema	▪ Desconectado acidentalmente do circuito de ventilação ou do paciente. ▪ Problemas técnicos: defeitos no sensor ou problemas no sistema de transmissão.

(continua)

QUADRO 3 Complicações observadas pela capnografia (*continuação*)

Reinalação de CO_2	▪ Má ventilação ou ineficiência do sistema de ventilação: aumento dos níveis de CO_2 na inspiração. ▪ Cal sodada saturada ou vencida. ▪ Elevações não esperadas ou constantes nos níveis de CO_2 durante a ventilação
Extubação acidental, entubação esofágica e apneia	Interrupção repentina da capnografia, indicando a ausência de CO_2 exalado.

Como medida diagnóstica complementar, pode-se citar o lactímetro como marcador de baixa perfusão periférica. Valores para cães > 3,2 mmol/L e gatos > 2,5 mmol/L. Também a gasometria arterial, que é fundamental porque é o método ouro para traçar um prognóstico e direcionar o tratamento, avaliar a saturação arterial de oxigênio (SaO_2), a pressão arterial de oxigênio (PaO_2) e a pressão arterial de dióxido de carbono ($PaCO_2$) (Capítulo 9, "Hemogasometria nas doenças respiratórias").

OFERTA DE OXIGÊNIO

Os primeiros sinais de disfunção respiratória incluem taquidispneia, bradipneia, mucosas pálidas e/ou cianose. O diagnóstico de hipoxemia do tipo 1, ou hipoxemia hipoxêmica, é baseado em critérios clínicos e laboratoriais que indicam inadequada oxigenação arterial. Alguns critérios utilizados são: PaO_2 < 60 mmHg; PaO_2/FiO_2 < 300; PaO_2/FiO_2 < 92% em ar ambiente ou necessidade de oxigênio para manter SpO_2 > 95%.

O primeiro passo nesse cenário é incrementar a FiO_2 entre 21 e 100%. É importante utilizar a menor FiO_2 possível para garantir SpO_2/SaO_2 acima de 95%. Não se deve estabelecer como objetivo atingir uma SpO_2 de 100%, pois a hiperoxia, que é a exposição excessiva ao oxigênio, pode causar danos aos tecidos pulmonares, resultando em lesão pulmonar induzida por oxigênio, que ocorre pela produção de espécies reativas de oxigênio (ERO), moléculas altamente reativas que podem levar a inflamação, fibrose e danos celulares nos pulmões. Portanto, é importante ter cuidado ao administrar altas concentrações de oxigênio para evitar os efeitos adversos da hiperoxia. Além de causas mecânicas de restrição ventilatória, ressalte-se que existem outras inúmeras causas, como acidente vascular encefálico (AVE), anemia e sepse, que impactam diretamente no padrão respiratório do paciente.

O uso de oxigenoterapia é indicado em diversas situações, como:

- Terapia pós-operatória: cirurgias com longo período transoperatório ou em pacientes com distúrbios respiratórios, especialmente em casos de cirurgias de estafilectomia, paralisia de laringe, toracotomias ou cirurgias reconstrutivas com lesões extensas.
- Hipoxemia crônica: doenças que afetam a oxigenação, como doença pulmonar crônica ou cardiopatias congênitas.
- IR aguda: como em situações de bronquiolite, broncopneumonia, insuficiência cardíaca congestiva, tromboembolismo pulmonar.
- Desmame da ventilação mecânica.

O fornecimento de oxigênio pode ser realizado de diversas formas, porém cada uma possui uma FiO_2 diferente. Com o intuito de evitar os efeitos prejudiciais da hipóxia ao organismo, uma FiO_2 acima do presente no ar ambiente (21%) é recomendada como terapia adjunta em situações de disfunção respiratória.

Os meios menos invasivos de fornecer oxigênio são relativamente baratos e acessíveis. No entanto, eles têm desvantagens, incluindo FiO_2 baixa e uma entrega inconsistente de oxigênio, além de permitir a reinalação de dióxido de carbono e de ter seu uso impossibilitado em trauma e neoplasia nasal/nasofaríngeo. Em casos de falha da oxigenoterapia não invasiva, o escalonamento para entubação endotraqueal e ventilação mecânica é frequentemente necessário.

A ventilação mecânica é uma modalidade terapêutica invasiva e de alto custo. A taxa de mortalidade em cães e gatos submetidos à ventilação mecânica pode variar dependendo de vários fatores, incluindo a condição subjacente do paciente e a causa da IR, sendo reservada para casos graves em que há comprometimento significativo da função respiratória.

Cateter nasal

A sonda nasal bilateral, denominada sonda óculos, é um tubo fino e flexível que é inserido nas narinas do paciente. Ela é fixada atrás das orelhas e possui uma extensão que se conecta a uma fonte de oxigênio. A sonda nasal é uma opção para fornecer oxigênio a pacientes que necessitam de baixas a moderadas taxas de fluxo de oxigênio. Ela permite uma administração confortável e contínua de oxigênio de forma não invasiva, podendo ofertar uma FiO_2 de 40%. Porém, a partir de um fluxo de 3 litros/minuto, independentemente do tamanho do paciente, pode causar incômodo nas narinas pelo fluxo de oxigênio gelado e não umidificado, levando a má aceitação pelo paciente. A fórmula para calcular a FiO_2 em um cateter nasal é:

Taxa de fluxo de oxigênio em litros por minuto × 4 + 20 = FiO_2 em porcentagem

Por exemplo, se o fluxo de oxigênio fornecido for de 2 litros/minuto, a equação será:

$$2 \times 4 + 20 = 28\%$$

Portanto, a FiO_2 entregue pelo cateter nasal seria de 28% (Figura 6). É importante lembrar que a eficácia do cateter nasal na administração de oxigênio pode ser limitada, especialmente em casos de IR grave. O uso de métodos com FiO_2 mais elevada deve ser implementado em situações mais graves.

Máscara de oxigênio

A máscara facial é útil para um aporte de oxigênio rápido, pode ser utilizada para procedimentos curtos e deve estar bem ajustada, recobrindo todo o focinho do paciente (Figura 7). O fluxo utilizado é de 100 a 200 mL/kg/minuto. Caso não esteja conectada a um sistema aberto, como o Baraka, esse método promove uma ineficiente eliminação do dióxido de carbono e causa bastante estresse no paciente, portanto apenas poderá ser utilizado se o paciente tolerar e muitas vezes requer sedação.

Incubadora

Geralmente possuem um sistema de entrada de oxigênio com fluxo de 4 a 7 litros/minuto e um sistema de saída de dióxido de carbono, permitindo a entrega de uma FiO_2 entre 40 e 70% (Figura 8). Alguns pacientes podem apresentar taquipneia pela elevada temperatura interna da incubadora, já que ela apresenta poucas saídas de ar para ventilação. Porém, nos modelos de incubadora mais modernos é possível ajustar a FiO_2, a

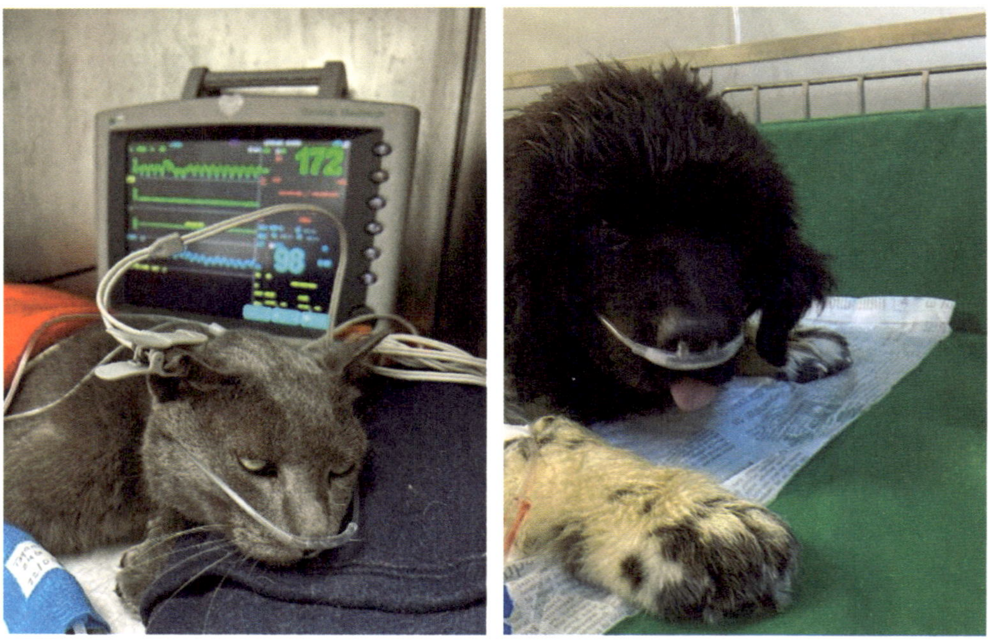

FIGURA 6 Sonda tipo óculos tamanho neonatal, usada em gatos, e tamanho pediátrico usada na cadela da raça Terranova de 4 meses.
Fonte: acervo dos autores.

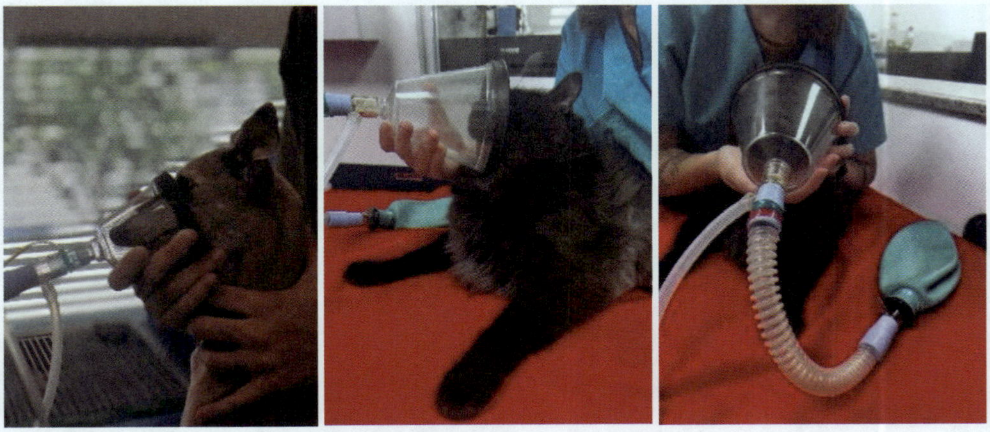

FIGURA 7 Máscara de oxigênio acoplada ao sistema aberto Baraka.

Fonte: acervo dos autores.

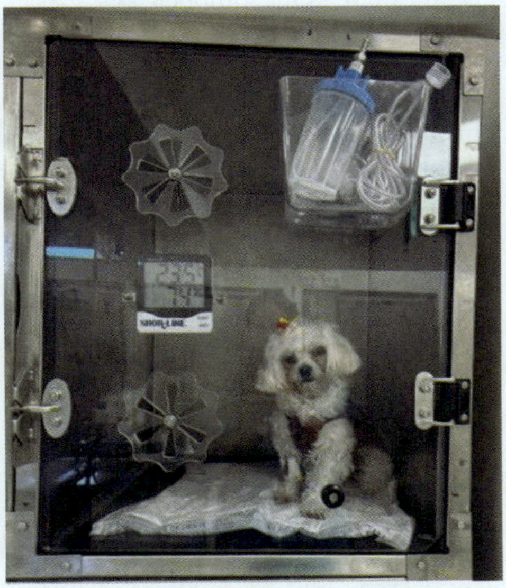

FIGURA 8 Incubadora ofertando 74% de FiO_2.

FiO_2: fração inspirada de oxigênio.
Fonte: acervo dos autores.

umidade e a temperatura adequada para cada quadro clínico.

Entre suas vantagens, destaca-se a redução do estresse no paciente, pois é possível oferecer um ambiente enriquecido com oxigênio, não necessitando de sondas, capacetes e nenhum outro dispositivo que cause incômodo. É um dos melhores métodos para fornecer oxigênio para os gatos, pois possibilita o incremento da FiO_2 com pouca manipulação, sendo uma estratégia interessante na abordagem emergencial, até que o paciente se tranquilize com a sedação e permita o manejo.

No entanto, é importante ressaltar que esse equipamento tem seu uso limitado pois não permite acesso constante ao paciente. Cada vez que a porta da incubadora é aberta, o oxigênio escapa e a FiO_2 diminui, sendo uma limitação importante em pacientes que precisam de monitoração ou intervenção constante.

Colar fechado e capacete

O colar elisabetano, quando utilizado em conjunto com uma fonte de oxigênio, pode ser empregado como um método de baixo custo e acessível para aumentar a FiO_2 em cerca de 30 a 40%. Isso é alcançado por meio de um fluxo de oxigênio de 2 a 5 litros/minuto. É essencial garantir ajuste adequado do colar elisabetano ao redor do pescoço do paciente, bem como fixar a fonte de oxigênio na parte ventral com fita adesiva para evitar deslocamentos e interrupção no fornecimento de oxigênio.

Para otimizar a concentração de oxigênio e promover a eliminação de calor, umidade e dióxido de carbono, pode-se cobrir 80% da face anterior do colar elisabetano com um filme plástico transparente ou realizar pequenos furos nele. Isso cria uma câmara com alta concentração de oxigênio. No entanto, é importante ter cautela, pois essa abordagem pode ser mal tolerada, pode levar a taquipneia em casos de superaquecimento. é necessário um olhar cuidadoso e monitoramento adequado para garantir a segurança e a tolerância do paciente.

Alto fluxo

O alto fluxo de oxigênio é uma terapia que pode ser utilizada em cães e gatos com a intenção de fornecer uma alta concentração de oxigênio e melhorar a PaO_2. Essa terapia é realizada através do cateter nasal de alto fluxo (CNAF) e fornece um fluxo alto constante, umidificado e aquecido de oxigênio. Assim, ajuda a prevenir o ressecamento e a irritação das vias aéreas, reduzindo o risco de complicações respiratórias. Especialmente porque o gás frio e seco está associado à diminuição da complacência respiratória e a eventos de broncoconstrição.

O fluxo pode variar de 0,5 a 2 litros/kg, o que é significativamente maior do que o fluxo utilizado na oxigenoterapia convencional. A FiO_2 pode ser ajustada eletronicamente de 21 a 100%, dependendo do dispositivo e das necessidades do paciente. No entanto, é importante lembrar que a mistura de gases deve ser ajustada de acordo com a necessidade do paciente e com base em monitorização adequada da oxigenação arterial, avaliando a gasometria arterial e a saturação de oxigênio.

Importante ressaltar que a cânula nasal deve ocluir no máximo 50% do diâmetro da narina, permitindo escape substancial de fluxo nas narinas e aumentando a lavagem do dióxido de carbonno da nasofaringe. Cânulas com a ponta larga e que obstruem > 50% não eliminam de forma efetiva o dióxido de carbono expirado, podendo gerar altas pressões à saída do ar e causar distensão gástrica por aerofagia.

Ventilação mecânica

A ventilação mecânica é uma intervenção importante em medicina veterinária, porém é necessário um livro à parte para elucidar de forma completa esse tema complexo. Será apresentado então um breve resumo sobre as indicações e o uso básico na rotina.

A ventilação mecânica é indicada especialmente em casos em que há declínio cardiopulmonar grave e esforço respiratório exagerado. Indicadores objetivos para a necessidade de fornecer ventilação mecânica são obtidos a partir dos valores da gasometria arterial, além de sinais clínicos de dificuldade respiratória. As principais indicações para a ventilação mecânica são em casos de parada respiratória, distúrbios neuromusculares, intoxicação, alterações cardíacas (valvulopatias, arritmias e falência cardíaca), traumatismo cranioencefálico (TCE), trauma torácico, doença pulmonar e outras condições que prejudicam o padrão respiratório, levando à falência da musculatura respiratória. Observando a hemogasometria, pode-se basear em:

- IR do tipo 1: hipoxemia (PaO_2 < 60 mmHg) refratária à suplementação com oxigênio (↑ FiO_2).
- Insuficiência ventilatória do tipo 2: hipoventilação ($EtCO_2$ > 60 mmHg).
- Choque circulatório, demonstrando hiperlactatemia. Cães > 3,2 mmol/litro e gatos > 2,5 mmol/litro.

Pacientes em ventilação mecânica devem ser monitorados de forma intermitente, pois podem apresentar diminuição do retorno venoso, impactando negativamente no débito cardíaco, gerando hipotensão e, em alguns casos, disfunções orgânicas decorrentes da baixa de perfusão e hipoxemia.

Existem diversos modos ventilatórios na ventilação mecânica utilizados na rotina, incluindo:

- Ventilação controlada por pressão (VCP). Na VCP, o ventilador controla a pressão inspiratória aplicada ao paciente e o volume-corrente varia de acordo com a complacência pulmonar. Isso significa que o volume-corrente entregue ao paciente pode variar a cada ciclo respiratório, dependendo da resistência do sistema respiratório. Esse modo pode ser utilizado em doenças pulmonares obstrutivas ou restrições pulmonares.
- Ventilação controlada por volume (VCV): o ventilador controla o volume-corrente entregue ao paciente e a pressão inspiratória varia de acordo com a complacência pulmonar. Isso significa que a pressão inspiratória aplicada pode variar a cada respiração, dependendo da resistência do sistema respiratório. O paciente tem a capacidade de respirar de forma espontânea, porém o ventilador assegura um volume e frequência respiratória mínimos caso o paciente não respire o suficiente. O volume-corrente utilizado pode variar consideravelmente entre 6 e 20 mL/kg. No entanto, as estratégias com volumes inferiores a 10 mL/kg têm sido mais usadas. A frequência respiratória é ajustada com base nos valores obtidos na capnometria e gasometria, e a pressão resultante do volume de ar que permanece nos pulmões ao final da expiração, conhecida como PEEP (pressão positiva ao final da expiração), é ajustada para evitar o colapso alveolar durante a ventilação mecânica. Esse modo pode ser utilizado em pacientes com doenças pulmonares restritivas.
- Ventilação mandatória intermitente sincronizada (SIMV): neste modo, o paciente pode respirar espontaneamente, mas o ventilador irá fornecer um volume mínimo a cada inspiração do paciente. Ou seja, combina o modo assistido e controlado, dando ao paciente autonomia para realizar a respiração espontânea. Caso o ventilador identifique o esforço do paciente, uma ventilação mandatória sincronizada é fornecida; se nenhum esforço do paciente é detectado, então o ventilador libera uma respiração mandatória.
- Ventilação com pressão suporte (PSV): é um modo de ventilação mecânica em que o ventilador fornece uma pressão positiva (PP) a cada respiração, mas o paciente inicia o ciclo respiratório. É uma forma de assistência ventilatória em que o ventilador se ajusta à necessidade de fluxo de ar do paciente. Este controla a frequência respiratória, o fluxo de ar e o volume-corrente. O objetivo é proporcionar uma respiração mais natural para o paciente, enquanto o ventilador fornece um suporte de pressão adicional para ajudar a expandir os pulmões durante a inspiração. O nível de pressão suporte é determinado pelo médico-veterinário e pode ser ajustado de acordo com a necessidade do paciente. É importante monitorar o paciente para evitar hipoventilação ou hiperventilação. A PSV pode ser usada em pacientes que precisam de suporte respiratório após a extubação. Um dos benefícios da PSV é que ela pode reduzir a necessidade de sedação e analgesia em pacientes que estão sendo ventilados mecanicamente. No entanto, deve-

-se ter cuidado para não permitir que o paciente se esforce excessivamente para respirar, o que pode levar à fadiga muscular respiratória.

EXPANSÃO TORÁCICA

Após reduzir a ansiedade e ofertar uma FiO_2 adequada, se o paciente ainda se apresentar dispneico ou taquipneico, é necessário investigar se existem outras causas que necessitem de intervenção, como no pneumotórax, na efusão pleural e em hemorragias.

O pneumotórax é frequentemente causado por lesões traumáticas, sejam elas contusas ou penetrantes. Traumas contusos, como em quedas e atropelamentos, resultam em um tipo de pneumotórax conhecido como fechado, no qual a parede torácica permanece preservada. A ruptura dos alvéolos durante o impacto ocorre pela rápida transferência de energia e aumento temporário do ar nos pulmões.

Já os traumas penetrantes, como mordidas, causam pneumotórax aberto. Nesse caso, o ar pode entrar no espaço pleural tanto externamente, por meio de uma lesão na parede torácica, quanto internamente, através da laceração do parênquima pulmonar.

Além disso, o pneumotórax pode ocorrer como uma complicação iatrogênica, ou seja, decorrente de procedimentos ambulatoriais ou cirúrgicos. Isso pode acontecer em razão da perfuração dos alvéolos por agulhas ou bisturis ou da ruptura dos alvéolos decorrente de barotrauma, como quando a válvula *pop-off* permanece fechada durante a anestesia geral.

Pneumotórax espontâneo primário

O pneumotórax espontâneo primário é a principal causa de pneumotórax espontâneo em cães, porém não é relatado em gatos. Acredita-se que decorra da ruptura de bolhas de ar nos pulmões. Um estudo histopatológico por meio da microscopia eletrônica realizado nas bolhas demonstrou ausência de células mesoteliais pleurais, afetando principalmente a fina superfície externa. Assim, entende-se que a distensão da bolha enfisematosa ocorra pela menor tensão superficial de sua parede, o que pode ser explicado pela lei de Laplace. Em resumo, a lei de Laplace descreve que a pressão interna de uma bolha é influenciada pela tensão superficial e pelo tamanho da bolha; as bolhas menores têm maior pressão interna para manter sua estabilidade em comparação com as bolhas maiores. No contexto pulmonar, essa lei pode ajudar a explicar as características das bolhas de ar nos pulmões e sua relação com condições como o enfisema e o desenvolvimento de pneumotórax.

Pneumotórax espontâneo secundário

Na maioria dos casos existem pacientes que apresentam doenças pulmonares subjacentes que podem levar ao desenvolvimento do pneumotórax. Em cães, algumas das doenças subjacentes relatadas incluem neoplasias, abscessos pulmonares, granulomas micóticos, dirofilariose e tromboembolismo pulmonar. Já em gatos, apresentam-se por meio da asma, seguida por neoplasias.

A presença de pneumotórax causa um comprometimento respiratório que varia de acordo com o volume de ar acumulado e a reserva pulmonar do paciente. Quando o ar penetra no espaço pleural, a pressão intrapleural negativa, responsável pela expansão dos alvéolos, é perdida, resultando em atelectasia. Quanto maior o volume de ar acumulado, maior será o número de alvéolos afetados, prejudicando a troca gasosa. A atelectasia grave leva ao surgimento de um *shunt* pulmonar, levando a hipoxemia severa.

Os pacientes com pneumotórax compensam a perda de volume pulmonar por meio do aumento na frequência respiratória, tentando manter a ventilação adequada e prevenir a hipoxemia. É importante ressaltar que pacientes com doenças pulmonares prévias, como contusões pulmonares, apresentam sintomas de pneumotórax com volumes menores de ar, uma vez que têm menos alvéolos saudáveis e menor reserva respiratória.

Além dos efeitos respiratórios, o pneumotórax causa consequências cardiovasculares pela alteração da pressão intrapleural. Conforme o volume de ar aumenta no espaço pleural, a pressão intrapleural se eleva, afetando os vasos sanguíneos intratorácicos e reduzindo sua capacidade de acomodar o fluxo sanguíneo de retorno. O pneumotórax hipertensivo é considerado a forma mais grave, e ocorre quando a pressão intrapleural ultrapassa as pressões venosa central e arterial pulmonar, resultando em choque cardiogênico e hipoxemia severa. Esse tipo de pneumotórax pode ocorrer de forma aguda, com acúmulo rápido e volumoso de ar, ou de forma gradual, caso haja uma válvula que permita a entrada de ar durante a inspiração, mas impeça sua saída na expiração.

É importante ressaltar que o pneumotórax hipertensivo é uma emergência médica que requer descompressão imediata para evitar complicações fatais.

Essas são algumas informações que ajudam a compreender o impacto do pneumotórax nos sistemas respiratório e cardiovascular, destacando a importância de um diagnóstico e tratamento precoces para garantir a saúde e a estabilidade do paciente.

Efusão pleural

Nesse cenário, a toracocentese é uma técnica indicada para corrigir a expansão torácica, melhorar a troca gasosa e dar conforto respiratório para o paciente. É um procedimento realizado de forma rotineira, mas também pode resultar em pneumotórax iatrogênico, especialmente quando a pleura está espessada por um processo inflamatório causado por efusão pleural crônica (pleurite), o que dificulta o selamento adequado da punção realizada, ou quando o sistema de drenagem não é completamente hermético.

TORACOCENTESE

A toracocentese consiste em uma técnica invasiva que consiste na punção do espaço pleural, realizada para aliviar cães e gatos com sinais de dificuldade respiratória decorrente do acúmulo de líquidos ou ar nessa região. Além da função terapêutica, pode ser realizada para fins diagnósticos, obtendo amostras para análise, citologia e cultura de bactérias e fungos, bem como antibiograma e antifungigrama.

Por se tratar de um procedimento invasivo, existem algumas contraindicações, que incluem a presença de coagulopatia, trombocitopenia grave, suspeita de lesão torácica ou fratura de costela. Em animais com coagulopatia, há risco de hemorragia durante ou após a toracocentese. Um exemplo seria o de animais jovens com suspeita de intoxicação por rodenticidades anticoagulantes. Quando há uma lesão torácica ou fratura de costela, a inserção da agulha no espaço pleural pode agravar a lesão existente, causar danos aos tecidos circundantes e aumentar o risco de complicações, como hemorragia interna, pneumotórax hipertensivo ou lesões nos órgãos adjacentes. Portanto, é necessário avaliar cuidadosamente a situação e considerar outras opções de diagnóstico e tratamento que sejam mais apropriadas e seguras para o paciente.

O médico-veterinário responsável deve levar em consideração a gravidade da lesão, os sintomas apresentados pelo paciente e a necessidade de informações diagnósticas adicionais para tomar a decisão mais adequada em cada caso.

A preparação adequada do paciente e da equipe médica deve incluir analgesia potente e sedação, se for necessário, pois a toracocentese é um procedimento extremamente doloroso, principalmente se a pleura estiver inflamada por haver líquidos ou ar. Durante o procedimento, é importante monitorar o paciente para sinais de desconforto e para possíveis complicações, como pneumotórax (sendo essa a mais comum) ou hemorragia iatrogênica, por lesão de vasos intercostais, dor no local da punção, infecção de tecidos moles e punção acidental de órgãos como fígado e baço. O monitoramento com oxímetro de pulso, eletrocardiograma e pressão arterial pode ser necessário em pacientes com alto risco de descompensação.

O decúbito preconizado para realizar a toracocentese é aquele que for mais confortável para o paciente, porém a sedação e a analgesia são recomendadas para diminuir o estresse, diminuir o desconforto e facilitar a realização do procedimento. Se houver pneumotórax, o ar aquecido se acumulará no topo do tórax (1/3 dorsal). Por outro lado, o acúmulo de efusão sofre a ação da gravidade e se acumula ventralmente (1/3 ventral), tornando o decúbito ventral o mais preconizado. Os cães podem ficar em pé, se preferirem. Em cães, o mediastino é completo, o que significa que o espaço entre os pulmões direito e esquerdo é separado. Em gatos, o mediastino é incompleto, o que permite a comunicação entre os hemitórax. Portanto, em gatos, é possível aspirar fluidos e ar de um hemitórax para o outro.

A região A ser puncionada exige preparação prévia com tricotomia ampla e em seguida antissepsia do local. O médico-veterinário deverá separar todo o material necessário para realizar o procedimento, e isso inclui luvas estéreis, *scalp* ou cateter 20 ou 22 G extensor, torneira de 3 vias, seringa com encaixe *luer lock* (rosca), equipo e frasco estéril.

O local de punção é logo acima da junção costocondral, entre o sétimo e o nono espaço intercostal. Os vasos sanguíneos e os nervos intercostais correm ao longo da borda caudal das costelas, por isso a punção deve ser realizada pela borda cranial para não causar dor ou punções vasculares inadvertidas durante o procedimento.

Para casos de efusões de grande volume, o extensor pode ser conectado diretamente a uma mangueira de sucção do aspirador cirúrgico para acelerar a drenagem. Uma vez que a pressão negativa não será detectada com esse método, o coletor é monitorado, e, uma vez que a produção de fluido cessa, a unidade de sucção é desligada, fazendo-se uma tentativa final de aspiração manual. Os pacientes devem ser monitorados de perto após a toracocentese em busca de sinais de novos ou progressivos problemas respiratórios. Tais sinais podem representar uma complicação iatrogênica, como pneumotórax ou hemotórax. Se a toracocentese for necessária mais de uma vez em 24 horas, a colocação do dreno torácico é indicada.

CONCLUSÃO

O manejo do paciente crítico com afecções respiratórias em cães e gatos requer uma equipe multidisciplinar altamente treinada e atenta aos detalhes. A identificação precoce e o tratamento adequado das afecções respiratórias são cruciais para evitar complicações graves e promover a recuperação do paciente. É fundamental manter uma comunicação aberta com os tutores, fornecendo informações claras sobre o estado do animal e o plano de tratamento. Além disso, uma abordagem contínua de monitoração e reavaliação é necessária para ajustar as intervenções terapêuticas de acordo com a resposta individual de cada paciente.

Com uma combinação de cuidados intensivos, tratamento medicamentoso e suporte nutricional adequado, é possível melhorar significativamente o prognóstico e a qualidade de vida dos pacientes com afecções respiratórias. Parte superior do formulário

BIBLIOGRAFIA RECOMENDADA

1. Bach JF, Rozanski EA, Macgregor J, Betkowski JM, Rush JE. Retrospective evaluation of sildenafil citrate as a therapy for pulmonary hypertension in dogs. Journal of Veterinary Internal Medicine. 2006;20:1132-5.
2. Blancquaert JP, Lefebvre RA, Willems JL. Emetic and antiemetic effects of opioids in the dog. European Journal of Pharmacology. 1986;128:143-50.
3. Boon JA. Pulmonary hypertension. In: Manual of veterinary echocardiography. Blackwell; 2011. p.335-56.
4. Bowdle TA, Even A, Shen DD, Swardstrom M. Methadone for the induction of anesthesia: plasma histamine concentration, arterial blood pressure, and heart rate. Anesthesia and Analgesia. 2004;98:1692-7.
5. Fukuda K. Opioids. In: Miller RD. Miller's anesthesia. 6.ed. Philadelphia: Churchill Livingstone; 2005.
6. Gourlay GK, Wilson PR, Glynn CJ. Pharmacodynamics and pharmacokinetics of methadone during the perioperative period. Anesthesiology. 1982;57:458-67.
7. Grubb T, Sager J, Gaynor JS, Montgomery E, Parker JA, Shafford H, et al. Anesthesia and monitoring guidelines for dogs and cats. AAHA, 2020.
8. Gruen ME, Lascelles BDX, Colleran E, Gottlieb A, Johnson J, Lotsikas P, et al. Pain management guidelines for dogs and cats. AAHA, 2022.
9. Hébert L, et al. Clinical signs of respiratory disease. In: Ettinger SJ, Feldman EC (eds.). Textbook of veterinary internal medicine: diseases of the dog and cat. 6th ed. St. Louis: Elsevier Saunders; 2007. Cap.16, p.177-8.
10. Hellebrekers LJ, Brom WE, Mol JA. Plasma arginine vasopressin response to intravenous methadone and naloxone in conscius dogs. J Pharmacol Exp Ther. 1989;248(1):329-48.
11. Kellihan HB, Stepien RL. Pulmonary hypertension in canine degenerative mitral valve disease. Journal of Veterinary Cardiology. 2012;14;149-64.
12. Kellihan HB, Stepien RL. Pulmonary hypertension in dogs: diagnosis and therapy. Veterinary Clinics of North America: Small Animal Practice. 2010;40;6 23-41.
13. Netter FH. Atlas de anatomia humana. 2ª ed. Porto Alegre: Artmed; 2000.
14. Rabelo RC. Guia de conduta para o médico veterinário. Intensivet. 2ª ed. Medvet; 2018.
15. Tavares DC, Souza FF, Olivares CG, Rodrigues V, Seixas TMP, Mattos Júnior E, et al. Congestão esplênica associada à administração de acepromazina em cães. Revista Brasileira de Ciência Veterinária. 2014;51(4):304-8.

Índice remissivo

A

E

F

G

H

I

L

U

V

X